Diagnostik und therapeutische Indikationsstellung bei den chirurgischen Erkrankungen der Harnorgane

Ein Lehrbuch
für Studierende und Ärzte

von

Professor Dr. Peter Janssen
Düsseldorf

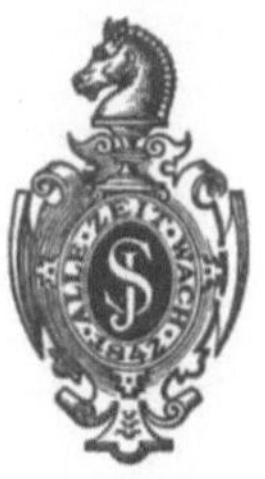

Berlin
Verlag von Julius Springer
1938

ISBN-13: 978-3-642-89900-3 e-ISBN-13: 978-3-642-91757-8
DOI: 10.1007/978-3-642-91757-8

Vorwort.

Veranlassung zur Abfassung dieses für Studierende und für Ärzte bestimmten Lehrbuches gibt die fast täglich sich aufdrängende Beobachtung, daß die in die praktische Tätigkeit hinaustretenden Ärzte doch wohl nicht den Anforderungen gewachsen sind, welche die immer mehr zunehmende Bedeutung der Urologischen Chirurgie an sie stellt. Wie oft kommen die nicht mehr besserungsfähigen Kranken endlich in die Hand des Chirurgen, denen bei rechtzeitig gestellter richtiger Diagnose hätte geholfen werden können: Es sei nur an die zahllosen Fälle von Veränderungen der Prostata und von Urophthise erinnert!

Die Urologische Chirurgie wird stets ein Gebiet sein, auf das besondere Mühe und auch Zeit verwendet werden muß: Die Durchführung der endoskopischen-, Röntgen- und anderer Untersuchungen wird immer komplizierter, aber auch ergebnisreicher. Sie können vom praktischen Arzt ebensowenig restlos beherrscht werden, wie er etwa in der Lage ist, allen operativen Notwendigkeiten gerecht zu werden. Das ist auch keineswegs zu verlangen. Aber *eine* Forderung gibt es: Der Arzt soll befähigt sein, in der Urologischen Chirurgie seine Diagnose bis zu gewissem Grade selbst zu stellen. Darüber hinaus soll er in der Lage sein, seine Kranken zu beraten, er soll wissen, was die Urologische Chirurgie zu leisten vermag und wie bedeutungsvoll es ist, *rechtzeitig* den Kranken einer genau differenzierten Diagnosenstellung und damit in vielen Fällen einer chirurgischen Therapie zuzuführen, die so oft lebensrettend für den Kranken ist, der aber leider häufig zeitliche Grenzen gezogen sind dadurch, daß Allgemeinzustand und lokaler Befund irreparabel geworden sind.

Dieser Stellung einer rechtzeitigen Diagnose und dem Verständnis für eine sich auf dieser aufbauenden kausalen Therapie soll das vorliegende Buch dienen.

Düsseldorf, Frühjahr 1938.

P. JANSSEN.

Inhaltsverzeichnis.

A. Allgemeine Diagnostik.

I. Anatomische Vorbemerkungen.

Die Diagnostik der chirurgischen Erkrankungen der Harnwege stellt insofern besondere Anforderungen an den Untersucher, als er gezwungen ist, sich in einem komplizierten und in seiner Form teilweise variabeln Organsystem zurechtzufinden, welches in der Tiefe des Körpers verborgen liegt und dessen Konturen er bestenfalls in einzelnen Abschnitten ohne instrumentelle Beihilfe abtasten bzw. übersehen kann. Er arbeitet im eigentlichen Sinne des Wortes „im Dunkeln" und nur eine genaue topographische Kenntnis des uropoetischen Systems vermag dieses Dunkel zu erhellen. Er muß daher durchaus mit den anatomischen Verhältnissen vertraut sein und Erörterungen über die Diagnostik und Therapie können nicht besser eingeleitet werden als durch eine kurze Darlegung der Anatomie des Systems: Nicht der deskriptiven und histologischen Anatomie, welche die Lehrbücher in abgeschlossener Weise bieten, sondern der *topographischen* Verhältnisse, deren Bedeutung nur vom Chirurgen in genügender Weise bewertet werden kann, der dauernd auf sie angewiesen ist und schwerwiegende Entschlüsse nur auf ihnen aufbauen kann.

1. Urethra.

Vom praktischen Gesichtspunkte aus pflegen wir an der *männlichen* Harnröhre einen *vorderen* und einen *hinteren* Abschnitt zu unterscheiden. Beide werden voneinander getrennt an der Stelle, wo die Urethra das von der Fascia perinealis propria gebildete Diaphragma urogenitale durchbohrt, durch die kräftige Muskulatur des *Sphincter vesicae externus,* auf dessen Funktion später einzugehen Gelegenheit sein wird. Die vordere Harnröhre, die vom Orificium urethrae externum bis zum Schambeinbogen reicht, umfaßt die Pars navicularis, cavernosa, perineo-bulbosa. Die hintere Harnröhre, vom Schambeinbogen bis zur Blase reichend, entspricht der Pars membranacea und prostatica; sie ist in pathologischer Beziehung der ungleich wichtigere Abschnitt.

Bei der Ortsbestimmung von Veränderungen in der Urethra bediene man sich stets jener Bezeichungen, niemals einer Bestimmung nach Zentimetern, besonders nicht im Bereiche des vorderen Abschnittes. Eine Längenmessung des letzteren wird stets eine ungenaue sein wegen des verschiedenen Füllungszustandes der Schwellkörper. Im allgemeinen wird die Länge der vorderen Urethra mit etwa 15,5, nach anderen mit

10—20 cm angegeben. Sie pflegt im Alter eine größere zu sein, da mit der Abnahme der Elastizität der Wandungen der kavernösen Hohlräume und der sie durchziehenden Muskeltraberkel eine stärkere Blutfüllung, eine leichte venöse Stauung des Membrum einzutreten pflegt. Die Länge der Pars membranacea beträgt 1,5—2,5 cm, diejenige der Pars prostatica 2 cm.

Von besonderem Interesse ist die *Gestalt* der Urethra, weil durch sie die Einführung untersuchender und entleerender Instrumente sehr beeinflußt wird. Man vergleicht die Form der Harnröhre gewöhnlich mit derjenigen eines liegenden S. Die distale Krümmung, die sich bei nicht erigiertem Penis leicht ausgleichen läßt, weist nur eine leichte Erweiterung ihres unteren Wandabschnittes auf in der Pars navicularis, in welcher sich eventuell eine dünne eingeführte Sonde ohne Schaden anzurichten vorübergehend verfangen kann. Wesentlich komplizierter ist die Gestaltung der proximalen Krümmung des S, die der hinteren Harnröhre und einem kleinen Teile der vorderen entspricht. Man unterscheidet an ihr die *obere* und die *untere* Wand. Die obere Wand weist einen ganz regelmäßigen Verlauf auf. Sie bildet etwa *den dritten Teil einer Kreisperipherie von 6 cm Radius* beim Erwachsenen, nur beim Greise ist infolge der Vergrößerung der Vorsteherdrüse die Krümmung eventuell eine größere und tiefere. Die obere Wand der hinteren Urethra ist *mit ihrer Unterlage*, welche zum größten Teil durch die Symphyse gebildet wird, also nicht nachgibt, *fest verbunden*. Sie zeichnet sich endlich dadurch aus, daß sie nur von *spärlichen Blutgefäßen* versorgt wird. Diese Faktoren bringen es mit sich, daß ein geeignetes Instrument, welches den Kontakt mit der oberen Urethralwand nicht verliert, mit Sicherheit in die Blase vorgeschoben werden kann, und daß wegen der Gefäßarmut sich hier chirurgische Eingriffe am wenigsten blutig ausführen lassen. Daher pflegt man diese obere Wand auch als die *chirurgische Wand* zu bezeichnen.

Ganz anders verhält sich die untere Wand der Harnröhre; ihr Verlauf weist nicht den einfachen Kreisbogen auf, sondern dieser ist durch zwei Ausbuchtungen in das periurethrale Gewebe hinein unterbrochen. Die erste Buchtung, die sogenannte *Bulbustasche*, liegt vor dem Bulbus urethrae. Sie kommt zustande durch einige unter der Wand verlaufende schräge fibröse Gewebszüge. Eine weitere Knickung des Kreisbogens findet man oberhalb der Einmündungsstelle der Ductus ejaculatorii in der Pars prostatica, wo das *Veru montanum* in die Lichtung der Urethra vorspringt. Diese letztere Buchtung ist im Alter sehr variabel entsprechend dem Zustande der Vorsteherdrüse. Die untere Wand der hinteren Urethra hat in der Nachbarschaft des Bulbus urethrae noch eine weitere für die Untersuchung höchst beachtenswerte Eigentümlichkeit. Sie liegt nicht fest ihrer Unterlage auf wie die obere Wand, sondern sie ist mit der Unterlage verbunden durch lockeres Bindegewebe. Auf diese Weise ist sie *verschieblich,* insbesondere *in longitudinaler Richtung.* Diese Abweichungen der unteren Wand bergen große Gefahren für die Untersuchung. Wenn ein ungeeignetes Instrument, etwa eine Sonde, deren Gestalt nicht die dauernde Berührung und Führung ihrer Spitze auf der oberen chirurgischen Wand gewährleistet, in die Harnröhre eingeführt wird, so *verfängt* sie sich leicht in den Ausbuchtungen der unteren Wand. Ist die führende Hand ungeübt und will sie das Instrument trotz des Widerstandes weiter einbringen, so wird eine Falte der Urethrawand angehoben, die Wand selbst wird vor dem Instrument longitudinal gedehnt und ein weiteres Vorführen *durchbohrt die angespannte Wandung,* worauf die Sonde leicht im lockeren periurethralen Gewebe weitergleitet. Auf diese Weise entstehen die *Viae falsae* in jener Gegend, die mit erheblichen Blutungen einherzugehen pflegen, weil die Umgebung der Harnröhre an dieser Stelle, der Nachbarschaft des Bulbus, außerordentlich viele Blutgefäße beherbergt. Und zwar entstehen diese falschen Wege *hier* auch in der vollkommen normalen Harnröhre bei ungeschickter Sondierung, während an der Ausbuchtung der Pars prostatica doch mehr oder weniger starke Passageveränderungen durch Formveränderung der Vorsteherdrüse vorliegen müssen, um eine solche Durchbohrung der Wand zustande kommen zu lassen.

In ihrem vorderen Teile ist die Harnröhre durch die Haut hindurch *abtastbar,* sobald ihre Wandung durch ein eingeführtes Instrument entfaltet ist; denn sie tritt von oben her schräg durch das Corpus cavernosum urethrae hindurch und liegt bis zur Glans an der Unterseite des Gliedes.

Man darf sich die Urethra nicht als ein offenes Rohr vorstellen. Sie liegt vielmehr in vielen *Längskulissen gefältet,* so daß gewöhnlich eine Lichtung nicht vorhanden ist, diese entsteht erst dadurch, daß der Urinstrahl jene Kulissen entfaltet. Ohne daß eine Überdehnung der Wandung eintritt, läßt diese Lichtung Instrumente von 5—9 mm Durchmesser glatt passieren. Die Lichtung ist nicht an allen Stellen des normalen Kanals eine gleichmäßige, wie sich dies ja nach den Darlegungen über die drei wichtigsten Ausbuchtungen in ihrem Verlaufe von selbst versteht. Narben traumatischen und entzündlichen Ursprungs können die Lichtung mehr oder weniger stark verlegen, weil durch Zugrundegehen der elastischen Fasern die Dehnbarkeit der Wandfalten aufgehoben wird. Die Urethrawand ist namentlich in ihrem vorderen Abschnitt reich an elastischen Fasern, die in das Gewebe des Corpus cavernosum hinüberziehen und so eine feste Anheftung des Kanals an seine Umgebung und hierdurch eine nur unbedeutende Verschiebungsmöglichkeit in der Längsrichtung bedingen.

Von großer Bedeutung für das Zustandekommen pathologischer Zustände in der Urethra ist der Umstand, daß in ihre Wandung eine große Zahl von *Drüsen* eingebettet ist. Sie sind im wesentlichen Schleimdrüsen, liegen einzeln verstreut oder in Konglomeraten und münden mit teilweise recht weiten, manchmal aber auch sehr engen Ausführungsgängen in die Schleimhaut hinein. An diesen Stellen zeigt die Mucosa Einsenkungen, die sog. *Sinus Morgagni*. Es liegt auf der Hand, daß durch diese Drüsengänge hindurch Infektionserreger sehr leicht eindringen können und daß in der Drüsensubstanz selbst und dem benachbarten periurethralen Gewebe entzündliche Prozesse entstehen können, die therapeutischer Beeinflussung nur schwer zugängig sind. Einzelne dieser Drüsen haben so weite Ausführungsgänge, daß feine Sonden sich in ihnen verfangen können. Besondere Beobachtung verdienen die beiden unterhalb des Bulbus urethrae an der Hinterwand gelegenen *COWPERschen Drüsen*. Sie sind erbsen- bis haselnußgroß und ihr sehr enger Ausführungsgang ermöglicht es, daß gerade in ihnen sich entzündliche Prozesse lange Zeit erhalten können. Auch die hintere Urethra weist neben unbedeutenden Schleimdrüsen Kommunikationen mit wichtigen Drüsensystemen auf: den Hoden und der Prostata, und diese Verbindung ermöglicht das Aufsteigen infektiöser Prozesse von der Urethra aus zu jenen Organen.

Ein reiches *Muskellager* umgibt den Mucosaschlauch der männlichen Harnröhre, bestehend sowohl aus glatter als auch, in dem hinteren Abschnitt, aus quergestreifter Muskulatur. Die glatte Muskulatur, die in Längs- und Querzüge angeordnet ist, steht in Zusammenhang mit derjenigen der Trabekel des Corpus cavernosum urethrae, und zwar durch die Albuginea der letzteren hindurchziehend. Auch die Wandung der hinteren Urethra weist reichliche glatte Muskulatur auf. In der Pars prostatica sammeln sich die Fasern zu dem von SAPPEY beschriebenen Schließmuskel der Prostata. Dieser Sphincter nimmt nur die *vordere* Wand der Harnröhre an dieser Stelle ein. Er spannt sich an bei der Ejaculation, preßt die vordere Urethralwand gegen die bei diesem Akte stärker bluterfüllten Schwellkörper der Drüse und schließt auf diese Weise während der Entleerung der Samenblasen die Urethra blasenwärts ab.

In ganz besondere Verbindung tritt die Urethra mit der *willkürlichen Muskulatur des Beckenbodens*. An derjenigen Stelle, wo sie das zwischen den absteigenden Schenkeln der beiden Schambeine ausgespannte *Diaphragma urogenitale*, die *Fascia perniei profunda* durchtritt, gesellen sich ihr Muskelzüge zu, welche dem M. perinei profundus entstammen und ein festes Lager um die Harnröhre bilden: den kräftigen *Sphincter vesicae externus*. Seine Tätigkeit ist bei jedem Sondierungsversuch der normalen Harnröhre zu erkennen. Die Sonde hat in der Pars membranacea einen Widerstand zu überwinden und gleichzeitig reagiert der Untersuchte mit einer leichten Schmerzempfindung auf die Berührung, da diese Stelle eine besondere Sensibilität zeigt. Abgesehen davon, daß der Sphincter externus bei der Diagnostik des Ortes von Verletzungen der Harnröhre ein wertvolles Merkmal abgibt, erfüllt er zwei für die Funktion der Harnorgane außerordentlich wichtige Aufgaben. Man muß die hintere Harnröhre und die Blase bis zu gewissem Grade als *ein organisches Ganzes* betrachten. Der *Sphincter internus,* der am Blasenhalse sich befindet und aus *unwillkürlicher* Muskulatur besteht, bildet keinen absolut sicheren Abschluß der Blase nach außen hin und er bildet ihn vor allem dann nicht, wenn die Blase einen gewissen Füllungsgrad erreicht hat. In diesen Momenten überwindet die Austreibungsmuskulatur der Blase jenen Schließmuskel und der Harn tritt aus, die hintere Harnröhre füllt sich an. Dann aber setzt die Funktion des willkürlichen Sphincter *externus* ein und vermag den Harn nun weiterhin noch gut zurückzuhalten. Der Muskel setzt also in die Lage, bei dringendem Bedürfnis der Harnentleerung diese noch eine Weile hintanzuhalten und einen unwillkürlichen Harnabgang zu verhindern. Der Sphincter externus hat aber noch eine *andere Aufgabe*, die die erste fast an Bedeutung übertrifft. Es ist selbstverständlich, daß ein mit der Außenwelt kommunizierendes, durch Schleimabsonderung stets feuchtes Hohlorgan wie die Urethra einen sehr günstigen Nährboden für die Entwicklung von Bakterien abgibt und so findet sich in ihr eine sehr vielseitige Bakterienflora vor. In normalen Verhältnissen geht aber dieser Keimreichtum *nur bis zum Sphincter vesicae externus.* Dieser Muskel bildet bei der gesunden Harnröhre eine sichere Barrière gegen die zentripetale Verbreitung der Bakterien und schützt so den ganzen Urogenitalapparat gegen die bakterielle Infektion von außen her. Es bedarf keiner weiteren Schilderung, von welch weitgehender Bedeutung diese Funktion des Schließmuskels ist. — Dringen aber pathogene Bakterien in die vordere Harnröhre ein, wie z. B. der Gonococcus, Bact. coli oder auch virulente Stämme der gewöhnlichen Eitererreger, so ist der Sphincter einer solchen Invasion nicht gewachsen, insbesondere dann nicht, wenn die Mucosa entzündlich alteriert ist: Der bakteriensichere Abschluß hört auf und das ganze Organsystem ist der Infektion preisgegeben.

Im übrigen läßt die quergestreifte Muskulatur des Beckenbodens den entwicklungsgeschichtlichen Zusammenhang des Urogenitalsystems mit dem unteren Darmabschnitt nicht verkennen. Aus der Muskulatur der Kloake differenzieren sich allmählich die Muskelfasern, welche nun die Ausführungsgänge beider Systeme versorgen, nicht ohne die Überreste der früheren Zusammengehörigkeit auch weiterhin noch zur Schau zu tragen. Die Fasern des Sphincter ani gehen über in diejenigen des M. bulbo-cavernosus. Der Levator ani, der, entspringend rings von der Beckenwandung und dem Os coccygis, wie eine Hängematte am Beckenboden ausgespannt, das Rectum stützt, gibt Faserzüge an Prostata und Blase ab, so daß diese Organe bei seiner Tätigkeit gleichfalls nach vorn und oben gezogen werden. Aus dieser Zusammengehörigkeit erklärt sich auch das Ineinandergreifen nervöser Störungen beider Systeme, wenn die Nervenbahnen zentralwärts geschädigt sind. Im einzelnen auf die

Tätigkeit der Muskulatur des Beckenbodens einzugehen, erübrigt sich für die vorliegenden Zwecke. Nur einer bedeutungsvollen Funktion des M. bulbo-cavernosus soll noch gedacht werden. Der Muskel, der von einer mittleren Raphe aus nach beiden Seiten schräg ansteigt und den Bulbus urethrae umfaßt, übt in seiner Tätigkeit in den hinteren Partien einen Druck auf den Bulbus, in den vorderen einen solchen direkt auf die Dorsalvene des Penis aus. Er verursacht auf diese Weise eine Gefäßstauung des Organs und unterstützt durch venöse Hyperämie die Erektion. Die gleiche Wirkung übt der M. ischio-cavernosus aus.

Von besonderer Bedeutung für die Beurteilung des Fortschreitens entzündlicher Prozesse, die von der Harnröhrenwand ihren Ausgang nehmen, insbesondere der periurethralen Phlegmonen sind die Fascien des Dammes und des Beckenbodens, die wegen der zahlreichen Muskeln und der in dieselben eingebetteten Organe eine sehr komplizierte Anordnung aufweisen.

Die oberflächliche Dammfascie nimmt ihren Ausgang von der Fascie des M. sphincter ani, greift auf den M. bulbo-cavernosus und M. transversus perin. prof. über und bedeckt, ins Scrotum übergehend, die Wurzel des Penis.

Die tiefe Fascie steht mit jener an der hinteren Grenze des M. transversus perinei in Zusammenhang und zeigt zwei Blätter: ein äußeres, welches als *Diaphragma urogenitale* zwischen den absteigenden Schambeinästen ausgespannt ist. Es stellt eine in seinen hinteren Abschnitten muskulös-tendinöse, nach vorn hin ganz sehnige, dreieckige, nach vorn abgestumpfte Platte dar, die hier in das Lig. arcuatum übergeht. Dieser vordere Teil trägt mehrere Öffnungen: nach vorn für die Vena dorsalis penis, nach hinten für die Urethra in ihrem häutigen Abschnitt, umgeben von Sphincter externus an dieser Stelle. Die COWPERschen Drüsen sind hier in das Diaphragma eingebettet, der Bulbus urethrae legt sich von unten dagegen. Prostata und Blase werden von unten her durch das Diaphragma gestützt. Ein inneres Blatt bedeckt das Bindegewebe um die Prostata.

Diese Dammfascien finden nach hinten ihren Abschluß in der Fossa ischio-rectalis, die zwischen Levator ani und Sitzbein gelegen ist. Sie ist mit einem lockeren, sehr fettreichen Bindegewebe ausgefüllt, in welches hinein von der Harnröhre ausgehende Eiterungen sich senken und ausbreiten können um zur Entstehung ausgedehnter Phlegmonen Veranlassung zu geben. Die Fascia pelvis zeigt zwei Blätter. Das innere stellt die subperitoneale Bindegewebsschicht dar, die sich ins kleine Becken hinein fortsetzt, geht in die Fascie des Levator ani über und verläuft bis zum Blasengrunde und zur Prostata, beim Weibe bis in die Umgebung der Vagina. Das äußere Blatt liegt der Außenfläche des Levator ani auf, hüllt die Beckenmuskulatur von außen ein und bildet mit jenem die mediale Wand der Fossa ischio-rectalis.

Die Blutversorgung der Urethra übernimmt die Art. profunda penis, welche anastomosierend mit der Art. dorsalis, wie diese über die A. pudenda communis der Hypogastrica entstammt und sich am Corpus cavernosum urethrae verteilt. Die Venen sammeln sich im Plexus pudendus, der mit dem Plexus haemorrhoidalis anastomosiert und der Vena hypogastrica zugeführt wird.

Von sekundärem Interesse für die Diagnostik der Harnorgane ist der Bau der Corpora cavernosa penis. Er differiert nur wenig von demjenigen des Corp. cavernos. urethrae, ihre spongiösen Räume sind weiter, die umhüllende Albuginea zeigt strafferes Gefüge. In ihrem Anfangsteile sind sie mit dem Periost der absteigenden Schambeinäste fest verbunden, während das Lig. suspensorium sie mit der Schamfuge verbindet. In ihrer ganzen Länge sind sie fest miteinander verbunden und in der Rinne auf ihrem Dorsum verläuft die unpaare Arteria dorsalis zwischen den beiden Venen. Die Lymphbahnen der Urethra sammeln sich in den Drüsen, die auf der Oberschenkelfascie im Trigon. subinguinale liegen am Rande des Ligam. inguinale, welches sie aber nicht nach oben hin überschreiten.

So kompliziert der Bau der männlichen Harnröhre ist, so einfach ist derjenige der weiblichen. Sie stellt ein kurzes, 3—4 cm langes, nach vorn konvexes Rohr dar, dessen Mündung 1—2 cm hinter der Clitoris leicht zu finden ist, wenn nicht pathologische Prozesse dasselbe verdecken. Schwierigkeiten bei der Passage des kurzen Kanals mit Instrumenten auch größeren Kalibers gibt es unter normalen anatomischen Verhältnissen nicht.

2. Prostata.

Die Vorsteherdrüse steht mit der hinteren Harnröhre in einer so innigen Verbindung, daß sie mit ihr ein nicht trennbares Ganzes bildet. In schräger Richtung durchbohrt diese das Organ von hinten nach vorn, so daß es in einen größeren hinteren und einen kleineren vorderen Abschnitt getrennt wird.

Die Drüse liegt hinter der Symphyse, nach Kohlrausch zwischen zwei Linien, die man von der Spitze des Os coccygis nach dem oberen und dem unteren Rand der Schambeinfuge sich gezogen denkt. Man vergleicht die Form des Organs gewöhnlich mit derjenigen einer Kastanie, deren Basis nach oben, deren Spitze nach unten liegt. Ihre Höhe wird beim Erwachsenen mit 3,4 cm, ihre größte Breite unten mit 4,4 cm und ihre Dicke mit etwa 1,5 cm angegeben. Guyon unterscheidet an ihr eine Face pubienne von 2,4 und eine Face rectale von 3 cm Breite. Das Gewicht beträgt etwa 4 g. Diese Maße pflegen im höheren Alter des Individuums bekanntlich größere zu werden, ohne daß hiermit ein pathologischer Zustand, die teilweise Verlegung der Harnröhrenpassage, einherzugehen braucht. Auf diese innerhalb des Normalen liegenden Veränderungen wird später einzugehen sich Gelegenheit bieten. Die Prostata liegt außerhalb der Beckenfascie. Die Verbindung der Drüse mit den Nachbarorganen: vorn der Symphyse und hinten dem Rectum, ist eine sehr feste und wird hergestellt durch ein straffes Bindegewebslager, während die Seitenflächen des Organs bedeckt werden von dem schräg nach der Mittellinie zu absteigenden Faserzügen des Levator ani. Die Befestigung nach der Symphyse ist eine so ausgesprochen bandartige, daß man sie direkt als ein Lig. pubo-prostaticum bezeichnet hat.

Ein ebensolches derbes Bindegewebslager, dem kräftige Züge glatter Muskulatur in sehr großer Menge eingefügt sind, umzieht auch als Kapsel die Drüse selbst und isoliert ihre Substanz gegen die Umgebung. Mit der Muskulatur des Blasenhalses, dem Sphincter vesicae und mit der glatten Muskulatur des membranösen Teiles der Harnröhre steht die glatte Muskulatur der Prostatakapsel in untrennbarem Zusammenhang, der dadurch seine Erklärung findet, als die Prostata entwicklungsgeschichtlich nicht ein selbständiges Organ darstellt, sondern die Umwandlung bzw. Ausbildung einzelner Urethraldrüsen in ein Organ sui generis. Die Ausläufer jener Kapsel dringen in die Drüse selbst hinein und veranlassen zunächst eine Teilung des Organs in sagittaler Richtung in eine rechte und eine linke Hälfte: die Seitenlappen, deren Trennung sich nach außen hin markiert durch eine leichte Einkerbung des oberen hinteren Randes, so daß die Ansicht der Drüse von hinten die Herzform darbietet. Die Lappen sind so voneinander getrennt durch eine Scheidewand, daß z. B. entzündliche Prozesse sich in der einen Hälfte des Organs abspielen können, ohne daß die andere mitbeteiligt wird. Unter Einlagerung von Zügen glatter Muskulatur durchzieht das fibröse Gewebe maschenartig die ganze Drüse und hierdurch wird ihr an Masse prävalierender Teil geschaffen: das fibromuskuläre Stroma. In dieses letztere liegt der eigentliche drüsige Teil des Organs eingesprengt. Die sezernierende Drüsensubstanz ist von acinösem Bau mit Zylinderepithel ausgekleidet und stellt außerordentlich reiche Verzweigungen dar. Das System von Gängen zeigt sehr oft Erweiterungen, Ausbuchtungen, in welchen man kleine, konzentrisch geschichtete Körperchen bei älteren Individuen anzutreffen Gelegenheit hat, die Corpora amylacea, die an sich nicht zu verwechseln sind mit den Prostatakonkrementen, wohl aber zu solchen sich ausbilden können. Sie bestehen aus eingedickten Sekretmassen und können eventuell zu erheblicher Größe anwachsen. Die Ausführungsgänge der beiden Drüsenkomplexe sammeln sich zu mehreren Endgängen und münden auf der Höhe des Colliculus seminalis in die Urethra ein. Das grauweiße, etwas dickflüssige Sekret bildet das Vehiculum für das ejaculierte Sperma und stellt für die Spermatozoen eine Lebensbedingung dar. Erst in dem Sekret erhalten die letzteren die Bewegungsmöglichkeit, deren sie zur Erfüllung ihres Zweckes bedürfen. Der Prostata kommt ohne Frage aber auch eine nicht unbedeutende endokrine Rolle zu, die einwandfrei jedoch noch nicht feststeht in ihren Einzelheiten: auffallend ist die Umstimmung des Körpers nach der Prostatektomie im Sinne eines vorübergehenden Darniederliegens der geistigen Fähigkeiten des Individuums, und einer Steigerung der Sexualität der älteren Leute, beides Erscheinungen, die wir bei einem großen operativen Material sehr oft, ja mit einer gewissen Regelmäßigkeit zu beobachten Gelegenheit hatten.

Eine besondere Anhäufung kleinerer Drüsen im Bereiche der Prostata findet sich noch unter der Schleimhaut der hinteren Harnröhrenwand an der Stelle, wo die beiden Seitenlappen blasenwärts zusammenstoßen. Es sind Schleimdrüsen, die in normalen Verhältnissen keinerlei Interesse bieten, die jedoch in späterem Alter in ihrem bindegewebigen Gerüste wie auch in ihrer eigentlichen Drüsensubstanz zu hypertrophieren vermögen und die dann zur Bildung des sogenannten Mittellappens (Homes) und den mit dessen Bestehen verknüpften Beschwerden einer Verlegung des Blasenausganges Veranlassung geben. Ja, die Untersuchungen von Zuckerkandl und Tandler haben ergeben, daß auch bei der sogenannten Hypertrophie der Prostata es sich nicht um eine solche des Organes selbst handelt, sondern um eine Hypertrophie der periurethralen Drüsen, durch welche die eigentliche Prostata schalenförmig zur Seite gedrückt wird gegen ihre Kapsel.

Der Samenhügel, in dessen Schleimhaut sich die Mündungsstellen der Vasa deferentia und der Prostataausführungsgänge befinden, wird gebildet durch ein den Corpora cavernosa ähnliches Netzwerk von Hohlräumen, die sich durch den Afflux des Blutes bei der Libido füllen und die Urethra zentralwärts abschließen, während gleichzeitig der weiter oben geschilderte feine Muskelzug unter Umspannung der vorderen Urethralwand diese an den Samenhügel anpreßt. Mit diesen reichlichen venösen Blutbahnen ist nicht nur der Samenhügel, sondern auch die übrige Prostata ausgestattet, ebenso sieht man ausgedehnte Venenplexus im periprostatischen Bindegewebe, insbesondere auch in der Umgebung des Anheftungsbandes der Prostata an die Symphyse, die Plexus Santorini. Diese Venengeflechte, die bei der Diagnostik der Harnbeschwerden älterer Individuen von ganz erheblicher Bedeutung werden können, stehen in Verbindung mit den Bahnen, welche das Venenblut aus dem Penis zurückleiten, mit dem Plexus pudendus, den Venen der Blasenwand und der V. haemorrhoidalis inferior und senden ihr Blut wie diese auf dem Wege der V. hypogastrica zentralwärts. Die arterielle Blutzufuhr zur Prostata entstammt der Art. vesicalis inferior.

Die nervösen Elemente der Prostata haben im Plexus hypogastricus inferior ihren Ursprung.

In enger Verbindung mit der Kapsel der Prostata und von oben außen nach unten medianwärts verlaufend sitzen die beiden *Vesiculae seminales* je einem der Seitenlappen auf. Sie stehen insofern mit den Harnorganen in engem Zusammenhang, als ihr Ausführungsgang, der sich etwa 1 cm vorher mit demjenigen des Vas deferens verbindet, in die Urethra prostatica einmündet und so eine Eintrittsstelle für Infektionserreger von der Harnröhre aus in das Genitalsystem bilden kann. Die Samenbläschen bilden ein etwa 4—6 cm langes, breites, vielbuchtiges Hohlorgan. Sie dienen im wesentlichen als Reservoir für den Samen, haben aber durch ihre reichlichen Schleimdrüsen, deren Inhalt diesen beigemengt wird, eine eigene sekretorische Tätigkeit. Vom Rectum her sind die normalen Vesiculae am oberen Prostatarande palpabel. Sie sind nur von der Rectalwand bedeckt und pathologische Veränderungen, deren Vorhandensein beispielsweise bei der Urogenitaltuberkulose von außerordentlicher indikatorischer Bedeutung sein kann, können mit sehr großer Sicherheit abgetastet werden.

3. Harnblase.

Die Nachbarschaft und die innige Verbindung der Blase mit anderen Organen, deren Erkrankung auf sie übergreifen kann und die sie selbst in den Bereich ihrer Erkrankung hineinzuziehen vermag, endlich die mannigfachen pathologischen Veränderungen, welche das Organ eingeht, stellen die Bedeutung seiner topographischen Anatomie besonders in den Vordergrund. Vermöge ihrer Lage im kleinen Becken tritt die Blase in Beziehungen zum Peritoneum und, nach hinten hin, zum untersten Darmabschnitte beim Manne und zu den Fortpflanzungsorganen beim Weibe. Die wechselnde, vom Füllungszustande abhängige Gestalt der Blase bringt es mit sich, daß für das Zustandekommen des hierzu notwendigen Spielraumes ihre Befestigung nach den Seiten und nach oben hin eine lockere ist. Sie wird gleichsam in einer schwebenden Stellung erhalten und ruht in dieser nach hinten und nach den Seiten hin durch ihre Verbindung mit dem Bauchfell, welche verstärkt wird seitlich durch die in die Ligamenta vesicae lateralia umgewandelten Stränge der obliterierten embryonalen Nabelarterien, die rechts und links von der Blase subperitoneal nabelwärts ziehen. Nach oben hin ist die Blase an der vorderen Bauchwand aufgehangen durch das von ihrem Vertex aus im oder unter dem Bauchfell verlaufende Ligamentum vesicale medium. Es stellt den Rest des fetalen Urachus dar und birgt in seinem Verlaufe nicht selten abgeschlossene Cysten oder Hohlräume, die mit der tiefer gelegenen Blase kommunizieren: Die Reste seiner intrauterinen Bestimmung.

Nach unten hin liegt die Blase der Beckenfascie auf, beim Manne auch der ihrerseits wieder an die Umgebung in der oben geschilderten Weise befestigten Prostata. Nach hinten verbindet sich das Organ mit einer relativ dünnen Bindegewebszwischenschicht dem Darme, beim Weibe der Scheide und dem Uterus bis zum Grunde der Excavatio vesico-rectalis bzw. vesico-uterina: derjenigen Stelle, wo die Bekleidung des oberen Blasenabschnittes mit dem Peritoneum beginnt.

Dieser Peritonealüberzug bedeckt lediglich die Seitenwände der Blase, den oberen größeren Teil ihrer Hinterwand und den Vertex des Organs. Nach vorn sieht man vom Vertex her das Bauchfell in einer kleinen Tasche überfallen. Diese Tasche bedeckt die Vorderwand der entleerten und in diesem Zustande hinter die Symphyse zurücksinkenden Blase zu großem Teile. Sie wird mit dem Füllungszustande der Blase in die Höhe gehoben, so daß das angefüllte Organ in seiner Vorderfläche frei von Peritonealbekleidung ist. Dieser Umstand gewinnt hohe Bedeutung für die suprapubische Eröffnung der Blase, die Sectio alta, die nach Ausdehnung ihres Hohlraumes nun vorgenommen werden kann ohne die Gefahren einer Eröffnung des Bauchfellraumes. Andererseits ist eine genaue Kenntnis des peritonealen Blasenüberzuges von Bedeutung für die Beurteilung der Tragweite einer Verletzung der Blase.

Das lockere, fettangefüllte Gewebe des prävesicalen Raumes, das Cavum Retzii, bedeckt die Vorderfläche der Blase, ein Gewebe, welches vermöge seiner weiten Maschen einen sehr günstigen Boden darstellt für die Propagation entzündlicher und phlegmonöser, von den unteren Harnorganen ausgehender Prozesse. Dieser prävesicale Raum wird nach unten hin begrenzt durch das Anheftungsband der Blase bzw. der Prostata an die Symphyse, das Lig. pubo-vesicale bzw. pubo-prostaticum.

An der Blase selbst unterscheidet man den Blasenhals, die Ausmündungsstelle in die Urethra, dann den Blasengrund (fundus), die tiefste Stelle der Hinterwand, da wo die Harnleiter einmünden, er geht in die obere Hinterwand über, welche am Übergang zur oberen Vorderwand als Vertex der Blase bezeichnet wird.

Dieser Blasenscheitel reicht bei der kindlichen Blase erheblich höher herauf als bei der des Erwachsenen. — Das Alter des Individuums hat überhaupt einen gewissen Einfluß auf die Form der Blase. Sie ist beim Kinde, entsprechend der erwähnten größeren Ausdehnung nabelwärts von mehr länglicher Form, erst beim Erwachsenen bildet sich der Blasengrund als tiefste Stelle des Organs aus. Im Alter verringert sich die Elastizität des Beckenbodens. Sie gibt dem Flüssigkeitsdruck der Blase nach und der Blasenfundus senkt sich infolgedessen. Dadurch verschlechtern sich die Abflußbedingungen und können ganz schlechte dann werden, wenn beim Manne neben dieser Senkung des Fundus noch eine Hypertrophie der Vorsteherdrüse, die die Abflußöffnung der Blase gleichzeitig anhebt, eintritt und wenn bei älteren Frauen besonders auch nach zahlreichen Geburten die Elastizität des Beckenbodens nachgelassen hat.

Im allgemeinen bezeichnet man die Gestalt der normalen, gefüllten Blase als Ovoid. Sie vermag je nach ihrer Größe und vielleicht auch nach ihrer Gewöhnung 300—600 ccm Flüssigkeit zu fassen, bevor der Drang zur Entleerung sich meldet. Pathologische Vorgänge rücken diese Grenzen viel weiter: von der nur wenige Kubikzentimeter fassenden

Blase des Urophthisikers an bis zu der distendierten Blase des Prostatikers, die bis zu 3000 ccm Harn eventuell zu fassen vermag.

Man darf sich die normale Entleerung der Blase nur nicht so vorstellen, daß die Zusammenziehung ihres Muskels eine konzentrische Verringerung ihres Lumens zustande kommen ließe. Die Blase klappt vielmehr, wie die Untersuchungen von GUYON u. a. gelehrt haben, bei der natürlichen Entleerung von vorn nach hinten und von hinten nach vorn zusammen, „wie ein Portemonnaie", dessen Scharnier entsprechend dem Blasenhalse gelegen wäre, also im transversalen Durchmesser. Und so liegt die entleerte Blase nicht etwa wie ein ausgepreßter Schwamm im kleinen Becken, sondern wie ein zusammengeklapptes Buch: unter Aneinanderlegung von Vorder- und Hinterwand, die zwischen ihren seitlichen und oberen Anhaftungsstellen bis zu gewissem Grade flächenartig ausgespannt sind. Die diastolische Blase hat bei geringer Füllung die Form eines quergestellten Spaltes, bei der zunehmenden Füllung steigt der kraniale Blasenteil aufwärts, der Blasengrund bleibt ein fixierter Punkt. Bei der Kontraktion der Blase verringert sich am meisten und zuerst der sagittale Durchmesser, während der transversale sich nur unwesentlich verändert. Stets werden sich in die Blase eingeführte Instrumente daher seitlich hin- und herbewegen lassen und die Möglichkeit dieser Bewegung gibt dem Untersucher den Anhaltspunkt dafür, daß sein Instrument auch tatsächlich in die Blase hineingelangt ist.

Das Blaseninnere ist ausgekleidet mit einer, reichliche Schleimdrüsen tragenden Mucosa, die in ihren oberen Schichten ein sehr großzelliges Plattenepithel trägt, während die tieferen jungen Schichten kubische Formen zeigen. Findet man also im Urin diese kubischen Epithelien, so ist durchaus nicht anzunehmen, daß dieselben den oberen Harnwegen entstammen müßten, wie früher vielfach angenommen wurde. Während die Mucosa die Innenwand der angefüllten Blase mit einem glatten, blaß gelblichen, von spärlichen Gefäßen, die nur am Blasenhals sich mehren, durchgezogenen Gewebe auskleidet, liegt in der leeren Blase diese Schleimhaut in ganz unregelmäßig verlaufenden dicken Wülsten da. Die Einförmigkeit des Aussehens der normalen Mucosa wird, abgesehen von dem größeren Gefäßreichtum des Collum vesicae, nur noch unterbrochen durch das den Fundus der Blase transversal durchziehende Ligamentum interuretericum oder Trigonum Lieutaudi. Es stellt einen leicht blasenhalswärts konvexen Wulst der Blasenwand dar, der im wesentlichen gebildet wird durch die Ausläufer der von der Urethra auf die Blasenwand übergehenden Längsmuskulatur. In einer Entfernung von 2,5—3 cm voneinander trägt an seinen beiden Enden das Ligament die feinen, in normalem Zustande nur 1—2 mm langen, schräggestellten, schlitzförmigen Mündungsstellen der Ureteren, welche an dieser Stelle als Schrägkanäle die Blasenwand durchsetzen. Diese schräge Durchbohrung der Blasenwand verhindert es, daß bei

Füllung der Blase der Urin in die Ureteren hineingetrieben wird: eine Rückstauung desselben wird unmöglich gemacht, weil die Wandung des Schrägkanals durch die Tension des Organs in ihrer ganzen Länge aneinandergepreßt wird. Dieser Abschluß durch Aneinanderlegen der Wandung wird noch in einer sehr wesentlichen Weise dadurch unterstützt, daß glatte Muskelzüge, welche der Muskulatur der Blase entstammen, den Schrägkanal umspannen und so durch ihre Tätigkeit den letzteren verschließen (HORNERscher Muskel). Werden diese Muskelfasern durchschnitten, deren Isolierung gelingt, so tritt jene Rückstauung des Urins ein. Ebenso ist natürlich ein Übertreten des Harns in die Harnleiter dann möglich, wenn eine außergewöhnliche Ausdehnung der Blase durch Stauung ihres Inhaltes vorliegt oder wenn die Ureterostien durch entzündliche oder durch narbige Prozesse ihre Schlußfähigkeit verloren haben.

Die Muskulatur der Blase besteht aus kräftigen glatten Muskelzügen, die in Längs- und Querbündeln angeordnet sind. Die ersteren überwiegen und umspannen das ganze Organ als Detrusor vesicae, dem die Auspressung des Blaseninhaltes obliegt. Die Querbündel liegen nach dem Vertex zu spärlicher, werden stärker nach dem Blasenausgang zu und verdichten sich endlich am Blasenhalse zum M. sphincter vesicae internus, der unter gewöhnlichen Druckverhältnissen den Verschluß der Blase nach außen hin aufrecht erhält und dessen Tätigkeit durch diejenige des Detrusor bei jeder Miktion überwunden werden muß. Die Muskulatur des Detrusor kann zu erheblicher Hypertrophie veranlaßt werden dadurch, daß die freie Passage für den Harnabfluß ganz oder teilweise verlegt wird durch pathologische Prozesse in den unteren Harnwegen. Die Muskelbündel springen dann als hohe Stränge über das normale Niveau der Mucosa vor. Man nennt diesen Zustand *Balkenblase*.

Die Versorgung dieser Muskulatur geschieht durch nervöse Elemente, die zum Teil dem Plexus hypogastricus des sympathischen Systems entstammen, zum Teil aus dem III. und IV. Sacralnervenpaar hervorgehen. Näher auf sie und auf die Modalität der physiologischen Blasenentleerung einzugehen wird sich bei Besprechung der durch chirurgische Erkrankungen veranlaßten Lähmungszustände der Blase Gelegenheit bieten.

Die arterielle Blutversorgung der Blase entstammt der Arteria hypogastrica, die in Gestalt der Art. vesicalis sup., med. und infer. entweder direkt oder auf dem Wege der A. pudenda Stämmchen abgibt. Sie sind ein der Muskulatur aufliegendes äußeres Geflecht, durchbohren dann die Muskelwand, um im submukösen Gewebe ein zweites Gefäßnetz zu bilden. In ähnlicher Weise sind die venösen Gefäßnetze angeordnet, deren Dichtigkeit namentlich am Blasenhalse zunimmt. Nach außen stehen sie hier mit dem aus der Prostata- und Penisgegend stammenden Plexus sowie der Vena haemorrhoidal. infer. in Verbindung und führen wie jene ihren Inhalt der V. hypogastrica zu.

Die Lymphbahnen der Blasengegend verlaufen zu den Beckendrüsen hin.

4. Ureter.

Die Harnleiter stellen jederseits ein im leeren Zustande von vorn nach hinten abgeplattetes Rohr dar. Die Stelle ihres Ansatzes am Nierenbecken ist eine wechselnde und dieser Umstand kann eventuell große Störungen der Abflußbedingungen schaffen. Immerhin darf man als feststehend annehmen, daß er dorsal von den großen Nierengefäßen aus dem Hilus heraustritt.

Die Ureteren verlaufen dann nach unten hin medianwärts konvergierend zur Blase in einer Länge von etwa 30 cm, der rechte Ureter ist wegen des tieferen Standes der rechten Niere um ein weniges kürzer. Der ganze Verlauf des Ureters liegt retroperitoneal, nur seine Vorderfläche ist vom Bauchfell locker bedeckt und es ist daher auf seinem ganzen Verlaufe chirurgisch beeinflußbar, ohne daß eine Eröffnung der Peritonealhöhle notwendig wäre.

Alsbald unterhalb der Nieren tritt er auf den M. psoas über oder verläuft an seinem Rande. Er kreuzt die großen Iliacalgefäße an deren Teilungsstelle in der Höhe der Linea innominata des Beckens, indem er über jene Gefäße hinwegzieht. Etwas unterhalb kreuzt er das Vas deferens, welches über ihm her verläuft, unter spitzem Winkel.

Der Ureter ist beim Mann vom Rectum, beim Weibe von der Vagina aus in einem kurzen Abschnitt abtastbar. Bei mageren Individuen gelingt es nicht selten ihn unter Entspannung der Bauchdecken durch diese hindurch zu palpieren, namentlich dann, wenn er durch pathologische Prozesse verändert ist. Von besonderem Interesse ist dies unter dem Gesichtspunkte, daß man vor der Erfindung des Ureterkatheterismus auf diese Weise versucht hat, den Urinstrom der einen Niere durch Druck abzuschließen, um den Harn der anderen Niere aus der Blase gesondert auffangen zu können. Es wird angegeben, daß diese Palpation am sichersten sei an einer Stelle, welche 3—4 cm seitlich liegt von der Mitte der Verbindungslinie des Processus ensiformis zur Symphyse. Gelegentlich war es uns möglich, größere Uretersteine auf diese Weise abzutasten.

Der Ureter stellt ein sehr dickwandiges Rohr dar, dessen Wand vor allem eine kräftige Schicht glatter Muskulatur bildet, die in einer außen zirkulären, nach innen zu longitudenalen Anordnung verläuft und die starken, wellenförmigen Kontraktionen des Organs besorgt, welche, in Abständen von einigen Sekunden auftretend, den Urin blasenwärts befördern. Diese Muskulatur geht in der oben geschilderten Weise in diejenige der Blase bzw. des Trigonum interuretericum über. Ein gegeschichtetes Plattenepithel kleidet das Rohr aus. Das Kaliber des Ureters ist in seinem Verlauf ein wechselndes und es ist von Wichtigkeit darüber orientiert zu sein, da deszendierende entzündliche Prozesse mit

Vorliebe an den engeren Stellen des Ureters zu metastasieren pflegen, ebenso wie die den Nieren entstammenden Konkremente hier anzuhalten pflegen. Diese Verengerungen bestehen gleich unterhalb des Abganges vom Nierenbecken, dann etwa 10 cm tiefer und endlich kurz vor der Einmündung in die Blase. An diesen Stellen hat das Lumèn nur einen Durchmesser von 2—3 mm, während im übrigen die Lichtung 8—10 mm etwa in ausgedehntem Zustand beträgt.

Die Blutversorgung des Ureters entstammt der Nierenarterie und der Art. vesic. superior (A. ureterica). Die nervösen Elemente entstammen dem sympathischen Geflecht.

Die Lymphbahnen des Ureters ziehen im unteren Abschnitt zu den Beckendrüsen, im oberen zu einer Drüse der Lumbalgegend.

5. Niere.

Auf die feineren Strukturverhältnisse der Nieren, die Anordnung ihrer komplizierten Blutversorgung und die Einzelheiten ihrer Funktion einzugehen, kann nicht im Rahmen dieser Ausführungen liegen. Betont werden soll nur die Wichtigkeit der Kenntnis jener Dinge, ohne welche eine Diagnostik nicht nur der internen, sondern auch der chirurgischen Erkrankungen ganz unmöglich ist. Die Lehrbücher der Anatomie und der Physiologie bieten genugsam Gelegenheit zur Auffrischung dieser Kenntnis, während die Anatomie der Lage des Organs zu den Nachbarorganen leider gewöhnlich in einer dem Chirurgen nicht genügenden Weise behandelt zu werden pflegt.

Die Niere ist vor der Einwirkung direkter Insulte sehr geschützt. Sie liegt zum großen Teile noch innerhalb des Brustkorbes, und der außerhalb desselben liegende untere Pol ist geschützt durch den Musc. latissimus dorsi, die beiden Blätter der Fascia lumbodorsalis, M. sacrolumbalis und M. quadratus lumborum, die alle durchtrennt bzw. zur Seite geschoben werden müssen nach Durchtrennung der Haut bis es gelingt, das durch ein weiches Fettpolster, die Capsula adiposa, geschützte Organ freizulegen. Die leichte Vulnerabilität des so subtil gebauten Organs läßt diesen Schutz verständlich erscheinen.

Die Niere nimmt jederseits etwa das obere Drittel der Fossa lumbalis ein und reicht vom oberen Rande der XII. Rippe, welcher der Lage des Dornfortsatzes des XI. Brustwirbels entspricht, hinab bis zum II. Lendenwirbel. Die rechte Niere steht etwa 1—2 cm tiefer als die linke, weil sie mit ihrem oberen Pol an die untere Fläche der sich hier einschiebenden Leber anstößt.

Die Hinterfläche der Niere liegt unten dem M. quadratus lumborum auf, nach der Seite hin auch der Fascia lumbodorsalis bzw. dem an ihr inserierenden M. transversus abdominis, nach oben hin liegt sie der Pars lumbalis des Zwerchfells an und tritt hier durch ihr Anliegen an die beiden untersten Rippen auch in nächste Nachbarschaft mit der

Pleura. Der Umstand, daß von manchem Chirurgen die Resektion der XII. Rippe bei Freilegung der Niere als das Normalverfahren angegeben wird und andererseits die Möglichkeit, daß bei der nicht selten vorgefundenen abnormen Kürze der XII. Rippe die XI. für jene gehalten wurde, hat daher schon häufig zu einer unbeabsichtigten, an sich meist nicht folgenschweren, Eröffnung des Pleuraraumes geführt. Auf die letztgenannte, eventuell vorliegende Abnormität ist daher bei jeder operativen Entwicklung der Niere — auch ohne Rippenresektion — Rücksicht zu nehmen.

Nur an ihrer Vorderfläche tritt die Niere mit dem Bauchfell in Verbindung. Die peritoneale Nachbarschaft ist rechts ausgedehnter als links. Die rechte Niere ist mit dem Peritoneum, d. h. dem der Leber angehörenden Teile soweit bedeckt, als sie diesem Organe anliegt. Dieser Teil entspricht nur etwa den oberen zwei Dritteln der rechten Niere. Das untere Drittel wird bedeckt von der Flexura hepatica des Colon, ein Umstand, der für die differentielle Deutung der Tumoren der rechten oberen Bauchgegend von großer Bedeutung ist. Mit ihrem medialen Teile, d. h. der Hilusgegend stößt die rechte Niere an das aufsteigende Duodenum an und ist dort mit dem Bindegewebe in fester Verbindung. Man darf sich somit nicht vorstellen, daß die Fläche der Niere in einer genau frontalen Ebene steht, vielmehr zeigt die Fläche medianwärts eine Neigung nach vorn, und zwar sowohl die rechte als auch die linke Niere.

Diese letztere liegt in ihrem oberen Teile dem Magen an, wird etwa in ihrer Mitte von dem caudalen Teil des Pankreas überdeckt und liegt mit ihrem unteren Pole unter dem parietalen Peritoneum.

Normalerweise sind die Nieren in der oben geschilderten Lage gut fixiert. Diese Befestigung wird aufrechterhalten durch zwei Haltevorrichtungen. Die eine schließt sich eng an die Blutgefäße, welche die Niere versorgen, so daß die letztere an jenen gewissermaßen „aufgehängt" ist; die andere wird gebildet durch die mit den Nachbarorganen in Verbindung tretenden bindegewebigen Einlagen der Fettkapsel.

Die mit den Gefäßen in Zusammenhang stehende Haltevorrichtung nimmt ihren Ausgang von der Nierenkapsel, ihrer Tunica propria. Diese sendet an der Vorderfläche vor dem Hilus einen dünnen bindegewebigen Fortsatz aus, welcher die eintretenden Gefäße bedeckt, umhüllt und mit ihnen verläuft bis zu ihrem Übergang in die Vena cava bzw. die Aorta. Ein zweiter Fortsatz verläßt an der gleichen Stelle der Hinterfläche die Nierenkapsel, schiebt sich ein zwischen den mehr vorne liegenden Ureter und die Gefäße, verschmilzt mit dem vorderen Blatt, geht über in die Scheiden der Stammgefäße und setzt sich mit einem Teile der lumbalen Partie des Zwerchfells an. Eine sehr kräftige Aufhängung erfährt die Niere weiterhin durch die Capsula adiposa bzw. ihre an einzelnen Stellen sogar in dünne Fascien umgewandelte bindegewebige Einhüllung. Die Fettkapsel hat ihre größte Mächtigkeit an der äußeren

Insulten am meisten ausgesetzten Nierenkonvexität. Von hier aus geht sie an der Hinterfläche medianwärts über in die Fascia retrorenalis, die ihre Entstehung einer solchen Bindegewebseinlagerung in die äußersten Schichten des Fettgewebes verdankt. Dieses hintere Blatt der Fettkapsel geht über in das Periost der Wirbelkörper und gibt so der Niere einen sehr festen Halt. Mit dem an der Vorderfläche der Niere gelegenen Teil der Fettkapsel tritt dieses hintere Blatt in keinerlei Verbindung, sondern jenes zieht, den Hilus und die Gefäße überziehend, auf die andere Körperseite hinüber und verschmilzt mit der Fettkapsel der anderen Seite. Auch an dem unteren Pol der Niere bleibt die Fettkapsel offen, vorderes und hinteres Blatt verschmilzen nicht miteinander, sondern das Fettgewebe geht in dasjenige der Fossa iliaca über, während die kräftigen Bindegewebszüge des hinteren Blattes in die hinten und median zunächst gelegene bindegewebige Einhüllung des M. quadratus lumborum bzw. M. psoas übergehen. So hat die Fettkapsel der Niere gewissermaßen nach unten hin keinen Boden, da sie in die Fossa iliaca übergeht, und hieraus erklärt sich die Entstehung der Senk- oder Wanderniere. Dem oberen Pol der Niere sitzen beiderseits die Nebennieren auf, medianwärts etwas nach dem Hilus überfallend. Sie stehen in keinerlei Zusammenhang mit dem uropoetischen System, weder in einem solchen der Funktion, noch in anatomischer Beziehung, die für die Chirurgie der Nieren ein besonderes Interesse hätte: eine Läsion der Nebennieren bei der Nephrektomie erfolgt selten.

Der Substanz der Nieren sitzt am Hilus das Nierenbecken auf, das Reservoir des frisch abgesonderten Urins bevor er in die unteren Harnwege befördert wird. Die Gestalt des Nierenbeckens ist eine sehr variable. Es kann von geringer Ausdehnung sein und nur wenige Kubikzentimeter Flüssigkeit fassen, es kann auch infolge Abflußbehinderung außergewöhnliche Dimensionen erreichen. Die Nierenkelche größerer und kleinerer Ordnung können sich in mehreren Gruppen anordnen. Endlich kommen mehr oder weniger vollständige Teilungen des Nierenbeckens vor, die sich eventuell in den Ureter fortsetzen: kongenitale Veränderungen, die pathologische Verhältnisse nicht hervorzurufen brauchen.

Der Bau der Nierenbeckenwandung ist im wesentlichen der gleiche wie derjenige des Ureters. Die auskleidende Mucosa ist ziemlich dünn und wird gebildet von einem mehrschichtigen Epithel, welches in den oberen Schichten große, platte Zellen aufweisen kann, gewöhnlich aber — ebenso wie in den unteren Schichten — mehr kubische Formen zeigt. Aber wie schon oben betont, besteht ein auffallender Unterschied zwischen diesen Epithelien und denjenigen der unteren Harnwege — im Gegensatz zu einer früher oft vertretenen Auffassung — nicht. Quer- und längsangeordnete glatte Muskulatur bildet die Masse der Wandung und setzt sich in den Ureter fort, und das Ganze wird von einer adventitiellen Bindegewebslage umgeben.

Ventral vom Nierenbecken und von ihm getrennt durch den sich dazwischenschiebenden Fortsatz der Nierenkapsel, liegen die Gefäße, und zwar in der Anordnung, daß die Vene vorne liegt und dahinter die Arterie, so daß man also bei operativem Vorgehen vom Lumbalschnitt aus zuerst auf den Ureter, dahinter auf die Arterie und dann auf die Vene trifft. Die Nierenarterie, ein kurzes Gefäßrohr, welches in Höhe der Niere der Aorta direkt unter rechtem Winkel entspringt, hat, der Bedeutung der Niere entsprechend, ein recht großes Kaliber von etwa 5—6 mm. Bevor die Arterie in den Hilus eintritt, teilt sie sich in mehrere Äste, von denen gewöhnlich 2 an die Vorderfläche herantreten, 1—2 weitere an die Hinterfläche des Organs, während meist ein besonderer Ast den oberen Pol versorgt. Aber der Verlauf ist ein sehr variabler, so daß man bei Exstirpation des Organs darauf gefaßt sein muß, kräftige Stämme vorzufinden, die sich schon kurz nach dem Austritt aus der Aorta vom Hauptstamm abgetrennt haben oder die isoliert die Aorta verlassen haben. Von Wichtigkeit für operative Eingriffe ist der Ausbreitungsbezirk im Organ selbst. Eine Incision auf der Konvexität wird man naturgemäß an derjenigen Stelle vornehmen, wo man nach anatomischer Erfahrung die wenigsten ernährenden Arterien zu durchtrennen Gefahr läuft. Die Korrosionspräparate von ZONDEK haben nun ergeben, daß die Endigung der beiderseits von den Flächen aufsteigenden Gefäße nicht in der Mitte der Konvexität, sondern 0,5—1 cm neben derselben nach der Hinterfläche zu liegt, so daß also der chirurgische Schnitt der Wahl um diese Entfernung hinter dem Sektionsschnitt verläuft. Auf diese Schnittführung ist besonderer Wert zu legen nicht nur wegen der größeren Blutarmut jenes Bezirkes, sondern vor allem auch deshalb, weil die arteriellen Stämmchen Endarterien darstellen, die keine kollateralen Verbindungen haben, und deren Durchtrennung für das von ihnen versorgte Gebiet mit dem Gewebstod gleichbedeutend ist.

Die sehr blutreiche Fettkapsel der Niere erhält ihren arteriellen Zufluß sowohl von der Arteria renalis her als auch von Ästchen der Art. spermatica.

Die ventralwärts vor der Arterie liegende Vena renalis, ebenfalls ein starkes Gefäßrohr, führt ihr Blut in die Vena cava inferior ab. Auch hier liegen oft noch besondere Venen vor, welche direkt, unter Umgehung der Vena renalis, namentlich vom unteren Pol aus das Blut der Cava zuführen. Es besteht nun aber noch eine Verbindung der rechten Niere mit der linken durch ein Venengeflecht, welches sich, von den oberen Polen ausgehend, in der Kuppe des Zwerchfells hin und her spannt. Von GUYON ist zuerst auf diesen Venenplexus aufmerksam gemacht worden, der dadurch seine chirurgische Bedeutung gewinnt, daß auf seinem Wege gewisse pathologische Prozesse wie z. B. die Nierentuberkulose, leicht von der einen Niere nach der anderen hinüber metastasieren können.

Die recht reichlichen Lymphbahnen der Niere begleiten die Gefäße und sammeln sich in den Lymphdrüsen des retroperitonealen Gewebes, die an den Winkeln der Einmündungsstellen der Nierenvenen in die Vena cava sich befinden.

Die der Niere angehörenden nervösen Elemente entstammen zum größten Teil dem sympathischen System, sie sammeln sich aus dem Nervus splanchnicus, der dem Brustteil des Sympathicus angehört, aus dem lumbalen Teil des Grenzstranges, dem Aortengeflecht, Plexus coeliacus und spermaticus zu dem Plexus renalis, der auch vom Vagus her Fasern erhält.

Diese nervösen Elemente sind nur zu verschwindendem Teile sensibler Natur, sie stellen zumeist Vasomotoren dar. Die Funktion der einzelnen Komponenten des Nervenapparates, die praktisch sehr wichtigen reflektorischen Zusammenhänge zwischen beiden Nieren, zwischen den Uretern bzw. Blase und Nieren, sind noch keineswegs einwandfrei klargestellt und immer noch das Objekt eingehender Forschungen.

II. Untersuchungsmethoden.

1. Aseptik.

Auf allen Gebieten chirurgischer Tätigkeit ist der Erfolg zu größtem Teile abhängig von der Sauberkeit des Operateurs und dies gilt nicht zuletzt von den urologischen Untersuchungen. Bis in das Nierenbecken hinauf werden die Untersuchungsinstrumente eingeführt und auf diesem ganzen Wege treten sie allenthalben in Berührung mit einer zum Teil außerordentlich zarten, läsiblen Schleimhaut. Über die Resorptionsfähigkeit dieser Schleimhäute gegenüber der bakteriellen Infektion gehen, solange sich jene in gesundem Zustande befinden, die Auffassungen noch auseinander. Es ist fraglos technisch fast unmöglich, z. B. eine Ureterensonde absolut aseptisch bis zu ihrem Bestimmungsorte einzuführen und ebenso ist es unmöglich bei ihrer Einführung kleinste Läsionen der Blasen- und Uretermucosa zu vermeiden. Und trotzdem sieht man durch diese Untersuchungen veranlaßte Infektionen der Organe doch kaum jemals auftreten, wenn man mit möglichster Sauberkeit zu arbeiten sich bemüht hat. Das hat seinen Grund darin, daß der Körper in seiner Harnabsonderung über ein sehr wichtiges Säuberungsmittel verfügt, welches rein mechanisch die bei der Untersuchung eingedrungenen Infektionskeime ausspült, solange die Schleimhäute nicht durch entzündliche Prozesse alteriert sind oder eine Behinderung des freien Abflusses besteht. Liegt eine solche Veränderung bereits vor, so kann der Harn naturgemäß nicht aus all den kleinen Taschen der Schleimhaut und aus den Ausgangspforten der kleinen und größeren Drüsen, welche in den Urogenitalkanal eingebettet sind, die Infektionserreger entfernen. Und so sieht man, daß gerade die entzündlich veränderten Teile des Harnsystems eine außergewöhnliche Rezeptivität bakteriellen Giften gegenüber aufweisen, die sich nicht nur äußert im Aufflackern bestehender Infektionen, sondern vor allem in der Superinfektion, d. h. in der Aufpfropfung neuer mit der Untersuchung eingebrachter Infektionskeime auf schon bestehende bakterielle Entzündungen anderen Ursprungs. Die entzündlichen Prozesse pflegen dann ungehindert durch die Ausführungsgänge in die drüsigen Organe vorzudringen, und zwar nicht nur in die kleineren, welche in die Schleimhaut und das der Schleimhaut benachbarte Gewebe eingebetet sind, sondern auch in größere, selbständige Drüsensysteme, wie die Prostata, die samenbereitenden Organe und endlich auch die Nieren selbst. — Dazu tritt dann noch der Umstand, daß namentlich die entzündlich aufgelockerte Mucosa bei jeder Berührung mit Instrumenten vielen Insulten ausgesetzt ist, die sich auch bei technisch einwandfreier Untersuchung nicht vermeiden lassen, zumal man, abgesehen von der Beleuchtung der Blase, stets im Dunkeln zu arbeiten gezwungen ist.

Alle diese Gründe sollen daher veranlassen, bei der Vornahme urologischer Untersuchungen — gleichgültig ob es sich um aseptische oder bakteriell infizierte Organe handelt — prinzipiell die gleiche chirurgische Sauberkeit walten zu lassen wie die bei der Ausführung von Operationen geforderte. Wie sehr weit man heute davon noch entfernt ist, lehren täglich die Erzählungen von Patienten, die eine gewisse passive Praxis in der Anwendung der Untersuchungsmethoden haben und bei denen unschwer zu erkennen ist, wie manche böse Komplikationen durch Innehaltung jenes obersten chirurgischen Grundsatzes bei ihnen hätten vermieden werden können.

Der Untersucher soll sich daher zu einer jeden instrumentellen Exploration der Harnorgane waschen, als ob er einen operativen Eingriff zu machen sich anschickte. Nach Möglichkeit sollen über die so vorbereiteten Hände Gummihandschuhe gezogen werden, und zwar nicht nur bei bestehender Infektion der Harnwege, sondern auch ganz besonders, wenn sie sich in aseptischem Zustande befinden. Wenn dies bei den Untersuchungen als das Wünschenswerte erscheint, so gibt es doch Handreichungen, bei welchen der Untersucher sich so von seinem Tastgefühl leiten lassen muß, daß selbst der dünnste Gummihandschuh als Hindernis empfunden wird; das gilt vor allem für die Sondierung von engen Strikturen der Harnröhre. Hierbei muß man auf das Tragen der Handschuhe verzichten und ebenso werden dieselben unangenehm empfunden beim Ureterenkatheterismus. Die Aseptik des Ureterenkatheterismus ist überhaupt eine problematische Sache. Man soll das Möglichste tun, ihn sauber in chirurgischem Sinne auszuführen, aber auch die Apparate, die man zu dem Zwecke einer aseptischen Einführung der Sonden angegeben hat, erfüllen diesen nicht. Die Berührung nicht sterilisierter Gegenstände ist bei der Nähe des Auges am Instrument nicht ganz zu vermeiden. Trotzdem ist eine Infektion der Harnwege bei dieser Gelegenheit sehr selten. Der Grund hierfür liegt, wie oben erwähnt, in der mechanischen Säuberung der Harnwege durch den hindurchfließenden Urin.

Deshalb gehört zur Aseptik der Harnuntersuchung eine *Anregung der Harnabsonderung*, wofern sie sich nur eben mit dem Zustande der Nieren in Einklang bringen läßt. Wir führen sie *nach* jeder urologischen Untersuchung aus, durch Trinkenlassen von Wildunger- oder ähnlichen Wässern, durch Tee von Folia uvae ursi und geben gleichzeitig „für alle Fälle" eines der gewohnten Harndesinfizientien.

Lokal bereitet man den Patienten, für dessen allgemeine Sauberkeit vorher gesorgt worden war, so vor, daß man die Vulva bzw. die Glans penis mit in Sublimatlösung getauchten Wattebauschen mehrfach gründlich abwischt, wobei das Orificium externum auseinandergehalten und dem Sulcus coronarius besondere Aufmerksamkeit zugewandt wird. Sorgfalt ist auch der Aseptik des Gleitmittels für die Instrumente zu widmen.

Die Auftragung der in Tuben aufbewahrten Mittel, wie Katheterpurin usw. kann niemals so sauber ausgeführt werden wie diejenige des sterilisierten Olivenöls, welches man aus dem Gefäß ohne das Instrument zu berühren, auf dasselbe tropfen läßt. Das Olivenöl ist als Gleitmittel für optische Instrumente nicht zu benutzen, da es sich in der Füllflüssigkeit der Blase nicht löst und die Glasteile des Instrumentes verschmiert. Man bedient sich hierzu besser des sterilen Glycerins, dessen Diffusionskraft im Wasser außerdem noch die Annehmlichkeit hat, daß kleine Blut- und Schleimpartikelchen, welche sich bei der Passage durch die Urethra auf dem Prisma festgesetzt haben, mit fortgerissen werden.

Bezüglich des Instrumentariums befolge man den Grundsatz, auch bei urologischen Untersuchungen mit möglichst wenigen Instrumenten auszukommen und Wert darauf zu legen, daß ihre Konstruktion eine möglichst unkomplizierte ist. Mit der Komplizierung des Instrumentes wächst die Schwierigkeit seiner aseptischen Herrichtung und die Sterilisation des Instrumentes ist eines der schwierigsten und zugleich bedeutungsvollsten Punkte in der Urologie. Bei der Notwendigkeit, gebrauchte Instrumente peinlichst von Blut, Eiter usw. mechanisch zu reinigen, wähle man besonders die Katheter so aus, daß sie keine Taschen aufweisen, welche diese Säuberung erschweren. Das gilt vor allem den Nélaton-Kathetern, deren Schnabel nicht selten einen Hohlraum darstellt, dessen Reinigung schwierig ist und übersehen werden kann; man bediene sich daher nur solcher Gummikatheter, deren Schnabel hinter dem Auge aus massivem Gummi hergestellt ist. — Es erübrigt sich einzugehen auf die Sterilisation der einfachen Glas-, Metall- und Gummiinstrumente, die durch Kochen erreicht wird. Auch die Sterilisation der aus so verschiedenartigem Material bestehenden Instrumente einzugehen, die für die urologische Diagnostik benutzt werden, würde an dieser Stelle zu weit führen.

Bedeutungsvoll ist es, das sei hervorgehoben, sich vor der Benutzung jedes Seidengespinstkatheters über seinen Zustand zu vergewissern. Übersterilisierte Instrumente aus diesem Material sind brüchig und können bei der Benutzung im Harnapparat zerbrechen, viel benutzte bzw. häufig sterilisierte Instrumente werden rauh und verletzen deshalb die zarte Mucosa der Hohlorgane. Die Säuberung der Cystoskope ist schwierig. Die Kittsubstanz, mit der die optischen Teile in das Metall eingelassen sind, verbieten natürlich jegliches Kochen wie auch die Anwendung von Alkohol zur Säuberung. Außerdem ist es ganz unmöglich jeden Apparat nach jedem Gebrauche in alle seine Teile zu zerlegen und wieder zusammenzusetzen, zumal auch alle wesentliche Abweichungen voneinander in ihrer Konstruktion zeigen. Es empfiehlt sich, die Auseinandernahme der Apparatur nicht aus der Hand zu geben und die gewöhnliche Reinigung nur mit Durchspritzen von Seifenlauge und nachfolgendem Wasser oder ganz dünnem Alkohol vorzunehmen und darauf das Instrument in Formalindampf zu sterilisieren, nicht aber die Optik, deren Befestigung auch *hierdurch* leidet und bei der es bei vorsichtiger mechanischer Säuberung verbleiben muß. Die sogenannten auskochbaren optischen Instrumente erfüllen diese Forderung keineswegs in vollkommener Weise.

Endlich sei daran erinnert, daß es sich bei der Vornahme chirurgisch-urologischer Untersuchungen um Eingriffe handelt, die nicht nur mit einem einwandfrei sterilen Instrumentarium, sondern auch in einem sauberen Raum vorgenommen werden sollen. Sogenannte septische Operationssäle dabei zu benutzen ist ein Kunstfehler, außer wenn es sich wirklich um schwer infektiöse Fälle handeln sollte. Jedes größere Krankenhaus wird wohl über einen besonderen, eventuell verdunkelungsfähigen Raum verfügen für diese Zwecke, sonst wäre theoretisch genommen der aseptische Operationsraum eben gut genug, wenn man die oben geschilderten Gefahren berücksichtigt, die jede instrumentelle Behandlung der Harnwege mit sich bringen kann.

Die endoskopischen Untersuchungen in einem verdunkelten Raume vorzunehmen, in welchem die Durchführung chirurgischer Sauberkeit stets behindert ist, halten wir für gänzlich unnötig. Es ist lediglich Sache der Gewohnheit: Wir cystoskopieren stets *in vollem Tageslicht.*

2. Anästhesie.

Zweifellos ist derjenige Untersucher der geschickteste, welcher, ohne Schmerz zu bereiten, am wenigsten häufig dem Patienten ein Anaestheticum darzureichen notwendig hat. In der operativen Chirurgie stellt das Narkoticum ein höchst segensreiches Mittel dar. Nicht so sehr — gewisse Fälle ausgenommen — bei der Exploration der Harnwege.

Passiert man mit einem Instrument die Urethra, beispielsweise bei der Untersuchung einer Striktur, so zeigt jede, auch die leichteste Schmerzäußerung des Patienten an, daß man sich nicht auf dem richtigen Wege befindet. In jedem Falle wäre es falsch, trotz der Schmerzäußerung eine Sonde im gleichen Sinne weiter führen zu wollen. So gibt die nicht unempfindlich gemachte Urethra einen wichtigen Indicator ab dafür, ob wir uns bei der Exploration auf dem rechten Wege befinden, während die anästhetische Schleimhaut der Schaffung der sogenannten falschen Wege Vorschub leistet.

Ähnliche vermeidbare Möglichkeiten schließt die Anästhesierung der Blase in sich. Füllt man eine kranke Blase in der Narkose oder in Lokalanästhesie mit Flüssigkeit etwa zu endoskopischen Zwecken auf, so fällt der Gegendruck des durch die Schmerzempfindung reflektorisch zur Zusammenziehung gereizten Organs fort, und man ist trotz aller Vorsicht in der Lage, ein solches Organ zum Platzen zu bringen, wie dies von Guyon u. a. bei tuberkulös erkrankten Blasen beschrieben worden ist. Die nicht unempfindlich gemachte Blase zeigt uns dagegen durch ihre Zusammenziehung an, ehe noch der Kranke eine Schmerzempfindung äußert, daß der maximale Füllungsgrad erreicht ist, indem die den Spritzenstempel führende Hand einen leichten Widerstand fühlt. Wir füllen deshalb die Blase auch stets *mit der Spritze* auf, niemals mit dem Irrigator. Jene Gründe haben uns dazu veranlaßt, bei allen erstmaligen Explorationen der Harnwege *prinzipiell* von einer Anästhesierung derselben, welcher Art sie auch sein mag, Abstand zu nehmen und nicht dem Narkoticum, sondern der manuellen Geschicklichkeit es zu überlassen, dem Patienten den Schmerz zu ersparen. Die Anästhesierung der Urethra ist nur dann indiziert, wenn ausnahmsweise eine forcierte Dehnung derselben vorgenommen werden soll oder ein anderer intraurethraler operativer Eingriff, und wenn — und das ist der ausschlaggebende Moment — eine *Leitsonde* durch die ganze Harnröhre hindurchgeführt ist, welche das Entstehen falscher Wege unmöglich macht. Eine lokale oder allgemeine Anästhesie zum Zwecke endovesicaler Maßnahmen aber halten wir nur dann für erlaubt, wenn eine vorhergehende Feststellung ihres Fassungsvermögens und des Zustandes der Blasenwand stattgefunden hat, so daß ein Platzen des erkrankten Organs durch Überfüllung ausgeschlossen ist.

Die Allgemeinnarkose wird man, außer bei kleinen Kindern, bei der Untersuchung stets entbehren können. Die lokale Anästhesie der Urethra nimmt man am besten mit einer 2% igen Novocain- usw. -Lösung vor, von der man etwa 5 ccm entweder unter Druck in die Urethra einspritzt oder — wenn die hintere Urethra unempfindlich gemacht werden soll — mit Hilfe einer Guyonschen Instillationssonde der Schleimhaut appliziert und nach einigen Minuten die Flüssigkeit abfließen läßt. Als Anästhesierungsflüssigkeit für die Blase benutzt man nach Kümmells

Vorschlag eine 2% ige Eucainlösung, von der man 100 ccm in die Blase einführt um sie nach 5 Minuten langer Einwirkung wieder zu entfernen. Immer bedenke man, daß die *kranke* Blasenschleimhaut auch chemische Gifte sehr viel leichter resorbiert als die gesunde! Auch eine 2% ige Antipyrinlösung, die man, in Menge von 100 cm, in der Blase belassen kann, hat eine recht gute schmerzverhütende Wirkung und wirkt gleichzeitig auch als Hämostyptikum.

Sollte aus bestimmten Gründen die Anwendung des Cocains oder seiner Derivate kontraindiziert sein, so kommt die Anwendung der parasacralen oder der Lumbalanästhesie in Frage, die gerade für die hier in Betracht kommenden Organe nicht im Stiche zu lassen pflegt.

Gewöhnlich genügt es, um dem Patienten unvermeidliche Beschwerden erträglich zu machen, ihm kurz vor der Untersuchung eine nicht zu kleine Dosis Morphium subcutan zu verabfolgen.

3. Gang der Untersuchung.

Bei Vornahme der Untersuchung lagert man den Kranken, abgesehen von endoskopischer Exploration, die eine besondere Lagerung notwendig macht, mit leicht erhöhtem Oberkörper flach auf den Tisch. Unter die Gesäßgegend empfiehlt es sich ein etwa 8—10 cm hohes Kissen zu bringen, weil die erhöhte Lagerung dieses Körperteils die Einführung von Sonden usw. sehr erleichtert.

Es ist nun sehr wünschenswert bei der systematischen Durchforschung des Harnapparates an einen ganz bestimmten Gang der Untersuchung sich zu gewöhnen. Nicht nur weil man bei der Fülle der Manipulationen und der Mannigfaltigkeit der zu untersuchenden Organe leicht die Feststellung des einen oder anderen Punktes außer acht lassen könnte, zu dessen Erledigung später z. B. ein erneuter Katheterismus notwendig werden würde, sondern auch um in der weiteren Untersuchung Störungen durch Blutungen oder vor allem durch eine Störung der Aseptik zu vermeiden. So würde es z. B. sehr unpraktisch sein, bei der aus der Anamnese wahrscheinlichen Annahme eines Nierentumors oder einer Nephrolithiasis usw. eine intensive Palpation der Niere vorzunehmen bevor man die unteren Harnwege untersucht hat, weil eine Blutung, hervorgerufen durch die Betastung, eventuell die weitere Exploration vorläufig illusorisch machen könnte. Und ebenso falsch würde es sein, etwa bei einem Prostatiker eine rectale Untersuchung vorzunehmen und dann erst eine Blasenuntersuchung, weil dieses Vorgehen den Grundsätzen der chirurgischen Sauberkeit zuwiderlaufen würde.

Die allgemeinen anamnestischen Erhebungen vollziehen sich in der gewohnten Weise. Besonderer Wert ist zu legen auf die Eruierung hereditärer Verhältnisse und auf gleichzeitig bestehende oder voraufgegangene Erkrankungen anderer Organsysteme. Der Urologe darf die

Erweiterung seiner Kenntnisse niemals auf sein Fachgebiet beschränken, er muß die Pathologie des ganzen Körpers, insbesondere aber der Nachbargebiete beherrschen. Ein anderenorts bestehendes tuberkulöses Leiden lenkt die Aufmerksamkeit des Untersuchers auf diese Erkrankung der Harnorgane. Arteriosklerose, namentlich in nicht vorgeschrittenem Alter, läßt an die Möglichkeit des Bestehens einer Prostatahypertrophie denken. Bei harnsaurer Diathese liegt es nahe, dieses Leiden mit einer Konkrementbildung im Harnsystem in Verbindung zu bringen. Man lege jedoch nur einen bedingten Wert auf derartiges Zusammentreffen und trete trotz aller anamnestischen Angaben unvoreingenommen in die weitere Untersuchung ein.

Wichtiger sind die Daten über voraufgegangene Verletzungen der unteren Harnwege und über gonorrhoische Erkrankungen. Sie erklären nicht nur bestehende Eiterungen im Harnsystem, sondern geben vor allem auch Fingerzeige für den Zustand der Harnröhre, die für die Sondenuntersuchung von Wert sein können.

Niemals versäume man es, nicht nur durch geschickte Fragestellung, sondern auch durch ein richtiges ethisches Verhalten sich das Vertrauen des Patienten zu gewinnen, denn nur so wird es gelingen z. B. onanistische Handlungen und ähnliches aufzudecken, die nicht selten wertvolle Anhaltspunkte für das Vorhandensein von Fremdkörpern, die Genese von Cystitiden usw. bieten können. Wir entsinnen uns z. B. eines jungen Mannes, dessen Cystitis trotz aller Behandlung durch die verschiedensten Ärzte nicht ausheilen wollte, da es nicht gelang, die fortbestehende Veranlassung zu beseitigen. Erst nachdem der Kranke auf ruhiges Zureden sein Gewissen entlastet und zugegeben hatte, daß er aus masturbatorischen Gründen sich allmorgendlich das Waschwasser mit einer Fahrradpumpe in die Blase einführte, gelang es, ihn von dieser Gewohnheit abzubringen und der Heilung zuzuführen.

Eine Schilderung des vom Kranken selbst beobachteten Symptomenkomplexes seines Leidens ist naturgemäß von großer Bedeutung und fördert oft ein bestimmtes, genau umrissenes Krankheitsbild zutage. Aber man verlasse sich auf die Erzählung nicht zu viel, prüfe vielmehr alles, was einer objektiven Prüfung unterzogen werden kann, genau nach. Das gilt insbesondere von der Beschaffenheit und dem Aussehen des Urins. Es ist kaum glaublich, was alles als Trübung des Harns bezeichnet wird und welche Veränderung desselben auch von intelligenten Kranken als Blutbeimengungen bezeichnet werden. Hierauf im einzelnen einzugehen wird sich später Gelegenheit bieten.

Zunächst unterwerfe man den zu Untersuchenden einer genauen Inspektion schon bezüglich seines Habitus. Es gibt wenige Kranke, die ihr Leiden so auf der Stirn geschrieben tragen als die an Veränderungen der Harnorgane Leidenden, namentlich sobald es sich bei ihnen um entzündliche Prozesse oder um Störungen der Miktion handelt. Ein müssiges Beginnen wäre es natürlich, diese Typen schildern zu wollen, nur eine lange Übung schärft den Blick für solche sogenannten „Diagnosen auf den ersten Blick". Aber auch die lokale Inspektion der dem Auge ferner liegenden Organe gibt im Zusammenhang mit den anamnestischen Angaben der Diagnosestellung schon eine gewisse Richtung. Sehen wir ab von den Verletzungen, die sich durch Hautsugillationen oder durch Hämatombildung nach außen hin dokumentieren, so lenkt ein sichtbarer Hochstand der gefüllten Blase im Verein mit den geschilderten Miktionsbeschwerden bei alten Leuten die Aufmerksamkeit auf das Verhalten der Prostata, eine Unterdrückung der abdominellen Atmung läßt an einen akuten Verschluß der zentralen Harnwege durch Einkeilung eines Konkrementes denken, ebenso wie die anhaltende Erektion des Membrum bei kleinen Knaben an eine Verlegung der Urethra durch einen Fremdkörper; eine erheblichere Vergrößerung der Niere durch Tumor oder Harnretention zeigt sich durch eine Anschwellung der Flankengegend, auch eine Verlagerung der Nieren kann sich bei sehr schlanken Individuen eventuell auf die Körperkonturen projizieren; eine linksseitige Varicocele deutet hin auf Stauungserscheinungen im Gebiete der linken Vena renalis, die durch eine Geschwulst veranlaßt sein kann; ein tuberkulös veränderter, etwa fistulöser Nebenhoden läßt sich mit cystitischen Veränderungen auf die gleiche Ursache zurückbringen und dergleichen mehr.

Die *Palpation* der Organe schließt sich an. Auch sie wird bei der versteckten Lage der letzteren oft nur ein Geringes beitragen zur Differenzierung der Diagnose. So können wir einen Eindruck von intravesicalen Vorgängen durch die Palpation auch bei äußerster Entspannung der Bauchdecken nicht gewinnen. Auch ausgedehnte Geschwülste wird man erst dann abzutasten in der Lage sein, wenn ihre Anwesenheit durch andere Symptome längst festgestellt ist. Ebenso sind Konkremente in der Blase, wenn sie nicht gerade von außergewöhnlicher Größe sind, nicht einmal bimanuell abzutasten. Gut läßt sich dagegen die Prostata vom Mastdarm her abtasten bezüglich ihrer eventuell veränderten Form und ihrer Konsistenz, so daß, was dieses Organ angeht, eine differenzierte Diagnosestellung, ob Hypertrophie, Tumor oder Absceß usw. vorliegt, sehr wohl möglich ist. Nur über das Vorhandensein des sogenannten mittleren Lappens vermag die Abtastung einen Aufschluß nicht zu geben.

In ähnlicher Weise ist der männliche Genitalapparat, dessen Einbeziehung in eine Diagnostik der Harnwege wegen der entwicklungsgeschichtlichen, anatomischen und physiologischen Berührungspunkte sich nicht umgehen läßt, fast in seiner ganzen Ausdehnung vom Hoden bis zur Einmündung in die Urethra einer sehr genauen Palpation zugänglich.

Mehr problematischer Natur dagegen ist eine Abtastung der Ureteren sowohl ihres unteren Abschnittes vom vorderen Scheidengewölbe bzw. dem Rectum her als auch ihrer oberen Partien. Dringend notwendig für die abdominelle Palpation ist eine absolute Entspannung der Bauchdecken, nur wenn diese von Natur schlaff sind, etwa bei Frauen, die mehrere Geburten durchgemacht haben, gelingt es, einen wandveränderten Ureter durchzufühlen. Sehr zu empfehlen ist es, solche Untersuchungen stets *im heißen Bade* vorzunehmen. Aber wiewohl wir uns bei normaler Nierenlage den Verlauf des Ureters recht wohl auf die Bauchdecken projizieren können, gelingt eine Abtastung des *gesunden* Organs doch wohl niemals. Dagegen war es uns doch verschiedentlich möglich, größere Uretersteine auch bei korpulenteren Frauen gut durchzufühlen, und zwar nicht nur durch Auslösung eines Schmerzgefühls, sondern auch so, daß wir einen beweglichen Ureterstein hin und herschieben konnten, während wir die dadurch vorgenommene Verlagerung des Steines durch Röntgenaufnahmen kontrollierten. Andere Veränderungen aber, wie entzündliche Strikturen, Erweiterungen oder gar Abnormitäten des Verlaufes oder der Gestaltung durchzufühlen, halten wir für nicht möglich oder doch für ganz unsicher und für eine Diagnosestellung ganz unverwertbar.

Eine Palpation der Nieren ist deswegen mit Schwierigkeiten verknüpft, weil die Organe sich zu weitaus größtem Teile innerhalb des Brustkorbes befinden; sie pflegen auch nicht wie die übrigen Organe des Abdomens bei der Atmung hinabzusteigen, da sie außerhalb des Peritoneums liegen und normalerweise an der Wirbelsäule eine gewisse Fixation zeigen, so daß ihre Exkursionen bei der Atmung relativ gering sind. Um das Organ der tastenden Hand näher zu bringen ist es notwendig, dem Körper eine besondere Lage zu geben und es sind mehrere Methoden zu diesem Zwecke angegeben worden. Das Endziel aller dieser Methoden ist einerseits eine Herbeiführung einer Entspannung der Bauchmuskulatur, die am besten bewirkt wird dadurch, daß man die Beine im Hüftgelenk beugen läßt ohne besondere Muskelanstrengung und daß man auf die Atmung der Kranken gar nicht einwirkt; denn wenn sie zu flacher oder tiefer Atmung aufgefordert werden, darf man sicher sein, daß dabei die Bauchmuskulatur angestrengt wird. Dann aber versucht man ein Herabsteigen des Organs herbeizuführen durch seine eigene Schwere und durch einen Zug der übrigen Intestina. ISRAEL und MORRIS empfehlen, den Patienten deshalb in Seitenlage zu bringen bzw. in eine leichte Bauchlage, um besonders jenen Zug auszunutzen. SCHEDE empfiehlt es, den Oberkörper durch Verstellung der Rückenstütze des Untersuchungstisches um etwa 45^0 zu erheben unter gleichzeitiger Beugung der Hüftgelenke. Wir bevorzugen den letzteren Modus der Untersuchung, lassen aber, um eine noch bessere Entspannung der Bauchdecken zu erhalten, den Kranken in ein heißes Bad verbringen, in welchem ein Wärter den Oberkörper vom Rücken her in der angegebenen Lage erhält, so daß der Patient fast schwimmt. Die Abtastung der Niere wird nun bimanuell vorgenommen. Der Untersucher steht bei Palpation der rechten Niere rechts vom Kranken und umgekehrt. Während nun die eine Hand den Rücken in dem von der 12. Rippe und der Wirbelsäule gebildeten Winkel aufliegt, versucht die der zu untersuchenden Niere gleichnamige Hand vorn etwa von der Mammillarlinie her unter der Spitze der 12. Rippe in die Tiefe und nach oben hin durch die entspannten Weichteile vorzudringen. Es empfiehlt sich dann weiter nach GUYONs Vorschlag mit der vorderen Hand kurze kleine Schläge gegen die Nierengegend vorzunehmen, um dadurch ein „ballotement“, ein Anschlagen der Niere gegen die hintere Hand zu erzielen und sich so einmal erst darüber klar zu werden, ob man die Niere tatsächlich im Untersuchungsbereiche hat.

Was darf man nun für die Diagnose von der Palpation der Niere erwarten? Eine Lageveränderung des Organs wird palpatorisch leicht festzustellen sein durch die Anwesenheit eines an Größe und Form der Niere entsprechenden Gebildes, welches sich meist an seinen normalen Platz zurückbringen läßt. Auch eine Vergrößerung des Organs erheblicherer Art wird leicht festzustellen sein, allerdings ohne daß es gewöhnlich möglich wäre, zwischen einem Tumor oder einer prall gefüllten Flüssigkeitsblase zu differenzieren. Die normal große und normal gelegene Niere dagegen zu palpieren gelingt auch unter Anwendung aller jener vorbereitenden Maßnahmen durchaus nicht immer. Es gelingt sogar nur sehr selten beim Mann mehr abzutasten als den unteren Nierenpol und SCHEDE schließt sich sogar KÜSTERs Auffassung an, daß solche Fälle schon nicht mehr zu den ganz normalen Nierenlagerungen zu rechnen seien. Beim weiblichen Geschlechte ist es wohl häufiger möglich den unteren Pol einer normal gelagerten Niere abzutasten. — Aus alledem geht hervor, daß es als ganz unwahrscheinlich bezeichnet werden muß, pathologische Veränderungen, Entzündungsherde, Cystenbildung usw. an einer Niere feststellen zu können, die nicht ein in seiner Größe erheblich vermehrtes oder ein dystopisches Organ betreffen. Die Palpation gestattet uns im wesentlichen eben nur die Lageveränderung einer Niere festzustellen oder eine stärkere Volumvermehrung. Bezüglich des Grundes dieser letzteren ist man nur Vermutungen überlassen, soweit es sich nicht um ganz außerordentliche Vergrößerung des Organs handelt, die eine Untersuchung auf Fluktuation oder mehr oder minder große Spannung der Wandung zuläßt. Die Differenzierung einer nur mäßig großen Intumescenz der Niere auf Tumor oder Retentionsgeschwulst oder gar noch größere anatomische Feinheiten durch die Palpation muß als unmöglich bezeichnet werden. Nochmals sei hervorgehoben, daß es sich aus den eingangs erörterten Gründen als ratsam erweist, eine *intensivere* Abtastung von solchen Organen, die einer

Eiterretention verdächtig sind oder bei denen Eintreten einer Blutung erwartet werden kann, zu unterlassen bis die endoskopische Untersuchung abgeschlossen ist.

Man wird nun weiterhin in allen denjenigen Fällen, wo über eine *Erschwerung der Harnentleerung* geklagt wird, sich selbst am besten ein Bild von der Art dieser Beschwerden machen dadurch, daß man die Kranken in Gegenwart des Untersuchers urinieren läßt. Das gilt nicht nur für die Kranken mit nervösen Störungen der Entleerung, sondern besonders auch wenn ein mechanisches Hindernis vorliegt, eine Striktur oder eine Prostatavergrößerung. Diese Entleerung wird die sterile Harnentnahme zur bakteriologischen Untersuchung nicht behindern, da dieselbe bei Strikturen meist doch nicht möglich ist und da bei den anderen erwähnten Störungen meist für diese Zwecke genügend Harn in der Blase zurückbleibt. Man lasse den Kranken jene Entleerung in zwei Gläser vornehmen, um sich ein Bild von der Beschaffenheit des Urins in der hinteren Harnröhre und in der Blase selbst machen zu können. Auf den Wert dieser sogenannten Zweigläserprobe werden wir später einzugehen haben, wenn es gilt die Provenienz pathologischer Harnbestandteile festzustellen. Bei der Beurteilung der Miktionsvorgänge hat man zu achten darauf, ob die Entleerung beschwerdefrei oder erst nach längerer Anstrengung der Bauchpresse vor sich geht, mit Hilfe deren die Passage durch die verlegte Harnröhre erzwungen wird. Man stellt ferner fest, ob der Harn tropfenweise ausgepreßt wird bzw. in kraftlosem Strahl gleich nach Austritt aus dem Orificium matt zu Boden fällt oder ob er in einem normalen kräftigen Strahl von etwa 6—8 mm Durchmesser entleert wird, ob ferner der Strahl geteilt ist, ein Zeichen für eine mehr vorn in der Urethra sitzende relative Verengerung ihrer Lichtung und endlich ob der kräftige Strahl plötzliche Unterbrechungen erfährt, wie sie hervorgerufen werden dadurch z. B., daß die sich zusammenziehende Blase einen Stein in den Blasenausgang hineintreibt, der nun vorübergehend die Leitung gewissermaßen verstopft. Über die Häufigkeit der Entleerungen ist man lediglich auf die Angaben der Patienten angewiesen. Genaue Angaben über die sogenannte Pollakisurie, die man oft in enormen Graden bis zu 160 Entleerungen in 24 Stunden antrifft, lassen Rückschlüsse zu auf den Zustand entzündlicher Vorgänge der Blasenwand. Sie pflegen, wenn sie gehäuft auftreten, stets verbunden zu sein mit äußerst schmerzhaften Krampfzuständen, Tenesmen der Blase, dem Ausdruck der schmerzhaften Kontraktion des Blasenschließmuskels.

Ob endlich für Beschwerden in der Unterbauchgegend eine Harnretention in der Blase verantwortlich zu machen ist, darüber entscheidet die einfache Betastung, die das halbkugelige Organ, dessen Vertex gelegentlich bis zum Nabel steht, nachweist; wie oft müssen junge Assistenten erst darauf aufmerksam gemacht werden!

4. Katheterung.

Erst nachdem durch die einfachsten diagnostischen Hilfsmittel, das Auge und die Hand, alles was zu erkennen war, festgestellt worden ist, greife man zu den instrumentellen Hilfsmitteln. Das erste was als Einleitung dieser Untersuchung zu geschehen hat, ist eine genaue Erkundung des Zustandes der Harnröhre. Auf diese Weise mache man sich zunächst klar, ob eine Einführung von Instrumenten überhaupt möglich ist, beziehungsweise in welcher Stärke sie den Kanal passieren können. Macht man es sich zur Aufgabe, diesen „Tastversuch" *jeder* instrumentellen Exploration vorauszuschicken, so spart man dem Kranken viele Beschwerden und vermeidet eine Läsion der Urethralschleimhaut und eventuell eine Schaffung falscher Wege. Das geeignete Instrument für diese präliminare Untersuchung ist die Sonde à boule GUYONs, d. h. die *Knopfsonde*, ein elastisches Kautschukbougie, welches an seinem Ende einen konischen Ansatz trägt, der gegen den Schaft des Instrumentes scharf abgesetzt ist („talon"). Liegt eine erheblichere Verengung vor, so kann das Instrument natürlich nicht vordringen und eine weitere Untersuchung ist solange unmöglich, bis die Verengerung behoben ist. Hat dasselbe aber die Urethra passiert, so wird es beim Zurückziehen infolge der scharfen Absetzung des Talons bei jeder Verengerung angehalten und man kann sich ein gutes Bild machen nicht nur vom Grade der Veränderungen, sondern auch von ihrer Beschaffenheit. Von einer weiteren Besprechung der Sondierung der Urethra wird an dieser Stelle abgesehen, sie gehört zur speziellen Diagnostik, während es sich bei der Untersuchung mit der Knopfsonde um eine allgemeine, jeder weiteren Exploration und vor allem auch einem jeden Katheterismus vorauszuschickenden Handgriff handelt.

Der nächste Schritt in der Untersuchung wird nun sein die Entnahme des in der Blase befindlichen Urins, um ihn zu bakteriologischen Untersuchungszwecken steril zu erhalten, d. h. ohne Verunreinigung durch die Bakterienflora des Orificiums externum und der vorderen Urethra, und zum Zwecke der Feststellung, ob die Blase in der Lage war ihren gesamten Inhalt durch eigene Kraft zu entleeren oder ob infolge von nervösen Störungen der Blasenmuskulatur oder durch ein Hindernis am Blasenausgang ein Teil des Harns, d. h. ein „*Restharn*" in der Blase zurückblieb.

Die Art des zu wählenden Katheters richtet sich nicht nur nach dem Zustande der Harnröhre, sondern bis zu gewissem Grade auch nach der Gewohnheit des Untersuchers. Von einer Verwendung der metallenen Katheter wird man gewöhnlich Abstand nehmen, weil sie naturgemäß am ehesten in der Lage sind, die Schleimhaut zu verletzen, und weil die moderne Technik uns andere, bessere Instrumente für den alltäglichen Gebrauch zur Verfügung stellt, die den Metallkatheter für die meisten Fälle entbehrlich machen. Nicht für alle Fälle, denn es kommen

Situationen vor, in denen es technisch unmöglich ist mit einem weichen oder halbstarren Instrument ein Hindernis zu überwinden, wie z. B. bei gewissen Formen der Hypertrophie der Vorsteherdrüse. Die Form der Metallkatheter ist eine recht verschiedene. Entweder sucht sie durch eine Abbiegung des Schnabels um 30° etwa, bei geradem Schafte, nur den Kontakt mit der oberen Wand der Harnröhre aufrechtzuerhalten, oder sie ahmt in ihrem Verlaufe die Gestalt der hinteren Harnröhre nach. In recht unvollkommener Weise tun dies die Katheter älterer Konstruktion, die man zumeist im Gebrauche findet. Sehr viel besser und daher empfehlenswerter sind die Katheter mit der sogenannten BÉNIQUÉschen Krümmung, welche sich genau der oberen Wand der hinteren Harnröhre anlegen und die Maße einhalten, die bei den anatomischen Erörterungen früher dargelegt wurden. Immer bedenke man, daß auch diese richtig konstruierten Instrumente in ungeübter Hand und bei bestehenden Veränderungen der Harnröhre erheblichen Schaden anzurichten vermögen.

Ein für die Einführung gänzlich ungefährlicher Katheter ist der Gummikatheter, insbesondere der von TIEMANN angegebene. Er trägt einen im Sinne der MERCIERschen Krümmung abgebogenen Schnabel, der in einem weichen Gummiknopf endigt. Allerdings wird er von sonst gut überwindbaren Hindernissen leicht arretiert und schlägt sich eher um, als daß er z. B. einen vergrößerten mittleren Prostatalappen seitlich umgeht. Wir ziehen jenem Gummikatheter dem *Seidengespinstkatheter* vor, der zwar weniger lange haltbar und im Gebrauch deswegen kostspieliger ist. Dieser Katheter ist auch elastisch, aber halbstarr. Sein Schnabel zeigt die MERCIERsche Abknickung um etwa 30° (er wird in verschieden winkliger Abknickung hergestellt) und seine Starrheit ermöglicht es, daß bei der Einführung die Spitze des Schnabels dauernd mit der oberen Wand der Urethra in Kontakt bleibt; er kann sich nicht umschlagen, sondern bleibt vor einem unüberwindlichen Hindernis liegen. Der Katheter trägt an seinem Pavillon eine Marke, welche stets anzeigt, welche Richtung der Schnabel einnimmt und dies ist insofern sehr angenehm, als man nach Einführung des Instrumentes in die Blase dasselbe so drehen kann, daß der Schnabel nach unten steht. Er findet dann einen Widerhalt an dem Blasenhalse, der ein Herausgleiten verhindert und bietet gleichzeitig die Gewähr dafür, daß sein Auge sich wirklich am Blasengrunde befindet und auch den letzten Rest von Flüssigkeit aus ihm entfernt, während der einfache Gummikatheter, etwas zu weit in die Blase eingeführt, sich leicht nach oben aufrollt, so daß man niemals sicher ist, auch die letzte Menge des Harns z. B. aus einem tiefstehenden Blasenfundus entfernt zu haben. Der einfache Gummikatheter ist deshalb auch weniger geeignet für die Ausführung einer wirksamen Dauerdrainage der Blase per vias naturales. Das Kaliber des zu verwendenden Katheters ist abhängig von den anatomischen

Verhältnissen der Urethra. Ist dieselbe undurchgängig für einen auch dünnen Katheter und ist gleichwohl die Vornahme des Katheterismus eine Notwendigkeit, so muß die Ursache der Verengerung eben durch eine Vorbehandlung beseitigt werden. Sollte z. B. das Orificium externum urethrae außergewöhnlich eng sein, so muß es durch einen Scherenschlag erweitert werden, und zwar nach oben hin zur Verminderung einer im Frenulum verlaufenden kleinen Arterie. Man wird eine größere Anzahl Katheter verschiedenen Kalibers vorrätig halten müssen, und zwar solche für die kindliche Urethra, die etwa der Nr. 6—9 der CHARRIÈREschen Skala entsprechen würden, als auch besonders die am meisten gangbaren Nummern von 17 bis etwa 24. Man bemühe sich immer einen für die anatomischen Verhältnisse möglichst weiten Katheter zur Anwendung zu bringen. Nicht nur, weil er am wenigsten leicht durch etwaige pathologische Bestandteile des Urins verlegt wird, sondern weil naturgemäß ein dicker Katheter viel weniger leicht kleine Läsionen der Urethralschleimhaut hervorrufen wird als ein solcher von geringerem Kaliber.

Man führt nun den Katheterismus so aus, daß man, nach Voraufschickung der aseptischen Herrichtung des Patienten, des Untersuchers und des Instrumentariums sich an die linke Seite des flach auf dem Rücken mit leicht erhöhtem Gesäß (der Kranke lege die geballten Fäuste aufrecht unter das Becken) liegenden Patienten stellt. Die linke Hand umgreift mit festem Griffe das Membrum, der Daumen und Zeigefinger ziehen das Orificium etwas auseinander und die rechte Hand führt den am Pavillon gehaltenen Metallkatheter in dasselbe ein. Das Glied wird dabei nach oben gerichtet gehalten („verge à plafond") und gewissermaßen über den allmählich tiefer rückenden Katheter nach oben hinübergezogen. Ist das Instrument soweit vorgedrungen, daß es sich im Beginn der hinteren Urethra befindet, so wird der Pavillon gesenkt, da die Schnabelspitze sich ja an der oberen Urethrawand vorwärts „tasten" soll, gleichzeitig schiebt die linke Hand dasselbe weiter, und zwar mit ganz leichtem Druck ohne jede Gewalteinwirkung. Endlich entsteht, namentlich bei der Einführung starrer Metallinstrumente vielfach ein Widerstand in der Pars prostatica: Das Instrument gibt jenem sanften Druck nicht weiter nach. Es empfiehlt sich dann die Führung des Pavillons der linken Hand zu überlassen und mit der rechten Hand die Radix penis tief bis unter die Horizontale hinabzudrücken. Dann pflegt das Instrument gewöhnlich glatt in die Blase einzudringen, wenn nicht allzugroße Veränderungen am Blasenhalse vorliegen. Nur das eine kann nicht genug betont werden: Die *Vermeidung jeglicher Gewalt* bei der Einführung. Hier kommt es, wie nirgendwo sonst, auf die „leichte Hand" des Chirurgen an, am besten urteilen darüber die Kranken, die verschiedenen Ärzten zum Zwecke der Sondierung sich anzuvertrauen gezwungen waren. Die Einführung des halbstarren oder des weichen

Gummikatheters gelingt sehr viel einfacher, man steht dabei besser an der rechten Seite des Kranken, weil man besser die Gewalt über das einzuführende Instrument hat. — Liegt nun der Katheter richtig, so versäume man unter keinen Umständen die Auffangung einer Urinportion in ein steriles Reagensglas zum Zwecke der bakteriologischen Untersuchung, ohne welche eine systematische Untersuchung der Harnwege unvollkommen ist; am besten verwendet man dazu den Schlußharn, der insbesondere bei Cystitiden die meisten geformten Bestandteile enthält. Beim Auslaufen des Urin wird man aber auch auf andere Erscheinungen achten. Zunächst fordere man den Kranken auf seinen Urin oder, wenn nicht genügend Harn vorhanden ist, die später einzuführende Füllflüssigkeit unter Druck selbsttätig auszu*pressen*. Man erhält dadurch einen Überblick darüber, inwieweit die Blase durch eigene Kraft oder durch die vikariierend eintretende Bauchpresse dazu noch befähigt ist, den Inhalt zu entleeren oder ob z. B. eine so hochgradige Störung der Innervation vorhanden ist, daß dies auch nicht mehr möglich ist. Wir werden später sehen, daß dies unter anderem für die Indikationsstellung der Prostatektomie von Wichtigkeit ist. Gleichzeitig wird beobachtet, und das ist bei dem Verdacht des Bestehens einer Kommunikation der Blase mit dem Mastdarm oder der Vagina infolge von Verletzungen oder entzündlichen Prozessen von diagnostischer Bedeutung, ob mit dem entleerten Urin der Blase Luft entweicht. Es geschieht dies gewöhnlich unter blasendem Geräusche intermittierend. Endlich kann die Blase auch infolge von Entzündungsvorgängen, welche die tieferen Schichten der Blasenwand mitergriffen haben, in einen starren Hohlraum verwandelt sein, aus welchem der Harn aus dem Katheter natürlich abfließt, dessen Wandungen aber nicht nachzugeben vermögen. Die Folge davon wird sein, daß nach Entleerung der Flüssigkeit die Luft von außen her unter einem sonderbar schlürfenden Geräusch in die Blase eindringt. Auch dieses diagnostische Moment ist für die Beurteilung des Zustandes der Blasenwand natürlich von nicht geringer Bedeutung.

Bevor man nun dazu übergeht, zu weiteren Untersuchungen, etwa zur Cystoskopie oder zu therapeutischen Zwecken irgend etwas in die Blase einzuführen, empfiehlt es sich, die Kapazität des Organs festzustellen. Man tut dies sogleich, d. h. bei der ersten Füllung, weil die Blase, und namentlich die erkrankte Blase, auf mehrfache Einführung von Flüssigkeit nicht selten mit einer, wenn auch vorübergehenden, Kontraktion des M. detrusor reagiert, die eventuell falsche Werte geben könnte. Das Fassungsvermögen stellt man fest durch die Einfüllung einer sterilen, eventuell leicht antiseptischen Flüssigkeit. Wir bedienen uns dazu nicht der sonst üblichen Borlösung, deren antiseptische Wirksamkeit höchst problematisch ist, sondern wie zu allen mechanischen Auswaschungen der Blase, der physiologischen Kochsalzlösung. Wir ziehen die Einführung der Flüssigkeit mit der Spritze derjenigen mit Hilfe des Irrigators vor. Nicht nur weil jene sauberer gehalten werden kann als dieser, sondern weil wir die extreme Füllung des Organs, da sich zunächst durch eine reflektorische Zusammenziehung des Blasenmuskels dokumentiert, auf diese Weise am ersten in der den Spritzenstempel führenden Hand bemerken. Die Kapazität der Blase kann nun eine recht verschiedene sein. Sie ist beim Manne gewöhnlich eine kleinere wie z. B. beim Weibe, welches einige Geburten durchgemacht hat. Das Fassungsvermögen der normalen Blase beträgt etwa 250 bis 400 ccm. In pathologischen Fällen sind diese Grenzen viel weiter. Man trifft z. B. bei Blasendistension infolge von Prostatahypertrophie Blasen an, die bis zu 3—4 Liter Flüssigkeit aufzunehmen vermögen und findet andererseits bei chronischen Entzündungszuständen Organe vor, deren Kapazität auf 30—20 ccm herabgesetzt ist, ja solche von nur Walnußgröße (NOGUÈS) sind beobachtet worden.

Hiermit dürfte die erste Untersuchung des Kranken ihren Abschluß gefunden haben, soweit sich nicht eine endoskopische Durchforschung des Harnsystems als notwendig erweist und nicht weitere Methoden der Untersuchung herangezogen werden müssen, wie die funktionelle Diagnostik, das Röntgenverfahren und ähnliche, die aber schon die Hinlenkung der diagnostischen Erwägungen auf bestimmte Vorgänge im Harnsystem zur Voraussetzung haben.

5. Harnuntersuchung.

Zunächst wird sich der Untersucher mit dem *Nierensekret* selbst zu beschäftigen haben, und zwar nicht allein mit dem frisch entleerten oder gar steril entnommenen, sondern auch mit der Tagesmenge, die am besten in gläsernen Standgefäßen von Morgen zu Morgen gesammelt wird. Für die Beurteilung der Quantität wie auch für die Vornahme chemischer Untersuchungen ist es zu empfehlen, die Ernährung des Kranken zunächst möglichst wenig durch diätetische Vorschriften zu beeinflussen, insbesondere auch die Flüssigkeitsaufnahme nicht zu erhöhen, die dadurch falsche Werte geben könnte, daß ein zu sehr diluierter Harn entleert wird. Aus diesem Grunde sehe man auch davon ab, sogleich Harndesinfizientien und Diuretika zu verabfolgen, etwa bei entzündlichen Prozessen, bevor man nicht eine zur Untersuchung genügende Harnmenge gewonnen hat. Es ist bekannt, daß die Menge des in 24 Stunden entleerten Urins bei gewissen Stoffwechselerkrankungen eine enorm vermehrte sein und viele Liter betragen kann; so bei Diabetes mellitus und Diabetes insipidus. Diese Formen der Polyurie interessieren von chirurgischem Standpunkte weniger. Man sieht aber auch bei chirurgischen Erkrankungen, bei Cystitis, bei Urophthise, im letzteren Falle eine „klare" Polyurie gegenüber der Vermehrung des getrübten Harns bei anderen entzündlichen Veränderungen, für deren Auftreten eine ganz sichere Erklärung fehlt, und die man als einen reflektorischen Reiz aufzufassen sich gewöhnt hat. Dieser reflektorischen Reize gibt es im Harnsystem eine ganze Reihe, ihr Effekt ist die gesteigerte oder die verringerte Harnabsonderung. Wir beobachten den vesico-renalen Reflex, der sich z. B. bei Anwesenheit von Fremdkörpern in der Blase oder bei Entzündungen ihrer Wand meist in Polyurie äußert und reno-renale Reflexe, die nicht nur in ähnlicher Weise bei der lokalen Erkrankung der einen Niere eine Mehrabsonderung der anderen zur Folge haben, sondern die auch — und diese Verhältnisse sind am meisten bekannt — eine Oligurie oder Anurie auslösen können, wie man sie seltener auftreten sieht bei Eröffnungen oder Exstirpationen der einen, kranken Niere, häufiger bei Uretersondierungen oder Blockierung des Ureters dieser Seite durch ein Konkrement, während die entsprechenden Organe der anderen Seite, auf welche der Reflex sich bezieht, durchaus gesund sein können. Eine dauernde Vermehrung der 24stündigen Harnmenge auf 2000 ccm beim Mann, auf etwa 1800 ccm beim Weibe unter normaler Ernährung, unbeeinflußt von Medikamenten, muß bereits als ein nicht normaler Vorgang im Harnsystem bezeichnet werden. In gleicher Weise ist das Augenmerk natürlich auch zu richten auf eine *Herabsetzung* der normalen Harnmenge, deren Ursache ebensowohl in einer Verlegung der Harnwege gelegen sein kann als auch in einer Insuffizienz des Nierenparenchyms, welch letztere allerdings aus dem Befunde des Urins wohl bald ersichtlich sein dürfte.

Die makroskopische Betrachtung des Harns wird die Diagnose schon wesentlich zu fördern vermögen. Man hat zunächst die Unterscheidung zwischen einem dunkelgefärbten, hochgestellten Urin und dem hellen, diluierten Harn. Diese Unterschiede, die oben schon kurz gestreift wurden, differieren zu wenig von dem aus der internen Medizin allgemein Geltenden, als daß von chirurgischem Gesichtspunkte darauf eingegangen zu werden brauchte. Die normale Farbe des Harns bezeichnen wir als bernsteingelb, ein Begriff, der viele Nuancierungen umfaßt! Die Färbungen, die der Urin durch retinierte Gallenbestandteile oder durch die Ausscheidung von in den Körper eingebrachten Medikamenten (Rheumpräparate, Neotropin, Prontosil usw.) zu erhalten pflegt, sind aus der internen Medizin genügend bekannt. Mit der mehr oder weniger großen Hochstellung des Urins geht Hand in Hand die Ziffer des spezifischen Gewichtes. Wir legen dem spezifischen Gewicht des Gesamtharns kein übergroßes Gewicht bei vom chirurgischen Standpunkte, außer wenn es uns in Begleitung anderer Symptome das Bestehen einer Erkrankung des Nierenparenchyms anzeigt, aber das spezifische Gewicht interessiert uns, wie später noch gezeigt werden wird bei der Funktionsbestimmung der einzelnen Nieren. Als normale Ziffer bezeichnet man 1012—1020 unter normalen Ernährungsverhältnissen. Die Zahl steigt natürlich mit einer stärkeren Konzentration, sinkt mit einer Diluierung des Harns infolge starken Flüssigkeitsgenusses oder Aufnahme von Diureticis. Für weitere Schlußfolgerungen ist die Berücksichtigung dieser Umstände von Bedeutung. Normalerweise enthält die 24stündige Harnmenge von 1500 ccm etwa 1440 g Wasser, Harnstoff 35 g, Harnsäure 0,75 g, Chlornatrium 16,5 g, Phosphate 6,0 g, Sulfate 3,0 g.

Chirurgisch von allergrößtem Interesse ist die Feststellung, ob es sich um klaren durchsichtigen Harn handelt oder ob in demselben suspendierte corpusculäre Elemente ihm eine Trübung verleihen. Hierüber kann nur der untersuchende Arzt befinden, nicht der Kranke. Denn jener weiß, daß zur Beurteilung nur der frisch entleerte, körperwarme Urin herangezogen werden kann, während im erkaltenden Urin unter Umständen sehr schnell Salze ausgefällt werden, welche eine Trübung der Flüssigkeit veranlassen, die — von den Kranken oft höchst tragisch genommen — chirurgisch ohne jede Bedeutung ist. Die Trübung des frisch entleerten Harns durch Salze ist ein selteneres Ereignis, nur sehen wir manchmal eine milchige Trübung durch phosphorsaure Salze vorkommen als Merkmal von konstitutionellen Anomalien (phosphorsaurer Diathese) oder nach Aufnahme stark phosphorsäurehaltiger Genußmittel. Diese Trübung kann derjenigen durch organische Stoffe, durch Eiter, Schleim, Sperma oder Bakterien sehr ähnlich sein und muß differenziert werden. Und dies ist nicht schwierig. Während die bei der Abkühlung des Urins ausgefallenen harnsauren Salze sich bei Erwärmung des Harns wieder lösen, tun dies die phosphorsauren Salze nicht, sondern sie fallen in noch stärkerem Grade aus. Sie lösen sich dagegen bei Säurezusatz vollständig auf, während die organischen Bestandteile hiervon unbeeinflußt bleiben.

Von der größten Wichtigkeit bei makroskopischer Besichtigung des Urins schon ist es für den Chirurgen festzustellen, ob sich Eiter und Blut in demselben befinden. Die Verbindung dieser Stoffe mit dem Harn kann eine recht verschiedenartige sein, und nicht selten stellt die Art der Beimengung das einzige Hilfsmittel dar zur Feststellung der Herkunft des Eiters oder des Blutes. Hierauf wird bei Erörterung spezieller diagnostischer Fragen noch einzugehen sein. Im allgemeinen sei nur darauf hingewiesen, daß bezüglich der Angaben einer Blutbeimengung zum Urin den anamnestischen Daten mit außergewöhnlicher Skepsis begegnet werden muß, und das ist um so schwerer, als gewisse Erkrankungen der Harnorgane, wie z. B. die Nierentuberkulose sich durch nur ganz seltene Hämaturie auszeichnen. Man ist bei jenen Angaben sowohl beabsichtigten als unbeabsichtigten Täuschungen durch die Kranken ausgesetzt. Beabsichtigten insofern als aus bestimmten Gründen der Kranke gern sein Leiden auf eine Verletzung zurückzuführen sucht, zu deren Glaubhaftmachung er, nach eventueller Blutung befragt, diese hinzudichtet; unbeabsichtigten insofern, als der Kranke als „blutigen Harn“ vor allem jeden Niederschlag von harnsauren Salzen zu bezeichnen pflegt. Als Kuriosum werden wir einen Fall nicht vergessen, in welchem es während der Kriegszeit einem Landsturmmann gelang, zwei Jahre lang seinen Lazarettärzten Hämaturien vorzutäuschen dadurch, daß er sich mit Hilfe eines dünnen Katheters eine Kakaolösung in die Blase einspritzte! Bei den Frauen werden nicht selten auch menstruelle Blutungen mit solchen aus den Harnwegen verwechselt, weil beim Pressen der Harnentleerung nicht selten das Blut aus der Vagina in größeren Mengen entleert wird. Ganz besonders aber muß man sich vor unbeabsichtigter Täuschung über die Menge des im Urin entleerten Blutes hüten. Auch geringe Mengen Blutes können den Harn in der intensivsten Weise färben, namentlich dann, wenn die Blutung in einen diluierten Harn vor sich geht. Die Ausgleichung der Druckverhältnisse zwischen dem nur eine geringe Molekularkonzentration besitzenden stark diluiertem Harn und den in demselben suspendierten Erythrocyten, deren Flüssigkeitsdruck isoton ist demjenigen des viel stärker konzentrierten Blutserums, führt notwendigerweise zum Platzen der Zellmembran. Der Blutfarbstoff tritt in die Flüssigkeit über und das freigewordene Hämoglobin pflegt diese in sehr viel intensiverer Weise zu färben als er dies innerhalb der Zellen zu tun vermochte, so daß auf diese Weise Blutbeimengungen von wenigen Kubikzentimetern auch größeren Harnmengen eine tief hämorrhagische Färbung zu geben vermögen. Andererseits können auch dem Urin nur Spuren von Blut beigemengt sein. Und aus diesem Grunde darf man sich mit einer makroskopischen Feststellung von fehlendem Blut im Urin niemals begnügen.

Nur die mikroskopische Untersuchung des zentrifugierten Harns ist hier ausschlaggebend, in den nicht selten Blutkörperchen„schatten", die ausgelaugten Zellüberbleibsel sichtbar sind, oder die chemische Reaktion auf Blutfarbstoff in Gestalt der HELLERschen Probe: dem Kochen des Urins mit etwa $^1/_3$ seines Volumens Kalilauge, die einen rötlichen Niederschlag erzeugt oder der VAN DEENschen Guajacprobe. Auf die feinere chemische Untersuchung des Harns wird bei Besprechung der funktionellen Nierendiagnostik noch einzugehen sein, wo wir aus den Vergleichen der von beiden Nieren gleichzeitig ausgeschiedenen Urin Schlüsse zu ziehen berechtigt sind. Die quantitative Bestimmung der Chloride, des Harnstoffes usw. im einfachen Blasenurin würde nur dann von Bedeutung sein können für die Beurteilung der Nierentätigkeit, wenn man unter Berücksichtigung der Gesamteinfuhr und der Gesamtausscheidung höchst komplizierte Stoffwechselversuche ausführen wollte, die naturgemäß in praxi kaum ausführbar sind. Für die chirurgisch-urologischen Zwecke, soweit es sich nicht eben um jene spezielle Funktionsprüfung der Nieren handelt, kommt neben der oben schon angeführten Reaktion auf Blutfarbstoff im wesentlichen nur in Frage die Bestimmung der Acidität, des quantitativen Eiweiß- und Zuckergehaltes und die Murexidprobe auf Harnsäure. Alle anderen Urinbeimengungen, wie diejenigen von Gallenfarbstoffen, Indican, Aceton, sowie die Veränderungen des Urins nach in den Körper einverleibten Medikamenten können in ihren Nachweis wohl gelegentlich zur Stellung einer differentiellen Diagnose gegenüber der Erkrankung anderer Organsysteme in Frage kommen oder zur Aufklärung der Provenienz von Farbbeimengungen zu einem im übrigen normalen Harn, aber zur eigentlichen Diagnostik der chirurgischen Harnerkrankungen gehören sie nicht.

Die Reaktion des normalen Harns ist die saure, aber eine neutrale oder alkalische darf, namentlich in im übrigen einwandfreien Urin, nicht als pathologisch bezeichnet werden. Bei einer vorwiegend vegetabilischen Ernährung oder nach dem Genuß von alkalischen Wässern, endlich nach der Aufnahme von Pflanzensäuren in größeren Mengen nimmt die Acidität des Harns ab, er reagiert neutral oder gar alkalisch. Eine Alkalescenz des Urins ohne Erkrankung der Harnorgane trifft man weiterhin an in den Fällen, wo eine phosphorsaure Diathese besteht. Ganz falsch wäre es anzunehmen, daß eine alkalische Reaktion des Harns die Begleiterscheinungen der Cystitis wären! Bei der letzteren kommt es nur dann zu einer alkalischen Reaktion, wenn bei Stagnation des Urins in der Blase oder in den harnabführenden Organen es unter gleichzeitiger Tätigkeit von Bakterien zu einer ammoniakalischen Gärung des Harns gekommen ist. Andere Cystitiden, wie die tuberkulöse, zeichnen sich dagegen aus durch eine gesteigerte Acidität des Harns, für deren Entstehung eine Tätigkeit der Bakterien verantwortlich zu machen ist. Während nämlich der gewöhnliche cystitische oder auch der normale Urin, wenn er nach der Entleerung nur ganz kurze Zeit dem Luftzutritt ausgesetzt ist infolge des Auftretens der ammoniakalischen Gärung alsbald seine Acidität verliert und alkalisch reagiert, behält der aus einem tuberkulös erkrankten Harnsystem stammende Urin seine Acidität bei für viele Tage und das in einer so auffallenden Weise, daß man dieses Verhalten bei mangelndem bakteriologischem Befunde sogar differentialdiagnostisch für die Tuberkulose zu verwerten berechtigt ist.

Die Anwesenheit von Bluteiweiß im Urin bedeutet stets, daß im Harnapparate selbst etwas nicht regelmäßig ist, sei es nun, daß bei der Produktion des Nierensekretes aus dem Blute in den Nieren eine Insuffizienz der Tätigkeit der Nierenepithelien vorliegt, oder daß dem Harn aus anderen Teilen, aus den veränderten Wandungen der abführenden Organe eiweißhaltige Stoffe zugeführt werden. Auch die seltenere Eiweißabsonderung nach starken körperlichen Anstrengungen, nach Genuß gewisser Speisen, die orthotische, die cyclische Albuminurie und endlich diejenige im Anschluß an Infektionskrankheiten wird schließlich doch nur hervorgerufen durch ein Versagen der Nierenepithelien, für deren Auftreten die Gründe uns nur teilweise bekannt sind. Nicht jede Eiweißabsonderung auch in einem makroskopisch einwandfreien Urin bedeutet dasjenige, was wir gemeinhin als Nephritis zu bezeichnen gewohnt sind. Die eigentliche schwere nephritische Schädigung dürfen wir erst dann diagnostizieren, wenn die Veränderung des spezifischen Gewichtes und die Beimengung von Nierenbestandteilen bzw. Ausgüssen ihrer Ausführungsgänge das Symptomenbild vervollständigt, unter welchem uns eine Nephritis oder auch eine amyloide Degeneration der Niere bekannt ist. Insbesondere, und darauf werden wir noch später zurückkommen, sieht man z. B. bei einer einseitigen Nierentuberkulose nicht selten in der anderen Niere, deren vollkommene Gesundheit sich durch den späteren Verlauf herausstellt, eine Albuminurie auftreten, die allerdings nur geringen Grades zu sein und 0,25°/$_{00}$ nicht zu übersteigen pflegt. Mag man diese Albuminurie nun als eine reflektorische bezeichnen oder sie auf toxische Einflüsse aus Erkrankungsherden der anderen Niere zurückführen — die Akten darüber sind noch nicht geschlossen — sie pflegt nach Wegfall der kranken Niere alsbald zu verschwinden und darf unsere Entschlüsse bezüglich der Entfernung der Niere nicht negativ beeinflussen. Endlich ist bei jeder Anwesenheit von Eiter und Blut im Urin naturgemäß Eiweiß im letzteren nachzuweisen, ohne daß deshalb eine Erkrankung der Absonderungsorgane vorzuliegen braucht. Aber die Erfahrung und die Berechnung haben gelehrt, daß auch bei erheblicher Beimengung dieser pathologischen Bestandteile der Eiweißgehalt 0,5°/$_{00}$ nicht übersteigt: findet man größere Eiweißmengen im Harn vor, so muß das Bestehen von entzündlichen oder degenerativen (Amyloid) Prozessen des Nierenparenchyms als wahrscheinlich angenommen werden.

Zum Nachweis des Eiweiß darf man nur einen Harn verwenden, der vollkommen frei von suspendierten festen Bestandteilen ist, man muß ihn daher eventuell mehrmals vor dem Versuche filtrieren. Im übrigen bedient man sich der gewohnten Methoden zum Nachweis: der Kochprobe unter Zusatz von konzentrierter Salpetersäure, der Unterschichtung mit Salpetersäure und der genauesten Probe, derjenigen der Zufügung von einigen Tropfen Ferrocyankalilösung zu dem vorher mit Essigsäure angesäuerten Harn. Die Sulfosalicylprobe dagegen pflegen wir in praxi nicht anzuwenden. Sie ist fast „zu genau" und bringt ein positives Ergebnis (Trübung) nicht selten da, wo pathologische Erscheinungen fehlen, allein verursacht durch die Anwesenheit von Harnsalzen. Man begnüge sich nicht mit der Anwendung nur einer Reaktion, sondern wende, namentlich in Zweifelsfällen, alle Proben an, um Fehlerquellen mit Sicherheit zu vermeiden. Für die klinischen Zwecke genügt durchaus die Bestimmung im ESBACHschen Albuminometer mit Ablesung der Skala nach 24 Stunden zur quantitativen Feststellung.

Auch die Anwesenheit von Zucker im Harn ist für unsere chirurgisch-urologischen Zwecke von Bedeutung. Zunächst in prognostischer Hinsicht bzw. zur Indikationsstellung chirurgischen Eingreifens. Einem durch Glykosurie geschädigten Stoffwechselkranken einen größeren

Operationseingriff zuzumuten, würde, wenn es sich nicht etwa um eine strikte vitale Indikation handelt, einen schweren Fehler bedeuten, weil der Eingriff als solcher mit seinen somatischen und psychischen Insulten leicht eine akute Verschlimmerung des Allgemeinleidens herbeiführen könnte. Die Vorbehandlung des Diabetes ist hier unumgänglich. Sicherste quantitative Feststellung erhält man durch eine Polarisationsbestimmung des eiweißfreien Harns bzw. durch Abfiltrieren des ausgefällten Niederschlages eiweißfreigemachten Harns, doch geben auch die Gärungsapparate, vor allem das LOHNSTEINsche Saccharimeter, völlig genügende Resultate.

Von großer Bedeutung ist weiterhin die mikroskopische Untersuchung des Harnsedimentes. Man lasse sich niemals durch das Vorhandensein eines augenscheinlich gänzlich niederschlagsfreien Harns von der Vornahme dieser Untersuchung abhalten. Dieses Verhalten des Urins darf höchstens einmal einen Grund darstellen dafür, durch mehrstündiges Stehenlassen einer größeren Menge Harns im Spitzglase eine möglichst reichliche Niederschlagmenge zu erhalten, während man es sich im übrigen zur Gewohnheit machen soll, den Harn sobald wie möglich nach der Entleerung zu zentrifugieren und seine Rückstände mikroskopisch zu untersuchen. Denn das Übergehen des Urins von der sauren zur alkalischen Reaktion durch die ammoniakalische Gärung verschiebt das Bild des Sedimentes sofort und auch ein Zusatz von antiseptischen Lösungen vermag nicht den Zustand des frisch entleerten Urins zu bewahren. Ein Zentrifugieren des Harns in kleinen Spitzgläschen durch eine elektrische oder Wasserkraftzentrifuge gibt in wenigen Minuten die zur Untersuchung genügende Sedimentmenge.

Man hat nun zunächst zu unterscheiden zwischen den anorganischen und den organischen Salzen die bereits innerhalb des Körpers oder erst nach Ausscheidung des Urins ausgefallen sind und denjenigen Bestandteilen organischer Natur, die entweder der Auskleidung der Harnwege einschließlich der Niere entstammen und spezifische Gebilde darstellen, oder solchen Bestandteilen, die, normal im übrigen Körper vorhanden, gegen die Regel in die Harnausführungsgänge gelangt sind, wie z. B. die Bestandteile des Blutes usw. oder endlich dem Körper gänzlich heterogene Dinge, wie z. B. Parasiten und ihre Entwicklungsformen.

Die im Urin zur Ausscheidung kommenden Salze bieten naturgemäß ein wesentlich unterschiedliches Bild dar, je nachdem es sich um einen sauer oder alkalisch reagierenden Harn handelt. Man unterscheidet die einzelnen Salze nicht nur nach den Reaktionen, die man durch Zusatz von Säure oder Alkali unter dem Mikroskop hervorrufen kann, d. h. durch den Zusatz von Lösungsmitteln, sondern auch und vornehmlich durch die Formen, die sie annehmen, und die entweder in das krystallographische System sich einordnen lassen oder krystallinisch, d. h.

amorph, sind. Es würde nun kaum mit praktischen Zwecken vereinbar sein, eine Schilderung jener Krystallformen zu geben. Sie prägt sich nicht genügend ein und derjenige, welcher nicht durch tägliche Untersuchungen in der Übung bleibt, wird gezwungen sein, das sich ihm bietende mikroskopische Bild mit Abbildungen zu vergleichen, um zu einer richtigen Differenzierung zu gelangen.

Die chemischen Sedimente des sauren Urins bestehen aus dem *sauren harnsauren Natron*, welches in amorphen körnigen Haufen gelagert ist, die in größeren Mengen eine bräunliche Farbe zeigen und nach Zusatz von Salzsäure sich in Harnsäure verwandeln.

In relativ großen, wetzsteinartigen Gebilden oder auch in Form vereinzelter spitzer Nadeln pflegt die *Harnsäure* nachweisbar zu sein, die nach Zusatz von Alkali verschwinden unter Umwandlung in lösliche harnsaure Salze.

Der *oxalsaure Kalk* ist ausgeschieden in quadratischen oder rhombischen Oktaedern, deren Kanten sich durch starke Lichtbrechung auszeichnen. Er löst sich in Salzsäure, nicht dagegen in Essigsäure.

Es erscheinen ferner, jedoch selten, *Cystin* und *Xanthin*, die eventuell auch große Konkremente bilden können, in flachen hexagonalen Plättchen, löslich in Ammoniak und Salzsäure.

Endlich sieht man die zierlichen Nadelbüschel des *Tyrosins* und die roten *Leucin*schollen auftreten, die in Salzsäure und Kalilauge gleicherweise sich lösen.

Im *alkalischen Harn* erscheint vor allem das Tripelphosphat, die *phosphorsaure Ammoniakmagnesia*, die, in den bekannten Sargdeckelformen krystallisiert, in Essigsäure leicht löslich ist.

Der *kohlensaure Kalk* in Form runder glänzender Körner oder in Hantelform, unter Kohlensäureentwicklung löslich in Salzsäurezusatz.

Der *phosphorsaure Kalk*, der besonders bei der Phosphaturie angetroffen wird, in keilförmigen zu Rosetten angeordneten Krystallen oder als amorphe Körner, löslich unter Säurezusatz, jedoch ohne Gasentwicklung.

Endlich sieht man die unregelmäßigen Stechapfelformen oder die Spermatozoen ähnlichen keulenartigen Gebilde des *harnsauren Ammoniaks*, von dem unter Salzsäurezusatz sich Chlorammonium abspaltet, so daß die oben geschilderten Krystallformen der freigewordenen Harnsäure sichtbar werden.

Sehr viel bedeutsamer als — neben der Reaktionsprüfung — die Feststellung der Salzniederschläge usw. ist ein genaues Studium der organischen Rückstände des Harnzentrifugats. Man hat vielfach versucht, das organische Sediment durch Farblösungen besser sichtbar zu machen. Wir sind der Ansicht, daß dies, außer zum Nachweis von Bakterien oder zu einem Studium der speziellen Kernformen der Leukocyten, ganz unnötig ist, da man im abgeblendeten Gesichtsfelde am ungefärbten Präparate mehr sieht als in einem Präparate, in welchem die neben einer Färbung unvermeidliche Imprägnation des anorganischen Sedimentes mit Farbstoffen recht störend wirken kann.

Es wurde bereits oben darauf hingewiesen, daß der *mikroskopische* Nachweis von *roten Blutkörperchen* im Spontanurin der sicherste und zugleich einfachste Beweis ist für eine auch noch so geringfügige Blutung im Harnsystem. Die gelblichen, schärfer konturierten Scheiben der Erythrocyten sind ganz unverkennbar im Urin und auch die ausgelaugten Körperchen, die Zeugen einer älteren Blutung, sind als Schattenformen noch recht gut, namentlich im abgeblendeten Gesichtsfelde nachweisbar.

Die Anwesenheit vereinzelter Lymphocyten im Urin darf als ein pathognomisches Zeichen nicht betrachtet werden; sie finden sich, ebenso wie vereinzelte Blasenepithelien in jedem Harn als das Produkt der „Wandabnutzung" vor. Nur ihr gehäuftes Auftreten oder gar die Überschwemmung der Flüssigkeit ist das Zeichen entzündlicher Vorgänge im Harnapparat. Sie haben rundliche Gestalt, zeigen nicht selten auch im Urin ihre amöboide Bewegung. Nach Zusatz von verdünnter Essigsäure markieren sich in dem granulierten Protoplasma die Kerne. Es erscheinen, namentlich in den Eiterkörperchen vielfache, gelappte Kerngebilde. Aus ihrer Zahl und Anordnung aber Rückschlüsse auf die Art der entzündlichen Prozesse im Harnsystem zu ziehen ist nicht angängig.

Nicht nur in dem einem kranken Harnapparat entstammenden Urin, sondern auch im normalen Harn findet man eine große Anzahl zelliger Elemente, welche den Nieren selbst und den gesamten Ausführungsgängen der Harnorgane einschließlich aller zu diesen gehörigen Drüsenorgane bzw. in sie einmündenden anderen Organsysteme entstammen können. Die zelligen Bestandteile der letztgenannten Provenienz würden der Untersuchung die geringere Schwierigkeit bereiten und es wird genügen, darauf hinzuweisen, daß man Spermatozoen häufig, seltener die kleinen konzentrisch geschichteten Prostatakörperchen im Harn suspendiert findet. Weniger leicht ist schon die Differenzierung der der Vagina entstammenden Plattenepithelien oder die der Auskleidung der Samenbläschen angehörenden Zellen. Aber der Feststellung der letzteren Bestandteile kommt ein praktischer Wert nicht zu. Überhaupt hat die Differenzierung der zelligen Teile im Harn im Laufe der Zeit an Bedeutung verloren. Die Unterscheidungsmerkmale, aus denen man früher auf die Lokalisation eines Entzündungsherdes Rückschlüsse zu ziehen sich bemühte und denen in älteren Lehrbüchern breite Erörterungen gewidmet waren, haben an Wert verloren durch die Ausgestaltung der modernen diagnostischen Hilfsmittel und vor allem durch die Erkenntnis, daß eine Bestimmung der Provenienz nur in seltenen Fällen möglich ist. — Unverkennbar sind natürlich die großen, plattenförmigen, protoplasmareichen und einen oder zwei

Kerne enthaltenden Zellen der oberen Blasenwandschichten, die sich im gesunden Urin in geringerer, im cystitischen in größerer Menge antreffen lassen. Man bezeichnete dann ferner die kubischen Epithelien als dem Ureter entstammend und die sogenannten geschwänzten Zellen als dem Nierenbecken zugehörig. Nun, gerade diese beiden Zellformen kommen auch in den tieferen bzw. tiefsten Schichten der Blasenwand vor, wenn ihre Elemente etwa nach Entfernung der oberen Wandschichten aus irgendwelchen pathologischen Gründen zur Abstoßung gelangen, ehe sie zur Gestalt des superfiziellen Plattenepithels modifiziert worden sind. Man hüte sich deshalb vor solchen Verwechslungen, welche den Untersucher für den weiteren Gang der Untersuchung in falscher Weise voreinnehmen können. Anders verhält es sich schon mit dem protoplasmaärmeren, großkernigen Nierenepithelien, deren Aussehen an dasjenige der Leukocyten erinnert. Sie kommen aber nur selten vereinzelt im Urin vor als Anzeichen entzündlicher Nierenprozesse und sind wiederum nicht zu verkennen in der Form ihres gewöhnlichen Auftretens als Ausgüsse der Nierenkanälchen.

Diagnostisch bedeutsam ist es, wenn sich im Harn ganze Gewebsfetzen auffinden lassen, die im Zupfpräparat oder auch gefärbt Aufschlüsse geben können. Man würde das Vorhandensein größerer Fetzen zusammenhängender Blasenepithelien als Ausdruck cystitischer Veränderungen ansehen dürfen. Auch Tumorbestandteile, der Blase oder der Niere entstammend, können, wenn sie nicht allzulange in der Blase sich aufgehalten haben und durch den Urin maceriert worden sind, sogar zu einer recht spezifizierten Diagnosestellung den Untergrund geben. Und endlich gibt uns die Feststellung von fibrinösen Gewebsfetzen als frischere oder ausgelaugte ältere Blutkoagula Veranlassung an Hämorrhagien aus den Harnwegen zu denken, für deren Annahme ein anderes diagnostisches Moment bisher nicht aufzufinden war.

Die für die Beurteilung des Krankheitsfalles wichtigsten Gewebsteile sind wohl die sogenannten *Harnzylinder*, die aus den verschiedenartigsten Stoffen gebildeten Ausgüsse der kleinen Harnkanälchen. Ihre Anwesenheit besagt in jedem Falle, daß pathologische Vorgänge in der Niere sich abspielen. Auch für die chirurgische Diagnostik ist eine Feststellung dieser entzündlichen Nierenerscheinungen, die ja im wesentlichen in das Gebiet der internen Medizin fallen, bedeutungsvoll nicht nur für die allgemeine Prognose, sondern ganz besonders für die therapeutische Indikationsstellung. Die pathognomonische Bedeutung der Harnzylinder ist uns bekannter als die genetische, über welch letztere die Akten noch nicht geschlossen sind. Man sieht die aus roten Blutkörperchen oder aus Nierenepithelien bestehenden Gebilde, welche, wie auch die anderen, gewöhnlich ein abgerundetes Ende haben, während das andere Ende gewissermaßen unregelmäßig abgebrochen erscheint, gewöhnlich auftreten bei akuten Nephritiden, während die sogenannten granulierten, Zelldetritus enthaltenden Gebilde und die durchsichtigen hyalinen Zylinder auf chronische Prozesse hindeuten. Aber diese diagnostischen Merkmale sind durchaus keine sicheren, und man sieht viele Übergänge der einen Form in die andere. Leukocytenzylinder deuten mehr auf eitrige nephritische Prozesse hin. Auch die Harnsalze, vornehmlich das saure harnsaure Natron, können sich zu amorphen Ausgüssen der Harnkanälchen sammeln. Und endlich sieht man die amyloiden oder wachsartigen Zylinder auftreten. Sie sind stark lichtbrechend, durchsichtig, sehen zusammengedrängt in ihrer Längsachse wie schmelzendes Wachs aus und sind sehr brüchig. Man sieht sie auftreten in den Fällen, wo es infolge chronischer Eiterungen in irgendeinem Organsystem, z. B. im Knochengerüst zu einer amyloiden Degeneration der Bauchorgane, besonders Leber, Milz und Niere gekommen ist. Ihr Vorhandensein ist daher ein Signum mali ominis, doch darf man die Fälle nicht als irreparabel betrachten: Wir haben recht häufig dieses Zeichen einer amyloiden Entartung der Niere verschwinden sehen, wenn es gelang, die chronische Eiterung, die also nicht etwa der Niere anzugehören braucht, zum Versiegen zu bringen. Die amyloiden Zylinder sind oft schwer von den hyalinen zu unterscheiden; aber sie können durch mikrochemische Reaktionen differenziert werden. Setzt man dem Harn unter dem Deckgläschen einen Tropfen LUGOLscher Lösung zu, so färben sie sich mahagonibraun und bei Methylenblaufärbung tritt eine schöne rote Färbung der Gebilde ein, beides im Gegensatz zu dem nicht auf diese Weise sich tingierenden hyalinen Zylindern. Auch stärkere Anhäufungen von Bakterien können Ausgüsse der Harnkanälchen bilden.

Die Zylinder haben naturgemäß immer die Form der Harnkanälchen, deren Negativ sie darstellen, und man muß immer vermeiden, sie mit Veränderungen des Präparates, mit abgebrochenen Haarpartikelchen, mit Baumwoll- und Leinenfasern und Schleimfäden zu verwechseln. Der Geübte wird diesem Irrtum nicht unterliegen.

Auch *Parasiten* wird man in gewissen Fällen im Harnsediment anzutreffen Gelegenheit haben bzw. ihre Entwicklungsformen. In unseren Breiten wird dies zwar seltener der Fall sein, aber sie bilden in tropischen und subtropischen Gegenden einen nicht seltenen Urinbefund und bei Kranken, die aus jenen Ländern in die Heimat zurückkehren, sollte man nicht vergessen, nach Ausschluß anderer Ursachen der Harnveränderung auf jene Lebewesen zu fahnden. Es sind besonders die Filaria sanguinis oder Bancrofti, welche eine Chylurie erzeugt dadurch, daß die Parasiten in den Lymphbahnen auch der Blasenwand sich ausbilden. Sie veranlassen Lymphstauungen, welche nach der Blase zu durchbrechen können und so die Veränderung des Urins veranlassen. Die Embryonen sind dann als 0,2—0,3 mm lange fadenartige Gebilde im Harn nachweisbar. Dann die Bilharzia haematobia oder Distoma haematobium, gleichfalls ein tropischer, den Trematoden zuzurechnender Parasit, dessen Eier in der Blase Blutungen und schmerzhafte Entzündungen veranlassen können. Die Eier haben eine Größe von etwa 0,12 mm und ovale, mit einem Stachel versehene Gestalt.

Von praktischem Interesse in unseren Zonen ist im wesentlichen nur die Anwesenheit von Echinococcusbläschen oder Köpfchen oder endlich von Häkchen im Urin. Insbesondere kann die Fahndung auf letztere, in ihrer Form nicht zu verkennenden Gebilde die Diagnose fördern, wenn gleichzeitig eine Geschwulst der Niere palpabel ist, in welcher der Echinococcus gern zur Entwicklung gelangt oder die entsprechenden, oft wegen ihrer Kalkeinlagerungen nicht zu verkennenden Veränderungen im Röntgenbilde des Organs. Keine genauere Untersuchung des Harnsystems würde Anspruch auf Vollkommenheit haben, ohne eine solche auf Bakterien, sei es nun, daß entzündliche Prozesse im Vordergrund der Beschwerden stehen, sei es, daß bei andersartigen Erkrankungen eine Komplikation durch gleichzeitige bakterielle Infektion ausgeschlossen werden soll. Zum Zwecke der bakteriologischen Untersuchung bedarf man eines unter strengsten aseptischen Kautelen entnommenen Urins. Aus einem per vias naturales gelassenen Urin Bakterien zum Zwecke diagnostischer Rückschlüsse im Ausstrichpräparat oder kulturell nachweisen zu wollen, ist ein schwerer Kunstfehler. Ebenso wie das Orificium läßt auch die Harnröhre selbst sich nicht in genügender Weise säubern, als daß eine Verunreinigung des Urins mit Saprophyten und pathogenen Bakterien ausgeschlossen werden könnte, die dem sterilen Harn während der Entleerung beigemengt werden. Insbesondere gilt dies noch von der Verunreinigung mit den Smegmabacillen, die an den äußeren Genitalien vorzukommen pflegen und die sich nicht nur in Gestalt und Lagerung den Tuberkelbacillen ähnlich verhalten, sondern sich auch — wie diese — als säurefest erweisen bei Vornahme der gewohnten für jene spezifischen Färbemethoden.

Es wäre nun ganz falsch, aus einer Anwesenheit von Bakterien in dem mit Hilfe des Katheters steril entnommenen Harn auf entzündliche Prozesse in den Harnwegen schließen zu wollen, wenn nicht andere Produkte der Entzündung wie Eiterkörperchen und abgestoßene Gewebsteile usw. gleichzeitig in demselben anzutreffen sind. Die Niere *kann*, wie für so viele chemische Stoffe, auch für Bakterien durchgängig sein, auch wenn ihr Gewebe durch keinerlei pathologische Vorgänge alteriert ist, die durch unsere diagnostischen Hilfsmittel erkennbar wären. Denn, daß gewisse mikrochemische oder mikrophysikalische Vorgänge sich dabei in der Nierensubstanz bzw. den Glomerulis abspielen, kann mit Gewißheit nicht von der Hand gewiesen werden, sonst müßte der Nachweis von Bakterien im Urin beim Fehlen sonstiger Veränderungen des Harns und der Organe gewissermaßen einen *normalen* Befund darstellen. Das ist aber nicht einmal dann der Fall, wenn eine Bakterienaussaat im

Blut bakteriologisch festgestellt ist. Sehr auffallend ist die bisher noch nicht geklärte Tatsache, daß man bei Individuen, deren Körper einen tuberkulösen Entzündungsprozeß beherbergte und die gleichzeitig an einer vorgeschrittenen Geschwulstkachexie litten, im Urin Tuberkelbacillen nachweisen konnte, ohne daß die bald darauf folgende Autopsie irgendwelche tuberkulöse Veränderungen der Harnorgane auffinden ließ.

Jene Bakterienausscheidung im Harn ohne gleichzeitige Ausscheidung von Produkten der Entzündung kann eventuell eine langdauernde und so enorme sein, daß der Urin hierdurch milchig getrübt wird. Man bezeichnet diese Zustände als *Bakteriurie*. Sie wird besonders durch das Bacterium coli hervorgerufen.

Man findet im Harn nicht nur Saprophyten, Hefezellen, Schimmelpilze, denen eine pathogenetische Rolle nicht zuzusprechen ist, sondern auch solche Bakterien, deren Anwesenheit durch Veranlassung chemischer Spaltungen Veränderung des Harns hervorruft, wie Bacterium ureae und vor allem Micococcus ureae, welche durch Spaltung des Harnstoffes in Kohlensäure und Ammoniak die ammoniakalische Gärung und mit ihr den Übergang des Harns aus der sauren in die alkalische Reaktion hervorruft. Vor allem interessiert die Anwesenheit der pathogenen Bakterienflora im Urin, mag sie nun von außen her in die Harnorgane eingedrungen sein oder aus der Blutbahn stammen. Alle diese Bakterien können also, ohne Entzündungen in den Harnorganen zu erregen, diese passieren, sie veranlassen aber in der Mehrzahl der Fälle und, wie wir später sehen werden, namentlich dann, wenn durch irgendwelche Vorgänge eine teilweise Verlagerung der Ausführungswege die Harnpassage verlangsamt, behindert ist, entzündliche Prozesse im Harnsystem, schwere Eiterungen eventuell, wenn es sich um eitererregende Bakterien handelt. So findet man als Eindringlinge von außen oder auf dem Blutwege die Staphylokokken, Streptokokken, Gonokokken, Bacterium coli, Proteus usw., während Tuberkelbacillen, Typhusbacillen, Milzbrand und andere fast lediglich hämatogener Provenienz sind. Nicht selten sieht man auch mehrere Bakterienarten nebeneinander auftreten, von denen die eine die andere allmählich überwuchert. Andere Infektionskrankheiten, deren Erreger uns noch unbekannt sind, dokumentieren ihre Tätigkeit innerhalb der harnbereitenden Organe nur durch die Wirkung, die sich äußert in Blutungen, wie wir sie bei Scarlatina, Variola u. a. auftreten sehen.

Technisch sei also hervorgehoben, daß nur die unter aseptischen Kautelen vorgenommene Untersuchung des frischen Urins von Bedeutung ist.

Endlich sei noch gewarnt vor einer dilettantenhaften Ausführung der kulturell-bakteriologischen Untersuchung. Ist man nicht absolut vertraut mit der Methodik, so überlasse man die Ausführung lieber einem Spezialisten. Von dem Ergebnis ist manchmal zuviel bezüglich der

Indikationsgestaltung für Therapie und bezüglich der Prognose abhängig, als daß man mit unvollkommenen Untersuchungen sich begnügen dürfte.

Hiermit dürfte die Reihe derjenigen Untersuchungsmethoden, die man mit einfachen Hilfsmitteln ohne Anwendung besonderer Apparate auszuführen in der Lage ist, geschlossen sein. Wir sahen, daß wir durch eine sachgemäße und systematische Durchforschung des Harnapparates vieles erkennen konnten. Wir dürfen nicht vergessen, daß bis vor relativ kurzer Zeit der Untersucher allein auf jene Hilfsmittel angewiesen war und trotzdem sichere Diagnosen stellte. Die weiteren Methoden stellen besondere Anforderungen an die Übung des Untersuchers. Sie sparen ihm zwar bei größerer Mühe viel Zeit und da wir die verborgen gelegenen Organe dem Auge näher bringen, fördern und sichern sie die Diagnosestellung. Stets aber sollten sich die komplizierten instrumentellen Untersuchungsmethoden erst anschließen an die bewährten älteren Verfahren, die wir oben zu schildern versuchten. Diejenigen Untersuchungsmethoden, welche dazu dienen sollen, den bisher erhobenen Befund zu bestätigen und den Kreis der differentiellen Untersuchung immer mehr einzuengen durch Beibringung positiver, sichtbarer Momente und durch sicheres Ausschließen anderer zur Differentialdiagnose hinzugezogener Annahmen, sind vor allem die Endoskopie, die funktionelle Nierendiagnostik, das Röntgenverfahren und endlich die diagnostischen Injektionen und Blutuntersuchungen.

6. Endoskopie.

Die *Endoskopie* hat die Lehre von den chirurgischen Erkrankungen der Harnorgane auf ganz neue Bahnen geleitet. Der Endoskopie und denjenigen Methoden, die sich auf ihr aufbauen, erst verdanken wir die sichere Indikationsstellung therapeutischen Handelns. Man darf nicht von jedem Arzte, der sich mit der Chirurgie oder ihren Grenzgebieten in der Praxis beschäftigt, verlangen, daß er die komplizierten endoskopischen Methoden beherrscht, wie den Ureterenkatheterismus usw. Das ist unmöglich, weil sie eine stete, man möchte fast sagen, tägliche Übung voraussetzen um einigermaßen geschickt und ohne Belästigung und Schädigung des Kranken ausgeführt zu werden. Die gewöhnliche Untersuchung mit dem Harnröhren- und Blasenspiegel aber sollte obligatorisch in den Studienplan des Medizinstudierenden aufgenommen werden und es müßte bei einem Arzte, der seine Tätigkeit etwa an einem kleineren Landkrankenhause ausübt, ein Vertrautsein mit dieser einfachen Untersuchungsmethode vorausgesetzt werden. Leider sind wir noch sehr weit entfernt davon! Die Technik ist so einfach, daß bei Innehaltung einer gewissenhaften Aseptik ein Schaden dem Patienten nicht erwachsen *kann*, auch wenn der Arzt mangels eines zahlreichen urologischen Krankengutes nicht über die Übung in der Handhabung der Instrumente verfügt, welche dem Facharzte zu Gebote steht.

Es kann nun nicht im Rahmen dieser Erörterungen liegen, einen Überblick über die Entwicklung der endoskopischen Untersuchungsmethoden vom historischen und vom technischen Gesichtspunkte aus zu geben, zumal die technische Vervollkommnung des Instrumentariums sich noch andauernd im Ausbau befindet. Wir können nicht auf *alle* Einzelheiten eingehen, welche das eine Instrument vor dem anderen auszeichnet. Auch auf den Bau der Instrumente, auf die Anordnung der Optik und die physikalischen Gesetze, denen das Licht in den Apparaten unterliegt, einzugehen, würde zu weit führen. Alles dies bildet einen Zweig der urologischen Wissenschaft für sich und ist in Monographien, namentlich in dem klassischen Lehrbuch der Cystoskopie von Casper in umfassender Weise behandelt. Die Kenntnis jener physikalischen Gesetze allerdings und die absolute Vertrautheit mit dem Bau des Instrumentariums ist eine Voraussetzung, die zur Ausführung auch der einfachen endoskopischen Untersuchung unerläßlich ist.

Das einfachste endoskopische Verfahren ist die Ableuchtung der Wandungen der vorderen Harnröhre, die Urethroskopia anterior. Sie arbeitet mit einer Lichtquelle, die vor dem Orificium externum angebracht, von außen her Licht in die Urethra hineinsendet durch einen etwa 8—10 cm langen Tubus hindurch oder es wird bei den neueren Instrumenten eine einfache Lichtquelle ohne Linsensystem in diesen Tubus eingeführt. Diese Anordnung der Lichtquelle bringt es natürlich mit sich, daß nur ein gerader Tubus zur Verwendung kommen kann und somit ist der Bereich des Beobachtungsgebietes auch nur ein beschränkter: nur die zu einer Geraden ausziehbare vordere Urethra kann besichtigt werden. Für die endoskopische Betrachtung gerade des chirurgisch wichtigsten, hinteren Urethraabschnittes, die Urethroskopia posterior, bedienen wir uns eines dem Cystoskop ähnlich gebauten Instrumentes, welches es gestattet, unter Dauerspülung die hintere Urethra zu entfalten und ihre Wandungen ebenso wie den Blasenausgang mit einer in das Organ eingeführten Lichtquelle zu betrachten.

Die Zahl der endoskopischen Instrumente, welche der Besichtigung des Blaseninneren bzw. einzelner Abschnitte desselben dienen, oder zur Untersuchung der einzeln aufgefangenen Urine beider Nieren, ferner die Instrumente, welche zur Ausführung endovesicaler chirurgischer Maßnahmen dienen (Operationscystoskope), ganz abgesehen von den zu pädagogischen Zwecken dienenden Demonstrations- oder Photographier-(Kinematographie-) Cystoskopen, ist eine sehr große. Sie wird noch größer, wenn man bedenkt, daß die Apparate in verschiedenen Kalibern bis zur Untersuchung der Blase des männlichen Säuglings hergestellt werden, daß sie in der Intensität der Lichtquelle, in größerem oder kleinerem Gesichtswinkel, schärferer oder schwächerer optischer Leistungsfähigkeit und anderem mehr hergestellt werden. Diese Verhältnisse bedeuten einen besonderen Zweig der urologischen Wissenschaft, der von

Bedeutung wird bei der Zusammenstellung eines urologischen Instrumentariums, auf den im einzelnen einzugehen im Rahmen des vorliegenden Themas viel zu weit führen würde.

Die Größe des beobachteten Gegenstandes im cystoskopischen Bilde ist nun abhängig davon, wie weit entfernt das auffangende Lichtsystem bzw. der Apparat als solcher von jenem oder der Blasenwand entfernt ist. Weite Entfernung läßt das Objekt verkleinert, größere Annäherung dasselbe vergrößert erscheinen, und zwar wechseln diese Größenunterschiede im Bilde ganz außerordentlich. Man erhält ein Bild des Objektes in seiner natürlichen Größe dann, wenn der Schnabel des Instrumentes sich etwa 2 cm von jenem entfernt befindet. Auch diese Entfernung innezuhalten gelingt bald, wenn man sich daran gewöhnt hat, Teile der Blasenwand, deren Größe eine ziemlich gegebene ist, wie die Entfernung der Ureteröffnungen und die Größe dieser selbst in normalen Verhältnissen stets richtig einzustellen. Ein sicheres Resultat aber geben diese subjektiven Messungen keineswegs und es würde falsch sein, sich darauf zu verlassen. Objektiv richtige Größenverhältnisse z. B. eines Blasensteins gibt nur das Röntgenbild, eventuell wie beim Blasentumor nach Auffüllung der Blase mit Luft oder mit einem Kontrastmittel (10% Bromnatriumlösung, Thorotrast, Intramin usw.).

Auf einen Punkt soll aber bezüglich der endoskopischen Apparate noch besonders hingewiesen werden, das ist die peinlichst pflegliche Behandlung dieser diffizilen und recht kostspieligen Instrumente. Von ihr hängt so vieles ab. In den Händen einer verständigen Schwester haben sie eine lange Lebensdauer — wir haben bei täglichem Gebrauch einige Cystoskope seit Jahrzehnten in Gebrauch und möchten sie nicht entbehren, zumal sie — wie z. B. ein besonderes Cystoskop mit retrogradem Gesichtsfeld heute gar nicht mehr hergestellt werden und, wie die Firma mitteilte, gar nicht mehr hergestellt werden können, da die Spezialarbeiter fehlen!

Die cystoskopische Untersuchung vollzieht sich technisch in der Weise, daß man zunächst dafür Sorge zu tragen hat, daß die Blasenwandung entfaltet wird. Man hat vielfach versucht, dies durch eine Anfüllung der Blase mit Luft zu erreichen, die man z. B. dadurch „sterilisierte", daß man sie in einer Flamme in die Spritze aufzog. Von diesem Verfahren ist abzuraten, zunächst weil man nie sicher sein kann die Ausdehnung der Blasenwand bis zu einem gewissen Grade vorgenommen zu haben, dann weil es schwierig ist, die Luft auch wirklich während der Untersuchung unter Druck in der Blase zurückzuhalten, vor allem aber, weil auch bei Anwesenheit der Luft unter Druck in der Blase immer eine gewisse Gefahr ihres Eindringens in den Blutkreislauf besteht. Die Benutzung von Sauerstoff zur Auffüllung schaltet die letztere Gefahr wohl aus, nicht aber die erwähnten technischen Unbequemlichkeiten. Man benutzt am besten zur Füllung der Blase physiologische Kochsalzlösung, die man, nach Entleerung der Blase von Urin durch den Katheter oder das Spülcystoskop einführt mit Hilfe eines Irrigators oder besser mittels einer großen 150 ccm-Rekordspritze. Dringend notwendig ist es nun, eine absolute Klarheit des Mediums zu erhalten und dies geschieht durch lange dauerndes Spülen. Insbesondere müssen die häufig zähschleimigen und daher schwer zu mobilisierenden Eiterdepots am Boden entzündeter Blasen entfernt werden um eine Besichtigung der Wand zu ermöglichen. Man tut dies am besten, indem man in kurzen energischen Spritzenstößen die Depots aufwirbelt und ablaufen läßt. Vermieden werden muß dabei, daß entzündete, ulceröse Blasen ganz entleert werden, weil durch eine starke Zusammenziehung des Organs um das liegende Instrument häufig Blutungen der Mucosa ausgelöst werden, welche die Spiegelung unmöglich machen. Man gewöhne sich daran, bei der definitiven Füllung der Blase zur Endoskopie immer die gleiche Flüssigkeitsmenge einzuführen um nach Möglichkeit stets in einem gleich großen Hohlraum zu manipulieren. Dies erleichtert ganz bedeutend die Beurteilung der Größenverhältnisse des beobachteten Objektes. Als Optimum gilt eine Menge von etwa 200 ccm, die dazu genügt, die Falten der Blasenschleimhaut zu glätten, so daß zwischen denselben nichts verborgen bleibt. Handelt es sich um Vornahme einer Ureterensondierung, so ist es zu empfehlen, so viel Flüssigkeit einlaufen zu lassen, bis der Kranke einen leichten Harndrang empfindet, weil dann auch die Gegend der Ureterenmündungen am günstigsten für die Sondierung gelagert sind; denn man vermeidet dadurch, daß die Uretersonde von dem firstartig erhobenen Ligament bei Einführungsversuchen seitlich abgleitet. Eine Grenze nach unten ist dem Füllungsgrade naturgemäß gesetzt durch Schrumpfungsprozesse der Blase infolge entzündlicher Veränderungen tieferer Schichten der Blasenwand. Jedoch ist die Behinderung für die einfache Cystoskopie keine allzu große und es gelingt recht gut, auch Blasen, deren Fassungsvermögen auf 40—30 ccm reduziert ist, in durchaus genügender Weise zu inspizieren.

Ist das Fassungsvermögen ein noch geringeres oder besteht eine erhebliche Irritabilität der Blase durch frisch entzündliche Prozesse, so ist eine Spiegeluntersuchung nicht ausführbar. Weiterhin sind dem Verfahren Grenzen gezogen durch eine sich schnell wiedereinstellende Trübung der Füllflüssigkeit durch den aus den oberen Harnwegen nachfließenden Eiter, z. B. bei Pyelitiden usw. oder etwa durch den trüben Inhalt eines größeren Divertikels oder durch das Übertreten von Blutfarbstoff in das füllende Medium bei hämorrhagischen Prozessen in der Blase und den Nieren. Gleichwohl wird es dem Geübten meist gelingen, wenigstens einen kurzen orientierenden Blick in das Innere der Blase zu tun. Ist die Trübung durch Eiter oder Blut eine zu intensive und wird man ihrer nicht Herr durch Wechseln der Füllflüssigkeit mit Hilfe des Spülcystoskopes, so stehe man lieber vorläufig von weiteren

Bemühungen ab, um nicht durch Versuche, deren Ergebnislosigkeit auf der Hand liegt, den Kranken nutzlos zu belästigen, und wiederhole erst nach einigen Tagen das Verfahren. Bei stark eitrigen Blasenentzündungen ist oft eine lokale Vorbehandlung des Organs notwendig durch reinigende und medikamentöse Behandlung, bis nach einigen Tagen die Spiegeluntersuchung keinen oder doch nur geringen Schwierigkeiten begegnet. Auch kleine geschrumpfte Blasen, z. B. bei Tuberkulose, lassen sich durch Instillation von Medikamenten so beeinflussen, daß nach wenigen Wochen eine für die Untersuchung genügend große Menge Füllflüssigkeit eingeführt werden kann. Endlich ist die Endoskopie unausführbar bei Bestehen narbiger Strikturen infolge alter Traumen oder Entzündungen der Harnröhre. Sie müssen durch Dehnung oder Discission vorbehandelt werden, so daß nach 8—14 Tagen die Einführung des Cystoskopes möglich wird. Die so häufig bestehenden kongenitalen Verengerungen des Oreficium externum wird man sich nicht scheuen durch einen Scherenschlag zu beheben — nach oben hin, um die im Frenulum verlaufende kleine Arterie zu schonen, und dann die Einführung des Cystoskopes noch in der gleichen Sitzung vornehmen. Die Einführung des Instrumentes unterscheidet sich in nichts von derjenigen des starren Katheters, nur benutzt man zur Vermeidung einer Beschmutzung der Linsen und der Lampe statt des sterilen Olivenöls usw. das wasserlösliche Glycerin. Das Eindringen in des Blasencavum fühlt die einführende Hand sehr leicht. Um sicher zu gehen, daß das Cystoskop wirklich in die Blase hineingelangt ist, führt man Drehbewegungen um die Längsachse des Schaftes aus, die nur dann leicht und beschwerdefrei ausführbar sind, wenn der Schnabel des Instrumentes sich innerhalb der Blase befindet.

Der Kranke wird nun in die für die Untersuchung notwendige Lagerung gebracht, deren weiter oben gedacht wurde, und eine bequeme Lagerung des Oberkörpers soll ihm die Unannehmlichkeit der Stellung, besonders bei lange dauernden Uretersondierungen erträglich machen. Der Untersucher sitzt zwischen den Beinen des Kranken auf einem niedrigen Drehstuhl, er stütze, wenn möglich, den Ellbogen des das Instrument haltenden Armes auf, um weniger leicht zu ermüden. Eine Verdunkelung des Untersuchungsraumes wird sich nur demjenigen als notwendig erweisen, der noch nicht über große Übung in der cystoskopischen Untersuchungsmethode verfügt.

Erst wenn das Instrument gut liegt und der Kranke bequem gelagert ist, wird der Kontakt der Beleuchtung eingeschaltet, und zwar stets unter dem Auge des Untersucher, denn es könnte doch einmal durch eine schlecht liegende Lampe eine Verbrennung veranlaßt werden. Aus diesem Grund soll man auch nie versäumen das Licht zu löschen, wenn man den Kranken, sei es nur auf kurze Zeit, verläßt. Die Lampe muß vor jeder Benutzung neu geprüft werden und auf eine solche Intensität durch Verschiebung des Rheostaten an der Schalttafel gestellt werden, daß das Licht eben dem Auge unbequem zu werden beginnt. Größere Steigerungen der Lichtquelle beim liegenden Instrument ohne direkte Kontrolle des Auges haben oft ein Durchbrennen der Lampe zur Folge, welches die Untersuchung unliebsam verzögert und den Kranken unnötig belästigt. Im übrigen auf alle die Störungen der cystoskopischen Untersuchung einzugehen, die durch die Stromzuleitung im Kabel, in der Schalttafel und im Instrumente veranlaßt werden, oder durch Verzerrungen des inneren Gesichtsfeldes, durch Linsentrübungen und dergleichen müssen wir uns ebenso versagen, wie wir auch von einer Besprechung des Weges der Lichtstrahlen im Instrument Abstand nahmen, die nicht in den Rahmen dieses Buches gehört.

Man tut gut daran, sich beim Absuchen der Blase nach pathologischen Prozessen eines ganz schematischen Untersuchungsganges zu bedienen, um kein Teil der Blasenwand zu übersehen. Der Schnabel des Instrumentes ist nach der Einführung nach oben, d. h. der vorderen Blasenwand zu gerichtet. Als erstes fällt einem hier eine das Licht reflektierende, bewegliche Erscheinung auf: die Luftblase, welche sich an der höchsten Stelle der Blase, also beim liegenden Kranken der Vorderwand oben befindet und die bei Gelegenheit der Spülung des Organs mit einzudringen pflegt. Dann leuchtet man, indem man allmählich den Schaft des Instrumentes um 360° in seiner Längsachse dreht und gleichzeitig denselben immer vor und zurück schiebt, die ganze Blasenwand ab. Man achtet dabei auf die Farbe der Blasenwand, die gewöhnlich blaß und gelblich ist, einzelne Gefäße durchziehen dieselbe. Ist die Blasenwand entzündlich verändert, so nimmt sie eine stärkere rötliche bis hochrote Färbung an, durch die größere Anzahl und lebhaftere Injektion der Gefäße, deren arterielle oder venöse Natur man durch die größere oder geringere Schlängelung ihres Verlaufes gut erkennen kann. Nach dem Blasenhalse hin nimmt die Anzahl der Gefäße zu. Bei Gelegenheit der Besprechung der speziellen Diagnostik wird hierauf zurückzukommen sein. Man achtet ferner auf die Form der Blase, ihr eventuelles Ausgezogensein nach einer Richtung hin, auf das Bestehen von Divertikeln, auf das Vorhandensein einer Hypertrophie ihres muskulären Apparates, die sich durch Vorspringen einzelner Muskelbündel, den unter dem Namen Balkenblase bekannten Zustand, äußert und auf eventuell vorhandene Veränderungen der Schleimhaut im Sinne ulcerativer Vorgänge oder kollateral entzündlicher Schwellungen, die als Ödem der Mucosa sehr wohl zu erkennen sind. Endlich können Tumoren an allen Stellen der Blasenwand aufsitzen. Die Anwesenheit von Konkrementen und von Fremdkörpern wird nicht zu übersehen sein, doch bedenke man, daß diese sich auch auf dem Grunde von Blasenausstülpungen (bei Prostatavergrößerung, bei Divertikeln) vorfinden können, deren Wandungen nicht vollständig sich im Bilde darstellen.

Nach dieser Übersichtnahme der gesamten Blasenwand wende man seine Aufmerksamkeit demjenigen Teile zu, der erfahrungsgemäß der vornehmliche Sitz aller intravesicalen pathologischen Veränderungen ist: Dem Fundus der Blase. Abgesehen davon, daß Fremdkörper der Blase und Konkremente sich naturgemäß an dieser tiefsten Stelle aufzuhalten pflegen, sitzen auch die Geschwülste der Blase mit Vorliebe diesen Teilen auf und ebenso spielen sich am Blasengrunde die entzündlichen Prozesse in der intensivsten Weise ab, weil die spezifisch schwereren Entzündungserreger mit den Entzündungsprodukten zu Boden sinken und weil vor allem alle Entzündungsprodukte der oberen Harnwege, wenn sie zum Blasenausgang gelangen, von den Ureteren her diesen Teil der Blase passieren müssen.

Besonders genau wird daher auch die Umgebung der Ureteröffnungen zu inspizieren sein und diese selbst. Man sieht, wie sich in bestimmten Intervallen die normalen schlitzförmigen Öffnungen unter gleichzeitiger Auseinanderziehung und Kontraktion der umgebenden Muskelpartien erweitern und verengern. Man sieht in Gestalt von Flüssigkeitswirbeln den Urin aus den Ureteren in die Blasenflüssigkeit entleert werden und man kann sehr gut erkennen, ob dieser Flüssigkeitstrudel die Transparenz des gesunden Urins aufweist oder ob er getrübt ist durch Blutbeimengungen oder durch Eiter, welche den Nieren und dem Nierenbecken entstammen. Auf diese Weise vermag man sich schon ein recht eingehendes Bild zu schaffen über die Tätigkeit der Nieren, welches in sehr vielen Fällen und unter Berücksichtigung der Beschaffenheit des Blasenurins einer weiteren Vertiefung durch Vornahme der Ureterkatheterung nicht mehr bedarf, auch einer solchen kaum noch fähig ist.

Dies gilt natürlich nur für den Fall, daß wir Erkrankungen der oberen Harnwege anzunehmen im übrigen keine Veranlassung haben. Wo aber der aus den Ureteren sich entleerende Urin Veränderungen im cystoskopischen Bilde zeigt und wo sonstige Symptome, wie Schmerz und Schwellung, z. B. die Aufmerksamkeit auf Nieren und Harnleiter hinlenkten, da besteht die strikte Verpflichtung, das Sekret der einzelnen Niere vor der Vermischung mit demjenigen der anderen Seite zu genauer Untersuchung aufzufangen — wenn eben dies technisch möglich ist.

Der Weg, der endlich dahin geführt hat, die Einzelharne durch die Ureterkatheterung aufzufangen, war ein sehr weiter: es hat nicht an den phantastischsten Methoden gefehlt, die alle versagen mußten und die heute nur ein historisches Interesse haben, allerdings der Erfindungsgabe deutscher und besonders auch französischer Urologen alle Ehre machen. Auf diese Methoden einzugehen, würde hier viel zu weit führen. Die Ausführung der Harnleiterkatheterung will schulmäßig erlernt sein und es bedarf dauernder Übung an einem reichen Untersuchungsmaterial, wenn man ihn ohne Schädigung des Kranken und ohne große Geduldprobe für denselben ausführen will. Aber wenn die Einführung der dünnen, biegsamen Sonde im beweglichen Spiegelgebilde des Cystoskops auch gewöhnlich sehr schnell gelingt bei einem sich in unveränderter Blasenwand gut markierenden Ureterostium, so erwachsen doch oft auch dem Geübten noch außerordentliche, ja nicht selten unüberwindliche Schwierigkeiten bei dem Aufsuchen der Harnleitermündungen in einer entzündlich-ulcerös veränderten, ödematösen Schleimhaut oder in der durch „Balkenbildung" veränderten Blase. Die genaue Einstellung ist aber natürlich die Grundlage für die Sondierung und so kann man manchmal nicht umhin, durch eine Farbentinktion (intravenöse Injektion von Indigocarmin) des ausgespritzten Harnstrahles sich jene zu markieren, ein Verfahren, auf dessen Technik bei Besprechung der Funktionsprüfung noch einzugehen sein wird.

Auf die Einzelheiten der Einführungstechnik der Uretersonden kann hier nicht eingegangen werden: sie müssen, wie oben angedeutet, schulmäßig erlernt werden zunächst am Phantom, dann an der weiblichen Blase, in der sich die Manipulationen leichter ausführen lassen, dann erst an der männlichen Blase. Auf kunstvoll technisch ausgeführte Phantome kann man verzichten, indem man ein solches sich aus einem großen Osterei aus Pappe selbst herstellt — ebenso wie man dies früher tat, als sich die Instrumentenfabrikation dieser Sache noch nicht angenommen hatte.

Ist die Sonde einmal einige Zentimeter in den Harnleiter eingeführt, so legt man die Aufrichtevorrichtung für die Sonde nieder, um diese, dem Verlauf des Ureters folgend, unbeeinflußt vordringen zu lassen. Auf diese Weise vermeidet man am besten eine nicht durch intraureterale Veränderungen veranlaßte Arretierung des Instrumentes auf seinem Wege. Wie weit soll nun die Sonde im Harnleiter vorgeschoben werden? Handelt es sich darum, einer Niere, deren Tätigkeit im endoskopischen Bilde durch Beobachtung des Ureterstrahles bereits festgestellt wurde, den Urin zu entnehmen, so genügt die Vorschiebung der Sonde um 10 cm in den Harnleiter hinein, um unter sicherer Fernhaltung der Blasenfüllflüssigkeit auch bei weitem Oreficium das Gewünschte zu erhalten. Anders, wenn irgendwelche Symptome, wie das Fehlen eines sichtbaren Ureterstrahles, die Ruhe der Ureterpapille oder kolikartige Schmerzen, oder endlich ein als Retentionsfolge angesprochene Vergrößerung der Niere bzw. ihres Beckens den Verdacht erwecken, daß eine Verlegung des Harnleiterlumens durch Konkrementeinkeilung oder Strikturbildung vorliegen, oder daß eine Abknickung oder Kompression des Harnleiters von außen her vorhanden sein könnte. Dann ergibt sich von selbst die Notwendigkeit, die Sonde möglichst bis ins Nierenbecken vorzuschieben, nicht nur um das Vorhandensein eines solchen Abschlusses festzustellen oder auszuschließen, sondern auch um den Inhalt der supponierten Retentionsgeschwulst zum Untersuchungszwecke zu erhalten. Aus diesem Grunde ist es auch zu empfehlen, bei allen der

Niere selbst mit Wahrscheinlichkeit entstammenden Eiterungen stets die Untersuchungsproben den höchstgelegenen erreichbaren Abschnitten des Harnsystems zu entnehmen. Bei Uretersondierungen zum Zwecke therapeutischer Beeinflussung des Pelvis oder zum Zwecke radiographischer Darstellung des Harnleiterverlaufes usw. muß die Sonde bis oben hin eingeführt werden, wie dies in der Natur der Sache liegt. Daß die Spitze des Instrumentes an ihrem Ziele angelangt ist, beweist bei Retentionszuständen der Typus des Abfließens des Harns. Er fließt dann in ununterbrochener Tropfenfolge aus seinem Reservoir ab, während sonst entsprechend der Fortbewegung des Harns im Ureter durch peristaltische Bewegungen des Organs die Flüssigkeit in der Weise durch die Sonde entleert wird, daß einer regelmäßigen Folge von 7—8 Tropfen eine Pause von mehreren Sekunden zu folgen pflegt. Außerdem kündigt sich die Erreichung der Nierensubstanz durch die Sondenspitze gewöhnlich beim Patienten durch eine leichte unangenehme Sensation in der Nierengegend an, die sogleich auf geringeres Zurückziehen der Sonde wieder schwindet.

Von grundlegender Bedeutung für die Untersuchung des isoliert aufgefangenen Nierensekretes ist die Vergleichung beider Seiten, und zwar soll der Urin *beider* Nieren *zu gleicher Zeit* aufgefangen, nicht die Sondierung der einen Niere derjenigen der anderen angeschlossen werden. Denn die Konzentration des Harns wechselt nicht selten außerordentlich schnell, und dies würde bei der Beurteilung der Arbeit der Einzelnieren leicht zu falschen Schlüssen führen können. Aus diesem Grunde halten wir die Verwendung einläufiger Uretercystoskope für gänzlich zwecklos, zumal ihr Kaliber von demjenigen der doppelläufigen meist kaum unterschieden ist.

Um eine genügende Menge Harn zu Untersuchungszwecken zu erhalten, ergibt sich die Notwendigkeit, die Sonden eventuell längere Zeit liegenzulassen. Man hat nun das Instrumentarium so angeordnet, daß man die Sonden liegenlassen und das Cystoskop über dieselben hinweg entfernen kann. Wie pflegen nie auf diese Weise vorzugehen, sondern lassen das Cystoskop ruhig in situ. Unannehmlichkeiten haben wir dadurch niemals auftreten sehen. Weder verursacht das liegenbleibende Instrument größere Unbequemlichkeit als die Sonden allein, noch treten spätere lokale Beschwerden in der Harnröhre auf. Man muß nur dem Cystoskopenschaft eine Stütze geben und diese leistet am besten einer der zahlreichen angegebenen Stützapparate, der gleichzeitig die Reagensgläser zum Auffangen des Urins trägt. Beim Einführen der Uretersonden selbst bedienen wir uns der Stützvorrichtung übrigens niemals, sondern ziehen das freihändige Arbeiten vor. Für die notwendigen Untersuchungen (bakteriologisch, mikroskopisch, chemisch und physikalisch, d. h. für die gesamten funktionellen Feststellungen) bedürfen wir jederseits einer Menge von mindestens 5—6 ccm. Das gelingt manchmal nicht, aber es ist für sichere Ergebnisse unangenehm, sich dann eines Multiplikators bei den Untersuchungen eines — um die genügende Menge zu erhalten — mit Wasser verdünnten Urins bedienen zu müssen.

Man darf nun nicht etwa annehmen, daß der gesamte Urin, welcher in der Zeit der Sondierung von der Niere abgesondert wird, durch die Sonde entleert wird. Es besteht sehr wohl die Möglichkeit, daß neben derselben ein Teil in die Blase gelangt. Für die qualitative Untersuchung ist dies natürlich gleichgültig, bezüglich der Quantität aus dem Sondenurin Schlüsse ziehen zu wollen, wäre unrichtig. Ebenso darf man der Beimengung von Blut zum Sondenurin keinen großen Wert beilegen. Die liegende Sonde oder ihre Einführung selbst veranlaßt in der zarten, von vielen Gefäßen durchzogenen Mucosa sehr oft kleine Verletzungen, welche den Urin intensiv blutig tingieren können. Sind also bei einem Patienten Blutungen bisher nie beobachtet worden, so würde es falsch sein, eine Blutung während der Sondierung für eine solche renalen Ursprungs zu halten. Man kann sie eventuell ausschalten dadurch, daß man die Sonde etwas weiter vorschiebt. Gelingt dies nicht, so ist man bei stärkerer artifizieller Hämorrhagie eventuell gezwungen, die Sondierung abzubrechen und nach einigen Tagen zu wiederholen. Eine weitere Täuschung bei der Ureterenkatheterung kann dadurch hervorgerufen werden, daß, ohne daß das Bestehen eines Verschlusses anzunehmen wäre, der sondierten Seite kein Tropfen Harn entströmt. Es unterliegt keinem Zweifel, daß in solchem Falle eventuell durch Auslösung reflektorischer Vorgänge die Absonderung der Niere zeitweilig verhindert werden kann: Man wird dann die Sonde wechseln, eventuell an einem späteren Tage die Sondierung nochmals vornehmen. Es sind uns Fälle bekannt, wo mehrfach die Sondierung dieses negative Ergebnis hatte, welches mit dem klinischen Befunde nicht in Einklang zu bringen war und wo beim 3. und 4. Versuche endlich ein normaler Urin in regelrechter Weise durch die Sonde entleert wurde. Selbstverständlich muß zur Vermeidung von Fehlerquellen der Ureterkatheter unmittelbar vor seiner Einführung durch Durchspritzen regelmäßig auf seine Durchgängigkeit geprüft werden.

Der Verwendbarkeit des Ureterkatheterismus sind nun auch gewisse Grenzen gezogen. Diese bestehen einmal in der Unmöglichkeit der Auffindung der Ostien in einer schwer veränderten, entzündeten Blase, deren oben bereits gedacht wurde. Dann aber kann das Bestehen blutender Prozesse in der Blase, weniger häufig in den Nieren, durch Trübung der Füllflüssigkeit die Auffindung der Ureteröffnungen ganz unmöglich machen. Die gleiche Trübung des Mediums durch den einer Niere entströmenden Eiter kann denselben Effekt haben, während eine der Blase selbst entstammende Eiterung wohl stets durch intensive Spülungen des Organs für die Untersuchungszwecke beseitigt werden kann.

Eine eitrige Entzündung der Blase, mag sie nun in diesem Organ ihre Quelle haben, oder mag sie von einer der Nieren herabgeleitet sein, wird aber in gewissen Fällen eine strikte Gegenindikation für die Sondierung der Harnleiter bilden. Jede akute Entzündung der Harnblase, die durch die gewohnten Eiterungen verursacht wird, verbietet durchaus eine Sondierung der Harnleiter, wenn der Zustand der Nieren als gesund, d. h. frei von entzündlichen Veränderungen anzunehmen ist. Die Gefahr der Verschleppung virulent infektiösen Materials nierenwärts, auch wenn die Infektionserreger nur in den untersten Abschnitt des Ureters eindringen würden, ist eine zu große. Nur wenn der klinische Befund und das cystoskopische Bild die von der Niere herabsteigende Eiterung mit Sicherheit erkennen lassen, ist die Sondierung des zugehörigen Ureters erlaubt, die andere nicht einwandfrei erkrankte Niere sollte in solchen Fällen nicht sondiert werden.

Bei *chronischen* Erkrankungen, Cystitiden, Pyelitiden besteht eine Gefahr ascendierender Infektion bei der Uretersondierung gesunder Harnorgane weniger, insbesondere da bei Anregung der Diurese nach der Untersuchung eventuell nach oben gelangte relativ harmlose Keime hinausgespült werden. Aber wir möchten es vermeiden, diesbezüglich schematische Vorschriften zu geben. Die Situation muß von Fall zu Fall beurteilt werden und dazu kann immer nur die eigene Erfahrung die nötigen Unterlagen geben! Jedenfalls ist uns bei sorgfältiger Auswahl der Fälle ein Ascensus der Infektion ganz unbekannt. — Es gibt aber Fälle, in denen die doppelseitige Ureterkatheterung unumgänglich ist, auch wenn man die Gesundheit *einer* Niere glaubt antreffen zu dürfen. Das ist die *tuberkulöse* Erkrankung der Blase, obwohl uns nicht unbekannt ist, daß einzelne Autoren auch in diesen Fällen vor einer Uretersondierung warnen. Bei einer überaus großen Zahl von Sondierungen durch die tuberkulös veränderte Blase hindurch in den gesunden Ureter hinein haben wir niemals einen Schaden für die gesunden zentralen Harnorgane entstehen sehen. Die Wichtigkeit der therapeutischen Indikationsstellung macht einen Verzicht auf die Ureterkatheterung in solchen Fällen ganz unmöglich. Daß der Tuberkelbacillus eine ascendierende Infektion auf dem Wege der untersuchenden Harnleitersonde nicht zustande kommen läßt, ist darin begründet, daß er sich im Sekret nicht vermehrt, daß es zu seiner Ansiedlung in der Wandmucosa einer Verletzung oder Erkrankung der letzteren bedarf und daß der herabfließende Harn die spezifisch schwereren Bakterien alsbald wieder herausschwemmt.

7. Funktionelle Diagnostik.

Die wichtigsten Dienste leistet die Ureterkatheterung der *funktionellen Nierendiagnostik*, d. h. der Prüfung der Nierentätigkeit in ihrer Gesamtheit und der Leistung der einzelnen Niere. Mehrere Fragen soll uns die Funktionsprüfung der Nieren beantworten, zunächst, ob eine

Niereninsuffizienz besteht, d. h. ob die Summe des rechtsseitig *und* linksseitig noch bestehenden Nierenparenchyms in seiner Gesamtheit nicht mehr in der Lage ist, die Grundbedingungen des Stoffwechsels zu erfüllen und die durch den Harn normalerweise auszuscheidenden Schlacken zu entfernen. Im Falle einer solchen Niereninsuffizienz würde durch einen radikalen Eingriff an einer Niere selbstverständlich nichts gewonnen, sondern das Eintreten der Katastrophe nur beschleunigt werden können, weil das quantitativ unzureichende Nierenparenchym noch weiter verringert wird. Wenn die Arbeit der Nieren in ihrer Gesamtheit eine genügende ist: besteht eine Erkrankung *beider* Nieren, die gleichfalls ein radikales Eingreifen in den meisten Fällen kontraindizieren würde? Oder ist nur die *eine* Niere erkrankt und *welche* von beiden? Und befindet endlich die als gesund supponierte Niere sich in einem Zustande, der uns berechtigt, ihr die Gesamtarbeit für den Organismus aufzubürden nach Entfernung des andersseitigen, sicher erkrankten Organs?

Eine wie große Anzahl von Methoden zur funktionellen Prüfung der Nieren im Laufe der letzten Jahre angegeben wurde, ist genügend bekannt, und gerade die Verschiedenartigkeit der Methoden ist ein Zeichen dafür, daß wir ein einwandfreies Verfahren bisher noch nicht besitzen. In der Tat haften einem jeden gewisse Mängel an, jedes hat seine Freunde und seine Feinde. Und dieser Umstand hat in neuester Zeit sogar einzelne Autoren dazu veranlaßt, von jeder „funktionellen" Diagnostik Abstand zu nehmen und statt derselben eine operative Freilegung der Nieren vorzunehmen, um sich durch den Augenschein über Veränderungen an denselben zu vergewissern. Diese diagnostische Freilegung ist an und für sich ein kleiner und ungefährlicher Eingriff und wie wir später sehen werden, kann man desselben vollständig bei der Nierendiagnostik nicht entraten; ihn aber prinzipiell an die Stelle der „funktionellen" Diagnostik setzen zu wollen, scheint uns doch ein ganz unnötiges, ja unverzeihliches Beginnen zu sein. Wir verkennen die Fehlerquellen der einzelnen Verfahren nicht und würden es für grundfalsch halten, uns bei unseren therapeutischen Entschließungen durch die Ergebnisse *einer* Prüfungsmethode allein leiten zu lassen. Wir halten es vielmehr für notwendig, die Resultate mehrerer Verfahren miteinander zu vergleichen, denn, und dies vor allem: alle jene Methoden beleuchten nur *Teil*funktionen der Niere und die Zusammensetzung der einzelnen Ergebnisse gibt erst ein richtiges Bild der Tätigkeit der Nieren, welche die Basis zur Indikationsstellung therapeutischen Handelns abgibt. Es liegt auf der Hand, daß die einzelnen Autoren sich auf Grund ihrer Erfahrungen eines besonderen Verfahrens oder einer Kombination mehrerer mit Vorliebe bedienen. Auch wir haben uns daran gewöhnt, einer gewissen Kombination den Vorzug zu geben, möchten aber trotzdem nicht verfehlen, alle gebräuchlichen Methoden kurz zu erwähnen, und zwar vom Gesichtspunkte der

Praxis aus und ohne auf die physikalischen chemischen und technischen Einzelheiten derselben mehr einzugehen, als dies für das Verständnis unumgänglich notwendig ist.

Zunächst ist zu unterscheiden, ob wir einen Überblick über die gesamte Nierenfunktion gewinnen wollen — damit betreten wir den gleichen Weg wie die interne Medizin, oder ob wir uns über die Tätigkeit der *einzelnen* Nieren ein Bild verschaffen wollen, wie wir es als Grundlage für chirurgisches Handeln nötig haben.

Eine der ersten und lange Zeit unbestritten besten Methoden war wohl diejenige der *Kryoskopie des Blutes,* die in KÜMMELL sen. einen begeisterten Verfechter gefunden hat. Unter der Kryoskopie des Blutes hat man zu verstehen die Feststellung der Herabsetzung des Gefrierpunktes des defibrinierten Blutes im Vergleich zum Gefrierpunkte des destillierten Wassers bei dem gleichen Barometerstande. Die Herabsetzung des Gefrierpunktes einer Flüssigkeit ist proportional ihrer molekularen Konzentration: ist die molekulare Konzentration einer Flüssigkeit eine stärkere, so ist auch ihr Gefrierpunkt um so mehr herabgesetzt im Vergleich zu dem als Einheit angenommenen Gefrierpunkt des destillierten Wassers. Indem man also diese Gefrierpunktserniedrigung graduell bestimmt, ist man in der Lage, die größere oder geringere molekulare Konzentration der Flüssigkeit, hier des defibrinierten Blutes, zu messen. Ist nun das Parenchym der Nieren erkrankt, und zwar in solchem Umfange, daß es die Schlacken, welche normalerweise mit dem Urin entfernt werden sollen, nicht mehr auszuscheiden vermag, so wird im Blute eine größere Zahl von Molekülen zurückgehalten: die molekulare Konzentration des Blutes ist eine höhere als sie normalen Verhältnissen entspricht und demgemäß ist die Herabsetzung des Gefrierpunktes des Blutes eine größere als sie unter normalen Verhältnissen erfahrungsgemäß ist. — Unter den gleichen Bedingungen einer Erkrankung des Nierenparenchyms wird, da eine große Zahl von Molekülen im Blute zurückgehalten bleibt, die molekulare Konzentration des Urins naturgemäß eine geringere sein. Dementsprechend wird auch die Herabsetzung des Gefrierpunktes des Harns eine geringere sein (im Vergleich zum destillierten Wasser) als sie erfahrungsgemäß unter normalen Verhältnissen ist.

Man bestimmt die Herabsetzung des Gefrierpunktes des Harns, welche man mit Δ bezeichnet, ebenso wie diejenige des zu diesem Zwecke frisch entnommenen und defibrinierten Blutes, die mit δ bezeichnet wird, mit Hilfe des BECKMANNschen Apparates, auf dessen Einrichtung an dieser Stelle einzugehen zu weit führen würde. Es bedarf einer genauen Kenntnis des Apparates und einer gewissen Übung in seiner Bedienung, um die zahlreichen Fehlerquellen mit Sicherheit zu vermeiden, deren jede zu falschen Resultaten führen würde. Man bedarf einer Flüssigkeitsmenge von 10 ccm zur Ausführung der Bestimmung. Jeder Feststellung des Gefrierpunktes von Harn oder Blut hat diejenige des destillierten Wassers voraufzugehen, die sich mit dem Barometerstande ändert. Diese wird an einem in hundertstel Grade eingeteilten Thermometer abgelesen und von der gefundenen Zahl der für Blut bzw. Urin in der gleichen Weise ermittelte Wert abgezogen: Die Differenz zwischen beiden ergibt den Grad der Gefrierpunktserniedrigung von Blut bzw. Urin. Das Thermometer ist kein festes, auf Gefrier- und Siedepunkt eingestelltes, sondern lediglich eine in einer Skala von hundertstel Graden eingeteilte Quecksilbersäule. Es hat nun die Erfahrung gezeigt, daß die Gefrierpunktserniedrigung jener Flüssigkeiten in normalem Zustande eine außerordentlich gleichmäßige ist. Auf diejenige des Harns einzugehen wird später Gelegenheit, sein. Beim Blute beträgt sie $\delta = -0{,}56^0$, doch bezeichnet man Werte, die sich zwischen $-0{,}55^0$ und $-0{,}58^0$ halten noch als normale. Werte von $-0{,}59^0$ und darüber hinaus müssen für gewöhnlich als nicht mehr normale bezeichnet werden und würden besagen, daß eine zu große Anzahl von Molekülen im Blute zurückgehalten wird, daß also die Tätigkeit der Nieren nicht genügt, um das Stoffwechselgleichgewicht aufrechtzuerhalten. Erhöhungen der Gefrierpunktserniedrigung bei gesunden Nieren auf $-0{,}60^0$, ja sogar auf $-0{,}80^0$ hat man beobachtet bei kachektischen Zuständen, bei Carcinoma mammae, oesophagi und bei Malaria. Dieser Umstand würde aber, obwohl er natürlich zu berücksichtigen ist, keine Veranlassung geben, von der sonst bewährten Methode Abstand zu nehmen.

Aber die Kryoskopie des Blutes besagt doch nur, daß die *Gesamt*tätigkeit beider Nieren im körperlichen Haushalt eine genügende oder eine ungenügende ist. Ergibt sich das letztere, so scheidet natürlich die Möglichkeit der Entfernung der einen Niere aus, da die übrigbleibende nicht die genügende Arbeit leisten würde und auch das operative Angehen der einen Niere, etwa eine Spaltung zum Zwecke einer Steineentfernung usw. würde man sich sehr überlegen müssen, weil hierdurch die weitere Zerstörung bzw. der Ausfall noch funktionstüchtiger Parenchymteile sich nicht vermeiden ließe. Erhält man aber normale Werte von δ, während die klinischen Symptome gleichzeitig auf eine Nierenerkrankung hinweisen, so weiß man noch durchaus nicht, *welche* der beiden Nieren die kranke, welche die gesunde ist oder ob nicht etwa *beide* Nieren erkrankt sind, aber trotzdem in ihrer Gesamtheit noch so viel funktionsfähiges Parenchym aufweisen, daß das Gleichgewicht des Stoffwechsels — vorläufig noch — aufrechterhalten wird.

Diese Gründe halten uns davon ab, der Kryoskopie des Blutes den Wert beizulegen, der ihr von anderer Seite vindiziert wird, und wir pflegen uns der Methode nur zu bedienen, um eine Insuffizienz der *gesamten* Nierentätigkeit auszuschließen bzw. nachzuweisen.

Wir werden später sehen, von wie großer Bedeutung diese Feststellung nicht nur bei vermuteter doppelseitiger (Nierentuberkulose), sondern auch bei festgestellter doppelseitiger Nierenaffektion (Steinerkrankung, Hydronephrose usw.) ist. Sie ist so bedeutungsvoll, daß wir uns mit der Feststellung der Gesamtfunktion der Nieren allein durch die Methode der Kryoskopie des Blutes nicht begnügen. Gleichzeitig nehmen wir die Untersuchung des Blutes auf *Reststickstoff* vor. Ihr Ergebnis läuft zumeist parallel demjenigen der Kryoskopie. Wir sind der Auffassung, daß ein RN-Gehalt des Blutes von 40 mg-% das Äußerste darstellt, welches zu der Annahme berechtigt, daß die Nieren in ihrer Gesamtfunktion noch in der Lage sind, ihrer Bestimmung, der Beseitigung der Schlacken aus dem Körper zu genügen. — Und als den dritten Weg zur Feststellung der Gesamtfunktion dient uns der VOLHARDsche Konzentrationsversuch, auf den wir niemals verzichten und der uns angibt, ob die Nieren noch in der Lage sind, mit ihrer Absonderung auf die Zufuhr von flüssiger und trockener Ernährung richtig zu reagieren. Der Versuch zieht sich über einen Tag hin. Bestehen etwa bei Prostatahypertrophie Stauungen der Harnabsonderung, so pflegen wir tags zuvor einen Verweilkatheter einzulegen, um reflektorische Störungen auszuschließen. Der Kranke darf während jener Zeit nur die Getränke und Speisen zu sich nehmen, die ärztlich angeordnet sind. Er erhält zu Beginn — nach Entleerung der Blase — 1 Liter Lindenblütentee, etwa um 8 Uhr vormittags, und um 12 Uhr eine Trockenmahlzeit, bestehend in mit Käse belegten Butterbroten. Nun wird stündlich bis 18 Uhr die Blase entweder spontan oder durch den Verweilkatheter entleert. Die erreichten 10 Harnportionen werden auf ihre Quantität und auf ihr spezifisches Gewicht untersucht. Die erstere soll in normalen Verhältnissen sich in etwa nach der zugeführten Flüssigkeitsmenge richten. Bleibt die Gesamtabsonderung weit unter dieser zurück, so spricht dies für eine Störung der Sekretion. Größere Bedeutung ist dem spezifischen Gewicht beizumessen. Der Harn ist im Anschluß an die Flüssigkeitsaufnahme stark diluiert auf etwa 1002, die Konzentration muß sich normalerweise nach der Trockendiät erhöhen, auf 1023—1025 etwa. Bleibt die Schwelle zwischen niedrigster und höchster Konzentration zurück auf Zahlen von etwa 8—10, so ist dies ein Zeichen dafür, daß die Funktion der Nieren geschädigt ist. Auch der VOLHARDsche Versuch pflegt fast stets den Ergebnissen der Blutkryoskopie und der Höhe des RN im Blute parallel zu verlaufen. Sind die Ergebnisse ungünstig, so würde es ein Kunstfehler sein, einen operativen Eingriff an den Harnorganen vorzunehmen: die Gefahr besteht einmal in der herabgesetzten allgemeinen Widerstandsfähigkeit des Körpers und außerdem darin, daß dieser auf einen Eingriff an den Harnorganen nicht selten mit plötzlicher Nierenstarre, Anurie und Urämie antwortet. Jene ungünstigen Untersuchungsergebnisse legen uns zunächst selbstverständlich völlige chirurgische Abstinenz auf! Werden sie bedingt durch Zerstörung des Nierenparenchyms selbst, etwa durch eine doppelseitige Nierentuberkulose oder beiderseitige Pyonephrose usw. in vorgeschrittenem

Stadium, so dürfen wir eine Wiederherstellung regelrechter sekretorischer Verhältnisse kaum mehr erwarten. Anders ist es, wenn eine Passageverlagerung in den unteren Harnwegen (Ureterstriktur, Prostatahypertrophie usw.) eine Schädigung des Nierenparenchyms durch Flüssigkeitsstauung in den abführenden Wegen bedingte. Wir wollen — späteren Erörterungen vorgreifend — betonen, daß durch eine Entlastung der gestauten Organe durch Dauerkatheter, oder durch eine suprapubische Blasenfistel oft sehr schnell, manchmal erst nach Wochen und Monaten sich das Nierenparenchym zumeist, d. h. wenn die Schädigung nicht schon zu weit vorgeschritten ist, wieder so erholen kann, daß die Untersuchungsergebnisse wieder normale werden und nun radikalen operativen Maßnahmen nichts mehr im Wege steht.

Eine große Bedeutung in der Funktionsprüfung der Einzelnieren wird von manchen Seiten der *Chromocystoskopie* zugemessen: Der Beobachtung der Ausscheidung eines Farbstoffes durch die Nieren im endoskopischen Bilde, nachdem derselbe intramuskulär oder intravenös dem Körper einverleibt worden war. Die Methode wurde von ACHARD inauguriert, der zu diesem Zwecke eine 5% ige Methylenblaulösung in die Gesäßmuskulatur einspritzte. Es zeigte sich nun bald, daß Methylenblau nicht immer als solches wieder durch die Nieren ausgeschieden wird, sondern daß es nicht selten in das farblose Chromogen im Körper umgewandelt wird, so daß die Blaufärbung des Ureterstrahles ausblieb. Deshalb wurde der Gedanke erst praktisch verwertbar, seitdem von VÖLCKER und JOSEF *das Indigocarmin* zu diesem Zwecke zur Verwendung gelangte.

Von der früheren intramuskulären Injektion in die Nates ist man im allgemeinen abgekommen, da hiernach erst nach 20—30 Minuten die Blauausscheidung der Nieren zu beginnen pflegt.

Man spritzt heute 1 ccm der 0,4%igen sterilisierten wässerigen Indigocarminlösung in die Cubitalvene ein und beobachtet unter normalen Verhältnissen bereits nach $3^1/_2$—4 Minuten die Blaufärbung des Ureterstrahles im endoskopischen Bilde.

Aus der Zeit des ersten Auftretens des Farbstoffes im Ureterstrahl nach der Injektion und aus der Intensität der Färbung desselben werden nun Rückschlüsse auf die Funktionsfähigkeit der einzelnen Nieren gezogen. Ist das erste Auftreten des Farbstoffes im Harn verzögert, so wird angenommen, daß die Funktionsfähigkeit der betreffenden Niere herabgesetzt sei, d. h. daß eine ausgedehntere Erkrankung des Nierenparenchyms die Intensität der Blaufärbung herabsetzt. Es ist ohne weiteres zuzugeben, daß dies zutrifft, wenn man von den allerdings recht seltenen Fällen absehen will, in denen auch bei gesunden Nieren eine Umwandlung des Indigocarmins in eine ungefärbte chemische Substanz vor sich geht und wenn man nicht außer acht läßt, daß die Sekretionsverhältnisse der Niere oft unter reflektorisch-nervösen Einflüssen stehen, die uns noch nicht hinreichend bekannt sind. — So ereignet es sich nicht selten, daß z. B. bei der Chromocystoskopie heute die Blauausscheidung aus einer Niere völlig fehlt und daß sie bei Wiederholung des Versuches an einem anderen Tage durchaus normal ist. Man darf sich also auf die Ergebnisse der Chromocystoskopie nicht absolut und allein verlassen, sondern kann sie nur im Rahmen der übrigen klinischen Untersuchungsergebnisse verwerten. Deshalb können wir uns nicht dazu entschließen, die Chromocystoskopie ausschlaggebend zur Beurteilung der Nierenfunktion heranzuziehen, bedienen uns ihrer dagegen gern, um, wie bereits oben betont, in einer schwer veränderten Blasenwand oder bei Formveränderungen der Blase (Divertikel!) die Stelle der Uretermündungen aufzufinden oder um uns überhaupt von der Passierbarkeit der Harnleiter durch Feststellung ihres gefärbten Urinstrahles zu überzeugen, wenn die Sondierung der Ureteren technisch unmöglich ist oder infolge entzündlicher Veränderungen der Blase nicht ratsam scheint. Endlich läßt die *Art der Projektion* des gefärbten Harnstoffes erkennen, ob die Elastizität des Ureterrohres eine normale ist, oder ob bei einer Starre des letzteren etwa durch entzündliche Veränderungen der Wandung, eine Behinderung seiner Beweglichkeit vorliegt, so daß die gefärbte Flüssigkeit nicht im normalen Strahl entleert wird, sondern langsam heraussickert.

Es bedarf eigentlich kaum einer weiteren Erörterung, daß man die Funktionsfähigkeit der Niere am besten erkennt und beurteilt nach der Qualität des abgesonderten Produktes ihrer Tätigkeit! Wozu ist es da nötig, nach ferner liegenden komplizierten Verfahren zu fahnden, wozu subjektive, immensurable Methoden setzten an die Stelle ziffernmäßig festzusetzender und mit den physiologischen Daten vergleichbarer Werte? Was kann man mehr verlangen zur Feststellung der Funktion einer Niere als ein genügendes Quantum ihres Sekretes, welches, in einwandfrei isolierter Weise gewonnen, von den verschiedensten Gesichtspunkten aus durchforscht und mit dem Sekret der anderen Niere verglichen werden kann! Und zu diesem Untersuchungsmaterial gelangen wir durch die Ureterenkatheterung.

Es sei nochmals darauf hingewiesen, daß man, um die Tätigkeit beider Nieren miteinander vergleichen zu können, unbedingt ihr Sekret *gleichzeitig* gewinnen muß. Um nach Möglichkeit ein den gewohnten Stoffwechselbedingungen entsprechendes Produkt zu erhalten, ist es dringend zu empfehlen, die Entnahme so einzurichten, daß der Kranke sich nicht unter der Wirkung von Diureticis und Harnantisepticis befindet, welch letztere fast alle gleichzeitig eine harntreibende Wirkung haben. Man würde auf diese Weise ganz falsche Werte bezüglich der Konzentration, der Durchsichtigkeit der Flüssigkeit usw. erhalten. Aus diesem Grunde ist es auch durchaus zu widerraten, falls die Ausscheidung des Harns eine langsame sein sollte, dieselbe in Gang bringen zu wollen durch Darreichung von harntreibenden Flüssigkeiten oder Medikamenten. Man erfährt gar zu oft von den Kranken, daß man ihnen anderwärts, um die Unbequemlichkeit der Untersuchung abzukürzen, kurz vor oder während derselben solche Mittel gereicht habe. Ganz unbeeinflußt soll der Organismus vor und während der Untersuchung bleiben; man soll nicht die möglichen Fehlerquellen, die aus reflektorischen Veränderungen der Ausscheidung, deren eben gedacht wurde, veranlaßt werden können noch durch jene künstlichen vermehren.

Das erste, was man beim Liegen der Uretersonden beobachtet, ist die Tropfenfolge. Sie ist entweder die geschilderte, in ihrer Regelmäßigkeit sich wiederholende oder sie ist eine fortwährende, ununterbrochene und zeigt damit an, daß ein Reservoir, etwa das erweiterte Nierenbecken, entleert wird. Das Ausbleiben jeglicher Absonderung ist, wie gleichfalls oben schon betont wurde, nur dann ein Zeichen für Aufhebung der Funktion oder Passageverlegung — falls andere Anhaltspunkte hierfür fehlen — wenn der Versuch mehrmals, an verschiedenen Tagen wiederholt, negativ ausfiel. — Dann wird weiterhin der Blick sofort feststellen, ob der Urin klar ist oder ob er trübe entleert wird und welcher Art die Trübung ist, die dann ja noch genauerer Untersuchung bedarf. Unmittelbar zur Untersuchung herangezogen werden kann nur der ganz frisch entleerte Harn. Sehr oft wird der Sondenharn in ganz harmloser Weise leicht getrübt sein durch Blut aus kleinen Läsionen der Mucosa, die beim Ureterkatheterismus ganz unvermeidlich sind.

Man wird nun jeder Niere soviel Harn entnehmen, als man zur Untersuchung nach allen in Frage kommenden Gesichtspunkten bedarf, und das ist jederseits etwa 8—10 ccm. Mit dieser Menge, richtig und sparsam eingeteilt, kann man zur bakteriologischen, chemischen ($\overset{+}{U}$, $\overset{+}{E}$), mikroskopischen und physikalischen (Δ) Untersuchung auskommen.

Man hat nun aus der Menge der im Harn normalerweise ausgeschiedenen Bestandteile Rückschlüsse auf die Nierentätigkeit gezogen und damit fraglos einen richtigen Weg beschritten. Aber mit der quantitativen Bestimmung der Ausfuhr ist eine quantitative Bestimmung der Einfuhr unerläßlich. Diese aber läßt sich wohl gelegentlich und mühsam im Tierversuch durchführen, nicht aber in der Praxis. Und so hat man die Methode der Feststellung der Menge der im Harn ausgeschiedenen Chloride im Vergleich zu ihrer Aufnahme in den Körper und unter Berücksichtigung ihrer anderen Ausscheidungsweise gänzlich fallen lassen müssen.

Auch die Berechnung der Harnstoffausscheidung scheint zunächst ähnliche Schwierigkeiten zu bereiten. Sie ist aber eine konstantere, so daß man beim Erwachsenen pro die eine Menge von 35 g oder etwa 2,35% annehmen darf, wenn er sich im Stoffwechselgleichgewicht befindet und nicht durch außergewöhnliche N-Aufnahme die Zahlen verschoben hat: bei vermehrter Stickstoffaufnahme wird auch die Harnstoffausscheidung eine größere sein und umgekehrt! Und endlich lehrt die Erfahrung, daß auch bei nichtchirurgischen Erkrankungen die Harnstoffausscheidung herabgesetzt sein kann. Wir verwenden die Ergebnisse der Harnstoffbestimmung für die Untersuchung der Nierenfunktion nur als Vergleichsobjekt bei den gleichzeitig beiden Nieren entnommenen Urinen. Ist die ausgeschiedene Harnstoffmenge eine normale, so fassen wir das als den Ausdruck einer geregelten Nierenfunktion dann auf, wenn auch die anderen von uns mit in den Bereich der Betrachtung gezogenen Faktoren ein regelrechtes Ergebnis haben. Die frühere, äußerst zeitraubende und komplizierte, wenn auch sehr genaue Resultate gebende Methode der Harnstoffbestimmung nach KJELDAHL ersetzen wir jetzt durch die leicht ausführbare Methode nach ESBACH, die zwar nicht so genaue, aber für die Praxis durchaus genügende Resultate gibt und die darin besteht, daß beim Zusammenbringen von Bromsalzen und Harnstoff Stickstoff frei wird, dessen Menge gemessen und mit Hilfe einer Skala und unter Berücksichtigung des Barometerstandes in Harnstoff umgerechnet wird. Das Verfahren läßt sich in wenigen Minuten ausführen.

Ganz besonderen Wert bei der Funktionsbeurteilung legen wir nun auf die Bestimmung der Herabsetzung des Gefrierpunktes des gleichzeitig beiden Nieren gesondert entnommenen Urins, der nicht durch Darreichung von Flüssigkeiten usw. diluiert worden ist. Auf die Bedeutung des Verfahrens wurde oben bereits eingegangen, es gibt nach unserer Erfahrung, die in keinem Falle im Stiche gelassen hat, den besten Aufschluß über die Leistungsfähigkeit der einzelnen Niere. Die normalen Werte für Δ schwanken von $-1{,}1^0$ bis $2{,}^0$ etwa, so daß man bei einer Herabsetzung des Gefrierpunktes um weniger als etwa $-1{,}1^0$ eine Schädigung der Funktion der betreffenden Niere anzunehmen veranlaßt würde. Handelt es sich aber um Werte etwa um $-0{,}8^0$ oder $-0{,}9^0$, so tät man doch gut daran auf *eine* Bestimmung allein sich nicht zu verlassen und eine gesteigerte Diluierung des Urins aus alimentären, pharmakodynamischen oder reflektorischen Ursachen in den Bereich der Möglichkeit zu ziehen. Man wird dann nach einigen Tagen die Bestimmung unter genauer Innehaltung der besprochenen vorbereitenden Kautelen wiederholen. Bleibt dann bei mehrfacher Prüfung der Wert für Δ auf -1^0 oder darunter, so darf man die Niere nicht mehr als voll funktionsfähig betrachten in dem Maße, daß, nach Entfernung der anderen, ihr die gesamte Stoffwechseltätigkeit anvertraut werden dürfte. Inzwischen werden dann auch meist chemische, bakteriologische und mikroskopische Untersuchung in Gemeinschaft mit dem klinischen Befunde dieser Auffassung recht gegeben haben.

Man kann auch aus der Bestimmung der elektrischen Leitungsfähigkeit des Harns Schlüsse auf seine molekulare Konzentration und somit auf die Tätigkeit des Nierenparenchyms ziehen. Das Verfahren ist jedoch ein so kompliziertes, daß es theoretisch zwar von großem Interesse ist, im praktischen Gebrauche jedoch wenig durchführbar sich erweist.

Aber einer weiteren Methode soll noch gedacht werden, derjenigen der Zuckerausscheidung durch die Nieren nach Phloridzininjektion. Phloridzin ist ein Glykosid und hat die Eigentümlichkeit, daß es, in den Körper einverleibt, eine *renale* Glykosurie veranlaßt. Die Zuckerbildung wird durch eine Tätigkeit des Nierenparanchyms selbst hervorgerufen; das arterielle der Niere zugeführte Blut enthält nicht, wie bei der Glykosurie des Diabetes mellitus, den Zucker, der nun durch die Niere ausgeschieden wird, sondern *in der Niere selbst* wird der Zucker bereitet. Je mehr funktionstüchtiges Parenchym nun in der Niere noch vorhanden ist, um so mehr Zucker wird dieses zu bilden in der Lage sein und so mißt man durch die Einverleibung des Präparates gewissermaßen indirekt die Menge des funktionsfähigen Nierengewebes. Die Menge des ausgeschiedenen Zuckers wird nun nicht etwa absolut gemessen, obwohl man erfahrungsgemäß annehmen darf, daß auf der Höhe der Ausscheidung etwa 1,6—2,0% Saccharum abgegeben werden, sondern es handelt sich bei der Beurteilung der Funktion um Verhältniszahlen. Die normalen Nieren eines Individuums geben zu gleicher Zeit etwa die gleichen Mengen Zuckers ab. Ist nun bei einem Individuum die der einen Niere entstammende Zuckermenge eine geringere als die aus der anderen Niere herrührende, so darf man den Schluß ziehen, daß diese letztere Niere über eine geringere Menge funktionsfähigen Parenchyms verfügt, daß sie also mit Wahrscheinlichkeit krank ist. Es sei übrigens hervorgehoben, daß Israel und Rovsing eine Verminderung oder Verschwinden der Zuckerausscheidung nach Phloridzineinverleibung auch bei gesunden Nieren angetroffen haben, so daß also auch dieser Methode nachgewiesene Fehlerquellen ebensogut anhaften wie allen anderen. Immerhin ist sie ein wertvolles Adjuvans zur Bestimmung der Funktionsfähigkeit. Für gewöhnlich pflegen wir uns derselben nicht zu bedienen, sondern verwenden sie nur gelegentlich, wenn uns andere Methoden nicht zum Ziele führen oder wenn wir noch ein weiteres Glied der Kette diagnostischer Momente einfügen wollen, bevor wie einen definitiven therapeutischen Entschluß fassen.

Die Anwendung des Verfahrens ist eine einfache. Von einer frisch bereiteten aufgekochten 1% igen Phloridzinlösung wird 1 ccm (also 0,01 g) in die Gesäßmuskulatur injiziert. Etwa 15—30 Minuten nach der Einspritzung beginnt die Zuckerausscheidung im Harn aufzutreten, die nach kurzer Zeit ihr Maximum erreicht, 1—1$^1/_2$ Stunden nach der Injektion abklingt, um nach 3 Stunden zu verschwinden. Man führt nun vor der Injektion oder gleich nach derselben die *beiderseitigen* Uretersonden ein und beginnt $^1/_2$ Stunde nach der Einspritzung den Urin von beiden Seiten *gleichzeitig* aufzufangen, verschafft sich auf diese Weise innerhalb einer Stunde je 2—3 Proben und bestimmt den quantitativen Zuckergehalt. Die einzelnen Werte der beiden Seiten vergleicht man miteinander und zieht daraus seine Schlüsse.

Wir pflegen nun die Funktionsbestimmung der Einzelnieren so vorzunehmen, daß wir für gewöhnlich auf das Ergebnis dreier Prüfungsmethoden Wert legen und diese miteinander vergleichen: Die Bestimmung der Gefrierpunktsherabsetzung der Einzelurine, das spezifische Gewicht derselben und die Harnstoffausscheidung der einzelnen Nieren. Ist der für Δ ermittelte Wert dauernd geringer als — 1,1°, das spezifische Gewicht ein erheblich herabgesetztes und der Harnstoffgehalt nicht der normale und vor allem sind diese Werte geringer als diejenigen der anderen Seite — alles dies unter den oben skizzierten Voraussetzungen einer normalen Flüssigkeitszufuhr usw. —, so nehmen wir an, daß die Funktionsfähigkeit der betreffenden Niere nicht mehr die normale ist, daß die Niere geschädigt, erkrankt ist und daß ihr eine Steigerung der Arbeitsleistung in keinem Falle etwa durch Entfernung der anderen, schwerer erkrankten Niere zugemutet werden darf. Außerordentlichen Wert legen wir aber außerdem auf die übrige chemische, mikroskopische und bakteriologische (kulturelle) Untersuchung der jederseitigen Sekrete.

So stützen wir also unsere funktionelle Diagnostik im wesentlichen, d. h. außer dem allgemein klinischen Befund, Röntgenverfahren usw. auf die Prüfung des durch Ureterkatheterismus gewonnenen Einzelurins, den wir untersuchen:

1. auf Schnelligkeit der Tropfenfolge;
2. auf Färbung (Diluierung);
3. auf Transparenz;
4. chemisch auf: Acidität, Eiweißgehalt, Harnstoffmenge;
5. mikroskopisch auf den Gehalt an Epithelien, Zylinder, Blut, Eiter, ausgefallene Salze;
6. physikalisch: Ermittlung von Δ, spezifisches Gewicht;
7. bakteriologisch: im Ausstrich, kulturell und eventuell Tierversuch.

Hinzu tritt eventuell die Glykosuriebestimmung nach Phloridzininjektion und im Falle der Unmöglichkeit oder Kontraindikation der Uretersondierung die Chromocystoskopie, die Kryoskopie des Blutes und der VOLHARDsche Versuch.

Es wurde nun oben bereits darauf hingewiesen, daß unter gegebenen Umständen alle diese Wege der Funktionsbestimmung nicht zum Ziele führen. Es kann Fälle geben, in denen nicht nur eine Uretersondierung, sondern sogar eine Cystoskopie auch beim Erwachsenen unmöglich ist (wir erinnern uns eines Falles von doppelseitiger Hüftgelenksankylose!) oder in denen eine offenbare Nierenerkrankung vorliegt, die aber gar keine lokalen Symptome veranlaßt, bei der wegen Blasenveränderungen die Sondierung unmöglich oder kontraindiziert ist, bei der die Blutkryoskopie gleichzeitig im Stiche läßt, weil die *gemeinsame* Nierenarbeit den Stoffwechsel noch balanciert.

In solchen Situationen ist man darauf angewiesen, eine diagnostische *Freilegung* der Nieren vorzunehmen, um sich durch den Augenschein von ihrem Zustande zu überzeugen. Diese diagnostische Freilegung der Nieren, dem die eventuell durch dieselbe indizierte radikale Operation sich sofort anzuschließen hätte, ist ein so einfacher Eingriff, daß man ihn nicht zu lange hinausschieben soll, und seine Begründung ist eine so klare, daß er wohl nie vom Kranken abgelehnt werden wird.

Diese einfache Überlegung und die in jedem Falle streng einzuhaltende Aseptik schreibt den Weg des Vorgehens genau vor. Man wird zunächst diejenige Niere freilegen, deren Gesundheit anzunehmen man sich für berechtigt hält. Ist sie augenscheinlich gesund, was durch Inspektion und Palpation festzustellen ist, so reponiert man sie und schließt die Wunde, um an der anderen Niere eventuell radikal vorzugehen. Ist sie krank und wurde die Erkrankung der anderen Niere schon vorher festgestellt, so wird man natürlich jedes weitere Vorgehen abbrechen. Wir sind uns bei diesem Vorgehen darüber klar, daß die Inspektion und Palpation relativ grobe diagnostische Verfahren sind und daß, wenn man makroskopisch ordentliche Verhältnisse antrifft, diese mikroskopisch keinesfalls regelrecht zu sein brauchen wie z. B. bei einer Nierentuberkulose. Aber gerade in dieser Situation muß man manches auf eine Karte setzen: die weitere Prognose wird dadurch in keiner Weise beeinflußt.

Diese diagnostische Freilegung der Niere kann eventuell auch notwendig werden, wenn bei beabsichtigter Entfernung der einen kranken Niere es durch die gewohnten Verfahren nicht gelingen wollte, die Anwesenheit der anderen festzustellen! Es ist in diesem Falle ganz entschieden vorzuziehen, auf lumbalem Wege sich von der Anwesenheit der Niere zu überzeugen und nicht, wie es von anderer Seite vorgeschlagen wird, von der erkrankten Seite her das Bauchfell zu eröffnen, um sich durch einen transperitonealen Griff vom Vorhandensein der anderen Niere zu überzeugen. In den meisten Fällen wird dieses Vorgehen, vorsichtig ausgeführt, Schaden nicht bringen, aber es könnte doch einmal bei übersehenen renalen oder pararenalen entzündlichen Vorgängen eine Infektion der Bauchhöhle veranlaßt werden.

8. Röntgenverfahren.

Zu einem bedeutenden diagnostischen Hilfsmittel in der Urologie ist das *Röntgenverfahren* ausgebildet worden. Bei allen Röntgenaufnahmen des Harnsystems ist eine prinzipielle Voraussetzung die *vollkommene Entleerung des Darmtractus*. Die in demselben vorhandenen Kotballen nicht nur, sondern auch die Blasen der Darmgase markieren sich mit großer Schärfe im Röntgenbilde und können zu verhängnisvollen Verwechslungen Anlaß geben oder eine Beurteilung der vorliegenden Verhältnisse ganz unmöglich machen. Wir lassen uns daher auf Röntgenaufnahmen nicht vorbereiteter Kranken gar nicht ein, sondern verlangen eine 1—2tägige genaue Einstellung des Körpers. Früher ließ man die Kranken zu diesem Zweck stark abführen und hungern. Das tun wir wegen der damit verbundenen Bildung von Darmgasen heute nicht mehr. Wir geben vielmehr über jene Zeit hinweg eine durchaus ausreichende, leicht und ohne besondere Gasentwicklung verdauliche Ernährung und lassen während jener Zeit alle Medikamente außer Kohle-Kompretten fort. Ein kurz vor den Aufnahmen eingelegtes Darmrohr sorgt neben einer Massage des Leibes für Beseitigung der Gase. Starken Rauchern soll für die Tage der Nicotingenuß eingeschränkt werden, da er die Darmperistaltik ungünstig beeinflußt.

Bei dem urologischen Röntgenverfahren wird es sich fast stets um photographische Aufnahmen handeln, abgesehen von der nicht allzuhäufig indizierten und nicht ganz einfachen Pyeloskopie.

In der Blase bedürfen wir zur Darstellung von Konkrementen (ebenso auch im unteren Ureter) keiner anderen Vorbereitung als der oben genannten. Das Radiogramm darf *nie unterlassen werden*, weil nur auf diese Weise, nicht aber durch die Cystoskopie, die Größe eines Steines oder Fremdkörpers und auch einigermaßen die Konsistenz des ersteren richtig beurteilt werden kann. Zur Darstellung massiger, gegen das Blasenvolumen vordringender Prozesse etwa einer Prostatahypertrophie wird die Blase durch den Katheter aufgefüllt mit Luft, Sauerstoff ist nicht notwendig, aber nur dann wenn eine Blasenblutung nicht vorliegt, es bestünde sonst die Gefahr der Luftembolie. Die beste Darstellung der Formveränderung der Blase, des Divertikels, des Blasentumors erhält man nach Auffüllung des Organs mit schattengebender Flüssigkeit. Wir bevorzugen Intramin oder Bromnatriumlösung 10%ig (20% schmerzt). Eine Feststellung der Veränderungen vor dem Schirm ist eine Unmöglichkeit, nicht nur wegen der Dicke des zu durchleuchtenden Körpers, sondern auch wegen der Schwierigkeit einer detaillierten Deutung.

Die Lage dystopischer Nieren und ihre Differenzierung von Tumoren des Abdomens gelingt oft einfach festzustellen dadurch, daß man sich der mit Wismut imprägnierten Uretersonden bedient.

Zur radiographischen Darstellung des Nierenbeckens und zur Ureterographie stehen zwei Wege zur Verfügung: die transvesicale und die intravenöse Einführung des Kontrastmittels in den Körper. Über die Indikation beider Verfahren wird noch diskutiert. Auf der Basis sehr eingehender Erfahrung wollen wir unsere Auffassung kurz zusammenfassen. Die intravenöse Pyelographie ist einfacher als die transvesicale, welche die Beherrschung der Technik der Ureterkatheterung voraussetzt. Ganz unvoreingenommen ist zu sagen, daß die transvesicale

Pyelographie die zugleich besseren und schärferen Bilder gibt als die Ausscheidungspyelographie. Wenn man der intravenösen Pyelographie den Vorzug geben will, weil sie eben eine Ausscheidungspyelographie iat, so ist diese Auffassung nicht ganz richtig: die radiographischen Ergebnisse der intravenösen Pyelographie sind bis heute keineswegs so einwandfrei, daß man aus ihnen sicher Rückschlüsse auf die Ausscheidung bzw. Funktion der Nieren ziehen könnte. Es wird vielleicht einmal dahin kommen, wer sich aber auf das hierauf bezügliche, bisher Erreichte verlassen wollte, dem würde wohl manche unliebsame Überraschung nicht erspart bleiben.

So sind wir der Meinung, daß das erstrebenswerte Verfahren der Röntgendarstellung von Nierenbecken und Ureter das transvesicale Pyelogramm ist und vorläufig bleibt; daß aber der Ausscheidungspyelographie die Ausfüllung einer großen Lücke in der diagnostischen Technik zu verdanken ist. Sie kommt da in Frage, wo angeborene anatomische Veränderungen (z. B. Enge der Urethra, abnorme Uretermündungen in der Blase usw.) oder pathologische Vorgänge (Urethritis, Prostataerkrankungen, Cystitis, Ureter- und Nierenbeckenkonkremente u. a. m.) die Einführung der Uretersonden zur Nierenbeckenauffüllung technisch unmöglich machen — nicht aber, wenigstens bis heute nicht. zur Beurteilung der Nierenfunktion!

Zur transvesicalen Pyelographie bedienen wir uns mit Vorliebe des Intramins (HENNIG), wir sehen, wenn es langsam ohne Druck injiziert wird, nur ganz ausnahmsweise Schmerzen im Anschluß hieran auftreten. Bromnatrium reizt zu stark, das Thorotrast sedimentiert stark und läßt sich besonders aus formveränderten Nierenbecken schlecht beseitigen, kann aber dann, im Körper belassen, eine sehr unangenehme Thoriumwirkung ausüben. Für die Ausscheidungspyelographie bevorzugen wir die Injektion von Perabrodil in die Cubitalvene.

Ohne Frage gibt es noch manche anderen guten Kontrastmittel für die Darstellung der Harnorgane, aber wir haben uns nun nach vielen Versuchen zu den genannten entschlossen.

Auf die heute vorzüglich ausführbaren Darstellungen der Niere nach Form, Lage, etwa vorhandenen Konkrementen oder auf Dichtigkeitsunterschiede des Parenchyms, die etwa Rückschlüsse auf Tumoren, Abscesse usw. zulassen, einzugehen, würde zu weit führen.

Von der *Pneumographie* der Niere, die vor einigen Jahren propagiert wurde und welche die Niere durch in ihr Fettlager eingespritzte Luft oder Sauerstoff in ihren Konturen darstellte, scheint man neuerdings abgekommen zu sein: Die Fortbildung der Röntgenapparatur und der Aufnahmetechnik macht das Verfahren, dem übrigens keine irgendwie in Frage kommemden Gefahren anhaften, überflüssig.

Bei allen Aufnahmen gewöhne man sich neben dem Übersichtsbilde eine Aufnahme mit der Kompressionsblende zu machen; ferner begnüge man sich nicht damit, z. B. beim Untersuchen auf Nierensteine etwa nur die eine offenbar befallene Niere aufzunehmen, stets ist ein Kontrollbild der anderen notwendig. Ebenso bedingt die für Konkrementaufnahmen der Blase positive Aufnahme die Notwendigkeit einer Nierenaufnahme und umgekehrt. So muß man bei der Annahme eines Steinleidens in irgendeinem Teile des Harnapparates stets eine Röntgenaufnahme des *gesamten* Harnapparates als notwendig bezeichnen. Und ebensowenig darf man es unterlassen, bei der Annahme einer Größenveränderung der Niere eine genauere Feststellung ihrer Form durch die Röntgenuntersuchung vorzunehmen, die bei einiger Übung stets brauchbare, oft ausschlaggebende Resultate geben wird. Aus alledem erhellt die enorme Wichtigkeit der urologischen Röntgenuntersuchung, auf deren Ergebnisse noch oft einzugehen sich die Gelegenheit bieten wird und man darf wohl behaupten, daß eine sachgemäße Untersuchung chirurgischer Erkrankungen der Harnwege ohne Röntgenaufnahme unvollständig ist.

9. Spezifische Reaktionen.

Zum Schlusse sei noch einer weiteren diagnostischen Methode gedacht, deren wir gerade bei der Differenzierung der chirurgischen Nierenerkrankungen nicht gern entraten möchten: der diagnostischen *Tuberkulinreaktion*. Wir legen bei derselben nicht so großen Wert auf eine durch Temperatursteigerung sich dokumentierende Störung des Allgemeinbefindens, aus der ja nur allgemein Schlüsse auf die Anwesenheit einer Tuberkuloseinfektion im Körper gezogen werden können. Wertvoller ist uns die *lokale Reaktion* auf die Einspritzung. Diese letztere löst in dem tuberkulösen Herde und seiner Umgebung reaktive Vorgänge aus, die in Zerfall von Gewebsteilen ihren Ausdruck finden. Die Folgen dieser lokalen Veränderungen zeigen sich einerseits im Auftreten von Sensationen oder in der Steigerung bestehender Schmerzempfindung in dem betreffenden Organ, in diesem Fall der tuberkulös erkrankten Niere, während andererseits in vermehrter Weise Eiter und Blut im Anschluß an jene Veränderungen im Harn nachweisbar werden. Bei den nicht tuberkulösen Prozessen dagegen fehlt diese lokale Reaktion vollkommen, während die Allgemeinreaktion natürlich aus Gründen anderweitiger Tuberkuloseinfektion nicht zu fehlen braucht. Es ist uns auf diese Weise recht häufig gelungen, eine zweifelhafte Nierenerkrankung aufzuklären; eine Gegenanzeige für das Verfahren haben wir nicht gefunden. Man bediene sich zur Ausführung des Alttuberkulins, und zwar in einer ad hoc stets frisch bereiteten Lösung. Die ganz kleinen kurativen Dosen anzuwenden liegt keine Veranlassung vor. Wir injizieren 0,5—1 mg. Eine Steigerung dieser Dosis beim Ausbleiben der lokalen Reaktion vorzunehmen halten wir nicht für gerechtfertigt.

B. Spezielle Diagnostik.

I. Erkrankungen der Urethra.

1. Mißbildungen der Urethra.

Alle kongenitalen Mißbildungen der Urethra lassen sich unschwer erklären aus der entwicklungsgeschichtlichen Genese der in Betracht kommenden Organe, des Sinus urogenitalis, der in Verbindung tritt mit dem in der 6. Woche des fetalen Lebens sich entwickelnden Genitalhöcker. Der Sinus urogenitalis stellt die primäre Urethra vor, und zwar den zentralen Teil derselben, der sich bis zur Glans erstreckt. Der periphere Teil der Urethra dagegen wird gebildet durch eine Einstülpung der Haut von außen her in ganz derselben Weise, wie die Bildung des Anus vor sich geht. Am hinteren Ende der Fossa navicularis pflegen zentrale Urethra und Hauteinstülpung sich zu treffen, etwa 12—15 mm von dem späteren Orificium externum entfernt, und als Überrest der Verbindung trifft man in vielen Fällen eine Falte der Schleimhaut an, die durch Bildung einer Tasche der Sondierung eventuell gewisse Schwierigkeiten zu bereiten vermag, weil sich die Spitze der Sonde in jener verfängt.

Fälle einer totalen und partiellen Obliteration der Urethra sind beschrieben, die Harnröhre pflegt dann in einen soliden Strang umgewandelt zu sein — ein sehr seltener Befund.

Die Fälle einer eigentlichen *Atresia urethrae*, d. h. eines Verschlusses der äußeren Harnröhrenöffnung sind also ebenso zu deuten wie die Atresia ani. Das Septum, welches sich zwischen den nicht zur Vereinigung gelangten Kanalsysteme befindet, kann verschieden dick sein, es kann eventuell die ganze Höhe der Eichel darstellen, eventuell nur ganz dünn sein, so daß die untersuchende Sonde, welche die anatomischen Verhältnisse schnell klarlegt, die Verbindung alsbald herstellt. Diese Anomalie als eine „Verklebung“ zu bezeichnen ist nach ihrer Genese natürlich unrichtig. — Meist wird mit diesem Zustande eine Hypospadia penis angetroffen werden, so daß der Harn, der in der zweiten Hälfte der Schwangerschaft schon von den fetalen Nieren abgesondert wird, seinen Abfluß fand. Ist dies nicht der Fall, und war der nach der Geburt sich steigernde Harndruck nicht imstande, die Verschlußmembran zu sprengen, so können — auch schon im fetalen Leben — erhebliche Stauungen im Harnsystem eintreten, welche schwere Schädigungen der harnbereitenden Organe und den Tod des Individuums zur Folge haben;

die überdehnte Blase kann sogar Geburtshindernis werden. Eine Selbsthilfe des fetalen Organismus kann eintreten dadurch, daß der Urachus sich von neuem öffnet und der Harn durch den Nabel entleert wird oder daß, in ganz seltenen Fällen, eine Perforation der Blase nach dem Rectum zu eintritt. Reste eines Diaphragmas können in jeder Größe persistieren, ohne daß sie funktionsbehindernd wirken; nur wird die untersuchende Sonde an dieser Stelle angehalten.

Aber auch eine epitheliale Verklebung der äußeren Harnröhrenöffnung kann eventuell angetroffen werden, die in Zusammenhang steht mit den Verklebungen, welche das Praeputium mit der Glans verbinden können. Sie wird meist durch den Harndruck gesprengt werden. Ähnliche Störungen, wie diese beim männlichen Geschlechte, können auch beim weiblichen Neugeborenen beobachtet werden. Immer lenkt die Unruhe des Kindes, die meist fühlbare Stauung des Nierensekretes in der Urethra und eventuell in zentraler gelegenen Organabschnitten die Aufmerksamkeit auf eine Störung der Harnpassage, vor allem natürlich die mangelnde Urinabsonderung selbst. Hierbei darf allerdings nicht vergessen werden, daß die letztere manchmal erst geraume Stunden nach der Geburt in Gang kommt.

Des weiteren kommen strikturierende kongenitale Verengerungen des Orificium externum vor in jeder Nuancierung, ohne daß die Harnentleerung völlig aufgehoben ist. Der Urin wird unter erheblicher Anstrengung in feinem Strahl entleert. Aber die Mißbildung, deren Diagnose naturgemäß unschwer gelingt, macht gleichwohl eine operative Behebung dringend notwendig, weil eine Stauung und Erweiterung des zentralen Organsystems die Folge ist.

Die nicht in regelrechter Weise vor sich gehende Vereinigung der zentralen Urethra mit der Hauteinstülpung von außen her kann beim männlichen Kinde noch eine weitere, die Urinentleerung in höchstem Grade behindernde Folge haben. Es gibt Fälle, in denen jene Vereinigung zwar zustande kam, in denen jedoch die Wandung des vorderen, sich einstülpenden Urethraabschnittes wie ein flottierender Rüssel in den zentralen Teil hineinragt. Wird nun der Harn entleert, so wird unter dem Druck der Harnsäule jener Rüssel seitlich an die Harnröhrenwand angedrückt und verschließt klappenartig die Lichtung der Urethra. Die Folge hiervon ist eine divertikelartige Ausweitung der letzteren vor dem Hindernis, und zwar nach der schwächeren unteren Wand des Kanals hin. Die Diagnose dieses *Divertikels* zeigt keine Schwierigkeiten. Die pralle Spannung der bisweilen sehr erheblichen Anschwellung läßt die Flüssigkeitsansammlung vermuten. Die Einführung eines Katheters auf wenige Zentimeter behebt die Beschwerden sofort, ebenso wie der Kranke meist durch Ausstreichen des Divertikels dasselbe entleeren kann.

Der Zustand macht operatives Eingreifen notwendig, denn beim Schluß der Miktion bleibt das Divertikel natürlich gefüllt, wenn die

Entleerung des Harns auch ziemlich gelang. Die Folge der Retention ist ein „Inkontinenz", ein dauerndes Abträufeln des Harns und Zersetzungsprozesse des Harns im Divertikel, der hier der Bakterienwirkung ausgesetzt ist.

Die Diagnostik der *Phimose* wird Schwierigkeiten wohl kaum bereiten, sie kann eine totale sein oder eine partielle, je nachdem die Glans ganz oder nur teilweise von Praeputium bedeckt ist. In den meisten Fällen handelt es sich um kongenitale Veränderungen, doch kann eine Verengerung der Präputialöffnung auch erworben werden. Sie stellt dann eine narbige Strikturierung auf traumatischer (Einrisse des Frenulum beim Coitus usw.) oder entzündlicher Grundlage dar und die Konsistenz des Gewebes wie auch die Form der Präputialöffnung wird eine Unterscheidung zwischen kongenitaler und akquirierter Phimose leicht ermöglichen. Fast stets geht mit der Phimose einher eine Verklebung, in älteren Fällen eine Verwachsung des inneren Vorhautblattes mit der Eichelbedeckung: ein Vorgang, dessen bei der Verklebung des Orificium externum schon gedacht wurde.

Die kongenitale wie die akquirierte Phimose macht den operativen Eingriff dringend notwendig. Ganz abgesehen von denjenigen Fällen, in denen eine hochgradige Verengerung der Präputialöffnung die Harnentleerung behindern oder den Coitus erschweren kann, pflegen in der Präputialtasche entzündliche Vorgänge, die *Balanitis,* sich zu etablieren, deren man ohne operative Eröffnung der Tasche nicht Herr werden kann. Durch die Ansammlung der Epidermisabstoßung im Vorhautsack entsteht nicht selten eine Eindickung der letzteren, die im Zusammenhang mit Niederschlägen von Harnsalzen zur Bildung von Konkrementen erheblicher Ausdehnung, den *Präputialsteinen* Veranlassung gibt, es sind Konkremente von Hühnereigröße, ja bis zu 225 g beschrieben. Die Erfahrung lehrt, daß das Vorhandensein solcher entzündlicher und Fremdkörperreize eine außerordentliche Prädisposition zur Entstehung maligner Neubildungen, insbesondere des Carcinoma penis darstellt, daß kurzum die Entwicklung dieses Carcinoms in vielen Fällen mit dem Bestehen einer Phimose in mittelbaren ursächlichen Zusammenhang gebracht werden muß. In einem solchen Kausalnexus zur bestehenden Phimose steht auch noch ein anderes, harmloseres Krankheitsbild des kindlichen Alters. Ist eine erhebliche Verengerung der Vorhaut vorhanden, so sind die Kinder gezwungen, ihre Bauchpresse stärker anzustrengen, um den Harn durchzupressen. Die Folge hiervon ist ein Nachgeben der Bauchwand an ihren in frühem Alter physiologisch schwächsten Stellen: dem Nabelring und der Leistenbruchpforte, und so sieht man im Anschluß an die Phimose auftreten den Nabelbruch und das Eintreten von Bauchinhalt durch den noch offenen Processus vaginalis: den „kongenitalen" Leistenbruch. Endlich darf nicht vergessen werden, daß die Phimose die venerische Infektion in außerordentlicher Weise begünstigt nicht nur deshalb, weil der verengte Präputialsack naturgemäß nicht zu säubern ist von dem eingedrungenen infektiösen Virus, sondern auch weil die intra coitum eintretenden kleinen Einrisse des verengten Präputialrandes insbesondere die luische Infektion begünstigen.

Diese Gründe dürften eine genügende Indikation darstellen zur Beseitigung einer jeden Phimose unter genauer Befreiung der Glans von dem mit ihr eventuell verklebten inneren Blatt des Praeputiums entweder durch die Operation oder, wo es noch ausführbar ist, auf dem Wege der Dehnung.

Die *Paraphimose* stellt einen Folgezustand der Phimose dar, der entweder dadurch entsteht, daß ein partiell verengtes Praeputium bei der Masturbation oder den Coitus hinter den Sulcus coronarius zurückgebracht wird oder daß infolge entzündlicher Prozesse eine Retraktion des verengerten Vorhautrandes eintritt und daß das Praeputium infolge der Einschnürung durch den letzteren nicht über die Eichel zurückzustreichen ist. Das Bild der Paraphimose ist unverkennbar, nur kommt differentielldiagnostisch auch die Umschnürung des Membrun durch einen Fremdkörper, etwa durch einen Ring oder durch einen Faden usw. in Frage. Stets sollte daran gedacht werden, denn ein solcher Fremdkörper würde natürlich die manuelle Zurückbringung der Paraphimose unmöglich machen. Namentlich wenn die Folgezustände, das Oedema glandis und die Praeputiumschwellung eingetreten sind, dürfte es schwer sein in den Falten der veränderten Gewebe einen feineren Fremdkörper aufzufinden. Als differentielldiagnostisches Moment wird angegeben, daß es bei der Paraphimose stets gelingen wird, an der Unterseite des Membrun das Frenulum bis weit auf die Raphe der Penishaut zu verfolgen, während dies bei Umschnürung des Gliedes naturgemäß nicht möglich sein wird.

Die Folgezustände der Paraphimose, die sich zeigen in einer partiellen Gangrän des Praeputiums oder gar — in seltenen Fällen — der Glans, machen eine sofortige Beseitigung des Zustandes manuell oder auf operativem Wege dringend notwendig. Praktischerweise wird man die Beseitigung der Vorhautverengerung gleich anschließen um eine Wiederholung des Vorganges unmöglich zu machen.

Unter der Bezeichnung *Hypospadie* versteht man die Lage der Mündung der Urethra, entfernt von der normalen Stelle an der Spitze der Eichel, an der Unterseite des Membrun. Die Entwicklung des Sinus urogenitalis hat nicht Schritt gehalten mit derjenigen des Geschlechtshöckers, jener mündet nicht auf dessen Spitze, sondern auf seiner Unterseite aus. Der Ort dieses Orificiums kann noch im Bereiche der Glans liegen. Meist findet man dasselbe im Sulcus coronarius an der Ansatzstelle des Frenulum und bezeichnet diesen Zustand als *Hypospadia glandis*. Es wurde oben schon darauf hingewiesen, daß man diese Verlagerung der Öffnung vielfach in den Fällen antrifft, wo der periphere, cutane Teil der Urethra nicht zur Vereinigung mit dem Sinus urogenitalis, der primären Urethra gelangt ist. Und so werden manche Fälle dieser Mißbildung beim Neugeborenen zunächst als Atresia urethrae angesprochen, während eine genauere Besichtigung des Membrum zeigt, daß eine Hypospadie vorliegt. Bei dieser Untersuchung denke man daran, daß die verlagerte Harnröhrenöffnung oft oder fast immer eine ungemein enge ist, so daß man kaum mit einer gewöhnlichen Sonde eindringen kann. Nicht selten ist sie sogar epithelial verklebt, doch gelingt die Lösung unschwer stumpf, wenn man nur erst die manchmal nur nadelstichgroße, etwas bläulich durchscheinende Stelle gefunden hat.

Die Form des Penisschaftes ist bei der Hypospadia glandis gewöhnlich nicht verändert. Nur die Glans erscheint an ihrer Spitze abgeplattet und nach unten hin verzogen. Das Praeputium pflegt einen übergroßen, wulstigen dorsalen Lappen darzustellen, der sich, bei Abwesenheit eines Frenulum hinter dem verlagerten Orificium ansetzt und schürzenförmig die Glans bedeckt. Einen selteneren Nebenbefund bei der Eichelhypospadie stellt die schwimmhautartige Verwachsung der Penishaut mit dem Scrotum dar (Verge palmée). Aus diesem Zustande erwachsen selbstverständlich Inkonvenienzen bei der Kohabitation. Im übrigen hat die Hypospadia glandis wesentliche Funktionsstörungen nicht im Gefolge außer etwa infolge der Enge des Orificium urethrae. Eine Beschmutzung der Bekleidung durch die Harnentleerung wird durch die Haltung des Gliedes leicht vermieden; die Facultas coeundi ist bei der guten Form des Membrun nicht behindert und die Ejaculation geht in erfolgreicher Weise vor sich, da das Orificium weit in der Vagina liegt.

Ganz anders liegen die Verhältnisse bei der *Hypospadie des Penisschaftes*. Die Urethramündung liegt bei dieser Mißbildung, die übrigens weit weniger häufig ist als die Hypospadia glandis, an einer Stelle des Gliedes hinter dem Sulcus coronarius, bis zu der Stelle, wo die Penishaut in diejenige des Scrotum übergeht, und dieser letztere Ort wird sogar besonders von der Mißbildung bevorzugt, so daß die Öffnung, nach hinten eingezogen, von einer Falte der Scrotalhaut verdeckt ist. An der Unterseite des Membrums bemerkt man dabei gewöhnlich eine bis zur Glans hin verlaufende, mehr oder weniger tiefe Rinne in Gestalt eines Halbkanals, der mit Schleimhaut ausgekleidet ist. Das Orificium pflegt auch in diesen Fällen stark verengert zu sein. Die Gestalt des Penisschaftes ist bei der zurückliegenden Hypospadie verändert. Während die Glans normale oder annähernd normale Größe aufweisen kann, ist jener gewöhnlich — auch beim Erwachsenen — sehr verkleinert. Er hat eine stark nach unten konkave Krümmung und bei Blutfüllung des Gliedes kann eine Erektion nicht stattfinden, so daß die Immissio sehr erschwert ist. Ist sie ausführbar, so hängt eine erfolgreiche Kohabitation naturgemäß ab davon, ob die Lage des Orificiums eine Ejaculation innerhalb der Vagina ermöglicht. Bei weiterem Zurückliegen ist das selbstverständlich nicht der Fall. Zu großen Unbequemlichkeiten führt die Harnentleerung. Die Beschmutzung der Kleider läßt sich nur bei der Entleerung in sitzender Stellung vermeiden und auch hierbei findet eine Berieselung der Scrotalhaut statt, die nur bei großer Sauberkeit das Entstehen sehr übler, schwer zu beeinflussender Ekzeme vermeiden läßt.

Die gleichen Beschwerden bringt der äußerste Grad der Hypospadie, die *Hypospadia perinealis* mit sich, d. h. die Fälle, welche infolge der Ähnlichkeit ihrer topographischen Verhältnisse mit derjenigen der weiblichen äußeren Genitalien, zu Schwierigkeiten der Geschlechtsbestimmung führen können. Man sieht das Scrotum in seiner Raphe in zwei Hälften geteilt durch eine Furche, in deren Tiefe das Orificium liegt. Der Penis selbst ist bei dieser Form der Hypospadie gewöhnlich ganz verkümmert.

Aus diesem Grunde ist diese hochgradige Form der Mißbildung auch wenig geeignet zu operativer Behandlung. Die mit derselben Behafteten müssen ihren Harn eben im Sitzen entleeren, eine Benetzung des Scrotum findet dabei wegen der Teilung desselben durch tiefe Furchenbildung nicht statt. Die Hypospadia glandis und penis bildet dagegen ein sehr dankbares Objekt zu operativer Behandlung, da die gut ernährte Urethra sich weit isolieren und longitudinal dehnen läßt, so daß ihre Mündung an die normale Stelle gebracht werden kann (BECKsche Operation). Im allgemeinen ist die Prognose des Eingriffes quoad functionem recht gut, auch die Verkrümmung des Gliedes kann, da die Corpore cavernosa unverändert sind, gut plastisch ausgeglichen werden, so daß in den meisten Fällen Harnentleerung und Geschlechtsfunktion normal werden. Eventuell bei weiter Verlagerung nach hinten kommen komplizierte plastische Operationen nach NOVÉ-JOSSÉRAND u. a. in Frage, oder die Herstellung einer neuen Urethra aus der Scrotalhaut. Von dem Ersatz der fehlenden Urethra durch homoioplastische Implantation des Wurmfortsatzes usw. hat man heute wohl allgemein Abstand genommen. Diese Implantationen werden alle mehr oder weniger schnell abgestoßen oder resorbiert.

Unter der Bezeichnung *Epispadia penis* versteht man die Verlagerung der äußeren Harnröhrenmündung an die Dorsalseite des Gliedes, die jedoch nicht wie bei der Hypospadie eine runde oder schlitzförmige, meist erheblich verengerte Öffnung darstellt, sondern fast immer mit einer mehr oder weniger ausgedehnten Spaltbildung des Organs einhergeht. Die Epispadie ist eine weit seltenere Mißbildung als die Hypospadie. Über ihre Entstehung sind mehrere Hypothesen aufgestellt worden, auf die an dieser Stelle einzugehen zu weit führen würde. Kurz gesagt ist die Epispadie als eine Hemmungsmißbildung aufzufassen, an der sich in vielen Fällen der Beckenring durch Spaltbildung der Symphyse und die Blase durch weitgehende Spaltbildung ihrer Vorderwand und „Ektopie“ beteiligen. Während wir bei der Hypospadie die leichteren Grade der Verlagerung der Harnröhrenöffnung an die Unterfläche der Eichel als den häufigeren, eine weitere Zurückverlagerung derselben als den selteneren Befund erkennen lernten, sind bei der Epispadie die Verhältnisse umgekehrt: der ausgebildeten Spaltbildung der Urethra einschließlich derjenigen der Blase begegnet man häufiger als derjenigen der Eichel allein. Immerhin kommt eine Epispadia glandis allein vor. Häufiger ist die Epispadie des Penisschaftes. Auf die in den meisten Fällen bestehende Spaltbildung der vorderen Blasenwand einzugehen wird später sich Gelegenheit finden.

Die Diagnose aller dieser Veränderungen pflegt Schwierigkeiten nicht darzustellen. Der Penis ist in den meisten Fällen erheblich verkleinert, er scheint ganz zurückgesunken zu sein in einen Trichter, dessen vorderer Rand gebildet wird von der in die Tiefe hineingezogenen Bedeckung der Bauchhaut. An der Unterseite der Glans hängt als breite viereckige Schürze das Praeputium über das Scrotum hinab, wie etwa nach einer schlecht ausgeführten Phimosenoperation. Zieht man den Penis aus seinem Versteck hervor, so präsentiert sich seine Dorsalseite als eine mit Schleimhaut ausgekleidete, seichte Rinne, über welche der Harn hinabfließt, vielfach ausgedehnte Ekzeme der Genitalhaut und der Oberschenkel-Innenseiten hinterlassend. Sehr häufig besteht nämlich bei der Epispadie eine Inkontinenz, auch wenn die Blase an der Spaltbildung nicht beteiligt ist. Die Spaltbildung der Urethra verläuft in den meisten Fällen bis in den Blasenhals hinein. Dieser letztere ist sehr weit, so daß man manchmal unschwer mit dem Finger in die Blase eindringen kann. Die Schließmuskulatur der Blase ist zwar in ununterbrochenem Ringe vorhanden, aber der Ring ist in diesen Fällen zu weit, als daß er dem Flüssigkeitsdruck wirksam begegnen könnte und so besteht entweder eine vollkommene Inkontinenz oder nur eine partielle, insofern der Schließmuskel den Harn bei geringem Füllungszustand der Blase, d. h. etwa 1—2 Stunden lang, zurückhält, dann aber, bei stärkerer Füllung, insuffizient wird.

Die Beschwerden bezüglich der Harnentleerung sind aus dem Vorstehenden ersichtlich. Die Geschlechtsfunktion ist meist unmöglich, nicht nur vom Gesichtspunkte der erfolgreichen Ejaculation aus, weil das Sperma nicht in die Vagina gelangen kann, sondern vor allem auch wegen der minderwertigen Ausbildung des Gliedes. Wenn auch diese Funktion herzustellen aus dem letzteren Grunde oft nicht gelingen wird, so stellen die Beschwerden der Harnentleerung und ihre unangenehmen Begleiterscheinungen eine strikte Indikation zu operativer Behandlung dar. Diese wird sich in mehrzeitigen Bemühungen zu befassen haben zunächst mit der plastischen Bildung einer neuen Urethra penis et glandis, dann aber besonders auch mit der Verengerung des Blasenausganges bzw. des Schließmuskels. Der operative Eingriff ist zwar kompliziert, verspricht aber, bezüglich der Harnentleerung wenigstens, durchaus gute Resultate. Für die Neubildung der Urethra kommt die klassische Operation nach THIERSCH vor allem in Frage, der sich eine Plastik aus der Haut der Unterbauchgegend anschließt zur Herstellung der Kommunikation zwischen der neugebildeten Urethra des Penisschaftes mit der hinteren Urethra bzw. der Blase. Weniger glücklich und komplizierter erscheint uns das kürzlich angegebene Verfahren zu sein, welches eine Urethra aus der Scrotalhaut bildet und diese nach Einheilung in die Unterseite des Membrun durch die Corpora cavernosa hindurchführt und zur Verbindung mit dem Trichter der hinteren Harnröhre bringt.

Wann sollen nun diese angeborenen Veränderungen operativ beseitigt werden? Der sofortigen Operation der Phimose post partum steht, als einem bedeutungslosen Eingriff, nichts im Wege. Bei den komplizierteren Eingriffen zur Beseitigung der Epispadie und auch der Hypospadie schiebt man gern den Eingriff hinaus bis die Kinder 4—5 Jahre alt sind, weil dann die anatomischen bzw. Größenverhältnisse operativ bequemer liegen. Bei der Hypospadie, die mit Kontinenz einhergeht, wird das stets möglich sein, bei der Epispadie nur dann, wenn Kontinenz besteht. Das ist seltener der Fall und die durch die Harnberieselung der Haut entstehenden, schwer zu beeinflussenden Ekzeme zwingen oft dazu, schon im frühesten Lebensalter zu operieren.

2. Verletzungen der Urethra.

Die Urethra ist derjenige Abschnitt der Harnwege, welcher am häufigsten vermöge seiner Lage direkter Gewalteinwirkung ausgesetzt ist. Die Verletzung und ihre Heilung wird durch zwei Momente kompliziert. Die Wunde wird berieselt von austretendem Urin und dieser kann unter gegebenen Umständen in die suggilierten Gewebe der Umgebung der Harnröhrenwunde hereingebracht werden und diese infiltrieren. Der Harn ist unter normalen Verhältnissen beim Verlassen der Blase aseptisch. Das gleichzeitig harn- und blutgetränkte periurethrale Gewebe stellt aber einen vorzüglichen Nährboden dar für die in der vorderen Urethra stets vorkommende Flora pathogener Bakterien, deren Eindringen auch in den hinteren Abschnitt der Harnröhre kein Ziel gesetzt ist, wenn der für gewöhnlich bakteriensichere muskuläre Abschluß zwischen vorderer und hinterer Harnröhre durch die Verletzung oder ihre Folgezustände behindert ist. Höchst üble gangräneszierende Entzündung in der Umgebung der Harnröhrenwunde, welche durch Harnsalze inkrustiert wird, ist dann sehr oft die Folge der Verletzung. Eine weitere Komplikation wird geschaffen durch die besonderen Verhältnisse der Blutversorgung in der Urethrawand selbst und vor allem in den ihr benachbarten Schwellkörpern. Sie stellen weitmaschige Hohlräume dar, aus denen die Blutung nur sehr schwierig sich stillen läßt. Auf die vielfach gleichzeitig mit der Verletzung der Harnröhre einhergehende Läsion der Schwellkörper des Penis soll hier nicht eingegangen werden, es sei nur erinnert an die oben erwähnte Schwierigkeit der Blutstillung und an die Folgen, die sich an die narbige Verheilung ihrer Verletzungsstelle anschließen. Die Narbe hebt die Kommunikation der vor und hinter der Verletzung gelegenen kavernösen Räume miteinander auf, so daß die Blutzirkulation durch dieselben peripherwärts behindert ist. Die Folge hiervon ist die mangelnde Erektionsfähigkeit des peripher gelegenen Abschnittes und — falls die Läsion nicht ganz vorn am Membrum sich befindet — eine mechanische, nicht zu behebende Impotentia coeundi.

Bei den Gewalteinwirkungen, welche die Urethra treffen, handelt es sich entweder um eine scharfe Durchtrennung ihrer Wandung durch Schnitt oder Stich, oder um eine Durchtrennung derselben durch stumpfe Gewalt, zu der auch die Schußverletzung zu rechnen wäre, welche unter quetschender oder zerreißender Veränderung der Wundränder die Kontinuität der Harnröhre mehr oder weniger aufhebt.

Die vollständige quere Abtrennung der Harnröhre mit dem sie umgebenden Penisweichteilen sehen wir bei Schnittverletzungen, wie sie z. B. zum Zwecke der Verstümmelung vorgenommen werden. Die Blutung pflegt eine außerordentliche zu sein und bedarf besonderer operativer Maßnahmen, der Vernähung der Albuginea der Schwellkörper in sich wie wir sie von der Amputatio penis her kennen. Die Urethra retrahiert sich dabei vermöge ihrer Elastizität, man wird gut daran tun sie in die Wunde vorzuziehen und unter dorsaler Spaltung mit den Wundrändern zu vernähen, um einer späteren Striktur des Orificiums vorzubeugen.

Die stumpfe Gewalt, welche imstande ist, die Urethra mit dem Penis vollkommen abzureißen, ist die maschinelle Gewalt, die Überfahrung, der Pferdehufschlag, Hundebiß und ähnliches. Nicht selten werden gleichzeitig das Scrotum mit oder ohne Testes abgerissen werden. Das abgerissene Membrun hängt oft noch an einer Hautbrücke mit dem übrigen Körper zusammen, erholt sich aber gewöhnlich nicht wieder, wenn die Schwellkörper ganz durchrissen sind. Die Blutung pflegt aus der Riß- bzw. Quetschwunde keine sehr intensive zu sein. Die Urethra ist in den zerfetzten Geweben häufig nur schwer auffindbar, sie ist meist nicht im Niveau der übrigen Wunde durchtrennt und das zentrale Ende kann bis hinter den Schambeinbogen zurückgeschnellt bzw. erst an dieser Stelle abgerissen sein. Eine Fixierung der zerfetzten Urethraöffnung an die gequetschten Hautränder in beschmutztem, lädiertem Gewebe, womöglich noch unter Spannung des vorgezogenen Stumpfes, ist ganz nutzlos. Nach Einführung eines Dauerkatheters wird man abwarten wie die Wundverhältnisse sich gestalten werden, ob eine lippenförmige Vereinigung zwischen Harnröhrenschleimhaut und Haut sich ausbildet oder ob man zu einer Implantation des kurzen Stumpfes in das Pernicum gezwungen sein wird.

Bei den durch Schnitt oder Stich gesetzten Verletzungen der Harnröhre, die nicht mit einer Abtrennung des Gliedes einhergingen, kann es sich handeln um eine vollständige Kontinuitätstrennung der Urethra; sie schafft die gleichen Verhältnisse wie bei der Durchquetschung, deren später ausführlich zu gedenken sein wird. Oder es besteht eine partielle Trennung des Rohres. Eine Längswunde der Urethra wird im allgemeinen schnell und ohne Verengerung des Lumens ausheilen, da vermöge ihrer Elastizität die Wundränder sich glatt aneinander legen. Bei quergestellten Wunden wirkt diese Elastizität in dem Sinne, daß die Wundränder auseinandergezogen werden. An der Narbenbildung beteiligt sich das periurethrale Bindegewebe und Verengerungen der Harnröhrenlichtung, *Strikturen,* sind die Folge.

Sehr viel häufiger als die scharfen Verletzungen der Harnröhre sind diejenigen, welche durch Zerreißung oder Durchquetschung gesetzt sind. Sie sind praktisch von außerordentlicher Wichtigkeit, stellen sie doch die häufigsten Verletzungen der Harnorgane dar, und ihre Lokalisation sowie die therapeutische Indikation bedarf mancher Überlegung. Hervorgerufen werden diese Verletzungen einmal dadurch, daß gelegentlich einer Fraktur des Beckenringes ein scharfes Knochenfragment des Schambeins abgesplittert wird und nun die Urethra in ihrem hintersten Abschnitt, in der Nähe der Passage durch den Arcus pubis aufreißt. Nicht selten ist die Blase gleichzeitig verletzt. Da es sich meist um eine schwere Verletzung des Beckens handelt, deren Symptome im Vordergrunde stehen und da sich die Kranken in tiefem Wundshock befinden, wird die Verletzung der Urethra zunächst manchmal übersehen bis die mangelnde Harnentleerung auffällt, von deren Ursache sogleich die Rede sein wird, oder bis große Blutextravasate unter die Haut auftreten und Hämorrhagien aus der Urethra, welche die Aufmerksamkeit auf diese lenken. Inzwischen kann zum Schaden des Kranken bereits eine ausgedehnte Harninfiltration des Beckenbindegewebes eingetreten sein. Stets ist daher bei einer Fractura pelvis von vornherein auf die eventuelle Verletzung der Urethra das Augenmerk zu richten, da sie schleuniger operativer Behandlung bedarf. Die Symptome dieser Anspießung der Urethra sind, wenn auch meist weniger stark ausgeprägt, die gleichen, die wir bei der gewissermaßen typischen Verletzung der Harnröhre anzutreffen gewohnt sind, derjenigen der Durchquetschung durch eine von außen her einwirkende stumpfe Gewalt.

Diese Verletzung kommt vor allem zustande durch den Fall rittlings auf den Damm bei gespreizten Beinen oder durch eine in ähnlicher Weise auf diese Stelle treffende Gewalt, etwa durch einen Schlag, einen Fußtritt usw. Wenn auch eine jede Stelle der Urethra, welche auf diese Weise getroffen wird, eine schwere Quetschung erleiden kann, so lehrt doch die Erfahrung, daß der Anfangsteil der hinteren Harnröhre, die Pars membranacea der Verletzung am meisten ausgesetzt ist. Durch die Gewalteinwirkung wird dieser an seiner Unterseite wenig geschützte Harnröhrenabschnitt gegen den Schambeinbogen gepreßt und auf dieser festen Unterlage durchgequetscht, entweder so, daß die Kontinuität des Kanals ganz oder nur zum Teil aufgehoben wird. Für die Folgen dieser Verletzung sowie für die therapeutische Indikationsstellung ist dies ganz gleichgültig, ja auch solche Fälle, in denen die Kontinuität des Rohres gar nicht zerstört ist, weisen den gleichen Symptomenkomplex auf, in welchem die Unmöglichkeit der Harnentleerung das hervorstechendste Moment abgibt, und machen das gleiche therapeutische Vorgehen notwendig.

Das wesentliche bei dieser Verletzung ist nämlich die sehr schwere Blutung, welche die Zerreißung des periurethralen Gewebes im Gefolge hat und die noch ganz besonders gesteigert wird, wenn, wie es nicht allzu selten vorkommt, der Bulbus urethrae gleichzeitig zertrümmert worden ist. Alsbald pflegt ein enormes Hämatom zu entstehen, welches zunächst die Dammgegend halbkugelig nach unten prall vorwölbt und welches sich in die Interstitien der Beckenfascien ausbreitet bis in das perivesicale Gewebe hinein und zu ausgedehnten Sugillationen der Haut bis in das Scrotum, die Innenseite der Oberschenkel und in die Bauchhaut hinein führt.

Dieses unter hoher Spannung befindliche Blutextravasat, von dem oft nur tropfenweise einiges durch die Urethra entleert wird, preßt die Harnröhre weit über die Verletzungsstelle hinaus fest zusammen, so daß der Druck der die Entleerung erstrebenden Blase nicht stark genug ist, das Hindernis zu überwinden. Das Hämatom allein genügt zur Erklärung der daraus resultierenden Urinretention und man braucht durchaus nicht etwa bei Bestehen der letzteren anzunehmen, daß die Kontinuität der Harnröhre gestört sei: Das gleiche Symptom tritt ein bei Quetschung der letzteren ohne Eröffnung ihres Lumens allein durch ihre Kompression. Besteht diese Zerreißung der Wand, dann kann gleichzeitig mit dem austretenden Blut der ausgepreßte Harn in das periurethrale Gewebe und weiterhin in das Beckenbindegewebe hineingepreßt werden und man wird, wenn nicht baldige operative Hilfe geleistet wird, die Harninfiltration mit ihrem Übergang in die putride, gangräneszierende Urinphlegmone entstehen sehen, welche veranlaßt wird durch die Tätigkeit der pathogenen und saprophytischen Bakterien, die aus der eröffneten Urethra in das Hämatom eindrangen.

Der Symptomenkomplex der Ruptura urethrae ist sonach ein ganz fest umschriebener: Das prallgespannte Hämatom der Dammgegend, die Hämorrhagie aus der Urethra und der Hochstand der ausgedehnten Blase, deren spontane Entleerung infolge der Durchreißung der Harnröhre oder ihrer Kompression durch den Bluterguß nicht möglich ist. Auf eine Differentialdiagnose, ob die Urethra quer durchrissen oder nur leicht lädiert ist, kommt es bei der Feststellung der Verletzung zunächst *gar nicht an.*

Im Vordergrunde des Interesses steht der Umstand, daß die Blase entleert, der Kranke von den Beschwerden der Retention befreit werden muß. *Der größte Fehler würde es sein, bei dem oben skizzierten Befunde den Kranken katheterisieren wollen!* Man kann nie wissen, in welchem Zustande die Harnröhre sich an der gequetschten Stelle befindet, ob sie unter starker Zerfetzung ihrer Wundränder ganz oder teilweise zerrissen ist oder ob ihre Wandung nur durch den Druck schwer lädiert, nicht aber eröffnet ist. Wenn ihre Kontinuität ganz getrennt ist, so muß es als unmöglich bezeichnet werden, das zentrale Ende mit seinen zerfetzten, durch die Elastizität der Wandung eingerollten Wundrändern zu entrieren. Ist die Urethrawand nur teilweise zerrissen, so würde nur ein glücklicher Zufall es zulassen, die angerissene Stelle mit dem Katheter zu passieren, meist wird er in das blutig suffundierte periurethrale Gewebe eindringen und die in der vorderen Urethra normalerweise befindlichen Bakterien in jenen vorzüglichen Nährboden hinein verschleppen. Wenn endlich eine Eröffnung des Kanals nicht stattgefunden hatte, so besteht die große Gefahr, durch Einführung des Katheters die gequetschte mürbe Stelle zu durchbohren und auf dieselbe Art das Hämatom zu infizieren; denn man würde ja stets zur Verwendung eines starren oder halbstarren Katheters gezwungen sein, da der Gummikatheter an der Stelle des komprimierenden Hämatoms sofort aufgehalten wird.

Leider erfährt man so oft, daß der Arzt nach Feststellung der Urethra-„quetschung“ sofort den Versuch machte den Katheter einzuführen, daß das Instrument auf den Widerstand an der Verletzungsstelle traf und daß der Untersucher dann die Verengerung zu „forcieren“ sich bemühte. Die Schaffung solcher Wege und die periurethrale Phlegmone sind die Folgen dieser Betätigung eines falschen Ehrgeizes, der manchen Verletzten ins Grab gebracht hat.

Also fort mit jedem Versuch des Katheterismus, wenn ein nach dem Damm sich vorwölbendes Hämatom eine erhebliche Blutung in die Umgebung der Urethra anzeigt!

Fehlt dieses Hämatom am Damm und darf man auf eine leichte Verletzung und Blutung schließen, so darf der *Erfahrene* vorsichtig tastend versuchen, ob die Urethra für einen *weichen* Katheter durchgängig ist. Trifft die Sonde auch nur auf das leiseste Hindernis, so hat jeder Versuch dieselbe vorzuschieben, durchaus zu unterbleiben.

Selbstverständlich sollte *jeder* Arzt in der Lage sein, eine Entlastung der Urethra und die Feststellung der freien Passage durch dieselbe auf operativem Wege vorzunehmen, ebenso wie er andere dringliche Operationen, z. B. die Tracheotomie, ohne Assistenz ausführen können — sollte! Nur das zufällige Fehlen jeglichen Instrumentariums und jeder Vorbereitungsmaßregeln sollte ihn entschuldigen, wenn er zu palliativen Maßnahmen: der Entleerung der Blase durch suprapubische Punktion mit feiner, langer Hohlnadel seine Zuflucht nimmt.

Das einzig angezeigte Vorgehen bei der Ruptura urethrae ist die *Urethrotomia externa* oder — einfacher ausgedrückt — die breite Incision des Dammes und die manuelle Ausräumung des Blutextravasates. Ist diese geschehen, dann wird ein Dauerkatheter leicht durch die ganze Ausdehnung der Urethra einzuführen sein, ob sie nun quer durchrissen oder nur teilweise lädiert ist. Eine Naht der gequetschten Urethrawandung ist ebenso unnötig wie zwecklos, da die Nähte in dem mürben Gewebe durchschneiden würden. Im einzelnen auf die Technik dieser Operation wie auch der Blasenpunktion kann hier nicht eingegangen werden.

Es wäre noch einer anderen, nicht allzu seltenen Verletzung der Harnröhre zu gedenken, welche dadurch entsteht, daß von außen her ein kontinuierlicher starker Druck auf ihre Wandungen ausgeübt wird. Es kommt vor, daß unverständige Mütter oder Pflegerinnen, um bei kleinen Knaben eine Urinbeschmutzung des Bettes zu verhüten, den Penis unterhalb der Eichel mit einer Schnur zubinden, die je nachdem es die Zeit oder die Nachtruhe dieser „Pflegerin“ zuläßt, für die Harnentleerung gelockert wird! Daß durch diese Störung der Blutversorgung eine Gangrän der Eichel entstehen kann, liegt auf der Hand. Mehrere Fälle sind uns jedoch begegnet, in denen es zu einer ganz umschriebenen Gangrän an einigen Stellen der Umschnürungsfurche gekommen ist, derart, daß sich hier Harnfisteln nach der unteren Wandung des Kanals zu ausbildeten, so daß der Harn, außer durch das Orificium externum, durch eine oder mehrere kleine Öffnungen an der Unterseite des Gliedes entleert wurde. Die gleiche Schädigung vermag einzutreten, wenn aus masturbatorischen Beweggründen ähnliche Manipulationen vorgenommen worden waren.

Den Verletzungen der Urethra zuzurechnen sind endlich noch, wenn wir von den bekannten Läsionen der Harnröhrenwand durch eingeführte Haarnadeln und ähnliche Gegenstände, an denen die kasuistische Literatur so reich ist, absehen wollen, die durch Sondierung des Kanals operativ geschaffenen „*falschen Wege*“. Daß diese Läsionen bei einer erkrankten Harnröhre, insbesondere beim Vorhandensein von entzündlichen oder strikturierenden Prozessen durch den Versuch des Sondierens auch von geübteren Operateuren gesetzt werden können, darf nicht bestritten werden. Die Wahl geeigneter Instrumente und die genaue Beachtung der Empfindung des Patienten wird dieses Ereignis vor allem dann sicher vermeiden lassen, wenn der Untersucher sich ohne Übereilung die Zeit für seine Untersuchungen nimmt. Es ist aber ganz auffallend, wie häufig Verletzungen auch der normal weiten Harnröhre beim Katheterismus vorkommen. In den anatomischen Vorbesprechungen wurde bereits auf die normalen Ausbuchtungen der Unterwand der Urethra hingewisen, die in der Pars bulbosa und Pars prostatica sich vorfinden, in denen der Katheter sich verfängt. Die longitudinale Ausdehnungsfähigkeit der unteren Wand veranlaßt dann, daß mit der sich dehnenden Tasche der Katheter weiter vorgeschoben wird, bis er endlich den Fundus dieser Tasche durchbohrt. Die ausgedehnte Harnröhrenwand schnurrt nach der Perforation zurück und das Instrument liegt nun im periurethralen Gewebe: der falsche Weg ist geschaffen. Ungeübtheit des Untersuchers und falsche Auswahl des Instrumentariums sind die Ursache für solche Ereignisse. Der Katheterismus ist eine Kunst, die durch viele Übung erlernt sein will. Der starre Metallkatheter ist ein gefährliches Werkzeug in ungeübten Händen, aber auch die halbstarren Katheter können falsche Wege bohren, sobald der Untersucher eine bestehende Verengerung zu forcieren sucht. Mit Sicherheit werden falsche Wege vermieden, wenn man mit leichter Hand und tastend das Instrument einführt und jedes sich darbietende Hindernis respektiert, nie dasselbe mit Gewalt zu überwinden versucht, sondern eventuell ein geeignetes Instrument von anderem Kaliber zu verwenden trachtet. Als das beste ist immer der halbstarre Seidenkatheter mit Mercierscher Krümmung zu betrachten, der an der vorderen, chirurgischen Wand der Urethra vorgleitend in die Blase am leichtesten eindringt. Im übrigen ist auf das in der Besprechung der Untersuchungsmethoden Gesagte zu verweisen.

Hat das Unglück es gewollt, daß ein falscher Weg entstanden ist, dann breche man die Untersuchung sofort ab und unterlasse auch für die nächsten Tage jeden Sondierungsversuch, so werden am sichersten und ohne weitere Schädigung die alten Verhältnisse wieder hergestellt und auch erheblichere Blutungen werden am besten vermieden dadurch, daß man gleich bei den ersten Tropfen Blutes, die ja auf eine Verletzung der Urethralschleimhaut hindeuten, jeden Ehrgeiz, das Ziel doch noch zu erreichen, zunächst beiseite setzt. In äußerst unangenehme Lage kann man versetzt werden durch die Fälle, in denen von fremder Hand eine Via falsa unter Gewaltanwendungen gesetzt wurde an einer Stelle, die einem nicht bekannt ist: Fälle, die nach vielen fruchtlosen „Bohr"-versuchen dann unter fast das Leben bedrohenden Blutungen endlich dem Facharzt zugeführt werden. In diesen Situationen gelingt es oft, wenn nicht gerade eine Strictura urethrae die Veranlassung zur Sondierung gegeben hatte, sondern ein Passagehindernis in der hinteren Urethra, etwa eine Prostatahypertrophie, einen elastischen Mercier-Katheter von *starkem* Kaliber an der Verlegungsstelle der Urethra *vorbei* durch die Urethra durchzuführen. Dieser Katheter wirkt dann tamponierend auf die Verletzungsstelle und stillt die Blutung fast augenblicklich. Liegen die Verhältnisse weniger günstig, so hat man den Versuch zu machen, durch Applikation einiger Tropfen der Adrenalinstammlösung auf dem Wege der Instillation an die unschwer mit der Instillationssonde fühlbare Verletzungsstelle oder durch subcutan bzw. per os darzureichende Haemostyptica die Hämorrhagie zu stillen, was wohl stets gelingen wird. Wurde der Sondierungs- bzw. Katheterisierungsversuch zum Zwecke der Urinentleerung bei vollkommener Verlegung der Urethra unternommen, so muß man eben auf diesen Weg vorläufig verzichten und eventuell für einige Tage die suprapubische Fistelbildung mit dem FLEURETschen Troikart nach WITZEL vornehmen oder sich zu einem radikalen operativen Eingriff je nach dem Grundleiden entschließen.

3. Entzündungen und ihre Folgezustände.

Es ist erklärlich, daß bei der exponierten Lage der männlichen und vor allem auch der weiblichen Urethra entzündliche Prozesse ihrer Mucosa, deren Erreger von außen her eindringen, sehr häufig vorkommen. Und so sieht man eine ungemein reiche Flora von Bakterien auch die normale Urethra bevölkern, die unter Umständen zu entzündlichen Vorgängen Veranlassung geben können, vor allem sind dies neben Staphylokokken und Streptokokken Colibacillen und Gonokokken. Daß gleichwohl in normalen Verhältnissen, d. h. bei einer freien Passage der Urethra es relativ selten zu Urethritiden kommt, findet seinen Grund darin, daß der unter Druck ausgetriebene Harn eine mechanische Säuberung der Urethra bei jeder Miktion vornimmt, dazu tritt beim Manne noch die Tätigkeit des Sphinkter externus, auf den wir früher hinwiesen und der die chirurgisch nicht zu säubernde vordere Urethra von der hinteren Urethra bakteriensicher abschließt. Die Verhältnisse ändern sich in einer für die Ansiedlung von Bakterien ungünstigen Weise in dem Augenblick, wo jene mechanische Säuberung der Urethra durch den Harnstrahl in irgendeiner Art gehemmt wird, etwa eine Verengerung des Harnröhrenlumens durch irgendeine Ursache. Dann sieht man zunächst gleich hinter dem Hindernis in den Wandungen der in ihrem Abfluß behinderten Harnwege eine Entzündung sich entwickeln, die hervorgerufen sein kann nur durch einen der oben genannten, in normalen Verhältnissen ganz harmlosen Bacillus, ohne daß einer von denjenigen Bakterien in Frage käme, von denen wir wissen, daß ihre Lokalisation in der Urethra eine spezifische ist. Jene relativ harmlosen, leicht therapeutisch beeinflußbaren Entzündungen können eine katarrhalische Reizung der Urethra hervorrufen, sie können andererseits aber auch eitrige Entzündungen veranlassen.

Die Entzündungen werden die Grenze zur hinteren Harnröhre nicht überschreiten, solange der Sphinkter externus funktioniert, solange nicht er selbst durch jene entzündlichen Vorgänge in Mitleidenschaft gezogen wird oder die Stauung zentralwärts eines Harnröhrenhindernisses seine Fasern durch Druck der sich ausdehnenden Harnsäule mechanisch auseinanderdrängt. Tritt eines dieser Ereignisse ein, dann wird auch die hintere Urethra von der Entzündung ergriffen und dieser Umstand ist fast gleichbedeutend mit einem Übergreifen der Entzündung auf die

Blase, deren innerer Schließmuskel, wie wir sahen, ein so leicht zu überwindendes Hindernis für den Detrusordruck der gefüllten Blase bildet, daß diese mit der hinteren Harnröhre zusammen als ein physiologisches Ganzes anzusehen ist.

Ob die Entzündung der Urethra nur ihren vorderen oder auch den hinteren Abschnitt und die Blase ergriffen hat, darüber gibt Auskunft auf einfachste Weise die „Zwei-Gläserprobe", bei deren Vornahme im ersteren Falle nur die erste Harnportion, im letzteren beide getrübt sein würden.

Die Gefahr der Urethritis liegt nun aber nicht allein in der von hier aus möglichen Infektion der Harnblase, die nach Beseitigung von Stromhindernissen sich leicht durch diuretische und lokaltherapeutische Maßnahmen beeinflussen ließe, sondern vor allem in dem Umstande, daß die Schleimhaut der Urethra keine glatte Oberfläche zeigt, sondern ein in Längsfalten liegendes Rohr darstellt, welches viele Taschen beherbergt, in deren Grund zahlreiche Drüsen sich befinden. Durch die Ausführungsgänge dieser Drüsen dringen die Bakterien in das sezernierende Parenchym ein und diese Drüsenentzündungen, die sich tief in der Harnröhrenwand etablieren, sind nicht nur schwer der Therapie zugängig, sondern sie nehmen an Ausdehnung zu, es entstehen Abscesse, welche in das periurethrale Gewebe durchbrechen, und so sieht man die Periurethritis auftreten, der Harn dringt ein in diese Eiterhöhlen, zersetzt sich dort und die Folge ist eine *periurethrale Urinphlegmone*, welche die Urethra weithin ganz umspülen kann und sie eventuell auf weite Strecken zur Sequestrierung bringt, so daß nach der operativen Behandlung schwer zu beseitigende Urinfisteln die Folge sind. Kenntlich ist diese Periurethritis durch die entzündliche Anschwellung des Gliedes und ihre schmerzhafte phlegmonöse Rötung, die schleunige Incision nötig macht zur Vermeidung einer Eitersenkung zum Damm und zum Scrotum hin. Aber ebenso wie diese kleinen urethralen Schleimdrüsen werden auch die anderen, größeren, zum Teil funktionell hochwichtigen drüsigen Organe ergriffen, deren Ausführungsgänge in die Harnröhre einmünden. Nicht nur die Cowperschen, bei der Frau die Bertolinschen Drüsen, die am Bulbus urethrae liegen und lange Zeit die Brutstätte für nicht versiegen wollende Urethritiden bilden, sondern ganz besonders die *Prostata* und die *Hoden*. Auf die entzündlichen Veränderungen der Prostata wird später noch genauer einzugehen sein. Die Fortleitung entzündlicher Prozesse der Urethra zu den Hoden hin auf dem Wege der Vasa deferentia ist ein außerordentlich häufiges Ereignis. Es treten zunächst Entzündungen der Epididymitis auf, denen sich die eigentliche Orchitis anschließt. Nicht nur von der gonorrhoischen Urethritis ist dies bekannt, deren Übergreifen auf die Nebenhoden ganz besonders gefürchtet ist, weil die Entzündung hier wie dort zu Verengerungen der Ausführungsgänge führt, die in den letzteren zu einem vollkommenen Verschluß des Lumens und dem daraus sich ergebenden Folgezuständen der Zeugungsunfähigkeit führen kann. Auch einfache Urethritiden ascendieren nicht selten zu den Hoden, wenn auch bei dieser Ätiologie der Epididymitis keine so schwerwiegenden Folgen zu befürchten sind.

Dasjenige Virus, welches am häufigsten die Urethritis verursacht, ist wohl der *Gonococcus* und er gilt mit Recht für denjenigen Entzündungserreger, der die folgenschwersten Veränderungen in der Urethralwand hinterläßt. Er siedelt sich in den Taschen derselben an und durch die Ausführungsgänge der zahlreichen kleinen Drüsen dringt er in deren Parenchym vor. Er ist aus diesem versteckten Sitz äußerst schwer zu entfernen, und bleibt in jenen submukösen Organen eventuell lange Zeit verborgen, wenn auch die Oberfläche der Harnröhrenwand abgeheilt zu sein scheint, und kann durch eine gelegentliche Alteration jener kleinen Drüsen, z. B. bei häufigem Coitus u. ä., die schlummernde entzündliche Tätigkeit von neuem entfalten und mit einem in seiner Virulenz gesteigerten Infektionsmaterial die Harnröhre von neuem weithin infizieren. Seine Wirksamkeit in der Tiefe der Harnröhrenwand führt zu Schrumpfungsprozessen der letzteren, deren Resultat, die Strikturierung des Harnröhrenlumens, uns später noch zu beschäftigen haben wird. Des näheren auf Genese, Diagnostik und therapeutische Maßnahmen bei der Gonorrhöe einzugehen, liegt nicht im Rahmen einer Betrachtung der *chirurgischen* Erkrankungen der Harnorgane.

Bei den übrigen eitrigen Erkrankungen der Urethra genügt zumeist nicht die Anwesenheit der Bakterien allein, wie beim Gonococcus, um eine Entzündung hervorzurufen, sondern es bedarf stets besonderer mechanischer Veranlassung hierzu. Schon oben wurde betont, daß eine jede Behinderung des Sekretabflusses ein prädisponierendes Moment abgibt für die Festsetzung der Bakterien. Nicht nur die Verengerungen der Harnröhre bilden ein solches, sondern auch die Anwesenheit von Fremdkörpern, weil mit denselben stets eine Läsion der Harnröhrenwand verknüpft ist. Als solche Fremdkörper haben nicht nur zu gelten die Konkremente, die von den höher gelegenen Harnwegen in die Urethra gelangten oder an Ort und Stelle dort entstanden; daß diese mit ihrer niemals glatten Oberfläche die Mucosa usurieren und so einen Nährboden für die Ansiedlung der gewöhnlichen Eitererreger schaffen, ist leicht verständlich. Auch andere unter bester Aseptik zu therapeutischen Zwecken eingeführte glatte Instrumente, wie der Dauerkatheter, pflegen *allein durch den Reiz ihrer Anwesenheit* die zarte Mucosa auch ohne sie direkt zu verletzen, so zu alterieren, daß das Entstehen einer eitrigen Urethritis fast unvermeidbar ist. Um so mehr gilt dies von Gegenständen, welche ohne Beobachtung chirurgischer Sauberkeit in die Harnröhre auch nur vorübergehend eingeführt wurden, nicht nur von Untersuchungsinstrumenten, sondern auch von allen denjenigen Gegenständen harter, weicher und flüssiger Konsistenz, die etwa aus masturbatorischen Motiven vom Kranken selbst eingeführt wurden.

Auch auf chemische Reize pflegt die Urethralschleimhaut heftig zu reagieren mit katarrhalischer oder eitriger Entzündung. Es sei nur erinnert an den Reiz, welchen Untersuchungsgegenstände, die, ohne abgespült zu werden, den Formalinsterilisatoren entnommen wurden, ausüben können.

Alle diese katarrhalischen oder eitrigen Entzündungen werden sich zunächst dokumentieren durch ein Schmerzgefühl, welches der Kranke empfindet, sobald der Harn über die entzündlich veränderte Urethra hinwegfließt und welches außerordentliche Intensität annehmen kann. Außerdem wird das mehr oder weniger eitrige Produkt der Entzündung am Orificium urethrae erscheinen, insbesondere, d. h. auch bei leichteren Entzündungen dann, wenn längere Zeit hindurch der die Urethra mechanisch säubernde Harnstrahl nicht gewirkt hat, d. h. früh morgens vor der ersten Miktion. Die Urethritis kann, je nach der Art und der Virulenz des Erregers, mit Fieber einhergehen. Besonderer Erwähnung bedarf bei dieser Gelegenheit das sogenannte Urethralfieber, d. h. neben einer entsprechenden Störung des Allgemeinbefindens eventuell unter Schüttelfrost ganz plötzlich eintretende erhebliche Steigerung der Körperwärme bis auf 40 und 41°, ein Zustand, der sich nach einem ganz einfachen entleerenden Katheterismus schon einstellen kann ohne daß auch nur die geringste Verletzung der Urethralschleimhaut wahrzunehmen gewesen wäre. Die Erscheinung irritiert den Kranken ebenso sehr wie den nicht erfahrenen Arzt. Sie ist aber harmlos und der Kranke wundert sich, daß die Voraussage des Arztes, am nächsten Tage sei alles in Ordnung, zumeist eintrifft. Wärmeapplikation und Anregung der Diurese, vielleicht auch ein leichtes Harnantisepticum unterstützen die Wiederherstellung. Die Ursache des Urethralfiebers steht noch nicht einwandfrei fest. Eine Allgemeininfektion etwa von einer sich nicht manifestierenden Läsion der Mucosa scheint uns nicht der Grund zu sein. Wie wäre es damit in Einklang zu bringen, daß eine schwere Attacke schon nach 1—2 Stunden nach einem aseptischen, einfachen, nicht verletzenden Katheterismus eintreten könnte!

Jede eitrige Sekretion aus der Urethra bedarf ohne jede Rücksicht auf das Ergebnis anamnestischer Erhebungen dringend einer eingehenden *bakteriologischen Untersuchung*. Ihr Resultat ist ausschlaggebend für die therapeutische Indikation. Vor allem handelt es sich darum festzustellen, ob eine Gonorrhöe vorliegt. In den meisten, besonders in den akuten Fällen wird es unschwer sein, die grampositiven Diplokokken zu erkennen, nicht nur an ihrer Gestalt und Größe, die von derjenigen anderer im Sekret der vorderen Urethra normalerweise vorkommenden Diplokokken abweicht, sondern ganz besonders an der intracellulären Lagerung der Gonokokken. Fällt die Untersuchung negativ aus und hat man gleichwohl Verdacht auf eine bestehende Gonorrhöe, so ist sie mehrfach zu wiederholen, eventuell das schwieriger auszuführende Kulturverfahren von geübter Hand anzuschließen. Ist die Gonorrhöe festgestellt, so schließt sich die als bekannt vorauszusetzende spezielle Behandlung an. Kann man vom Bestehen einer gonorrhoischen Entzündung Abstand nehmen, so vergesse man nicht, daß die Eiterung fast niemals durch die Anwesenheit der nichtgonorrhoischen Eitererreger in der Urethra *allein* verursacht ist, sondern suche die auslösende Ursache zu erforschen. Sie ist zu finden in der Anwesenheit krankhafter Prozesse in der Urethralwand, oder in der vorhergegangenen oder noch bestehenden Anwesenheit von Fremdkörpern in der Urethra, die entweder im Körper selbst sich gebildet haben — dann wird nur unter bestimmten Voraussetzungen der Kranke in der Lage sein selbst Angaben hierüber zu machen — oder die von außen her in die Urethra eingebracht worden sind. In diesem Falle handelt es sich um Manipulationen, welche widernatürlichen Neigungen des Individuums entsprechen und über welche man nur dann Auskünfte zu erhalten pflegt, wenn man das besondere Vertrauen des Kranken gewonnen hat.

Bei der diagnostischen Exploration der entzündeten Urethra gehe man mit großer Vorsicht vor und vermeide peinlichst die Übertragung infektiösen Materials aus einer peripher entzündeten Harnröhre in ihre intakten zentralen Partien und weiterhin in die Blase. Man überschätze nicht die mechanische Aseptik des die Blase und die Urethra auswaschenden Urins, solange nicht das die Eiterung unterhaltende, die freie Harnpassage störende Moment beseitigt ist. Hat man die Ursache der Eiterung gefunden, so ist der therapeutische Weg vorgeschrieben: die Entfernung derselben, sei es nun durch Erweiterung oder Resektion einer Striktur, Fortnahme eines Fremdkörpers oder Wegfallen äußerer Reizungen. Regt man dann durch Darreichung harnantiseptischer und harntreibender Mittel die Diurese an, dann wird unter der mechanischen Aseptik des Harnstrahls auch mit Gewißheit in kurzer Zeit jede Urethritis zur Ausheilung gelangen, welche durch die *gewöhnlichen* Eitererreger unterhalten wurde.

Auch die *Tuberkulose*, deren Invasion in die Harnorgane eine ganz besonders häufige Erkrankung darstellt, verschont die Urethra nicht. Aber die Auffassung über die Art und Weise, wie die Infektion zustande kommt, hat sich im Laufe der Zeit sehr geändert. Während man früher nach dem Vorgehen Guyons annahm, daß die tuberkulöse Infektion der Harnwege zustande komme dadurch, daß der Tuberkelbacillus von außen her, d. h. durch das Orificium externum in die Harnblase eindringe, etwa während des Coitus oder auch ohne einen besonderen Anlaß, weiß man heute, daß die tuberkulöse Erkrankung der Harnröhre stets eine sekundäre ist, die hergeleitet ist von der Erkrankung der zentralen Harnwege oder beim Manne des Genitalapparates. Über den

Modus dieser Ausbreitung der Infektion wird an anderer Stelle zu berichten sein. In der Tat hat es sich herausgestellt, daß es eine isolierte Erkrankung der *vorderen* Harnröhre, die das erste Symptom eines solchen Eindringens von außen her darstellen müßte, nicht gibt. Wo immer sich in der vorderen Urethra eine tuberkulöse Entzündung feststellen läßt, da findet man nicht nur die hintere Urethra, sondern auch jene höher gelegenen Organe gleichfalls erkrankt. Die tuberkulöse Urethritis findet sich fast nur vor in vorgeschrittenen Fällen der Urogenitaltuberkulose. Sie zeichnet sich aus durch mehr oder weniger ausgedehnte, meist ringförmig angeordnete Geschwüre der Schleimhaut, welche entstanden sind durch Confluenz mehrerer, in degenerativer Umwandlung befindlicher Tuberkelgruppen. Die Geschwüre sind eventuell recht tiefgreifend und verändern auch die tiefen Schichten der Urethralwand durch Entzündung und narbige Schrumpfung. Die Diagnosestellung ist eine einfache, da gewöhnlich die tuberkulösen Erkrankungen der anderen Harnorgane im Vordergrunde des Krankheitsbildes stehen. Heftigste Schmerzen im ganzen Verlaufe der Urethra, namentlich während und kurz nach der Miktion charakterisieren die Erkrankung und diese Schmerzen machen auch eine endoskopische Betrachtung der Urethra selbst unter Anwendung von Anaestheticis recht schwierig. Sie ist übrigens auch gar nicht so notwendig, weil im Rahmen der übrigen Symptome anderer Organe des Systems das Leiden nicht zu verkennen ist. Wie wenig eine lokale Therapie wird ausrichten können ist verständlich aus dem Umstande, daß immer wieder von neuem infektiöses Material aus den schwer erkrankten zentralen Organen die erkrankte Urethra benetzt und nur ein Wegfall jener Quelle kann die tuberkulöse Urethritis bessern, wenn die Veränderungen nicht schon zu weit in die Tiefe vorgedrungen sind. Zumeist wird man bei der vorgeschrittenen Systemerkrankung sich zur Linderung der hochgradigen Miktionsbeschwerden auf palliative Maßnahmen zu beschränken haben, die nur darin bestehen können, daß man den Urin durch eine suprapubische Blasenfistel oder gar durch die Nephrostomose von den schwer veränderten, schmerzhaften unteren Harnwegen ableitet.

Auch die *Lues*, die mit einiger Berechtigung wohl den entzündlichen Vorgängen zugezählt werden darf, findet man als Primäraffekt manchmal in der Urethra, und zwar an ihrem Orificium externum lokalisiert. Der Befund weicht in keiner Weise ab von demjenigen, welchen der Primäraffekt an anderen Stellen des Gliedes darzubieten pflegt. Differentiell diagnostisch kommt in Frage eigentlich nur das Carcinom dieser Gegend, und eine chirurgische Therapie tritt, abgesehen von der Excision des Herdes, ganz zurück gegenüber der allgemein antiluischen Therapie. Ebenso scheidet die Behandlung des auf das Orificium lokalisierten Ulcus molle ganz aus dem chirurgischen Bereich aus.

4. Strikturen.

Von ganz besonderem Interesse für den Chirurgen sind jedoch die *Folgezustände* entzündlicher Veränderungen in der Urethra, die Strikturen ihres Lumens. — Die bezüglich der Feststellung ihres Sitzes und der Indikation für therapeutisches Vorgehen so ähnlichen Folgezustände der Verletzungen der Harnröhren machen es notwendig, diese beiden Arten der Urethraverengerung gleichzeitig zu betrachten.

Die Verengerungen der Harnröhrenlichtung, die veranlaßt werden nicht durch Anwesenheit von Fremdkörpern oder durch die Kompression der Urethra von außen her, etwa durch ein Hämatom oder eine periurethrale Entzündung, sondern durch Veränderungen der Urethralwand *selbst*, nennt man kurzweg *Harnröhrenstriktur*.

Die Ätiologie dieser Strikturen kann verschiedenartig sein. Zunächst gibt es gewisse Verengerungen der Harnröhre, welche eine Passage der eingeführten Sonde beim ersten Versuche unmöglich erscheinen lassen, ohne daß Strukturveränderungen der Wand des Kanals vorläge. Es handelt sich vielmehr um circumscripte. krampfartige Zusammenziehungen der Harnröhrenmuskulatur, denen keine organische Veränderung zugrunde liegt, sondern die lediglich nervösen Ursprungs sind. Man fühlt diese *spastischen* Strikturen gelegentlich auftreten im Verlaufe von Erkrankungen des Rückenmarkes. Sie treten ferner auf bei entzündlichen Mastdarminfektionen, bei starkem Gehalt des Urins an harnsauren Salzen in gelöster oder amorpher Form und gelegentlich bei Diabetikern. Auch können entzündliche oder narbige Strikturen der Urethra den spastischen Krampf als Begleiterscheinung aufweisen. — Aber es ist daran festzuhalten, daß diese spastischen Strikturen sehr selten sind. Die Diagnose der spastischen Striktur darf nur dann gestellt werden, wenn die Verengerung der Urethra und mit ihr die Behinderung der Harnentleerung festgestellt wurde, ohne daß ein Instrument in die Urethra eingeführt war und unter sicherem Ausschluß einer anderen Verlegung des Harnröhrenlumens. Der Umstand, daß bei einer Untersuchung eine dicke Sonde glatt passierte, daß sie an einem anderen Tage arretiert wurde und nicht einzuführen war, um am folgenden Tage wieder ohne Beschwerden den Kanal zu passieren, genügt durchaus nicht zur Feststellung der spastischen Striktur. In den meisten dieser Fälle handelt es sich nur um eine ungeschickt ausgeführte Sondierung, welche das Instrument in einer der physiologischen Ausbuchtungen der Harnröhre oder an einer Schleimhautfalte sich festhaken ließ und für welche die Annahme eines Spasmus eine bequeme Ausrede für den Untersucher darstellt!

Ist eine spastische Striktur wirklich einmal vorhanden, so trifft man sie zumeist an der Stelle an, die eine fühlbare muskuläre Umspannung der Harnröhre in normalen Verhältnissen schon wahrnehmen läßt: an dem Sphincter externus, wo die einzuführende Sonde stets, auch beim gesunden Menschen, einen leichten Widerstand zu überwinden hat. Der Geübte weiß, daß die spastische Striktur einen unüberwindlichen Widerstand für die Sondeneinführung *nicht* darstellt. Man darf nur nicht den Versuch machen, die Passage mit dünnen Instrumenten zu erzwingen. Die Wirkung würde nur darin bestehen, daß durch die vergeblichen Sondierungsversuche der Krampf des Muskels ein immer heftigerer, die Passage immer unmöglicher würde und daß Verletzungen der Urethralschleimhaut entständen.

Den Harnröhrenkrampf überwindet man am besten, und zwar in ziemlich sicherer Weise dadurch, daß man sich dicker, schwerer Metallsonden bedient, die man in die vorher gut eingeölte Urethra bis zur Striktur einführt. Dann läßt man sie einfach ihrer Schwere nach wirken und unterstützt den Druck, welcher so auf den zusammengezogenen Muskel ausgeübt wird, höchstens durch einen zarten, gleichmäßig wirkenden Fingerdruck. Auf diese Weise wird die Kraft des Muskels überwunden, wenn der Untersucher es an Geduld nicht fehlen läßt und die Sonde gleitet in die Blase ein. Beim Herausnehmen fühlt man wie der sich zusammenziehende Muskel das Instrument immer noch fest umklammert. Man hat für die Sondierung dieser Strikturen besondere Instrumente konstruiert: hohle elastische Bougies, die mit einem Schwermetall, mit Quecksilber oder Vogeldunst gefüllt sind. Sie komplizieren das Instrumentarium aber unnötig und die Anwendug BENIQUÉscher Sonden starken Kalibers erfüllt durchaus den Zweck.

Lokale beruhigende Mittel, warme Sitzbäder, BELLADONNA-Suppositorien, in das Rectum eingeführt, endlich auch eine Anästhesierung der Urethra werden die spastische Striktur zumeist verschwinden lassen für den Augenblick, so daß die Harnentleerung vor sich gehen kann. Dauernde Heilung ist natürlich nur zu erwarten von einem Eingehen auf das Grundleiden, welches in jedem Falle zu eruieren ist.

Eine weitere Art der Strictura urethrae sieht man auftreten in der Begleitung frischer entzündlicher Prozesse der Harnröhrenschleimhaut. Die *entzündliche Striktur* wird hervorgerufen durch eine Auflockerung, ein Ödem der Mucosa und dieses kann so intensiv sein, daß nur auf dem künstlichen Wege der Harn entleert werden kann. Der Katheterismus gelingt bei diesem Zustande der Urethra zwar technisch meist ganz gut, ist aber für den Kranken meist mit erheblichen Schmerzen verbunden. Dieses Ödem der Urethra, welches zur Verengerung ihres Lumens führt, kann naturgemäß bei jeder infektiösen Urethritis eintreten. Die gewöhnliche, für die Praxis fast allein in Frage kommende Ursache ist die *gonorrhoische Urethritis*. Die Behandlung dieser entzündlichen Strikturen gehört somit nicht in das Gebiet der Chirurgie. Die Diagnose ist unschwer zu stellen durch die Untersuchung der erheblichen eitrigen Absonderung. Handelt es sich bei der Striktur in Begleitung einer akuten Urethritis *nicht* um die spezifische Infektion, so kommt als Ursache für den Harnröhrenverschluß differentialdiagnostisch die Anwesenheit eines Fremdkörpers in der Urethra in Frage, welche die Urethritis ausgelöst haben könnte. Stets ist dies in Erwägung zu ziehen. Die Sondierung wird, wenn die Anamnese im Stiche lassen sollte, den Fremdkörper leicht nachweisen. Es liegt auf der Hand, daß von weiteren therapeutischen Maßnahmen erst dann die Rede sein kann, wenn diese Ursache der Entzündung auf dem Wege der Extraktion oder des operativen Eingriffes entfernt sein wird.

Weitaus die meisten Verengerungen der Harnröhre sind *narbige Strikturen.* Sie werden hervorgerufen entweder durch die Residuen alter, oft lange Jahre zurückliegender entzündlicher Prozesse, besonders gonorrhoischen Ursprungs, oder durch die Folgen von Verletzungen der Harnröhre, die entweder von innen her die Mucosa und das periurethrale Gewebe getroffen haben, z. B. falsche Wege usw., oder die im weitaus häufigsten Falle als Quetschung oder Ruptura urethrae die Harnröhre trafen. Diese Ätiologie der narbigen Veränderung der Urethra erklärt es, daß man die Strikturen infolge der Urethraverletzung zumeist in denjenigem Teile antrifft, welcher die Prädilektionsstelle der Verletzung darstellt: in der hinteren Harnröhre, der Pars membranacea. Die Verengerungen gonorrhoischer Herkunft dagegen liegen zumeist in der vorderen Urethra, d. h. da, wo die spezifischen entzündlichen Vorgänge in der größten Anzahl der Fälle sich abzuspielen pflegen.

Anatomisch handelt es sich bei den narbigen Strikturen entweder um einen Schrumpfungsprozeß in der Harnröhrenwand und ihrer nächsten Nachbarschaft in der Art, daß die elastische Harnröhrenwand in ein derbes, schwieliges, callöses Gewebe umgewandelt ist, welches entweder die ganze Zirkumferenz der Urethra einnimmt oder nur einen Teil derselben umgewandelt hat. Im ersteren Falle wird die Verengerung des Lumens eine vollkommenere sein als in letzteren, wo die unveränderten Teile der Zirkumferenz nachgiebig genug sind, um den Harnstrahl in voller Stärke passieren zu lassen. Diese callösen Umwandlungen können sich eventuell nur in einer geringen Ausdehnung vorfinden, wenn es sich etwa um die Narben von Ulcera der Schleimhaut handelt. Sie können auch auf größere Ausdehnung von mehreren Zentimetern hin die Urethra ringförmig einnehmen, wenn ausgedehntere periurethrale Eiterungen vorlagen, die narbig ausheilten. Endlich können bei voraufgegangenen Entzündungsprozessen auch mehrere, zwei, drei und darüber, stenosierende Narben in der Harnröhrenwand liegen, wenn die Geschwürsbildung eine multiple war, wenn die periurethralen Eiterungen sehr ausgedehnt waren oder sich an mehreren Stellen lokalisiert hatten.

Die Striktur kann aber auch hervorgerufen werden durch Narbenstränge, die von der narbig veränderten Harnröhrenwand aus diaphragmaartig in das Lumen vorspringen und die, wie ein Klappenmechanismus wirkend, die Harnentleerung behindern. Das wird zumeist der Fall sein bei denjenigen narbigen Strikturen, die sich an Verletzungen der Urethra anschlossen. Im Anschluß an diese Verletzungen wie auch an den operativen Eingriff der Sectio mediana tritt auch nicht selten der Fall ein, daß an der Stelle der Läsion die Urethra winkelig abgeknickt wird mit dem Scheitel des Winkels zum Damm hin. Erklärt wird dies z. B. dadurch, daß bei der Urethrotomia externa die Wunde offen blieb, tamponiert wurde und daß durch den Narbenzug der sich schließenden Wunde die leicht bewegliche Urethralwand nach unten verzogen wurde. Diese letzteren Fälle vermögen bei der gutachtlichen Feststellung von Unfallfolgen und der Abschätzung der Arbeitsfähigkeit den unerfahrenen Untersucher irre zu führen. Veranlaßt durch die anamnestischen Angaben, welche durch die Anwesenheit einer Narbe am Perinaeum gestützt sind, sondiert der Arzt und jede Sonde, welches Kaliber sie auch haben mag, wird an der Abknickungsstelle so angehalten, daß eine ganz erhebliche Verengerung des Lumens vorzuliegen scheint und der Fall wird dementsprechend bewertet. Würde der Arzt den Kranken in seiner Gegenwart urinieren lassen, so würde er oft sehen, daß die Harnentleerung in recht gutem Strahle möglich ist, daß die Abknickung der Harnröhre von keinem wesentlichen Einfluß auf die Harnentleerung ist. Es liegt nur eine anatomische Veränderung vor, während die Funktion ungestört ist.

Man hat Versuche gemacht, die einzelnen Formen der narbigen Strikturen in ein gewisses Schema einzureihen. Hierdurch wird die Lehre dieser Erkrankungen, soweit sie von Bedeutung für die Praxis ist, in einer ganz unnötigen Weise kompliziert. Keine Striktur gleicht der anderen und alle stellen gewisse Nuancierungen dar in dem oben skizzierten Rahmen. Auf die mikroanatomischen und genaueren groben anatomischen Eigenschaften der Strikturen einzugehen würde zu weit führen. Von praktischer Wichtigkeit ist es zu wissen, daß sie aus Narbengewebe bestehen, dessen Konsistenz abhängig ist von der Art des die Narbenbildung einleitenden Vorganges. Ist die Urethra bis in ihre tieferen Wandschichten weithin zugrunde gegangen, wie es bei periurethralen Eiterungen geschehen sein kann oder bei einem Wegfall der Urethra in ihrer ganzen Zirkumferenz auf einer Strecke, die sekundär sich epithelialisiert hat, so darf man nicht erwarten, elastisches Gewebe in der Narbe noch anzutreffen. Die Narbe stellt dann ein ganz festes derbes Gewebe dar, während andererseits auch Strikturen von sehr weicher, fast plastischer Narbenkonsistenz angetroffen werden. Für die Behandlung ist es naturgemäß von großer Bedeutung, ob das Narbengewebe der Striktur elastisch, d. h. auf nicht operativem Wege beeinflußbar ist, oder ob das starre, derbe Hindernis nur mit Hilfe des Messers aus dem Wege geräumt werden kann.

Die Diagnostik der Harnröhrenstriktur darf sich nun niemals mit der objektiven Feststellung des Hindernisses begnügen. Sie wird stets, um ihrem Zweck, eine Indikation für die Therapie zu stellen, erfüllen zu können, gleichzeitig die *Ausdehnung* und die *Konsistenz* des das Lumen verengernden Hindernisses festzustellen haben.

Die Beschwerden, welche den mit der Harnröhrenstriktur Behafteten zum Arzt führen, sind im wesentlichen die Veränderung des Harnstrahles, das Unvermögen, den Harn überhaupt oder nur in der gewohnten Weise entleeren zu können und die Stauungen und Entzündungen im uropoetischen System, welche sich notwendigerweise an die Behinderung des freien Harnabschlusses anschließen müssen.

Es ist von gewisser Bedeutung, vom Kranken eine genaue Vorgeschichte der augenblicklichen Harnbeschwerden zu erhalten, bevor man an eine instrumentelle Untersuchung des Falles herantritt. Andere Ursachen: Fremdkörper, Tumoren, Veränderungen der Prostata können in gleicher Weise die Harnentleerung behindern wie die Strikturen. Anamnestische Daten lenken die Aufmerksamkeit des Untersuchers sogleich auf bestimmte Krankheitsursachen. Die Angaben werden, falls eine Verletzung voraufging, meist nicht im Stiche lassen, wenn seinerzeit ein operativer Eingriff vorgenommen war. Ist dies nicht der Fall gewesen oder sind Gonorrhöen voraufgegangen, so weichen die Angaben oft von der Wahrheit ab und erst später erinnern sich die Kranken der Vergangenheit, weil das ursächliche Moment oft lange zurückliegt — 26 Jahre lagen in einem uns bekannten Falle zwischen Gonorrhöe und dem Auftreten der Striktur — oder weil demselben seinerzeit schon vom Kranken eine Bedeutung nicht beigemessen wurde.

In epischer Breite tragen die Patienten, deren physischer Zustand zumeist unter den oft außerordentlich quälenden Beschwerden gelitten hat, ihr Leiden vor, welches ihrem ganzen Aussehen einen Stempel aufdrückt. Blasse, fahle Gesichtsfarbe, scheue Unruhe und dabei ein niedergedrücktes melancholisches Wesen zeichnen den Kranken aus, wenn er schon längere Zeit unter der behinderten Harnentleerung mit ihren Folgezuständen gelitten hat. Oft wird man gut daran tun, die weitschweifige Erzählung des Kranken abzubrechen mit der Aufforderung, die Behinderung der Harnentleerung ad oculus zu demonstrieren!

Sehr häufig deutet der bei den Vorbereitungen hierzu den Kleidern entströmende Geruch nach zersetztem Urin, die Feuchtigkeit der Unterkleidung bereits an, daß es sich nicht um eine einfache beginnende Striktur leichteren Grades handelt, sondern um sekundäre Stauungsvorgänge im Harnsystem, welche zu einer Inkontinenz dadurch geführt haben, daß der Inhalt der sich füllenden Blase durch die geschädigte Schließmuskulatur nicht zurückgehalten werden kann und nun dauernd tropfenweise die Kleidung benetzt. Fordert man nun den Kranken auf zu urinieren, so wird bei leichter Striktur der Urin in noch relativ kräftigem Strahle entleert, der sich jedoch durch dünneres Kaliber auszeichnet und oft aus dem Orificium geteilt oder gedreht austritt. In weniger leichten Fällen wird der Kranke nach längerem, vergeblichen, angestrengten Pressen erst in der Lage sein, den Harn in dünnem Strahle zu entleeren, den er oft unterbrechen muß, um zu neuem Pressen neue Kräfte zu sammeln. An den Fällen vorgeschrittener Verengerung endlich wird unter höchster Anspannung der Bauchpresse nur tropfenweise der Harn entleert, der äußerst schmerzhafte Zustand dauernden Harndranges tritt hinzu, oder endlich die Harnentleerung ist überhaupt unmöglich und dieser Zustand kann sich recht plötzlich an die durch eine leichtere Striktur bedingte Abflußbehinderung anschließen, weil in akuter Weise hinzutretende Ödeme der Mucosa im Anschluß an sexuelle oder alkoholische Exzesse den Rest des Lumens verlegen können.

In allen jenen Fällen hochgradiger Verengerung wird man die Stauung des Systems zentralwärts der Striktur nicht vermissen, die sich anatomisch in Distension der Blase, in Erweiterung der Ureteren, des Nierenbeckens und der Kelche äußern und die klinisch ihren Ausdruck findet in Hochstand der Blase und heftigen, kolikartigen Schmerzen, die beiderseits in die Lendengegend ausstrahlen, hervorgerufen durch die mechanische Dehnung der Hohlorgane und die erhöhte Spannung der Nierenkapsel.

Daß man in den Fällen, welche mit Inkontinenz einhergehen und die eine kontinuierliche, mit der Außenwelt in Verbindung stehende Flüssigkeitssäule in der Urethra dauernd aufweisen, eine aufsteigende Infektion durch Eindringen von Eitererregern nicht vermissen wird, bedarf keiner besonderen Erklärung. Aber auch die leichteren Strikturen prädisponieren die zentralwärts gelegenen Urethraabschnitte zu katarrhalischen und eitrigen Entzündungen durch die wenn auch weniger ausgesprochene Stauung, und diese Infektion kann leicht weiter ascendieren. Um sich ein Bild von dem Zustande der Organe zu machen, läßt man bei dem Versuch zu urinieren die Zweigläserprobe vornehmen, welche Aufschluß darüber gibt, ob nur eine leichte Urethritis gleich hinter der Verengerung vorliegt oder ob es sich bereits um einen ausgedehnteren Entzündungsprozeß handelt.

Die Untersuchung des Kranken leitet man nun in gewohnter Weise ein mit der Einführung der Sonde à boule. Liegt die angenommene Striktur vor, so wird das Instrument angehalten und die Annahme bestätigt. Daß man mit dieser Knopfsonde eine erheblichere callöse Verengerung der Urethra überwinden könnte, ist unwahrscheinlich, nur über geringgradige und weiche, klappenförmige Strikturen gleitet dieselbe hinweg, um dann beim Zurückziehen allerdings höchst wertvolle Aufschlüsse über Zahl, Ausdehnung und Konsistenz der Verengerungen geben zu können. Noch Genaueres erfährt man hierüber dann, wenn man gleichzeitig die Urethra von außen her palpiert, so daß gewissermaßen eine bimanuelle Untersuchung ausgeführt wird. Ganz objektive Aufschlüsse gibt außerdem das Röntgenkontrastbild der Urethra: es zeigt jede Einzelheit der Striktur selbst und ihrer Nachbarschaft auf, viel genauer als dies etwa durch die Urethroskopia anterior und posterior möglich wäre, die wir allerdings, wenn sie technisch ausführbar ist, auch nicht für die Diagnosenstellung entbehren möchten.

Ist das Bestehen einer Strictura urethrae festgestellt, so entsteht die weitere Frage: Ist sie *durchgängig für Instrumente* und somit einer intraurethralen Beeinflussung zugängig oder nicht? Die Antwort zeigt den Weg für die Therapie an.

Undurchgängige Strikturen sind eine Seltenheit. Man darf wohl den Satz aufstellen, daß abgesehen von starken, winkligen Verziehungen der Urethra dammwärts im Anschluß an ein Trauma, alle *Harnröhrenverengerungen, welche die Passage des Urins*, wenn auch in noch so dünnem Strahle, *möglich sein lassen, durchgängig* sind für untersuchende Instrumente. Voraussetzung ist nur, daß der Untersucher das richtige Instrumentarium zur Hand hat und dasselbe zu benutzen versteht und daß er weder Zeit noch Mühe scheut, sein Ziel zu erreichen. Stellt sich nach der Untersuchung, auf deren Einzelheiten sogleich eingegangen werden soll, heraus, daß die Verengerung tatsächlich für Instrumente *nicht passierbar* ist, so wird in denjenigen Fällen, wo eine gleichzeitige vollständige Harnverhaltung vorliegt, schleunigst die Blase zu entleeren sein. Der einzige in Frage kommende Eingriff, welcher die augenblicklichen Beschwerden beseitigt und die Verengerung *dauernd* aus dem Wege räumen kann, ist die Sectio mediana mit Spaltung bzw. Resektion der Urethra in der ganzen Ausdehnung ihrer Verengerung. Sie *muß* stets sofort gemacht werden, wenn frischere Entzündungsprozesse sich auf die alte Narbenbildung aufgepfropft hatten, wenn es zu einer Phlegmone des Dammes mit Harninfiltration aus der periurethralen Entzündung gekommen war. Ist dies nicht der Fall und ist der Arzt aus irgendwelchen Gründen nicht in der Lage den relativ einfachen Eingriff auszuführen, so kann er ausnahmsweise den Harn durch die suprapubische Punktion mit langer, dünner Hohlnadel entleeren oder durch die sehr einfach, in örtlicher Betäubung, auszuführende Cystostomose mit Schrägkanal durch die Bauchdecken nach WITZEL. Auf die Technik dieser Eingriffe kann hier nicht eingegangen werden. In vielen Fällen wird es sich dann ereignen, daß beim Wegfallen des Reizes bei der Entleerung eines cystitischen Harnes die ödematösen Schwellungen der Urethralwand, welche die vollständige Verlegung der Harnröhre herbeigeführt hatten, in 1—2 Tagen zurückgehen, so daß man nunmehr mit filiformen, elastischen Sonden die Urethra zu passieren vermag. Damit soll aber dieses Verfahren der vorübergehenden Fistelbildung durchaus nicht als das normale hingestellt werden, sondern die Operation der Wahl ist die Sectio mediana.

In weitaus den meisten Fällen wird aber, wie schon bemerkt, die Passage durch die Urethra möglich sein.

Es ist dringend davon *abzuraten*, bei den Sondierungsversuchen die Harnröhre zu *anästhesieren*. Die Empfindungen des Kranken gerade sind es, welche die untersuchende Hand leiten. Sobald der Patient bei der Untersuchung, die selbstverständlich mit leichter Hand in vorsichtigster Weise zu geschehen hat, einen Schmerz empfindet, so ist dies ein Zeichen dafür, daß die Sonde vom richtigen Wege abzuweichen, falsche Wege anzulegen im Begriffe steht und die Sondierung ist nach anderer Richtung hinzuleiten, und andererseits gibt es keinen sichereren Indicator dafür, daß man die Verengerung glücklich passiert hat, als die Angabe des Kranken. Also keine Anästhesie der Urethra, die Untersuchung soll vielmehr so zart ausgeführt werden, daß der Patient einen wirklichen Schmerz gar nicht empfindet.

Man bediene sich für die erste Untersuchung der sogenannten filiformen Bougies aus Seidengespinst, die in feinstem Kaliber hergestellt und so elastisch sind, insbesondere wenn sich die Körpertemperatur ihnen mitgeteilt hat, daß sie sich allen Veränderungen des verengerten Lumens gut anpassen. Gleichwohl darf man nicht denken, daß die Sonden gleich die Passage finden werden, sondern es bedarf manchmal sehr geduldiger, lange dauernder Arbeit, bis dies der Fall ist. Unter fortwährendem, leise tastendem Vorschieben und Zurückziehen der Sonde muß das Glied nach allen Richtungen hin gewendet werden, so daß, durch Zufall gewissermaßen, die Urethra so gestreckt wird, daß die Sonde die Stelle richtig passieren kann. Außer den geraden filiformen Bougies bedient man sich dabei mit Erfolg auch derjenigen, deren Ende exzentrisch abgebogen, bajonettförmig gestaltet ist, oder der gedrehten, korkzieherartigen Bougies, mit denen man sich durch die Striktur „hindurchwindet". Führen alle diese Versuche der einfachen Sondierung nicht zum Ziele, so kann man die Sondierung „in Bündeln" versuchen in der Weise, daß man eine größere Zahl, 2—3—5 der feinen Bougies bis zur Verengerung vorschiebt und nun abwechselnd mit den einzelnen vorwärts zu tasten versucht. Während die Summe der Sonden die Urethra ausgespannt erhält, gelingt es dann nicht selten in die kleine Öffnung der Strikturstelle mit der einen der abwechselnd vorgeschobenen Sonden einzudringen und die Striktur zu passieren.

Stets ist auch noch, wenn es nicht gelingt mit feinen Sonden einzudringen, der Versuch zu machen, einen starren Metallkatheter mittleren Kalibers in die Harnröhre einzuführen! Es kann nämlich vorkommen, daß die feinen, biegsamen Sonden sich in einer Schleimhautfalte verfangen und man ist erstaunt und beschämt zugleich, wenn man sieht, wie nun plötzlich die relativ starke Metallsonde durch die geringe Verengerung spielend leicht hindurchdringt!

Hat man mit Hilfe der filiformen Sonde die Durchgängigkeit der Striktur für Instrumente festgestellt, so läßt man sie in der Urethra liegen, nachdem man durch eine geeignete Anlegung von Heftpflasterstreifen und Twistfäden dafür gesorgt hat, daß die Sonde nicht blasenwärts verschwinden kann. Bestand ein Retentio urinae durch die Strikturbildung, so genügt nun in jedem Falle die liegende Sonde zur Wegeleitung für eine langsame Entleerung des Urins. Sie kann nach 24 Stunden gewöhnlich leicht durch eine etwas dickere Sonde ersetzt werden usw.

Und nun tritt die für die therapeutische Indikation wesentlichste Frage auf: *Ist die Striktur dehnbar oder nicht?* Eine sichere Antwort gibt hierauf nur das Ergebnis des Dehnungsversuches. Aber aus Konsistenz und Ausdehnung der Verengerung darf man schon im voraus gewisse Schlüsse ziehen. Es wird nicht wohl möglich sein, eine Falte, eine weiche Klappenbildung, die dem Harn den Durchtritt erschwert, durch Dehnung zu verändern, sie weicht dem dehnenden Instrument aus, ohne ihre Form zu verlieren. Ebensowenig darf man hoffen, eine ausgedehnte, derbe, callöse Verengerung, deren Narbengewebe die ganze Urethrawand durchsetzt und gar das periurethrale Gewebe in Mitleidenschaft zieht, durch dehnende Instrumente auch nur vorübergehend zu erweitern. Diese Narbenmassen umklammern wie ein Schraubstock das eingeführte Instrument, so daß man es nur unter Anstrengung wieder entfernen kann, ohne daß die Narbenstriktur beeinflußt würde. Für die langsam fortschreitende instrumentelle Dehnung eignen sich am meisten diejenigen Verengerungen, welche hervorgerufen werden durch narbige Veränderung der Mucosa auf dem Grunde alter Geschwürsbildungen, die nicht zu sehr in die Tiefe der Wandung eingedrungen sind und nicht zu periurethralen Entzündungen geführt hatten.

Posttraumatische Strikturen, bei denen die Narbenveränderung die ganze Zirkumferenz der Urethra umfaßt, und weithin die Umgebung schwielig verändert ist, setzen daher Dehnungsversuchen oft unüberwindliche Schwierigkeiten entgegen. Die mehr oberflächlichen entzündlich-narbigen Strikturen, namentlich gonorrhoischen Ursprungs dagegen bilden dankbare Objekte für die Dehnungsbehandlung. Damit soll jedoch bezüglich der Behandlung durchaus keine schematische Trennung zwischen beiden Arten, der narbigen Harnröhrenverengerung aufgestellt werden! Stets mache man zunächst den Versuch, auf nichtoperativem Wege zum Ziele zu gelangen; schon nach wenigen Tagen wird es sich zeigen, ob dies möglich ist. Man hat auch wohl die ersten Dehnungsversuche dadurch vorgenommen, daß man getrocknete Darmsaiten durch die Striktur hindurchführte. Sie quellen in der Urethra auf und vermögen die Verengerung zu dehnen, aber sie sind nicht sicher steril zu erhalten und deshalb ist ihre Anwendung nicht ganz einwandfrei. Wir bevorzugen die Dehnung durch die Einführung von elastischen Bougies von steigendem Kaliber. Eignet sich eine Striktur nicht zur Dehnung, so bemerkt man nach kurzer Zeit, daß man mit dem täglich vorzunehmenden Dehnungsverfahren nicht weiter kommt. Die gut dehnbaren

Verengerungen, und nur bei solchen haben die Dehnungsversuche überhaupt Sinn, geben bei systematischer Behandlung spielend leicht nach. Wir bedienen uns der elastischen (Seidengespinst-) Knopfsonden gewöhnlich bis Nr. 15 der CHARRIÈRE-Skala und steigen dann weiter mit metallenen BÉNIQUÉ-Sonden (eventuell armiert mit filiformer Leitsonde) von 16 aufwärts bis Ch. 24 oder Durchmesser von 8 mm. Über diese Maße hinauszugehen ist nicht anzuraten, weil dabei wieder Schleimhautläsionen gesetzt werden können.

Der komplizierteren Dehnungsapparate nach KOLLMANN, OBERLÄNDER u. a. pflegen wir uns nicht zu bedienen. Man hat es bei ihnen nicht in der Hand, wie weit man in jeder Sitzung mit der Dehnung gehen darf und kann auf diese Weise eventuell trotz aller Vorsicht verletzend wirken. Wir kommen ganz ohne diese Instrumente aus. Sollte man einmal in die Lage kommen, äußerer Verhältnisse halber eine Dehnung schnell durchführen zu müssen, so bedient man sich mit Erfolg der konischen Metallsonden nach LEFORT mit angeschraubten filiformen Bougies, mit denen Schaden bei nicht zu forcierter Verwendung nicht angerichtet werden kann.

Wenn der Dehnungsversuch *negativ* ausgefallen ist wegen der Starrheit, der Ausdehnung oder der Vielfältigkeit der Verengerung, so ist die operative Weiterbehandlung durchaus indiziert. Bei nicht allzu callösen und ausgedehnten Verengerungen wird man die *interne Urethrotomie* vornehmen, für deren Ausführung manche Apparate angegeben sind. Besonders im Gebrauche waren das CIVIALEsche cachierte Messer und andere ihm nachgebildete Instrumente. Heute ist die alte MAISONNEUVEsche Urethrotomie mit Recht wieder zu Ehren gelangt, auf deren Technik hier nicht eingegangen werden kann. Handelt es sich um sehr harte oder ausgedehnte Strikturen, so vermag man mit den feinen Messern jener Instrumente nichts auszurichten, man muß die *Urethrotomia externa* vornehmen und die Striktur mit dem narbig veränderten Abschnitt der Urethra resezieren. Auf die Technik der sehr dankbaren Operation kann gleichfalls hier nicht eingegangen werden. Nur so viel sei gesagt, daß, wenn es auch nicht gelingen sollte, zentrales und peripheres Ende der leicht in ihrer Länge dehnbaren, resezierten Urethra durch die Naht zu vereinigen, der Defekt in der Nachbehandlung gut durch Epithelialisierung von den Stümpfen der Urethraschleimhaut her überbrückt wird.

Auch die Anwendung von das Narbengewebe erweichenden chemischen Präparaten ist bei den Dehnungsversuchen indiziert, insbesondere das Fibrolysin: Thiosynamin 2,0, Glycerin 8,0, Aq. dest. 10,0. Von dieser Lösung wird 0,5 ccm jeden 2. Tag dem Körper nicht allzuweit entfernt von der zu erweichenden Narbe subcutan einverleibt. Nur vergewissere man sich vorher über die Ausdehnung der Narbenbildung! Uns ist ein Fall in der Erinnerung, in welchem sich nach dieser Erweichung der

Narbe unsere untersuchende Sonde, die ohne Gewalt eingeführt war, plötzlich im Rectum befand, ohne daß übrigens dem Kranken hieraus weiter ein Schaden erwachsen wäre; die Verletzung der Urethra hatte seiner Zeit das Rectum mitbetroffen, was uns nicht bekannt war, und die künstliche Erweichung der Narbe hatte auch diesen Teil einbezogen.

5. Fremdkörper in der Urethra.

Die Fremdkörper, welche man in der Urethra anzutreffen Gelegenheit findet, sind entweder von außen her in dieselbe eingebracht worden oder sie entstammen dem Körper selbst, d. h. sind Konkremente, die sich an Ort und Stelle entwickelt haben oder aus den oberen Harnwegen in die Harnröhre hinabgewandert sind, und endlich in seltenen Fällen, die lediglich ein kasuistisches Interesse haben, werden Knochenfragmente, die Frakturen des Beckengürtels entstammten, in der Urethra aufgefunden oder auch Parasiten entweder als Einzelwesen, wie Strongylus gygas oder auch in Konvoluten. Auf die Art der von außen eingeführten Fremdkörper soll nicht näher eingegangen werden. Es handelt sich vornehmlich um Gegenstände, die aus diagnostischen oder therapeutischen Beweggründen eingebracht wurden, um feine Sonden, welche der untersuchenden Hand entglitten und in der Harnröhre verschwanden, oder um abgebrochene Katheterteile usw., bei deren Verwendung der Untersucher sich nicht vorher von ihrer Haltbarkeit überzeugt hatte. Meist wird der Kranke nicht zögern, hierüber genaue Angaben zu machen. Alle diejenigen Gegenstände endlich aufzuzählen, welche aus masturbatorischen usw. Gründen in die Harnröhre eingeführt wurden, hat lediglich feuilletonistisches Interesse und es ist genügsam bekannt, welch abenteuerliche Dinge jeglicher Art man in der Urethra antreffen kann. Diesbezügliche Angaben wird man seltener von Kranken erwarten dürfen, gewöhnlich ist es aber unschwer, aus dem scheuen, verschlossenen Wesen des Patienten das herauszulesen, was man vermutet!

Alle diese Gegenstände, die naturgemäß ein geringeres Kaliber haben als der Kanal, füllen die Lichtung desselben gewöhnlich nicht ganz aus und zeichnen sich dadurch aus, daß sie ihren Ort wechseln. Sie werden einerseits durch den Harnstrom nach vorn bewegt, solange sie sich in einer Falte der Mucosa nicht etwa verfangen oder gar quer stellen und sie wandern, namentlich dann, wenn ihr Schwerpunkt blasenwärts sich befindet, mit Vorliebe in die hinteren Partien der Urethra, ja auch in die Blase hinein. Regeln hierüber aufzustellen, wie man dies früher wohl versucht hat, ist nicht angängig. Das Ereignis des Wanderns ist stets abhängig von Form und Gewichtsverteilung des Fremdkörpers. Kleinere, rundliche Gegenstände, deren Durchmesser gering ist, werden weniger leicht in die Blase hineingleiten und leichter durch den Harnstrahl entfernt werden als diejenigen wie die gewöhnlich mit vorangehendem Kopf eingeführte Nadel, welche sich naturgemäß nur blasenwärts bewegen kann, weil sie sonst die Schleimhaut anspießt. Die Symptome der Anwesenheit solcher Fremdkörper und die therapeutische Indikation fallen zusammen mit demjenigen, was für die Beseitigung der Konkremente zu sagen sein wird.

Die Konkremente, die man in der Harnröhre antrifft, entstammen zumeist den oberen Harnorganen, der Ort ihrer Bildung liegt in der Niere, dem Nierenbecken, selten im Ureter und ganz besonders in der Blase. Sie gelangen auf dem Wege der Ausscheidung in die Harnröhre, können dieselbe unter mehr oder weniger großen Beschwerden passieren oder sie bleiben in derselben stecken, und zwar an denjenigen Stellen, wo der Kanal eine größere Lichtung zeigt: in der Pars membranacea oder der Fossa navicularis, und können von hier aus die Harnpassage bald mehr bald weniger behindern. Sind die Konkremente kleiner als das Lumen der Urethra, so werden sie durch den Harnstrahl eliminiert und sind nicht Gegenstand besonderer Therapie.

Als die eigentlichen Urethrasteine dagegen sind zu bezeichnen diejenigen Konkremente, die entweder in der Urethra selbst sich gebildet haben oder die, von oben herabkommend, sich in der Urethra längere Zeit aufgehalten und durch Apposition an Größe zugenommen haben, so daß es zu einem Mißverhältnis zwischen ihrem Kaliber und demjenigen der Urethra gekommen und eine spontane Ausstoßung nicht mehr möglich ist. Aus dem chemischen Verhalten der Steine kann man Rückschlüsse auf ihre Provenienz ziehen. Die Konkrementbildung, welche in der Urethra selbst vor sich geht, wird fast ausnahmslos hervorgerufen durch phosphorsaure und kohlensaure Salze (phosphorsaurer Kalk, Magnesia usw.), denen harnsaure Salze beigemengt sein können. Reine Oxalate und Urate werden in der Urethra nicht gebildet, sie sind stets von den höheren Harnwegen hinabgestiegen. Und so kann man in von außen phosphorsauren Konkrementen oft einen Urat- usw. Kern finden, welcher den Beweis dafür liefert, daß er von oben herabgestiegen, sich in der Urethra vergrößert hat. Die wirklichen, autochthonen Harnröhrensteine entstehen dadurch, daß sich an einem Kern, den etwa ein von außen eingedrungener Fremdkörper bildet, oder festere Schleimpartikel oder narbige Wandveränderungen die Salze anlagern und allmählich den Stein bilden.

Dieser Genese entsprechend können die eigentlichen Harnröhrensteine an jeder Stelle des Kanals sich bilden, sie sind häufig multipel, facettiert durch den Druck des Nachbarn. Die Konkrementbildung kann jede Größe annehmen, ja einen großen Teil der Harnröhre ausfüllen. Am bekanntesten ist wohl der Fall von VOILLEMIER, in welchem 6 artikulierende Steine von insgesamt 12—13 cm Länge und einer Breite bis zu 3,5 cm die Urethra ausgefüllt hatten. Die Breite dieser Steine steht manchmal in erheblichem Mißverhältnis zur Weite des Kanals, ohne daß dadurch sein Lumen verschlossen würde. Die Wandungen der Harnröhre geben nach bei dieser langsamen Entstehung der Steine, so daß der Harnstrahl, wenn auch behindert in seiner Projektion, stets noch seinen Weg um das Konkrement herum findet, welches er von allen Seiten umspült. Die Steine liegen aber durchaus nicht immer frei in der allseitig und gleichmäßig erweiterten Urethra, sondern man findet sie zuweilen in nicht normalen Ausbuchtungen des Kanals gelegen, derart, daß sie sich gewissermaßen in einem Divertikel befinden. Die Divertikel kommen dadurch zustande, daß das Konkrement sich in einer Schleimhauttasche, etwa in einen Drüsenausgang anlegt und vergrößert und so den normalen Hohlraum weiter dehnt, oder das Konkrement übt einen Druck auf die Harnröhrenwand aus, so daß diese usuriert wird und der Stein allmählich exzentrisch zu liegen kommt. Endlich können Phosphorkonkremente sich auch in lange bestehenden, zum Damm führenden Fisteln bilden, so daß die Steine schließlich ganz außerhalb der Harnröhre liegen, die nach Schluß der Fistel ihre normale Form annähernd wiedergewinnt.

Die Harnröhrensteine, d. h. die in der Urethra aufgefundenen Konkremente, gleichgültig welcher Provenienz, soweit sie zu chirurgischem Handeln Veranlassung geben, kommen in jedem Lebensalter vor. Die Häufigkeit der Blasen- und Nierensteinbildung in jugendlichem Alter läßt uns relativ oft diese Konkremente in der Harnröhre eingekeilt antreffen, während die Phosphatsteine, soweit es sich nicht um Inkrustationen eingeführter Fremdkörper handelt, die in jedem Alter vorkommen können, mit Vorliebe sich dann zeigen, wenn die Voraussetzungen für ihre Entwicklung geschaffen sind; die Strikturbildung auf traumatischer oder entzündlicher Basis, die beide hauptsächlich in den Mannesjahren vorkommen.

Der Symptomenkomplex, welcher zur Diagnose des Harnröhrensteines führt, kann ein recht verschiedenartiger sein, je nachdem es sich handelt um die plötzliche Einkeilung eines aus der Blase mit dem Harnstrahl in die Urethra hineingetriebenen Steines oder um die lang dauernde Anwesenheit eines autochthonen oder allmählich in der Urethra sich vergrößernden Steines.

Tritt ein kleinerer Stein in die Urethra über und wird er allmählich per vias naturales weiter befördert, so geschieht das unter lebhaften Schmerzen des Individuums, wenn es sich nicht um kleinste Steinchen handelt. Der schneidende Schmerz, der herrührt von Läsionen der Mucosa durch die Unebenheiten des Konkrementes geht einher mit vorübergehenden, mehr oder weniger intensiven, frisch-roten Hämorrhagien und mit auffallenden Veränderungen des Harnstrahles. Er ist bald normal, bald von geringer Mächtigkeit, bald wird er leicht entleert, bald unter heftigem Pressen, er wird plötzlich und vorübergehend unterbrochen, je nachdem das Steinchen sich einstellt und den Kanal mehr oder weniger blockiert. Handelt es sich um einen größeren Stein, der das Lumen der Urethra ganz ausfüllt, so kann gleich nach seinem Eintreten in die Urethra eine komplette Retentio urinae die Folge sein, die dann sofortiges Eingreifen erheischt. Ein anderes Symptom pflegt bei plötzlichem Steinverschluß der Harnröhre einzutreten, wenn die Einkeilung in den hinteren Partien vor sich ging, das ist die Erektion des Gliedes, die nicht etwa nur veranlaßt wird durch den Reiz des anwesenden Fremdkörpers, sondern durch den Druck, welcher auf die dorsalen Abflußvenen hier direkt ausgeübt wird. So erinnern wir uns eines 2jährigen Kindes, welches nie an Harnbeschwerden gelitten hatte und sich nach Osteotomie der rhachitisch veränderten Beine seit Wochen in Behandlung der Klinik befand. Ganz plötzlich trat unter akuter Harnretention eine nicht aufhörende Erektion ein, welche die Diagnose auf Anwesenheit eines Fremdkörpers, eines Blasensteines, der Druck auf die venösen Gefäße ausübte, stellen ließ.

Die Urethralsteine dagegen, welche sich durch lange Anwesenheit Bürgerrechte im Kanal erworben haben, lassen, selbst wenn ihre Größe eine sehr erhebliche ist, alle jene akuten Erscheinungen, die Retentio urinae, die Hämorrhagie, vermissen. Sie lösen vorübergehend unangenehme Sensationen bei der Miktion aus, diese können aber auch fehlen. Nur stellen sich bei den Kranken zumeist Störungen bei der Entleerung insofern ein, als der Strahl nicht kräftig hervordringt, sondern langsam fließt, wie etwa bei der Prostatahypertrophie. Ist die Blase entleert, so tropft der Inhalt der Urethra noch längere Zeit ab und endlich kann sich eine regelrechte Inkontinenz, dauerndes Harnträufeln einstellen, wenn das Konkrement in der hinteren Urethra gelegen ist. Auch die Miktion selbst kann plötzlich unterbrochen werden durch Lageveränderungen des ventilartig wirkenden Steines. Die Kranken wissen dies zumeist und verstehen es, dieser Unbequemlichkeit dadurch Herr zu werden, daß sie etwa den Urin in hockender Stellung zu entleeren sich gewöhnen oder daß sie durch Zerren des Gliedes, durch Abbiegen desselben nach oben und unten oder durch seitlichen Fingerdruck die Passage frei machen. Der Harn selbst pflegt bei Anwesenheit dieser eigentlichen Harnröhrensteine trübe, infiziert zu sein und alkalisch zu reagieren, wie das bei der chemischen Zusammensetzung dieser Konkremente ja nicht auffallen kann. Befindet sich der Harnröhrenstein oder auch der in die Urethra eingeführte Fremdkörper in deren vorderem Abschnitt, so wird bei dem oben skizzierten Krankheitsbilde es nicht schwerfallen, denselben von der Unterseite des Gliedes her, wo sich die freiliegende Urethra gut abtasten läßt, zu palpieren, und auch in der Pars membranacea wird man ihn durch rectale Untersuchung gut feststellen können. Dies hört naturgemäß auf, wenn, wie es namentlich bei plötzlicher Einkeilung des der Blase entstammenden Steines sich ereignet, dieser sich in der Pars prostatica befindet. Dann muß die instrumentelle Untersuchung einsetzen. Diese interne Abtastung der

Urethra muß stets vorgenommen werden mit solchen Instrumenten, welche imstande sind, eine Berührung mit dem Fremdkörper weiterzuleiten und der untersuchenden Hand zu übermitteln, d. h. mit Metallinstrumenten, dem Metallkatheter oder besser der mit Resonanzansatz versehenen Steinsonde. Man darf nämlich nicht etwa denken, daß eine Gummi- oder elastische Sonde durch den die Urethra obturierenden Fremdkörper an weiterem Vordringen gehindert wird. Der oben erwähnte Fall des 2jährigen Kindes mit eingekeiltem Urethrastein und Retentio urinae bewies uns das: ein Gummikatheter konnte neben dem Stein gut in die Blase eindringen und diese entleeren, ein Röntgenbild zeigte an, daß dabei nicht etwa der Stein in die Blase zurückgedrängt worden war. Ganz unmöglich wird ein solches Übersehen des Steines bei Verwendung der Steinsonde, deren Anschlagen an einen Fremdkörper man fühlt oder gar hört.

Die therapeutische Indikation richtet sich nun ganz nach dem Lageort, der Form und der Beweglichkeit des Fremdkörpers. Befindet er sich in der vorderen Urethra, so wird man urethroskopisch denselben besichtigen und mit Hilfe einer der vielen konstruierten Urethralzangen fassen und meist auch extrahieren können. Wir bedienen uns mit Erfolg gewöhnlich der COLLINschen Zange, man muß nur darauf achten, daß man ihre Branchen erst dann öffnet, wenn sie in Kontakt mit dem Fremdkörper ist, da man sonst die Mucosa verletzen kann. Gelingt die Extraktion nicht, so empfiehlt es sich, unter Druck Wasser oder Ol. olivarum einzuspritzen, die Urethra wird dann vor dem Fremdkörper erweitert und der letztere kann, eventuell unter Leitung des Fingers, nach vorn gleiten. Gelingt auch dies nicht, so wird man die Urethra an ihrer unteren Wand über dem Fremdkörper incidieren müssen, um ihn so zu entfernen.

Wenn der Stein in der hinteren Urethra, in der Pars prostatica gelegen ist, so werden die Extraktionsversuche auch mit gebogenen Zangen zumeist nichts fruchten, bleibt dann auch die Aufblähung mit Öl ohne Erfolg, so tut man am besten daran, den Stein oder Fremdkörper in die Blase zurückzustoßen und ihn dann durch Sectio alta oder durch die Lithotrypsie zu beseitigen. Führt auch diese Zurückstoßung nicht zum Ziele, so kann man noch den Versuch machen, neben den Stein ein elastisches Bougies in die Blase einzuführen, es dient nicht nur zur Wegeleitung des Harns bei einer Retentio urinae, sondern der Kanal wird durch das liegende Instrument manchmal am Orte der Einklemmung so geweitet, daß der Stein in die Blase zurückfällt. Hilft dies alles nichts, so ist man gezwungen, die Sectio mediana vorzunehmen und nun unter Führung des Auges das Konkrement zu entfernen.

Ganz erhebliche Schwierigkeiten bezüglich der Diagnose können die sogenannten Pfeifensteine machen, deren einer Teil in der Blase, der andere in der Urethra post. sich befindet, während der Verbindungsabschnitt dieser Teile durch die Kontraktion des Sphinkter vesicae eingeschnürt ist. Diese typische Form im Röntgenbilde läßt den Pfeifenstein nicht verkennen, dessen selbstverständlich nur auf operativem Wege mögliche Entfernung durch Sectio alta sich recht schwierig gestalten kann.

Daß alles über die Entfernung von Steinen aus der Urethra Gesagte mutatis mutandis auch für andere Fremdkörper in der Harnröhre gilt, braucht nicht betont zu werden, nur wird man bei Extraktionsversuchen namentlich die Gestalt des Fremdkörpers zu beachten haben, um Läsionen zu vermeiden.

6. Neubildungen der Urethra.

Gutartige Neoplasmen der Harnröhre sind ein recht häufiger Befund, man begegnet ihnen besonders beim weiblichen Geschlechte. Es handelt sich zumeist um weiche Tumoren bindegewebiger Provenienz, die als Carunkeln oder *Polypen* bezeichnet werden: Weiche, flottierende Gebilde, die außerordentlich gefäßreich sind, bei der leichtesten Berührung, oft schon beim Schlusse der Miktion durch die Kompression der weiblichen Urethra recht erheblich bluten können und so Hämaturien vortäuschen. Die Gebilde sitzen gewöhnlich mit einem dünnen, flachen oder drehrundem Stiel der Urethraschleimhaut auf und ragen aus dem Orificium externum der weiblichen Harnröhre heraus. So macht ihre Diagnose beim weiblichen Geschlechte gewöhnlich keine Schwierigkeiten, man wird sich nur davor hüten müssen, sie zu verwechseln mit einem Prolaps der Urethra oder der Blasenschleimhaut, mit dem die polypösen Excrescenzen namentlich dann eine gewisse Ähnlichkeit haben können, wenn sie nach Umklammerung oder Drehung ihres Stieles ödematös umgewandelt sind. Nicht selten zeigen diese Tumoren einen mehr papillomatösen Bau, und ähneln den Blumenkohlgewächsen der Blase. Und wie bei diesen muß differentialdiagnostisch stets daran gedacht werden, daß es sich bei beginnender Tumorbildung um ein malignes Neoplasma, um ein Carcinom handelt, oder daß der anscheinend gutartige Tumor an einzelnen Stellen eine maligne Degeneration zeigt. Erst ganz kürzlich hatten wir Gelegenheit, bei einer Dame ein solches erbsengroßes, offenbar gutartiges Papillom der Urethra, dessen Basis etwa 0,5 cm hinter dem Orificium externum saß, zu untersuchen. Es wurde abgetragen und die anatomische Untersuchung ergab wider Erwarten, daß es sich um maligne Entartung der schon längere Zeit bestehenden kleinen Geschwulst handelte. Deshalb besteht die Indikation, diese kleinen Tumoren, mögen es nun Polypen oder Papillome sein — eine Grenze läßt sich nicht immer ziehen —, mit einem Scherenschlag zu entfernen und das Bett der Geschwulst mit dem Platinbrenner zu verschorfen.

So einfach Diagnose und Therapie beim Weibe ist, so schwierig gestaltet sie sich beim Manne. Der Polyp der Harnröhre kommt, wenn auch seltener, beim männlichen Geschlechte vor. Ätiologisch wird angegeben, daß er mit dem durch Coitus interruptus veranlaßten Reizzuständen in der hinteren Harnröhre in Zusammenhang zu bringen sei, und in der Tat stellt die Urethra prostatica eine Prädilektionsstelle für diese Polypen dar. Zunächst kann man auf ihre Anwesenheit nur per exclusionem schließen. Es treten Schmerzen in der Urethra bei der Miktion auf und kleine Blutungen häufig zum Ende der letzteren. Dem eingeführten Untersuchungsinstrument setzt der weiche Tumor keinerlei Hindernis entgegen, wie auch der Harnstrahl nicht verändert wird. Man wird differentiell entzündliche Prozesse und Neurosen, ebenso natürlich intravesicale Veränderungen auszuschließen haben. Man ist in der Lage, sich mit Hilfe der Urethroskopia posterior den Tumor einzustellen und auch der Therapie zugänglich zu machen, die den lokalen Verhältnissen entsprechend in der Anwendung von Ätzmitteln oder Elektrokoagulation zu bestehen haben wird. Nicht unerwähnt soll bleiben, daß neuerdings auch die Enuresis nocturna des männlichen wie des weiblichen Geschlechtes bei älteren Individuen in ätiologischen Zusammenhang gebracht wird mit den lokalen Reizungen, welche derartige am Blasenausgang und der Urethra befindliche Tumoren unterhalten können.

Von weiteren gutartigen Neubildungen wäre, wenn wir absehen. wollen von den in seltenen Fällen vorgeschrittener Urogenitaltuberkulose anzutreffenden verrukösen Tuberkulosen der Urethralschleimhaut, noch zu gedenken der von den drüsigen Gebilden der Urethra ausgehenden Retentionsgeschwülste. Diese *Cystenbildung* sieht man vor allem ausgehen von den COWPERschen Drüsen, sie ist ein- oder mehrkammerig und man fühlt die Anschwellungen, welche unter Umständen die Größe einer Kirsche und darüber hinaus erreichen können, gleich hinter dem Bulbus urethrae vom Damm her durch als pralle, rundliche Gebilde. Es ist naturgemäß recht schwierig, dieselben zu differenzieren von dem auch bisweilen, wenn auch recht selten zu beobachtenden Carcinom der COWPERschen Drüsen, welches die gleichen Erscheinungen macht und zu einer Verengerung des Harnröhrenlumens, so lange es die Grenzen der Drüsenkapsel nicht überschritten hat, nicht führt. Das gleiche gilt beim weiblichen Geschlecht von den BARTHOLINschen Drüsen.

Das Carcinom der Urethra muß als sehr seltene Erkrankung bezeichnet werden, soweit es sich um eine primäre, von der Harnröhre selbst ausgehende Geschwulstbildung handelt und nicht um einen Tumor, der von der Blase der Prostata aus metastasierte, oder — einer Prädilektionsstelle des Carcinoms — dem Frenulum oder dem Sulcus coronarius glandis als Primärtumor aus auf den Kanal übergriff. Diese letzteren Tumoren zu erkennen bereitet keine Schwierigkeit, zu einer Störung der Harnpassage werden sie kaum führen, der sekundär auf die hintere Urethra übergreifenden malignen Tumoren werden wir später zu gedenken haben.

Das primäre Harnröhrencarcinom trifft man fast stets in den hinteren Abschnitten des Kanals an, besonders an seinem perinealen Teile. Bei einer relativ großen Anzahl der beobachteten Fälle gingen jahrelange Miktionsbeschwerden vorauf, die auf entzündliche oder traumatische Narbenbildungen zu beziehen waren, und so scheint das Harnröhrencarcinom sich zum mindesten manchmal auf alten Narben zu entwickeln, ebenso hat man seine Entstehung an den Rändern perinealer Urinfisteln beobachtet. Das Carcinom wird naturgemäß bald eine Strikturbildung der Urethra veranlassen, und zwar eine wegen des Zerfalles des Tumors in ihrer Intensität wechselnde. Von der zerstörten Urethra her wird die Nachbarschaft mit Urin infiltriert und man bemerkt vom Damm her fühlbare Abscesse und Phlegmonen, welche zunächst eine Behandlung erheischen, bis man dann in der Tiefe der Entzündungsherde das unverkennbare Tumorgewebe nachweisen kann. Diese Genese des primären Harnröhrencarcinoms bringt es mit sich, daß dasselbe oft zuerst verkannt und für eine Strikturbildung aus anderer Ursache gehalten wird, bis endlich der Tumor so weit die Weichteile der Nachbarschaft infiltriert hat, daß von der einzigen in Frage kommenden Therapie, der Amputatio oder der Exstirpatio penis ein Erfolg nicht mehr zu erwarten ist.

7. Zirkulations- und Ernährungsstörungen.

Mit wenigen Worten sei endlich noch eines Krankheitsbildes gedacht, dessen Auftreten als recht selten bezeichnet werden muß, der isolierten *Gangrän der Schwellkörper des Penis.* Die Gangrän der Penishaut sieht man nicht selten veranlaßt durch sphagadänische Ulcera auf dem Boden des Ulcus molle oder verursacht durch Zirkulationsstörungen etwa im Anschluß an ein Erysipel der Haut. Es handelt sich nicht um eine eigentliche Erkrankung der Harnorgane. Im Anschluß an Diabetes aber und, seltener, an Arteriosklerose kann es zu einer Mumifizierung der Schwellkörper kommen. Diese Gangrän braucht nicht etwa alle drei Corpora cavernosa zu befallen, sondern sie kann sich beschränken auf diejenigen des Penis oder auf dasjenige der Urethra. Wird das letztere allein betroffen, so können sich durch die gestörte Harnentleerung sehr bald schwere entzündliche Prozesse anschließen, die trockene, mumifizierende Gangrän wird zu einer feuchten Gangrän, und eine weitgehende, auf die Unterbauchhaut sich fortsetzende Phlegmone ist die Folge. Bleibt dagegen das Corpus cavernosum urethrae unbeteiligt, so tritt nur eine trockene Mumifizierung der Penisschwellkörper ein, weil die Entleerung des Harnes in ungestörter Weise vor sich gehen kann. Bezüglich der Diagnostik ist es von Interesse zu wissen, daß, wie wir es in einem Falle beobachten konnten, bei bestehender Phimose dem Membrun seine Erkrankung ohne weiteres nicht anzusehen war. Erst nach Zurückziehung bzw. Spaltung der Phimose sah man die vollkommene Eintrocknung der Corp. cavernosa penis, während der Schwellkörper der Urethra unverändert geblieben war. Man wird sich natürlich bemühen, die Gangrän trocken zu erhalten, um einer Phlegmone vorzubeugen und die Abstoßung der gangräneszierten Gebilde abzuwarten, die oft sehr lange Zeit in Anspruch nehmen kann.

II. Erkrankungen der Prostata.

1. Angeborene Veränderungen.

Den kongenitalen Mißbildungen der Prostata kommt in praxi nur ein geringes Interesse zu. Es sind *Aplasien* der Prostata mehrfach beschrieben worden, doch werden sie niemals isoliert angetroffen, sondern stets in Zusammenhang mit ausgedehnten Entwicklungsfehlern der Harn- und Geschlechtsorgane, so daß ihr Fehlen nicht nur keinen Funktionsausfall zur Folge hat, sondern meist in vivo gar nicht bemerkt wurde.

Auch *Hypoplasien* des Organs wurden beobachtet. Sie dürfen nicht verwechselt werden mit der Atrophie des Organs und ihren Folgezuständen, deren später noch gedacht werden wird, und die erst im späteren Leben sich entwickeln. Die Hypoplasie sieht man zumeist auftreten in Verbindung mit Entwicklungsstörungen der Testikel, wie denn ja überhaupt gewisse Relationen zwischen beiden Organen funktionell bestehen. Irgendein bestimmter Symptomenkomplex kommt aber der Aplasie und der Hypoplasie nicht zu und das diagnostische Augenmerk wird kaum jemals auf die Ermittlung dieser Entwicklungsstörungen gerichtet sein.

Dagegen gibt es eine praktisch wichtigere angeborene Veränderung in der Prostata, deren Auftreten nicht selten ist und die, wenn sie unerkannt bleibt, leicht weitere Störungen im Gefolge haben kann. Im Sinus pocularis kann sich durch Verklebung seiner Mündung eine *Retentionscyste* im intrauterinen Leben entwickeln, die sich entweder nur auf dem Colliculus seminalis beschränkt oder aber auch in der Substanz der Drüse von ihrer Mastdarmoberfläche aus palpabel ist. Diese Cyste kann den Colliculus so vordrängen, daß rein mechanisch die Entleerung der Blase behindert wird. Auf diese Ursache soll eine große Anzahl Anurien beim männlichen Neugeborenen zurückzuführen sein. Es ist wichtig, in solchen Fällen an die Möglichkeit dieses Hindernisses zu denken, welches durch das Einführen einer Sonde stets leicht und dauernd behoben wird, indem das darüber gleitende Instrument die Cyste öffnet.

2. Verletzungen der Prostata

sind keine allzuseltene Ereignisse. Trifft die verletzende Gewalt von außen her das Organ, so handelt es sich selten um isolierte Läsionen desselben. Die Schußverletzung betrifft gleichzeitig auch andere Teile, deren Verletzung meist im Vordergrunde steht, ebenso pflegen Anspießungen durch frakturierte Beckenknochen zumeist auch Nachbarorgane, insbesondere die Blase und die Urethra zu lädieren. Bei Pfählungsverletzungen, dem Fall mit der Dammgegend oder dem Anus auf einen in den Körper sich einbohrenden Gegenstand, sind Verletzungen der Drüse nicht selten, obwohl das feste, mit einer derben Kapsel umgebene Organ einer stumpfen Gewalt zumeist ausweichen wird. Die Nebenverletzung der Blase oder die Verletzung der Urethra, die wohl immer gleichzeitig vorhanden ist, läßt den Urin aus der Wunde dauernd oder nur bei der Miktion heraustreten. Bei nicht freiem Abfluß wird die Urinphlegmone alsbald sich ausbilden. Beide Ereignisse machen die breite Eröffnung und offene Behandlung der Wunde notwendig und dabei wird die Verletzung der Vorsteherdrüse nicht übersehen werden. Es kommen aber auch unbeabsichtigt Verletzungen der Prostata zustande durch operative Maßnahmen. So durch die suprapubische Punktion der Blase und ganz besonders auch durch den Katheterismus, wenn, wie bei der Prostatahypertrophie, Kaliber- und Formveränderungen der hinteren Harnröhre vorliegen. Die Diagnose in diesen letzten Fällen ist keine schwierige: es wird Blut aus der Harnröhre entleert und die Blutung kann eventuell eine sehr profuse sein. Die Art der Hämorrhagie ist diejenige, welche schon gelegentlich der Verletzungen der hinteren Harnröhre besprochen wurde. Das in die Blase zurückfließende Blut färbt den Gesamturin, aber sub finem der Miktion oder in den Pausen derselben wird reines Blut entleert.

Während bei jenen schweren Verletzungen der Prostata durch äußere Gewalt nur die breite Wundbehandlung, wie schon betont, die drohende Urinphlegmone des Beckenbindegewebes aufzuhalten vermag, wird man der isolierten Verletzungen durch die Punktionsnadel oder durch viae falsae zumeist in sehr einfacher Weise dadurch Herr, daß man einen möglichst dicken Verweilkatheter in die Blase einführt, den man mehrere Tage liegen läßt und der durch seinen Druck gegen die Wandung der Urethra prostatica blutstillend wirkt. Ob eine Infektion dieser isolierten Verletzung eingetreten ist, wird abhängig sein von dem Zustande der Urethra und des Urins. Prostataabscesse können leicht die Folge sein.

3. Entzündungen der Prostata.

Bei den *Entzündungen der Prostata* unterscheidet man die akuten bzw. die akut-eitrigen und die chronischen.

Als den *leichtesten* Grad der akuten Prostatitis muß man wohl bezeichnen die akuten Schwellungen des Organs, wie wir sie besonders leicht eintreten sehen bei älteren Leuten, die an einer erheblichen Blutfülle der tiefer gelegenen Organe leiden infolge einer Herabsetzung der Elastizität der Wandungen ihrer Blutgefäße. Bei solchen Leuten tritt nicht selten im Anschluß an Exzesse in Baccho oder in Venere eine ganz akute starke Blutfüllung der Prostata selbst und des periprostatischen Gefäßsystems ein, ein Zustand, welchen die Franzosen als état congestif der Prostata bezeichnen. Es besteht eine kleinzellige Infiltration des Organs und eine entzündliche Ausschwitzung aus den Gefäßen in das Bindegewebe, die zu einer schmerzhaften Schwellung der Drüse führt und dadurch einen Zustand hervorruft, welcher demjenigen einer wirklichen Hypertrophie sehr ähnelt, jedoch kein bleibender ist, sondern unter gewissen Maßnahmen zur Norm schnell zurückkehrt. Dieser Reizzustand der Prostata ist durchaus nicht durch Bakterientätigkeit hervorgerufen und sein Symptomenkomplex geht in einer Weise in denjenigen der Prostatahypertrophie über, daß er am besten in Gemeinschaft mit diesem letzteren Krankheitsbilde behandelt wird. Von manchen Autoren wird er auch, und vielleicht mit großer Berechtigung, als eine Vorstufe oder als eine Exacerbationserscheinung der eigentlichen Prostatahypertrophie angesehen.

Die *akute eitrige Prostatitis* wird veranlaßt entweder durch akuteitrige Prozesse, die in der Umgebung der Drüse bestehen und auf diese selbst übergreifen oder durch metastatische Vorgänge. Die Entzündungsprozesse, welche auf die Vorsteherdrüse übergreifen, sind weitaus die häufigsten, im wesentlichen sind es Entzündungen der Urethra und der Blase, seltener periproktitische Eiterungen. Bei weitem in den meisten Fällen ist es die gonorrhoische Urethritis, welche, vom Orificium urethrae nach hintenhin in die Urethra posterior wandernd, die Erkrankung hervorruft. Aber in der gleichen Weise können auch die gewöhnlichen Entzündungserreger die Prostatitis veranlassen. Ebenso wie in die Ausführungsgänge der Urethraldrüsen, vor allem der Cowperschen Drüsen, dringt das Virus durch die Ausführungsgänge in die Prostata ein. Hier veranlaßt es zunächst eine katarrhalische Entzündung mit Desquamation der Drüsenepithelien und endlich eine regelrechte parenchymatöse Entzündung.

Diese akute Prostatitis geht einher mit einer eventuell nicht geringen gleichmäßigen Volumenzunahme des Organs, die vom Rectum aus sich gut abtasten läßt. Sie ist begleitet von intensiven Beschwerden. In den leichten Fällen äußern sich dieselben in einem schmerzhaften Druckgefühl, welches von der Radix penis aus durch das Perineum in die Analgegend ausstrahlt und ebenso durch das ganze Membrum in die Glans hinein irradiiert. Der Schmerz steigert sich in der heftigsten Weise bei der Defäkation, wenn harte Darmcontenta den der Prostata benachbarten Abschnitt des Rectum passieren. In noch viel heftigerer Weise tritt der Schmerz auf bei der Urinentleerung, so daß Dysurien entstehen, welche veranlaßt werden einerseits durch die Kontraktion des Sphinkter internus beim Schluß der Miktion, da ja die Muskulatur des letzteren in die Muskulatur der Prostatakapsel übergeht; andererseits bildet die vergrößerte Prostata ein mechanisches Hindernis für die Harnentleerung, welches eine komplette Retention zur Folge haben kann. Die rectale Betastung des Organs ist ganz außerordentlich schmerzhaft. Im Anschluß an dieselbe bemerkt man ein Sekret aus der Harnröhre austreten, welches von trüb-milchiger Beschaffenheit ist und dessen Sicherstellung als Produkt einer katarrhalischen oder leicht eitrigen Entzündung nur möglich wird durch seine mikroskopische Untersuchung.

Dieser katarrhalische Prozeß pflegt unter Anwendung einer antiphlogistischen Therapie, besonders unter Anwendung von warmen Sitzbädern und heißen Kompressen auf die Dammgegend zumeist sich gut zurückzubilden. Es kann aber auch eine eitrige Einschmelzung der erkrankten Drüsenabschnitte eintreten und so entstehen multiple kleinere Abscesse in der Drüsensubstanz bzw. entweder solitär oder durch Zusammenfließen jener der eigentliche *Prostataabsceß*. Subjektiv ruft er die gleichen Beschwerden hervor wie die katarrhalische Schwellung des Organs, die nur stärker nuanciert sind dadurch, daß die größere und wachsende Ausdehnung des entzündlichen Prozesses die mechanischen Beschwerden bei der Stuhl- und vor allem der Harnentleerung noch mehr steigert. Objektiv findet der untersuchende Finger vom Mastdarm her die prall-elastische, fluktuierende Geschwulst, welche die vordere Rectalwand vor sich her drängt. Dabei wird man leicht feststellen können, ob der Absceß die ganze Drüse betrifft oder nur einen der seitlichen Lappen. Differentialdiagnostisch ist von Wichtigkeit der akute Beginn der Erkrankung im Anschluß an eine vorher bestehende Urethritis, der lebhafte Schmerz und die oft mit hohem Fieber einhergehende Prostration der Kranken. Tumor und Hypertrophie der Drüse lassen diese Erscheinungen vermissen und bieten dem untersuchenden Finger nicht die für die Abscedierung typische, gleichmäßig pralle und fluktuierende Schwellung dar.

Den Absceß der Prostata sieht man aber auch auftreten, ohne daß ein Eindringen von Krankheitserregern von einer infizierten Urethra vor sich gehen konnte. Im Anschluß an schwere akute oder subakute Eiterungen an anderen Körpergegenden tritt auf dem Wege der pyämischen Infektion eine metastatische Abscedierung der Drüse ein, ebenso nach Grippeerkrankungen. Diese Genese des Prostataabscesses ist keine seltene und bei pyämischen Erkrankungen muß die Vorsteherdrüse sogar als Prädilektionsstelle für die Entwicklung der metastatischen Eiterungen bezeichnet werden. Niemals versäume man es daher, bei der Fahndung nach einem neuen Entzündungsherde, dessen Auftreten durch neue Exacerbation des Krankheitsbildes wahrscheinlich gemacht wurde, dem Zustand der Prostata ganz besondere Aufmerksamkeit zu schenken. Die Schmerzhaftigkeit der sofort vorzunehmenden digitalen Rectaluntersuchung wird das Vorhandensein einer beginnenden Prostataeiterung wahrscheinlich machen, auch wenn die subjektiven Symptome des Schmerzes und der Dysurie noch nicht hervortraten.

Der Prostataabsceß *kann* von selbst ausheilen, die Eiterung kann ohne weitere chirurgische Maßnahmen nach der Urethra zu durchbrechen. Er wird dies insbesondere dann leichter können, wenn die Infektion auf dem Wege der Drüsenausführungsgänge Eingang in das Organ gefunden hatte. Jedenfalls stellt sich diese spontane Entleerung des Abscesses, die man nach erfolgter Eröffnung durch leichten Fingerdruck vom Mastdarm her noch unterstützen kann, die wünschenswertere Lösung dar. Bei dieser Manipulation möchten wir betonen, daß es sich nur um einen *sanften Fingerdruck* handeln darf. Wir sind unbedingte Gegner jeder Massage eines entzündlichen Prozesses der Prostata: die Gefahr der Propagierung eines solchen in bisher nicht erkrankte Teile der Drüse ist eine zu große. Der Absceß kann auch nach dem Mastdarm zu spontan durchbrechen und sich restlos entleeren, ohne daß man deswegen eine sekundäre Infektion der Absceßhöhle durch Darmbakterien zu befürchten brauchte, die erfahrungsgemäß recht selten eintritt. In beiden Fällen kann der Absceß glatt ausheilen, ohne daß Rezidive der Entzündung aufzutreten brauchen, die naturgemäß oft nicht ausbleiben werden. Die Absceßhöhle verkleinert sich und Narbengewebe ersetzt die zum Teil sequestrierte Drüse, deren Volumen sich entsprechend verkleinert.

Aber diesen Spontandurchbruch des Prostataabscesses in die Urethra oder das Rectum hinein darf man nicht abwarten sobald die eitrige Einschmelzung der Drüse festgestellt ist. Denn abgesehen von den erheblichen mechanischen Beschwerden der Harnentleerung, die zumeist eine schleunige Beseitigung des Hindernisses, des Abscesses, verlangen, kann der Durchbruch des Abscesses spontan auch in einer ganz anderen Richtung so erfolgen, daß eine unliebsame Ausdehnung auf die höher gelegenen Harnorgane oder eine progrediente Phlegmone die Folge ist. Die Eiterung kann nach der Blase zu durchbrechen und dann ist eine heftige Cystitis, von der aus ein weiterer Aufstieg der Infektion vor sich gehen kann, die Folge. Der Durchbruch des Abscesses durch die Drüsenkapsel kann aber auch so erfolgen, daß der Eiter nicht in den Mastdarm, sondern in das periprostatische Bindegewebe eindringt und nun in diesem lockeren Gewebe eine progrediente Phlegmone veranlaßt, die ihren Weg in das Beckenbindegewebe hinein findet. Die Eiterung kann dann am Peritoneum als periproktitische Phlegmone erscheinen — immer noch ein relativ günstiger Ausgang —; sie kann aber auch in den prävesicalen Raum eindringen und hier große Verheerungen anrichten oder durch die Incisura ischiadica das Becken verlassen und sich auf die Oberschenkel erstrecken. Endlich aber kann die Infektion sich unter der Peritonealauskleidung des Beckens ausdehnen und in das Peritoneum durchbrechen, um nun eine diffuse Peritonitis zu erzeugen. Jedenfalls läßt sich die Größe der Gefahr eines spontanen Durchbruches des Prostataabscesses niemals übersehen und man hat ihr zuvorzukommen, sobald der Absceß festgestellt worden ist. Da an eine Eröffnung von der Urethra aus nicht zu denken ist, so bleibt nur die Entleerung durch das Rectum übrig oder diejenige unter Freilegung der Prostata vom Damm her. Die Incision der vorderen Rectalwand stellt den einfacheren Eingriff dar. Sie vorzunehmen sträubt sich zunächst das chirurgische Empfinden, da die Darmwandung nicht in genügender Weise zu reinigen ist. Die Erfahrung lehrt aber, daß eine Infektion der Absceßhöhle vom Darm her mindestens ein seltenes Vorkommnis ist, wir sahen sie bei einer sehr großen Anzahl von Fällen niemals zustande kommen. Man muß nur vermeiden die Incision zu breit zu machen — eine nicht zu kleine Stichincision in die fluktuierende Geschwulst genügt gewöhnlich zu ihrer vollkommenen Entleerung — und darf nicht etwa durch das Rectum hindurch die Absceßhöhle drainieren, da dann sicher die Infektion im Drainrohr oder neben demselben hochsteigt. Man begnüge sich mit einer Ruhigstellung des Darmes für einige Tage und unterwerfe die Ampulla recti regelmäßigen Spülungen. Wenn der Absceß die Kapsel der Drüse durchbrochen hat oder die Gefahr der periprostatischen Phlegmone droht, dann muß selbstverständlich die Drüse vom Damm aus freigelegt, incidiert und drainiert werden. Das Verfahren ist komplizierter wegen der Gefahr der Verletzung der Urethra mit Fistelbildung, des Rectum und des Bulbus cavernosus urethrae.

Ein Unterschied in der Behandlung des metastatisch-pyämischen und des von der Urethra fortgeleiteten Abscesses besteht natürlich nicht. Ist der Absceß in die Nachbarschaft durchgebrochen und hat er zu einer Phlegmone des Beckenbindegewebes usw. geführt, so kann ihr Weitergehen nur durch breite Öffnung und Offenhaltung der Eiterung verhindert werden an allen den Stellen, wo sie dem Messer erreichbar ist. Man bedenke stets, daß der Spontandurchbruch des Prostataabscesses, außer in Rectum oder Urethra, eine schwere Gefahr quoad vitam in sich birgt. Das Abwarten auf einen eventuellen Spontandurchbruch in die abführenden Wege hat außerdem aber noch den großen Nachteil, daß immer mehr Prostatagewebe sequestriert wird und daß nach endlicher Ausheilung und Vernarbung der Absceßhöhle schließlich ein Schwund des Drüsengewebes, eine Atrophie der Prostata eintritt, welche, wie wir später sehen werden, durch Schädigung der Kontinenz dem Kranken dauernd außerordentliche Beschwerden machen kann.

Die *chronische* Prostatitis stellt ein in seinen Symptomen sehr variables Bild dar. Zunächst wird man ihr zuzurechnen haben diejenigen Zustände, welche Folgeerscheinungen der akuten eiterigen Entzündung darstellen. Die dauernde Eiterentleerung durch die Urethra kennzeichnet das Leiden und eventuell die eiterabsondernden Fisteln, welche von einem spontanen Durchbruch der Prostatitis in das periprostatische Gewebe übrig geblieben sind. Gewöhnlich liegen diese im periproktalen Gewebe, rechts oder links vom Anus, und die eingeführte Sonde führt 6—8 cm hoch hinauf gerade auf das Organ zu. Von der Fistula ani unterscheiden sie sich gewöhnlich durch die größere Öffnung und dadurch, daß der rectal eingeführte Finger die in die Fistel eingeführte Sonde nicht zu fühlen vermag, was bei der Fistula ani der Fall sein würde. Man wird bei den alten Prostatafisteln, bei denen oft genug die Anamnese im Stiche läßt, weiterhin auszuschließen haben Knochenherde des Tuber ischii oder der Hinterfläche der Schambeine auf tuberkulöser oder chronisch-osteomyelitischer Grundlage. Der Umstand, daß die tastende Sonde nicht auf rauhen Knochen führt, genügt nicht zum Ausschluß einer Knochenerkrankung, denn die Fistel kann eventuell einen abgeknickten, für die Sonde nicht passierbaren Verlauf haben. Auch ein Röntgenbild führt namentlich bei korpulenten Personen nicht zum Ziele. Fertigt man dagegen ein Radiogramm an, nachdem man die Fistel unter Druck mit einem Kontrastmittel (einer dünnen Wismutaufschwemmung, Intramin usw.) ausgefüllt hatte, so wird man, wenn der Kranke bei der Aufnahme richtig gelagert war, gut erkennen können, daß der Fistelgang entfernt vom Knochen in die Prostatagegend ihren Weg nimmt. Nur eine breite Spaltung der Fistel und ihre Verfolgung bis zum Ende kann selbstverständlich ihre Ausheilung gewährleisten.

Unter der Bezeichnung chronische Prostatitis versteht man aber eigentlich diese geschilderte fistulöse, eitrige Form nicht, sondern einen Zustand, der sich auszeichnet durch einen Ausfluß von mehr oder weniger verändertem Prostatasekret, welcher nicht wie normal an die Ejaculatio seminis gebunden ist, sondern mehr oder weniger ununterbrochen ohne dieselbe vor sich geht. Dieses Sekret hat eine grauweiße Trübung, ist je nachdem es mehr oder weniger Eiterkörperchen mit sich führt, gelblich gefärbt und darf nicht verwechselt werden mit dem glashellen, fadenziehenden Sekret der Urethralschleimhaut, welches im Anschluß an sexuellen Orgasmus ohne Ejaculation und auch außerhalb desselben aufzutreten pflegt bei leichten Reizzuständen der Harnröhrenschleimhaut.

Zu dieser chronischen Prostatitis muß man auch rechnen die Fälle einer chronischen Prostatorrhöe, d. h. der Absonderung des reinen Sekretes der Drüse ohne Eiterbeimengungen. Man sieht diesen Zustand relativ oft bei jugendlichen Individuen im Anschluß an sehr gehäufte sexuelle Exzesse auftreten oder an übertriebene Masturbation. Der Ausfluß des reinen Drüsensekretes ist entweder dauernd vorhanden, so daß etwa 6—10 ccm der Flüssigkeit pro die entleert werden oder er tritt ein bei Anstrengung der Bauchpresse, bei schwerer Arbeit und vor allem beim Urinieren und bei der Defäkation. Objektiv findet man bei der Untersuchung der Drüse vom Darm her nichts, weder Schwellung noch Schmerzhaftigkeit. Auffallend ist bei diesen Kranken die hochgradige psychische Depression, die sich gewöhnlich in Begleitung dieses Zustandes zeigt und die zumeist die Kranken zum Arzt führt. Cessante causa cessat effectus: Eine günstige psychische Einwirkung auf die

Erkrankten, die auf ein Ablassen von der Masturbation usw. gerichtet ist, wirkt namentlich dann vorzüglich, wenn man durch leichte Massage die Muskulatur des Drüsenapparates kräftigt.

Die chronisch-eitrige Prostatitis sieht man auftreten gewöhnlich im Anschluß an eine überstandene Gonorrhöe der Urethra oder bei Passageverlagerungen ihres Lumens durch Strikturen entzündlichen oder traumatischen Ursprungs. In der schon früher geschilderten Weise wird der Harn und die Urethralschleimhaut zentral vom Hindernis infiziert, durch Stauung der Flüssigkeit im Kanal werden die Ausführungsgänge der Prostata erweitert und die Bakterien dringen in das Drüsengewebe ein. Die getrübten Epithelien desquamieren, Leukocyten gesellen sich hinzu, stellen Ausgüsse der Drüsenausgänge (FÜRBRINGERsche Fäden) dar und diese Elemente sind nun dem normalen Drüsensekret beigemengt und geben ihm eine gelblichweiße Farbe, die nuanciert ist bis zum Aussehen des wirklichen Eiters, der in derselben Weise und unter den gleichen Umständen die Urethra verläßt wie die Prostarorrhöe und den man sich jederzeit durch leichtes Auspressen der Vorsteherdrüse zu Untersuchungszwecken zugänglich machen kann. Man hat sich vorzustellen, daß in der Prostata größere Abschnitte des eigentlichen Drüsenkörpers nur sehr enge Ausführungsgänge haben, so daß bei einer Eiterung der Drüsensubstanz der Eiter nur einen recht schlechten Abfluß hat. Deshalb konfluieren auch einzelne Eiterherde sehr leicht und die Behandlung des Prozesses stößt auf nicht geringe Schwierigkeiten. Die Abtastung der Drüse kann bei der Prostatitis chronica eventuell ganz ergebnislos sein, das Organ ist unverändert in Größe und Konsistenz und nicht druckschmerzhaft. Zumeist wird sich allerdings eine Vergrößerung vorfinden, die aber nicht das ganze Organ zu betreffen braucht, sondern nur Teile desselben, wie überhaupt der entzündliche Prozeß sehr häufig nur in ganz umschriebenen Teilen der Drüse sich abspielen kann. In solchen Fällen ist dann auch meist Schmerzhaftigkeit auf Druck nicht zu vermissen. Vor allem äußern die Patienten aber ein spontanes Gefühl der Unbequemlichkeit und der Schwere in der Dammgegend und nach dem Anus zu, welches sich sehr erheblich steigern kann und zu den intensivsten Schmerzen wird bei jeder Defäkation. In derselben Weise ist sehr oft die Harnentleerung schmerzhaft und gestört, je nachdem eine Volumenvergrößerung der Drüse eingetreten ist. Der Harn wird dann — wie bei der akuten Prostatitis — unter exzessivem Schmerz in dünnem Strahle und in kleinen abgesetzten Mengen entleert.

Die Behandlung dieser chronischen, insbesondere der mit multiplen Abscedierungen einhergehenden Prostatitis ist eine sehr langwierige, denn es ist sehr schwierig, in genügender Weise lokal auf die Drüse einzuwirken. Rezidive nach vorübergehender Besserung sind an der Tagesordnung. Es sind Ätzungen und Kauterisation des Colliculus auf endoskopischem Wege empfohlen worden, aber eine erhebliche Einwirkung auf die Prozesse in der Tiefe des Drüsengewebes darf man wohl hiervon ebensowenig erwarten wie von der Applikation adstringierender Mittel durch die Instillation. Man wird sich damit begnügen, für eine Weithaltung der Urethra prostatica zu sorgen durch Sondierung mit großkalibrigen Metallsonden und Ausspülung der Urethra mit 3‰ Sol. hydrargyr. oxycyanat. Außerdem pflegt die Anwendung von feuchtwarmen Kataplasmen auf die Dammgegend von guter Wirkung zu sein nicht nur auf die Schmerzhaftigkeit jener Gegend, sondern auch im Sinne eines besseren Abflusses des Sekretes. Desgleichen sind warme Sitzbäder von günstiger Wirkung. Man lasse sich jedoch nicht dazu verleiten, eine Massage der Prostata vorzunehmen, weil man auf diese Weise durch eine Mobilisierung der Bakterien sehr leicht eine Abscedierung begünstigen würde. Sorge für leichte Defäkation ist dringendes Erfordernis, wenn man den Kranken vor vermeidbaren Beschwerden behüten will. Wie oben schon betont wurde, bemächtigt sich der Kranken sehr oft eine tiefe psychische Depression, verursacht durch die Beschwerden des Leidens, wie auch durch die Langwierigkeit der Behandlung, die nur langsames Fortschreiten der Besserung, unterbrochen von manchen Exacerbationen, erkennen läßt. Die psychische Beeinflussung der Kranken stellt einen sehr wesentlichen Faktor dabei der Behandlung. Neuerdings ist, namentlich von französischer Seite, angeregt worden, diese chronisch entzündete und mit kleinen Eiterungen durchsetzte Prostata, die man so schwer örtlich beeinflussen kann, zu exstirpieren. Wir sind in zahlreichen Fällen ebenso vorgegangen und hatten es nie zu bereuen: die Beschwerden wurden restlos beseitigt.

Zu den entzündlichen Erkrankungen der Prostata gehört endlich die *Tuberkulose* des Organs. Wie in allen Organen auf dem Wege der Metastase durch den Blutweg sich der Tuberkelbacillus ansiedeln kann, so *kann* auch im Bereiche des Urogenitalsystems allein und isoliert sich die Tuberkulose im Drüsengewebe der Prostata entwickeln, ohne daß andere Teile des Systems erkrankt wären. Die Erfahrung lehrt jedoch, daß in der weitaus größten Anzahl der Fälle von Prostatatuberkulose diese in genetischem Zusammenhang steht mit bestehenden tuberkulösen Erkrankungen anderer Teile des Urogenitalapparates. Die Ausbreitung der Tuberkulose in diesen Organsystemen baut sich aber auf gewissen Gesetzen auf. Die Darstellung der Symptomatologie und der Aufbau der Indikationsstellung für die Behandlung kann nur leiden, wollte man die einzelnen Organe getrennt voneinander behandeln, deshalb soll der Tuberkulose des gesamten Urogenitalapparates ein besonderer späterer Abschnitt vorbehalten bleiben.

4. Atrophie der Prostata.

Mit den entzündlichen Erkrankungen steht — in manchen Fällen als Folgeerscheinung derselben — die *Atrophie* der Prostata in gewissem

Zusammenhang. Sie stellt zwar eine seltenere Erkrankung dar, die aber doch wohl häufiger ist als gemeinhin angenommen wird und gibt sicherlich manchmal den Weg an zur Deutung von Störungen der Harnentleerung, die als in ihrer Ätiologie dunkel lange Zeit nicht richtig bewertet wurden. Wir haben oben bereits der angeborenen Unterentwicklung, der Aplasie und Hypoplasie der Prostata Erwähnung getan und dabei hingewiesen auf einen gewissen Zusammenhang mit kongenitalen Störungen in der Bildung der Testikel. Auch nach Atrophie eines oder beider Hoden im späteren Leben auf Grund irgendwelcher krankhafter Prozesse oder im Anschluß an Entfernung der Hoden wird manchmal eine Atrophie der Prostata bzw. desjenigen Seitenlappens festgestellt, welcher der Seite des atrophierten oder entfernten Hodens entspricht. Aber diese Ätiologie ist doch nur in der Minderzahl der Fälle von Prostataatrophie festzustellen. Häufiger sieht man sie auftreten in höherem Alter als rein senile Form oder im Anschluß an entzündliche, vor allem gonorrhoische Prozesse der Drüse. Die Ursache liegt auf der Hand; in der senilen Form ist sie zu suchen in dem Schwunde mancher drüsiger Organe, ganz besonders auch im Sexualapparate, dem dic Prostata doch beizuzählen ist. In der Folge entzündlicher Vorgänge ist die Atrophie verursacht durch das Zugrundegehen, die eitrige Einschmelzung der ganzen Drüse oder von Teilen derselben. Das zerstörte Drüsengewebe regeneriert sich nicht, sein narbiger Ersatz schrumpft und so wird auch die Form und die Masse der Prostata gänzlich verändert.

Objektiv findet man bei der Untersuchung der Urethra nichts Besonderes. Bei der Exploration vom Mastdarm her aber fällt es auf, daß die Prostatavorwölbung entweder ganz fehlt, so daß man eine in der Harnröhre liegende Metallsonde bis in den Blaseneingang hinein abtasten kann, oder daß entweder der eine oder beide Seitenlappen stark verkleinert, eventuell auf Bohnen- oder Erbsengröße geschrumpft sind. Diesen objektiven Befund würde man bei systematischen Untersuchungen gar nicht selten antreffen, er braucht aber durchaus keine Beschwerden hervorzurufen. Andererseits können aber die Miktionsbeschwerden recht erheblich werden. Man stelle sich nur die anatomischen Verhältnisse vor. Die Prostata ist erheblich verkleinert, der Schleimhautüberzug der Drüse blasenwärts wird gewissermaßen „zu weit“: er legt sich in eine Falte und verlegt nun als Klappenventil den Blasenausgang in ganz gleicher Weise wie dies etwa ein mittlerer Lappen bei der sogenannten Hypertrophie der Prostata tut. Es sind die gleichen Erscheinungen wie bei dieser Erkrankung und die Franzosen haben für den Zustand nicht mit Unrecht die Bezeichnung „Prostatiques sans prostate“ eingeführt. Ob wir die Ursache dieser Behinderung nun als Blasenfalte, Blasenhalsklappe usw. bezeichnen, ist schließlich gleichgültig. Der Austritt des Urins wird behindert, es bildet sich ein Restharn, die Blase wird dilatiert und Ischuria paradoxa mit allen ihren Folgen einer

Infektion kann sich einstellen, wie wir sie bei der Prostatahypertrophie besprechen werden. Therapeutisch kommt nur die Beseitigung der blockierenden Barrière in Frage: die Durchtrennung oder Beseitigung des Klappenventils. Das wird oft gut durch die Elektrokoagulation unter Augensicht gelingen und mit guter bougierender Nachbehandlung zum Ziele führen. Oft wird das Verfahren versagen, weil die Falte zu nachgiebig ist gegenüber der Einwirkung der Elektrode, dann kommt die Sectio alta mit keilförmiger Resektion der Klappe in horizontaler Ebene oder die Entfernung der restlichen Prostata mit ihrem Überzug von Blasenschleimhaut in Frage, deren Erfolg stets ein guter quoad functionem zu sein pflegt.

5. Hypertrophie der Prostata.

Wenn wir in diesem Abschnitte von einer Hypertrophie der Prostata sprechen, so müssen wir uns zunächst darüber klar sein, daß es nach den nunmehr über 20 Jahre zurückliegenden Untersuchungen von TANDLER und ZUCKERKANDL keineswegs die Vorsteherdrüse *selbst* ist, die wir als vergrößertes Organ vom Rectum aus fühlen, von der Blase aus sehen können! Es handelt sich vielmehr um adenomatöse Wucherungen von submukös gelagerten Drüsengruppen, von denen die eine Gruppe sich unter der Schleimhaut der Urethra prostatica befindet, die andere unter der den Blasenausgang an der hinteren Zirkumferenz bedeckenden Blasenschleimhaut, wo sie zur Bildung des sogenannten mittleren Prostatalappens Veranlassung gibt. Die Prostatasubstanz selbst aber wird durch das Adenom jener Drüsen gewissermaßen „an die Wand gedrückt“, d. h. an ihre eigene, sehr feste, bindegewebige Kapsel, so daß sie schalenförmig das Adenom umgibt.

Gleichwohl wollen wir uns der Einfachheit halber weiterhin der Bezeichnung Prostatahypertrophie bedienen, wie dies gang und gäbe ist.

Die Vergrößerung der Vorsteherdrüse ist eine Veränderung, der wir gewöhnlich begegnen bei Individuen, welche das 50.—60. Lebensjahr überschritten haben. Um dieses Alter stellt sich eine Volumzunahme des Organs ein, aber man trifft dieselbe auch an schon in früherer Zeit, bei 40—50 Jahren, und zwar dann ganz besonders bei solchen Leuten, deren Prostata entzündliche Prozesse vorher durchgemacht hat oder bei solchen, denen das Greisenalter vorzeitig seinen Stempel aufgedrückt hat. Diese blande Prostatahypertrophie, d. h. die Vergrößerung des Organs, die nicht verursacht wird durch entzündliche Veränderungen oder durch eigentliche Geschwulstbildung, die vielmehr als für das vorgeschrittene Alter physiologisch anzusehen ist bis zu einem gewissen Grade, bedeutet als solche noch keine Erkrankung. Sie veranlaßt das Zustandekommen von Beschwerden erst dann, wenn ihre Formverhältnisse sich so verändert haben, daß der Verlauf der Harnröhre nicht mehr der normale ist und daß infolgedessen die Harnentleerung in mehr oder weniger erheblichem Grade gestört ist. Dies hängt durchaus nicht von der Größe des Organs, sondern vielmehr von seiner *Form* ab und wir sehen oft bei der Sektion eine außerordentlich vergrößerte Drüse, die ihrem Träger niemals Beschwerden verursacht hatte, während nicht selten geringe Größenveränderungen den Kranken zum Arzt führen, weil die Harnpassage ganz oder teilweise verlegt ist. Die Ätiologie des Leidens hat zu einer einheitlichen Auffassung, aus der für die Behandlung bzw. Verhütung des Leidens praktische Schlußfolgerungen gezogen werden könnten, bisher noch nicht geführt und es ist nicht unwahrscheinlich, daß eine ganze Reihe von Momenten ursächlich in Frage kommen. Die einen bringen früher überstandene akute oder chronisch entzündliche Vorgänge mit der Prostatahypertrophie in Zusammenhang, andere bezeichnen sie als eine Form der gichtischen Diathese, wieder andere bringen ihr Entstehen in Zusammenhang mit Gefäßveränderungen. Nicht nur die vorwiegend sitzende Lebensweise, eine üppige Lebensführung mit Exzessen in Baccho und in Venere soll unter Steigerung des Blutdruckes in den tiefen Abdominalpartien die Vergrößerung des Organs herbeiführen, im besonderen soll auch eine allgemeine Arteriosklerose besonders nach Ansicht von GUYON das Entstehen des Leidens verursachen. Am wahrscheinlichsten ist es, daß alle diese Ursachen einzeln oder gemeinsam in Frage kommen und eine besondere primär benigne Geschwulstbildung jener oben gekennzeichneten submukösen Drüsenkonglomerate verursachen. Für diese Auffassung spricht der anatomische Befund mit manchen Gründen. Es ist hier nicht der Ort, auf diese Verhältnise näher einzugehen, da sie für die praktische Beurteilung des Leidens nicht von Bedeutung sind. Nur darauf sei hingewiesen, daß man die Hypertrophie nicht selten antrifft bei Störungen in den venösen Bahnen der unteren Abdominalpartien, bei gleichzeitig vorhandenen Zirkulationsveränderungen in den Hämorrhoidalvenen. Es ist sehr wahrscheinlich, daß hierdurch die Hypertrophie des drüsigen wie auch des Bindegewebsapparates der Drüse eingeleitet zu werden pflegt. An der Vergrößerung des Organs ist bald der drüsige Teil, bald sein bindegewebiges Stroma hauptsächlich beteiligt und endlich können beide Gewebsarten in gleicher Weise hypertrophieren.

Von erheblich größerem Intersse für den Praktiker sind die makroskopischen pathologischen Veränderungen bei der Prostatahypertrophie und die Veränderungen, welche hierdurch die Urethra prostatica in ihrer Form erleidet und mit ihr die Harnpassage.

Die anatomischen Verhältnisse sind ohne weiteres klar: die seitliche Kompression der Urethra prostatica durch die in Richtung auf den Kanal zu wuchernden adenomatösen Drüsenkonglomerate. Dieser Zustand läßt sich zumeist gut vom Rectum aus palpieren, aber wir weisen noch einmal auf das früher Gesagte hin: die Art der Miktionsbehinderung ist keineswegs von der Größe, sondern lediglich von der *Form* der Prostatahypertrophie abhängig!

Etwas schwieriger ist die Deutung der Funktionsbehinderung durch die Wucherung des Adenoms der submukösen Drüsen am Blasenhals. Beschränkt sie sich auf die Drüsen an der unteren Umrandung des Blasenausganges, so entsteht jener sogenannte *Mittellappen*, der entweder mit einem der Seitenlappen verbunden ist oder auch nicht. Er stellt ein Klappenventil dar mit einem dorsalwärts sitzenden Scharnier und dieses Ventil schließt sich, wenn der Blasendetrusor sich kontrahiert, und verlegt ganz oder teilweise den Blasenausgang: die komplette oder inkomplette Retentio urinae ist die Folge. Nun können aber auch in der ganzen Zirkumferenz des Blasenausganges die submukösen Drüsen adenomatös entarten und blasenwärts wuchern. Dann entsteht ein oft mehrere Zentimeter hoher Bürzel, der die Urethra umgibt, welch letztere in die Länge ausgezogen erscheint beim Katheterismus. Zieht sich unter diesen Verhältnissen der Detrusor zur Blasenentleerung zusammen, so wird der Bürzel zusammengedrückt oder mit der in seiner Mitte verlaufenden Urethra zur Seite geschlagen und wiederum ist die mehr oder weniger intensive Retention die Folge.

So wird durch alle diese hemmenden Vorgänge die Entleerung behindert und hinzu tritt die gleichlaufende Erscheinung, daß der durch die Anstrengung bei der Entleerung zur Balkenblase hypertrophierende M. detrusor vesicae gleichwohl nicht mehr in der Lage ist, den sich stauenden Harn über den Wall der hypertrophierten Prostata hinüberzuheben und zu eliminieren. Wir werden später noch auf Einzelheiten einzugehen haben. Der Bürzel läßt sich natürlich ebensowenig vom Rectum her palpieren wie der Mittellappen, man kann sie vielmehr nur durch die retrograde Cystoskopie feststellen, d. h. mit einem Blasenspiegel, der durch die Konstruktion seiner Optik bzw. der Stellung seines Prismas die Besichtigung des Blasenausganges gestattet, oder durch das Röntgenbild der mit Luft aufgefüllten Blase, welches die blasenwärts vorspringende Prostata markiert. Endlich wird es dem aufmerksamen Untersucher nicht entgehen, daß beim Einführen eines halbstarren (Seiden-) MERCIER-Katheters am Blaseneingang der Schnabel des Instrumentes seitlich abgelenkt wird, wenn er seinen Weg durch die freie Bahn neben dem Mittellappen sucht, denn die Urethra teilt sich hier in der Form eines Y, indem sie den Mittellappen umspült. Für die Bürzelform der Prostatahypertrophie kommt diese Erscheinung nicht in Frage. Ätiologisch ist es von gewissem Interesse, daß ohne Frage, wie wir selbst feststellen konnten, diese solitäre Hypertrophie der submukösen Drüsen am Blasenausgang gelegentlich zustande kommt unter der Reizwirkung, die in der Blase anwesende kleine Konkremente beim Anschlagen gegen den Blasenhals ausüben. Von praktischer Wichtigkeit ist also die Tatsache, daß die Beschwerden der Prostatahypertrophie nicht immer *allein* durch eine Vergrößerung hervorgerufen werden, sondern daß sie auch durch die Anwesenheit von Konkrementen in der Blase verschlimmert werden können, die nur durch das Röntgenbild sichtbar gemacht werden können, weil der Wall der hypertrophierten Prostata die endoskopische Untersuchung des Blasenfundus behindert.

Beide Vorgänge, Hypertrophie der Seitenlappen und des Mittellappens beeinflussen also die Gestalt der Urethra. Die Urethra prostatica gewinnt durch die Zunahme des Höhendurchmessers der Drüse an Länge und die ganze Blase wird durch die Massenzunahme im kleinen Becken angehoben. Das Lumen des Kanals wird in sagittaler Richtung erweitert, es stellt auf den Durchschnitt einen langen Schlitz dar. Während die obere Harnröhrenwand kaum in ihrer Gestalt verändert wird, da sie ja dem Knochen ziemlich fest aufliegt, und da an ihr sich Prostatagewebe nicht vorfindet, nimmt die Krümmung der hinteren Wand erheblich zu, ein Umstand, der für die Katheterpassage nicht unwichtig ist und der die Anwendung besonderer Katheterformen mit doppelter Abknickung („bicoudé“) notwendig machen kann.

In ähnlicher Weise wird die Richtung der Urethra bezüglich ihres seitlichen Verlaufes beeinflußt. Daß partielle stärkere Ausbildungen der Seitenlappen den Verlauf der Urethra seitlich beeinflussen, ist erklärlich. Während eine gleichmäßige Vergrößerung der Seitenlappen die Wandungen des zum sagittalen Spalt veränderten Kanales fest aneinander pressen, gibt die unregelmäßige Vergrößerung dem Lumen einen gewissermaßen geschlängelten Verlauf, in dem bald von rechts, bald von links her durch die Drüsenmasse die Lichtung seitlich verschoben wird. Die Harnentleerung wird durch diese Hypertrophie der Seitenlappen schwer behindert. Die Harnröhre kann sich unter dem Strom des durch den Detrusor vesicae aus der Blase hinausgepreßten Urins nicht entfalten, so daß, wie in normaler Weise, der unbehindert passierende Urin das Orificium externum im Strahle verläßt, sondern die Kraft des Detrusor wird gänzlich in Anspruch genommen durch die Überwindung des Druckes der Seitenlappen, welcher die Entfaltung der Harnröhrenlichtung verhindert, und um so mehr verhindert, je mehr der verschieden seitlich einwirkende Druck die Richtung der Urethra bald nach rechts, bald links ablenkt. Die Detrusorkraft genügt bald nicht mehr, die Tätigkeit der Bauchpresse wird zur Expression der Blase herangezogen und unter anstrengendem Pressen wird der Urin in kraftlosem, dünnem Strahle, der vielfach unterbrochen ist, oder auch nur tropfenweise die äußere Harnröhrenöffnung verlassen. Endlich genügt auch die Hilfskraft der Bauchpresse nicht mehr zur Entleerung, weil unter allmählicher Zunahme der Hypertrophie oder unter Einwirkung akuter kongestiver Prozesse die Blockade eine zu erhebliche geworden ist und wir befinden uns gegenüber dem Zustande der Unmöglichkeit aktiver Harnentleerung: *der Retention.* Es ist verständlich, daß gegenüber solcher veränderter Verlaufsrichtung auch der Katheterismus, namentlich in ungeübten Händen, großen Schwierigkeiten nicht nur begegnet, sondern auch mit großen Gefahren verbunden ist. Der weiche NÉLATON-Katheter vermag den Seitendruck nicht zu überwinden, er wird arretiert und schlägt sich doppelt, der starre Metallkatheter, der dem wechselnden Seitendruck nicht auszuweichen vermag, wird gar zu leicht in einer Schleimhautnische sich verfangen und falsche Wege unter die Mucosa bohren. Und so sehen wir die vorbehandelten Fälle so häufig stark blutend in unsere Behandlung treten: die Blutung rührt her von den falschen Wegen, und diese letzteren machen es auch dem vorsichtig arbeitenden geübten Untersucher nicht selten unmöglich, die Blase zu entrieren, weil die Instrumente immer wieder die Lichtung der Urethra verlassen und in jene Abwege hineingeraten. Wenn wir auf das oben über die Anatomie und über die Entleerungsbehinderung des sogenannten Mittellappens Erwähnte nochmals hinweisen, so darf man sagen, daß mit leichter Hand beim Vorliegen allein des Mittellappens der Katheterismus einfach und gefahrlos auszuführen ist. Besteht dagegen, wie so häufig, eine Kombination der Seitenlappenhypertrophie und des Mittellappens, der dann oft mit dem seitlichen Drüsenlappen organisch zusammenhängt, d. h. einen Teil des einen oder anderen derselben auszumachen scheint, dann wird es schwierig, mit den Kathetern gewöhnlicher Schnabelrichtung das Hindernis zu umgehen und die Passage freizumachen, und nun ereignet es sich, daß man mit elastischen Sonden nicht die notwendige Kraft entwickeln, daß das starre Instrument, welches nicht seitlich ausweichen kann, die Schleimhaut des Mittellappens verletzt und diesen durchbohrt. Kaum stillbare Blutungen können die Folgen solcher Verletzungen sein. Man ersieht hieraus, wie gefahrbringend der Katheterismus bei Prostatahypertrophie nicht nur durch Laienhand sein kann und dieser Umstand allein sollte veranlassen, diejenigen Fälle, in denen dem Kranken der Katheter anvertraut wird, nicht nur nach seiner Person, sondern vor allem auch nach den anatomischen Verhältnissen sorgfältig auszuwählen!

Objektiv wird man also bei der Hypertrophie der Prostata antreffen entweder die Vergrößerung der Seitenlappen oder die Ausbildung des mittleren Lappens oder endlich beide Veränderungen zusammen. Die erstere Form ist unschwer durch die digitale Mastdarmuntersuchung festzustellen. Man fühlt die auf die Größe eines kleinen Apfels vergrößerte Drüse genau durch, kann mit dem Finger ihre obere Grenze abtasten und bemerkt, daß die von dort durch die Mastdarmwand genau palpabele Hinterfläche des Organs gewöhnlich bei gleichmäßiger Vergrößerung eine *glatte Oberfläche* zeigt; dieser Unterschied zeichnet die Hypertrophie wesentlich aus gegenüber der Entwicklung eines malignen Tumors, dessen mehr höckerige Oberfläche und dessen Überschreiten der Kapsel in vorgeschrittenem Stadium nicht zu verkennen ist. Die digitale Untersuchung wird bei der Prostatahypertrophie wohl als unangenehm empfunden bei erheblicher Volumzunahme, aber sie löst niemals den intensiven Schmerz aus, den wir bei der akuten Prostataentzündung kennengelernt haben und es fehlen die erweichten, dem Fingerdruck nachgebenden Stellen im Gewebe, welche den Absceß kennzeichnen.

Den sicheren objektiven Nachweis des bestehenden, abflußbehindernden Mittellappens wird nur die Blasenspiegelung erbringen mit einem Cystoskop, welches die Besichtigung des Blasenausganges gestattet, am besten bringt das alte Cystoskop mit zurückgelegtem Prisma nach SCHLAGINTWEIT den Mittellappen zur Darstellung. Die Abtastung eines auch stark entwickelten mittleren Lappens, etwa bimanuell vom Mastdarm und den Bauchdecken her, ist als unmöglich zu bezeichnen.

Die *Krankheitserscheinungen* bei Prostatahypertrophie stellen nun einen ganz geschlossenen Symptomenkomplex dar, der beherrscht wird durch die Passageverlegung der mehr oder weniger großen Verengerung der Pars prostatica urethrae und der hierdurch verursachten Harnretention nebst Beeinträchtigung der Nierenfunktion bis zu suburämischen und schließlich urämischen Zuständen und — in vorgeschrittenem Stadium des Leidens — durch die sich anschließende, schwer zu vermeidende aufsteigende Infektion der Harnwege.

Durch alles dies werden, dem Fortschreiten des Leidens entsprechend, gewisse Krankheitsbilder geschaffen, die sich natürlich berühren, die aber in so gut umschriebenen Rahmen sich skizzieren lassen, daß die Erfahrung dazu geführt hat, die Krankheitssymptome nach gewissen Stadien des Leidens zusammenzufassen. Diese Einteilung geschieht nicht aus Freude am Schematismus, sondern deshalb vornehmlich, weil die Therapie der Prostatahypertrophie eine exquisit elektive sein soll, die sich genau den Beschwerden und dem Allgemeinzustande, d. h. dem Grade des Fortschreitens der Krankheit anpassen muß. Und deshalb ist die Therapie der Prostatahypertrophie zu verstehen nur dann, wenn bei der Besprechung der subjektiven und objektiven Symptome die Indikation zum therapeutischen Handeln sich von selbst ergibt: Symptomatologie und Therapie der Prostatahypertrophie können nicht voneinander getrennt werden.

Das *erste Stadium* des Leiden läßt sich zusammenfassen in dem Stichwort: *Relative Störung der Harnentleerung*. Es kennzeichnet sich durch nur geringe Beschwerden, die zunächst den Kranken kaum behindern, aber seine Aufmerksamkeit auf die Harnorgane hinlenken. Er bemerkt zeitweilig einen unbequemen Druck in der Dammgegend, nach dem After zu, der besonders bei der Defäkation sich unangenehm bemerkbar macht und für dessen Entstehung gern die so häufig gleichzeitig vorhandenen Hämorrhoiden angeschuldigt werden. In der Tat handelt es sich um den Druck der vergrößerten Prostata auf die Ampulla recti, die bei stärkerem Volumen der Drüse die Stuhlentleerung behindern kann. Gleichzeitig wird der Kranke darauf aufmerksam, daß er häufiger als in gesunden Tagen die Blase entleeren muß. Es tritt eine *Pollakisurie* ein, die sich zunächst nachts störend bemerkbar macht, so daß er 4—6 mal aufzustehen genötigt ist, die bald aber auch bei Tage in die Erscheinung tritt. Dabei ändert sich die Art der Harnentleerung. Der Kranke ist genötigt die Bauchpresse in Tätigkeit zu setzen, um durch Steigerung des intravesicalen Druckes die Urethra prostatica, welche durch den Druck der Drüse verengert wird, in genügender Weise für den Durchtritt des Harnstrahles zu entfalten. Unter Pressen wird die Harnblase zwar vollkommen entleert, so daß ein Resturin nicht zurückbleibt, aber der Harnstrahl ist schwach, er bildet nicht mehr einen Bogen wie in gesunden Tagen, sondern, nachdem er die Harnröhre verlassen hat, fällt er kraftlos zu Boden: der Prostatiker beschmutzt beim Urinieren seine Schuhe!

Dieses initiale Stadium der prostatischen Beschwerden ist durch relativ einfache Maßnahmen besserungsfähig oder doch dauernd stationär zu halten. Die Therapie der Prostatahypertrophie soll eine *elektive* sein; sie muß sich richten *nach dem Grade der Beschwerden*, nicht aber nach dem Grade der Vergrößerung der Drüse. Grundfalsch würde es sein, jenes sogenannte I. Stadium der Prostatabeschwerden mit radikalen Maßnahmen, d. h. mit der Entfernung der Drüse, behandeln zu wollen, oder auch nur diese mit den neueren Methoden auf endourethralem Wege zu verkleinern. Die Prostatektomie ist und bleibt selbst für technisch noch so geübte Hände ein großer, in diesem Fall nicht zu rechtfertigender Eingriff. Einfache diätetische, hydrotherapeutische und ähnliche Maßnahmen beeinflussen zumeist jene relative Behinderung der Harnentleerung in äußerst günstiger Weise. Diese Maßnahmen gehen aus von der Erwägung, daß es ganz besonders die erwähnten Störungen des Kreislaufs in den unteren Abdominalpartien sind, welche das Zustandekommen der Vergrößerung des Organs begünstigen, und deshalb ist nach Möglichkeit alles zu vermeiden, wodurch der Blutdruck im Gefäßsystem im allgemeinen erhöht und einer Störung der Blutzirkulation im perivesicalen Venensystem Vorschub geleistet wird. Der ersteren Forderung wird genügt durch Innehaltung eines gewissen Ernährungsregimes, wie wir es bei allen chirurgischen Erkrankungen der Harnwege vorzuschreiben pflegen: eine nicht zu reichliche, dabei leichte Nahrung, die insbesondere nur mäßigen Genuß leichten Fleisches umfaßt, bei möglichster Enthaltung von halbgebratenem Fleisch und Wild; dazu sollen alle diese Speisen ohne scharfe Gewürze hergerichtet werden wie Pfeffer, Senf usw. Die Kranken auf salzarme Diät zu setzen, wie man dies zu häufig sieht, ist ganz zwecklos. Salzfreie oder salzarme Diät kommt in Frage bei Erkrankungen des Nierenparenchyms, nicht aber bei den chirurgischen Erkrankungen des Harnsystems, die ohne direkte Schädigung des Nierengewebes verlaufen. Schwere alkoholische

Getränke, Rheinwein, Bordeaux, Burgunder, schwere Biere sind zu vermeiden, leichtere geistige Getränke dürfen in mäßigen Mengen genossen werden. Jedoch empfiehlt es sich, von Flüssigkeitsaufnahme in den Abendstunden abzusehen, um auf diese Weise der lästigen nächtlichen Pollakisurie in etwa vorzubeugen. Der Kranke muß für leichte, regelmäßige Defäkation Sorge tragen, da gerade bei heftigem Pressen zur Stuhlentleerung natürlich der Blutdruck in den Venengeflechten des Unterleibes sehr gesteigert wird.

Auf eine regelrechte Durchblutung der in Frage kommenden Gegend wird in vorzüglicher Weise eingewirkt durch eine sachgemäße Massage der Oberschenkel, des Unterleibes und auch, auf rectalem Wege, der Drüse selbst, doch sollen diese letzteren Maßnahmen nur in ganz leichter Form durchgeführt werden, ohne daß dem Kranken die geringsten Beschwerden bereitet werden. Die beste Unterstützung der Blutzirkulation wird gewährleistet durch regelmäßige Bewegung, Gehen ohne Übermüdung. Weiterhin sind zweimal täglich warme Sitzbäder von 10—15 Minuten Dauer zu empfehlen, wobei besonders zu beachten ist, daß keine Gelegenheit zu Erkältungen gegeben wird, wie überhaupt der Kranke sich vor Witterungseinflüssen sehr zu schützen hat, weil unter ihrer Einwirkung plötzliche Exacerbationen des Leidens nicht selten beobachtet werden.

Unter diesen leicht durchführbaren Vorschriften gelingt es also in einer sehr großen Zahl von Fällen, die Beschwerden des I. Stadiums gänzlich zu beseitigen und bei weiter durchgeführter verständiger Lebensführung eine Verschlimmerung oder ein Wiederauftreten derselben zu vermeiden,

Wesentlich erheblicher sind die Beschwerden und komplizierter ihre Behebung, wenn das Leiden in das *II. Stadium* eingetreten ist, dasjenige der *Harnretention*. Man darf sich nun nicht etwa vorstellen, daß, wenn eine solche vorhanden ist, der Kranke vorher längere Zeit die Beschwerden des initialen Stadiums durchlaufen haben muß. In den meisten Fällen wird dies ja der Fall sein, aber wie oft begegnet man Kranken, die vielleicht eine Abnahme der Kraft des Harnstrahles schon früher bemerkt haben, welche sie auf zunehmendes Alter schoben, deren Aufmerksamkeit aber im übrigen niemals durch irgendwelche Krankheitserscheinungen auf ihre Harnorgane gelenkt wurde. Und gerade der bedrohlichste Zustand der Harnretention: die *akute komplette Retention* ist es, welche sich unter diesem Bilde präsentiert. Wem wären nicht die Fälle bekannt, daß ältere Herren, während sie bei einer Festlichkeit mehr als sonst dem Alkohol zusprachen, ganz plötzlich bemerkten, daß sie keinen Tropfen Harn entleeren konnten und nun mit hochgespannter Blase unter den Anzeichen größter Schmerzen den Arzt aufsuchten. Dieses sind die Fälle, in denen ein durch den Alkoholgenuß gesteigerter Blutdruck durch den Afflux des Blutes zu einer ganz plötzlichen Volumenvermehrung des Organes geführt hat, so daß die Urethra stark seitlich komprimiert wird und unter dem Druck der sich entleerenden Blase sich nicht entfalten kann. Nicht nur alkoholische Exzesse, sondern auch solche *in venere* sind imstande, diese akute komplette Retention hervorzurufen durch plötzliche Blutüberfüllung der Vorsteherdrüse. Außer diesen Gelegenheitsursachen sieht man die akute komplette Retention auffallend oft bei älteren Leuten im Anschluß an längere Autofahrten auftreten, auch ohne daß etwa der Harn willkürlich längere Zeit zurückgehalten worden wäre.

Das Krankheitsbild ist nicht zu verkennen, der Symptomenkomplex einfach: die Harnentleerung ist entweder ganz aufgehoben oder es werden nur wenige Tropfen entleert unter äußerster Inanspruchnahme der Bauchpresse, die nur noch eine weitere Steigerung des Blutdruckes der Beckenorgane veranlaßt, und die extrem gefüllte schmerzhafte Blase ist bei Betastung des Leibes zu fühlen.

Gewöhnlich sieht man allerdings in jenem II. Stadium das Bild der *chronischen, inkompletten Harnretention.* Der Kranke leidet bereits seit längerer Zeit. Die Anamnese ergibt, daß er die Beschwerden des initialen Stadiums durchlaufen hat, daß die Harnentleerung sich immer mehr verschlechterte. In langer, angestrengter Arbeit gibt er jedesmal in unterbrochenen Schüben langsam den Harn von sich. Er hat aber das Gefühl, daß er seine Blase nicht vollkommen entleert, daß er vielmehr nur einen Teil ihres Inhaltes von sich gibt, die schnell sich nachfüllt und nun von neuem und nach kurzer Zeit das langwierige, schmerzhafte Geschäft der Miktion notwendig macht. Läßt man den Kranken seinen Urin nach Möglichkeit entleeren und führt man dann den Katheter ein, so bemerkt man das auffallendste Kennzeichen jenes Stadiums der Harnretention: in der Blase befindet sich noch eine Urinmenge, der sogenannte Restharn. Seine Menge kann verschieden groß sein, in leichten Fällen 10 und 20 ccm, in schweren Fällen 1 Liter und darüber. Es ist dies diejenige Harnmenge, welche im Fundus der Blase zurückgeblieben ist. Die vergrößerte Prostata, deren Volumzunahme dem geringsten Widerstand folgend, also blasenwärts vor dich geht, hat das Orificium der Blase, welches bei normalem Zustande an tiefster Stelle sich befindet, emporgehoben. Der Blasenfundus steht nun tiefer als das Orificium und hinter der wallartig blasenwärts sich vorwölbenden Prostata hat sich ein „Urinsee“ gebildet, dessen Spiegel sich in der Höhe des angehobenen Blasenausganges befindet. So lange diese sekundäre Senkung des Blasenfundus keine hochgradige ist, wird es der Kraft der Detrusormuskulatur gelingen die geringe Harnmenge anzuheben und hinauszubefördern. Ist der Tiefstand aber erheblicher und hat der Blasenmuskel gleichzeitig noch die Verengerung der Urethra prostatica zu überwinden, so wird er insuffizient, er hat nicht genügende Hubhöhe, den Urinsee zu heben bis zum Niveau des Ablaufes und nun bleibt der

Restharn zurück. Er bildet eine stagnierende Flüssigkeitsmenge, die unter normalen Verhältnissen lange aseptisch bleiben kann. Dringen aber Bakterien in die Blase ein, etwa bei einer nicht einwandfrei ausgeführten Katheterung oder bei entzündlichen Prozessen der Urethra oder gar nur bei einer länger dauernden Obstipation, von der wir wissen, daß sie den Übertritt von Darmbakterien in die Blase veranlassen kann, so bildet der Residualharn einen vorzüglichen Nährboden für die eingetretenen Mikroorganismen. Die Infektion der Blase ist da, und es hält schwer, ist fast unmöglich, sie bei der bestehenden Abflußbehinderung wirksam zu bekämpfen, d. h. ihrer ganz Herr zu werden; man darf nur froh sein, sie niederzuhalten, ihr weiteres Ansteigen nierenwärts zu verhindern.

Die cystoskopische Untersuchung läßt, abgesehen von den etwa vorhandenen entzündlichen Veränderungen der Blasenschleimhaut, die Vergrößerung der Prostata sehr gut erkennen. Das gewöhnliche gradlinige Cystoskop ist hierzu weniger gut geeignet, die Richtung seines Prismas gestattet nicht die Ableuchtung desjenigen Blasenabschnittes an welchem sich das Hindernis der Harnentleerung befindet, des Blasenhalses. Das alte SCHLAGINWEITsche Cystoskop beseitigt diesen Mißstand am besten, es gestattete durch eine Umlegung des Prismas die sogenannte retrograde Cystoskopie, d. h. die Besichtigung des gesamten Blasenausganges und so gelingt es leicht, auch den etwa bestehenden Mittellappen dem Auge zugänglich zu machen. Leider wird dieses Cystoskop nicht mehr hergestellt und nur bei einzelnen Urologen wird gute Behandlung den Apparat noch aus der Vorkriegszeit herübergerettet haben! Wenn auch seine Optik nicht so gut ist wie diejenige moderner Cystoskope, so erreichen doch die letzteren, wenn sie auch noch so sehr zur Besichtigung des Blasenhalses und der cysto-urethralen Gegend angepriesen werden, unseres Erachtens keineswegs die Möglichkeiten des alten SCHLAGINTWEITschen Cystoskopes. Der Befund gestattet leicht, sich ein Bild zu machen von den mechanischen Schwierigkeiten, welche der Blasenentleerung entgegenstehen. Außerdem ergibt das Blasenbild in denjenigen Fällen, bei denen schon seit längerer Zeit Harnbeschwerden bestanden — also zumeist —, das Vorliegen der *Balkenblase.* Die gesteigerte Inanspruchnahme der Blasenmuskulatur bei der Harnentleerung hat Veränderungen der Muskeln zur Folge. Sie hypertrophieren unter dem Mehr der Arbeitsleistung und man sieht kreuz und quer in ungeordneter Weise verlaufend die Blasenmuskelbündel als Firste bis zu Zentimeterhöhe in das Cavum des Organs hineinragen, sie stellen außerordentlich feste Gebilde dar, die sich auch bei maximaler Füllung des Organs nicht etwa ausgleichen lassen.

Soll man nun *jede* Prostatahypertrophie im Stadium der Retention cystoskopisch untersuchen? Die Frage ist durchaus zu verneinen. Wohl ist es notwendig, bei einer chronischen inkompletten Retention die

Blasenspiegelung vorzunehmen um über den Zustand der Drüse und besonders auch denjenigen der Blase eine bestimmte Vorstellung zu bekommen und auf dieser den Heilplan aufzubauen. Dringend zu warnen ist aber davor, bei der akuten kompletten Retention sogleich mit dem Blasenspiegel bei der Hand zu sein. Die akut vergrößerte Drüse zeigt nicht nur in ihrem Innern, sondern auch in ihrer Schleimhautüberkleidung die starke Blutfüllung. Jede Berührung mit Instrumenten löst heftige Blutungen eventuell aus und dies um so mehr, als das Eindringen des starren Instrumentes durch die verengerte Urethra prostatica selten ohne Beschädigung der läsiblen, blutüberfüllten Urethra vor sich gehen wird.

Und dies ist auch der Grund, weshalb man, wie oben ausgeführt, bei der kompletten Retention stets zunächst versuchen sollte, die Entleerung auf natürlichem Wege herbeizuführen. Hierzu wird nun zumeist nicht die genügende Zeit vorhanden sein. Die Kranken haben sich bereits eine Weile mit der Entleerung ihres Urins geplagt, die Blase hat sich immer mehr gefüllt, der Drang ist stürmisch. Dann muß eben schleunigst zur Entleerung — gewissermaßen zu einem symptomatischen Eingriff — geschritten werden. Die Schwierigkeit des Katheterismus in solchen Fällen darf nicht verkannt werden und wird am besten illustriert durch den Umstand, daß die Kranken mit starken Hämorrhagien zum Chirurgen kommen, nachdem schon anderen Ortes vergebliche Entleerungsversuche vorgenommen worden sind. Die Verletzungen, die hierbei gesetzt wurden, sind oft schwerster Natur. Nicht allein daß submuköse falsche Wege gesetzt wurden, sondern unter wahrscheinlich erheblicher Kraftaufwendung des Untersuchers sind die Lappen der Prostata auf mehrere Zentimeter hin durchbohrt worden! Böse Vereiterungen, periprostatische Phlegmone, Urosepsis können die Folgen sein. Der Grund für diese Verletzungen liegt einmal in zu großem Kraftaufwand des Untersuchers und dann in der Anwendung unrichtiger Instrumente. Die Einführung der letzteren darf niemals mit Gewalt vor sich gehen, sondern zart und vorsichtig, wie beim diagnostischen Nachweis der Striktur. Das Instrument ist dementsprechend auszuwählen. Starre Metallkatheter, und mögen sie, mit besonderer Krümmung des Schnabels versehen, in der Instrumentenlehre auch als „Prostatakatheter" bezeichnet werden, sind in den Händen des praktischen Arztes durchaus zu verwerfen. Diese Instrumente sind es, welche die Verletzungen verursachen. Nur derjenige, der dauernd mit Instrumenten die Urethra zu untersuchen pflegt, darf sich ihrer in Ausnahmefällen bedienen, weil er in der Lage ist, die Kraft abwägen zu können, mit der das Instrument eingeführt werden darf und weil er versteht, tastend gewissermaßen mit dem durch das Instrument verlängerten Finger den Widerstand, der sich ihm entgegenstellt, abzuschätzen. Auch der weiche Nélaton-Katheter ist nicht das geeignete

Instrument, in solchen Fällen die Blase zu entleeren, er wird meist nicht das Hindernis überwinden können, sondern sich umschlagen; in noch gesteigertem Maße ist dies bei dem mit einem Knopf versehenen und leichtabgebogenen TIEMANN-Katheter der Fall, der ebenfalls aus Gummi hergestellt ist. Das Instrument der Wahl ist der Seidenkatheter mit Abbiegung des Schnabels nach MERCIER. Aber auch nicht jeder: Nicht der neue, frisch vom Händler bezogene Katheter! Er ist zu starr. Vielmehr ist zu raten, sich bei solchem offenbar und voraussichtlich schwierigem Katheterismus eines Katheters zu bedienen, der bereits mehrfach sterilisiert ist und hierdurch an Starre eingebüßt hat, oder aber den noch ungebrauchten Katheter durch kurzes Einlegen in heißes sterilisiertes Wasser usw. weich und geschmeidig zu machen. So wird das elastisch-weiche Instrument sich am besten der veränderten Form der Urethra anpassen, ohne ihre Wandung zu verletzen. Erwähnt zu werden verdient noch, daß in den Handel Seidenkatheter eingeführt sind, welche neben der MERCIERschen Abknickung etwa 4 cm proximal noch eine zweite, leichte, stumpfwinkelige Abknickung zeigen, und namentlich bei sehr starker Entwicklung der seitlichen Drüsenlappen sich als vorteilhaft erweisen.

Der MERCIERsche Schnabel folgt, wie wir wissen, der am wenigsten veränderbaren vorderen Wand der Urethra und weicht, sich an dieser entlang tastend, am besten dem Hindernis seitlich aus, wenn ein mittlerer Drüsenlappen den Kanal an den Blasenausgang Y-förmig verändert hat. Das seitliche Anlegen des Schnabels zeigt sich an der Marke des Pavillons an und so kann schon allein durch die Einführung des Katheters der Untersucher sich vom Bestehen des den Katheter seitlich ablenkenden Mittellappens überzeugen.

Es ist nun dringend zu raten, sich nicht etwa durch die Verengerung des Kanals verleiten zu lassen, einen dünnkalibrigen Katheter zu wählen. Die Verletzungen werden gerade durch die *dünnen* Katheter gemacht; sie verfangen sich in Schleimhautfalten der unregelmäßig geformten Urethra, sie dringen in falsche Wege ein, die etwa schon vorher gebohrt worden sind. Stets wende man zunächst Instrumente größeren Kalibers von 24—22 Ch. an, mit denen man auch schon etwas kräftiger eindringen kann ohne Verletzungen befürchten zu müssen. Erst wenn diese Versuche nicht gelingen, gehe man zu dünnen Nummern 18—15 allmählich über, aber nur unter großer Vorsicht mit besonders weichen Exemplaren.

Daß dieser Modus des Katheterismus nicht nur für die komplette Retention, sondern für jede Untersuchung eines an Prostataveränderung Leidenden gilt, bedarf keiner besonderen Hervorhebung.

Einer weiteren Art der Untersuchung der Prostata in allen Stadien ihrer Hypertrophie ist noch ganz besonders zu gedenken, das ist das *Röntgenbild* der mittels eines dünnen Gummikatheters durch Luft mit der Spritze aufgefüllten Blase bzw. die Aufnahme des Blasenausganges.

Das Bild zeigt uns besser als dies die Cystoskopie vermag, die Ausdehnung und die Form der vergrößerten Drüse, insbesondere des Mittellappens.

Wenn man den an akuter kompletter Retention Leidenden auf die geschilderte Weise mehrere Male katheterisiert hat und ihn aufforderte, möglichst wenig Flüssigkeit einzunehmen, um die Blase nicht zu überfüllen und einen zu häufigen Katheterismus notwendig zu machen, wenn man ferner ihn dazu veranlaßte, zunächst auf jeden Versuch natürlicher Harnentleerung zu verzichten, um nicht durch frustranes Pressen eine erneute Blutüberfüllung der Gefäße des Plexus periprostaticus und der Drüse selbst zu veranlassen, so wird man weitaus in den meisten Fällen es erleben, daß die Schwellung der Drüse, wie sie akut zustande kam, so auch plötzlich zurückgeht. Nach wenigen Tagen geht die Harnentleerung von selbst wieder vor sich, manchmal ohne daß Beschwerden zurückbleiben und man kann nun den definitiven Heilplan aufstellen, entweder jenes diätetische Regime, unter welchem nicht selten dauerndes Wohlbefinden auftritt, oder aber man muß zu radikaleren Maßnahmen sich entschließen, wenn Rückfälle eintreten oder etwa eine dauernde Retention zurückbleibt. *Niemals gebe man bei akuter Retention dem Kranken den Katheter in die Hand!* Die akute Retention ist eben eine ganz akute, schwere Erkrankung, die für ihre Dauer der ärztlichen Überwachung am besten im Krankenhause bedarf. Die akut hyperämischen Organe sind für die Infektion in ganz außergewöhnlicher Weise anfällig.

Wie aber hat man sich zu verhalten der *chronischen*, mehr oder weniger *inkompletten Retention* gegenüber? Die Gefahren der dauernd behinderten Harnentleerung haben wir kennengelernt. Eine dauernde Harnstauung darf nicht bestehen bleiben, ihre Folgen sind Cystitis mit ansteigender Infektion und suburämische Zustände bzw. die Urämie. Es muß also für eine Herstellung normaler Abflußbedingungen gesorgt werden, oder es muß zum mindesten in regelmäßigen Zeitabständen, d. h. nach dem Grade der Retention täglich oder 2—3 mal täglich für eine aseptisch einwandfreie künstliche Entleerung des Restharns Sorge getragen werden. In diesem Falle würde sich der Patient dem sogenannten „Katheterleben" gegenübersehen. Die Unbequemlichkeiten und die Gefahren eines solchen bedürfen keiner Schilderung. Der wohlhabende Kranke, dessen Verhältnisse es gestatten von sachverständiger ärztlicher Hand und bei vorsichtiger Lebensführung 2 mal täglich eine Entleerung der Blase vornehmen zu lassen, kann sich — abgesehen von der Unbequemlichkeit — dauernden Wohlbefindens erfreuen. Die aseptische Handhabung, antiseptische Auswachsungen der Blase bewahren ihn vor Zufällen. Es ist auch zuzugeben, daß mancher Laie es lernt gut selbst mit dem Katheter umzugehen. Aber gerade dann, wenn lange Zeit hindurch alles gut verlaufen ist, wird er nachlässig, seine Aseptik bekommt an irgendeiner Stelle einen Fehler und seitdem wir gesehen haben, wie ein Patient zu seinem nach allen Regeln ärztlicher Kunst sterilisierten Katheter den Mundspeichel als Gleitmittel benutzte, haben wir wenig Zutrauen zum Selbstkatheterisieren!

Man soll es in der Tat strikte vermeiden einem Kranken, dessen Blase noch frei von Entzündung ist, den Katheter in die Hand zu geben, um ihn vor der Infektion zu schützen. Besteht bereits eine chronische Cystitis, so darf man es eventuell wagen, dem *zuverlässigen* Patienten unter allen Kautelen den Katheterismus anzuvertrauen. Er sei aber angewiesen, nicht jedem Bedürfnis folgend beliebig oft den Katheter einzuführen, sondern er soll, und dies ist zumeist möglich, durch regelmäßige Lebensführung seinen Körper so einstellen, daß ein zweimaliger Katheterismus täglich genügt.

Für den weniger Bemittelten aber ist das „Katheterleben“ mit selbst ausgeführter Sondierung gewöhnlich der Anfang vom Ende: die sichere Voraussetzung für die schwere Allgemeininfektion der Harnwege. Ihm muß der Arzt, wenn er gewissenhaft verfährt, die operative radikale Behandlung als dringlich hinstellen. Aber auch jeder andere wird dem höchst unbequemen, gefahrvollen Katheterleben den radikalen operativen Eingriff vorziehen, wenn der Arzt ihm die Chancen desselben richtig darstellt.

Die jüngste Zeit hat uns hier weit gefördert; die Heilungsaussichten sind vorzüglich geworden, wenn die Fälle in der richtigen Weise ausgewählt werden. Vorgeschrittene, im III. Stadium der Erkrankung befindliche sind für dieses Vorgehen oft ungeeignet, wenn die schweren sekundären Schädigungen hinzugetreten sind. Desgleichen darf man alten, dekrepiden Leuten die radikale Operation nicht vorschlagen, sondern muß sich mit palliativen Maßnahmen begnügen, auf die wir noch eingehen werden. Befindet sich aber der Kranke im II. Stadium, d. h. in demjenigen der kompletten oder der inkompletten chronischen Retention, deren Zurückgehen nicht zu erwarten ist, so muß ihm, bevor jene schwere Veränderungen sich auszubilden Gelegenheit haben, die Operation vorgeschlagen werden. Wir müssen der Lockung widerstehen, einen geschichtlichen Abriß zu geben von allen den Verfahren, die zur operativen Behandlung der Prostatahypertrophie vorgeschlagen worden sind. Kastration, Unterbindung der Vasa deferentia, der Arteria spermatica, der Art. iliaca interna werden längst nicht mehr ausgeführt. Die Kauterisation der Drüse nach Bottini ist gleichfalls ein Verfahren, welches nicht mehr geübt wird; ein höchst unchirurgisches Arbeiten im Dunkeln: nicht angreifbare Blutungen, schwere Nebenverletzungen infolge Durchbrennens mit angehobener Blasenfalten waren nicht selten die Folge bei höchst zweifelhaftem Effekt des Eingriffes.

Die radikale *Operation der Wahl ist auch heute noch die Prostatektomie.* Wir bevorzugen vor derjenigen vom queren Dammschnitte aus, bei welcher gelegentlich persistierende Harnfisteln zum Damm hin zurückbleiben, die totale Ausschälung der Drüse unter Opferung der Urethra prostatica, deren Fortfall bedeutungslos ist, weil sie sich während der Nachbehandlung in kurzer Zeit von selbst neu formiert, durch die Sectio alta auf transvesicalem Wege nach FREYER. Näher auf die Technik einzugehen und auf ihre Modifikationen, ist hier nicht der Platz.

Die Prognose des Eingriffes ist eine sehr gute. Die Gefahr quoad vitam liegt weniger in der Technik, auch die unvermeidliche Blutung ist gewöhnlich leicht zu beherrschen, sondern lediglich in der Auswahl der Kranken, denen man den Eingriff zumutet. Wir werden hierauf später noch einzugehen haben. Quoad functionem ist der Erfolg gleichfalls durchweg ein guter. Volle Kontinenz tritt stets ein, nachdem selten und schlimmsten Falles für wenige Wochen eine geringe Inkontinenz bestanden hatte. Eine Strikturbildung an der Stelle der mitentfernten Urethra prostatica ist nicht zu befürchten. Nur einen Nachteil hat der Eingriff zumeist im Gefolge: die Ejaculation hört auf, da die Ausführungsgänge der Geschlechtsdrüsen meist nicht geschont werden können, oft in Narbengewebe eingebettet werden. Auf diese Folge müssen die Patienten *vorher* aufmerksam gemacht werden, dann verzichten die alten Herren gern darauf zugunsten der Behebung ihrer Harnbeschwerden! Unterläßt man den vorherigen Hinweis, so könnte der Arzt von dem nun von seinen Blasenbeschwerden befreiten Kranken Vorwürfe zu erwarten haben. Zu betonen ist, daß lediglich die Potentia generandi, *nicht aber die Potentia coeundi* aufgehoben wird. Übrigens sind alle diese Erwägungen heute weniger bedeutungsvoll, da von den meisten Operateuren prinzipiell präliminar die Vasa deferentia reseziert werden, um dem Ascendieren einer Infektion zur Epididymis von der Prostataloge her vorzubeugen.

Statistische Angaben über die Mortalität anzugeben hat wenig Wert. Die Ziffern differieren außerordentlich. Die Zahl der Todesfälle hängt ab von der Übung des Operateurs nicht allein, sondern vor allem von dem Standpunkte, den er einnimmt gegenüber der Auswahl der dem radikalen Eingriff zu unterziehenden Fälle.

In den letzten Jahren sind Verfahren angegeben worden, die es gestatten, unter Sicht, d. h. auf endourethral-operativem Wege die Prostatahypertrophie zu beeinflussen. Zur Erweiterung der Urethra prostatica, d. h. um bessere Abflußbedingungen zu schaffen, wurden von französischer Seite (LUYS) Teile des Adenoms durch Elektrokoagulation zerstört, das Verfahren wurde als „Forage“ bezeichnet. Dann wurde von nordamerikanischer Seite mittels des sogenannten „Punch-Verfahrens“ zu gleichem Zwecke Teile aus der Drüse ausgestanzt. In Deutschland vermochten diese Verfahren sich keine allzu große Anhängerschaft zu erwerben und wir können uns des Eindrucks nicht erwehren, daß es vor allem nichtoperierende Urologen waren, die sich derselben mit Vorliebe bedienten und auch jetzt noch bedienen.

Heute sind diese Methoden, besonders in Deutschland, zumeist ersetzt durch die Elektroresektion von Teilen der Drüse in Nachbarschaft des Kanals, der erweitert wird durch das elektrische Schneideverfahren. Es werden dadurch Teile des *Adenoms entfernt*, nicht zerstört. Die Methode hat etwas ungemein Bestechendes, sie wurde zunächst auch von den Chirurgen mit Enthusiasmus begrüßt. In der letzten Zeit bildete sie in Deutschland das Thema vieler Kongreßdiskussionen und wenn auch die Akten über ihre Indikation noch keineswegs geschlossen sind, so hat die Methode doch sehr eingehende Kritik erfahren und wird in die Grenzen verwiesen, die ihr zukommen.

Voraussetzung bei ihrer Ausführung ist nicht nur ein ganz tadelfreies Instrumentarium, namentlich auch was die Stromzuführung angeht, sondern auch der Umstand, daß der Eingriff in *geübten* Händen liegt und nicht bei einem Arzt, der sich seiner nur gelegentlich und selten bedient! Denn man darf sich die Elektroresektion, auf deren Einzelheiten hier nicht eingegangen werden kann, nicht als ein ganz einfaches Verfahren vorstellen. Es bedarf eingehender Vorbereitungen örtlicher und allgemeiner Art, es entbehrt nicht der Gefahren erheblicher Nachblutungen, die nicht selten noch die Prostatektomie nachträglich notwendig machen, und der sekundären Infektion der Harnorgane. Somit birgt es manche Gefahrenmomente in sich und eine postoperative Mortalität, welche derjenigen im Anschluß an die Prostatektomie weniger nachsteht als man zunächst glauben möchte, wenn nicht die Fälle ausgewählt werden. Es ist außerdem klar, daß die Bahnung eines Blasenausgangs durch das Adenom der Prostata hindurch auf das weitere Wachstum gar keinen dauernden Einfluß haben kann: dieses wird stets weiter gehen, und zwar in der Richtung des geringsten Widerstandes und das ist die künstlich erweiterte Urethra prostatica.

Es ist dann auch erstaunlich, daß später noch vorgefundener Restharn von 100 ccm und darüber immer noch als „gute Resultate“ vom Operateur bezeichnet werden und daß die Fälle einer dauernd willkürlich vollkommen entleerten Blase, wie wir sie von der Prostatektomie her kennen, verhältnismäßig selten sind. In der Tat hatten wir Gelegenheit mehrere Fälle zu sehen, in welchen, nachdem 3—4—5mal während eines oder zweier Jahre Elektroresektionen ausgeführt worden waren wegen der stets wieder auftretenden Verlegung der Urethra, Fälle, denen die dann ausgeführte Prostatektomie erst die dauernde Heilung brachte. Aber die Elektroresektion ist deshalb keineswegs abzulehnen; sie stellt eine wesentliche Bereicherung unseres therapeutischen Handelns dar für die Fälle, in welchen den Patienten der größere Eingriff nicht mehr zugemutet werden kann; wir werden auf diese Indikationsstellung noch einzugehen Gelegenheit haben. Jedenfalls ist für die Fälle, in welchen die Prostatahypertrophie den Blasenausgang mehr oder weniger blockiert, in denen es aber zu schweren Komplikationen noch nicht gekommen ist, die Elektroresektion nicht angezeigt und die Prostatektomie bleibt die Operation der Wahl. Auch schon deshalb, damit nicht durch jenes Verfahren etwa eine beginnende maligne Degeneration des Adenoms übersehen wird!

Das *III. Stadium* der Prostatahypertrophie endlich kennzeichnet sich durch die *Distension der Blase* und durch alle die sekundären Veränderungen des uropoetischen Apparates, welche im letzten Grade ursächlich auf dieses Moment zurückzuführen sind.

Die akute komplette Retention der Blase, die mit einer plötzlichen enormen Ausdehnung ihrer Wandungen einhergeht, kann in der gleichen Weise die höchst bedenklichen Folgen zeitigen wie auch die chronische inkomplette Retention, bei der zwar die Blase zum Teil willkürlich entleert worden ist, jedoch der Katheterismus nachher aus dem übermäßig erweiterten Organe große Mengen Residualharns zutage fördert.

Diese akute Distension hat ebenso wie die chronische Überdehnung des Organs eine *Atonie der Blase* zur Folge. Wie diese Atonie zustande kommt, ist unschwer erklärlich. Es leuchtet ein, daß bei der Überdehnung die Fasern des Detrusor vesicae erheblich auseinandergedrängt werden. Die Verbindung der einzelnen Bündel miteinander wird gestört und mit dieser Schädigung des Muskels tritt eine Läsion der Nervenendigungen in den Muskelbündeln ein, die ihre Tätigkeit regulierten. Diese Schädigung kann natürlich schon durch die einmalige starke Überdehnung hervorgerufen werden und, das Schlimmste, sie stellt ein irreperables Ereignis dar: die losgerissene Nervenendigung tritt niemals wieder mit dem zugehörigen Muskelbündel in die Vereinigung, welche die Grundlage für die Tätigkeit des letzteren darstellt. Die Folge ist, daß der Detrusor nicht mehr in geordneter Weise arbeitet, er tritt nicht mehr in Funktion bei einem bestimmten Füllungsgrade des Organs, um nun durch den Flüssigkeitsdruck den Kontraktionszustand des Sphincter vesicae überwinden und den Harn entleeren zu können. Die atonische Blase füllt sich durch den sich ansammelnden Urin immer weiter, 3—4 Liter kann ein solches Organ fassen, und nun wird der Sphincter mechanisch gedehnt: er öffnet sich und läßt den Urin austreten. Nicht im Strahle, weil der exprimierende Wanddruck der Blase fehlt und die Barrière der vergrößerten Prostata dies verhindert, sondern in kleinen Schüben oder auch nur tropfenweise drängt der Urin sich durch die komprimierte Urethra prostatica hindurch, bis jenes mechanische Moment der Sphincterdehnung wieder überwunden ist: wir haben vor uns ein einfaches *Überfließen* des hochgefüllten Organs, ohne daß hierdurch die Beschwerden der Blasenüberfüllung behoben würden: die *Ischuria paradoxa* die „Überlaufblase".

Jetzt besteht dauernd eine „Urinsäule", die vom Orificium externum urethrae bis in die Blase hineinreicht, und so wird im buchstäblichen Sinne des Wortes der Infektion Tor und Tür geöffnet! Der Abschluß des Sphincter externus in der Pars membranacea urethrae ist illusorisch geworden und in der Flüssigkeitssäule bewegen sich nun die Infektionskeime, die in der vorderen Urethra stets vorhanden sind und von außen hereindringen, blasenwärts und in kürzester Zeit ist die eiterige Cystitis ausgebildet. In keinem Zustande ist die Blase so empfänglich für die Infektion, als wenn ihre Wandungen durch die Überdehnung alteriert und die normalen Abflußbedingungen aufgehoben sind. Auch der geringste Fehler in der instrumentellen Aseptik hat hier die schwersten Folgen. Vergegenwärtigen wir uns nun, wie bei solchen Abflußstörungen im uropoetischen Apparat die Stauung des Harns noch weiter zentralwärts besteht, wie die Ureteren erweitert zu sein pflegen auf ein Kaliber, so daß man sie gelegentlich bei operativen Eingriffen mit den Dünndarmschlingen verwechselt hat, dann versteht man, wie die Infektion sich immer weiter entwickelt auf dem ansteigenden Wege, wie sie in das Nierenbecken eindringt, die Nierensubstanz ergreift und von der Blutbahn aufgenommen, nun zur allgemeinen Urosepsis führt.

Wie helfen wir nun den Leuten, die in solchem Zustande der Blasenatonie und ihren Folgen, der eitrigen Infektion der Harnwege in die Behandlung treten? Als das Nächstliegende erscheint natürlich die Entleerung der Blase auf künstlichem Wege. Hierbei muß mit gewisser Vorsicht zu Werke gegangen werden. Die maximal distendiert gewesene, plötzlich entleerte Blase neigt sehr zu Blutungen, welche dadurch zustande kommen, daß infolge der Druckveränderung in der Blase kleinere venöse Gefäße plötzlich unter erhöhten inneren Druck gestellt werden und platzen. Außerdem besteht aber noch eine andere Gefahr. Die plötzliche Entlastung des flüssigkeitsgestauten Harnsystems kann dem Nierenparenchym sehr schädlich werden dadurch, daß seine Funktion plötzlich umgestellt wird. Man sieht eine plötzliche „Nierenstarre" eintreten, d. h. das Parenchym akkommodiert sich nicht mehr den an dasselbe gestellten Anforderungen der Konzentrierung des Harns und man sieht, namentlich wenn das Parenchym durch den Flüssigkeitsdruck im Nierenbecken geschädigt war, der Nierenstarre eine plötzlich einsetzende, nicht mehr aufhaltbare *Urämie* folgen. Es empfiehlt sich daher aus einer solchen Blase nur einen Teil der Flüssigkeit zu entfernen und etwas Borlösung oder Kochsalzlösung nachzufüllen, bei dem nächsten Katheterismus in ähnlicher Weise vorzugehen und nun in etwa 2 Tagen die Entleerung des Organs zu vollenden: dann geht der Druckausgleich langsam vor sich, ohne daß die Gefäße bersten werden. — Die eventuell bestehende Infektion der Blase wird zu bekämpfen sein, wie wir dies bei der Cystitis zu betrachten Gelegenheit haben werden. — Aber dies sind symptomatische Maßnahmen, wie gestaltet sich die weitere Behandlung des Grundleidens? Daß man bei schwerer Cystitis nicht zur Prostatektomie und auch nicht zur Elektroresektion schreiten wird, bedarf kaum der Erwähnung: man würde in höchst verderblicher Weise das Operationsgebiet infizieren. Man wird durch Spülungen bei Dauerdrainage der Blase vorerst die Infektion beseitigen. Aber auch bei aseptischer Blase würde man zu erwägen haben, ob, wenn eine Atonie des Organs vorliegt, man von der Prostatektomie einen Erfolg erwarten dürfte. Wenn das Organ nicht mehr imstande ist, sich selbsttätig zu entleeren, weil die nervösen Elemente, welche die Muskeltätigkeit auslösen, zugrunde gegangen sind, dann ist es zwecklos, den Kranken dem immerhin doch nicht gleichgültigen Eingriff der Prostatektomie zu unterziehen. Theoretisch würde bei einer aufgehobenen Detrusortätigkeit die Blase auch nach Beseitigung des Hindernisses der vergrößerten Prostata sich nicht mehr entleeren können! Aber die Atonie der Blase ist selten eine vollkommene bzw. selten sind *alle* Muskelfasern außer Tätigkeit gesetzt und die noch innervierten Fasern hypertrophieren vikariierend, so daß es nun zuweilen recht gut gelingt, die verbliebene Kontraktionsfähigkeit des Organs anzuregen, daß unter Mitarbeit der Bauchpresse eine leidliche aktive Blasenentleerung zustande kommt. Von selbst geschieht dies aber nicht, sondern es bedarf einer energischen Behandlung, um die Blasenmuskulatur anzuregen. Viel trägt hierzu bei die Faradisierung der Blasenmuskulatur, insbesondere wenn ihre aktive Arbeit angeregt wird dadurch, daß man nach Auffüllen der Blase die Leute auffordert, unter aktivem Pressen dieselbe zu entleeren. Unter dieser — sit venia verbo — „Orthopädie" der Blase hat man sehr oft die Freude zu sehen, wie der aus dem Katheter entleerte Strahl von Tag zu Tag mehr an Kraft zunimmt. Die Entleerung kann endlich wieder normal vorgenommen werden und nun tritt die radikale Prostatektomie mit voller Aussicht auf Erfolg in ihre Rechte.

Stellt diese aktive Blasenentleerung sich aber nicht wieder ein oder erlaubt der Allgemeinzustand des Kranken (Insuffizienz der Nierentätigkeit, allgemeine Debilität, Herz- oder Lungenerkrankungen, Diabetes usw.) vorläufig oder auch dauernd es nicht, die Prostata operativ zu entfernen, so sind wir gleichwohl imstande den Kranken auch ohne Prostatektomie und ohne das leidige Katheterleben zu helfen. Vor etwa 30 Jahren hat WITZEL seine suprapubische Cystostomose angegeben. Durch einen die Bauchdecken mittels des FLEURETschen Troikarts schräg durchbohrenden Kanal, der in die Blase hinein reicht, wird ein Gummischlauch in die letztere hineingeführt. Er liegt wasserdicht und so wird der Prostatiker in die Lage versetzt, beschwerdenfrei seinen Urin zu entleeren[1]. Die Fernhaltung des Urins von der Passage der Urethra prostatica und der Wegfall des den Blutdruck steigernden Pressens bei jeder Miktion bewirkt in vielen Fällen ein Zurückgehen des Drüsenvolumens, so daß gelegentlich normale Entleerungsverhältnisse wieder eintreten. Die Leute erholen sich von Infektion und Darnieder-

[1] Näheres über die Technik siehe JANSSEN: Die Indikationsstellung zur operativen Behandlung der Prostatahypertrophie. Med. Klin. **1912 I.**

liegen des Allgemeinzustandes so sehr, daß man später einen Radikaleingriff anzuschließen berechtigt ist. Nur eines läßt sich in der Regel bei den Trägern der Blasenfistel nicht vermeiden, das Entstehen einer schleimig-eitrigen Cystitis, von der wir allerdings schwerere Komplikationen niemals gesehen haben, die aber eine häufige Spülung der Blase, etwa 2 mal wöchentlich, notwendig macht. Der intelligente Kranke lernt dieselbe selbst ausführen, in jedem Falle aber ist es notwendig, daß der Arzt die Kontrolle über das Organ behält.

In solchen Fällen nun, in welchen der Allgemeinzustand oder begleitende Erkrankungen ein radikales Vorgehen gegen die Prostatahypertrophie verbieten und in denen auch eine längere Vorbehandlung des gestauten Harnsystems voraussichtlich keine solche Besserung herbeiführen wird, die ein radikales operatives Vorgehen mit Aussicht auf Erfolg ermöglicht, halten wir es für richtig, uns auch anderer Methoden zu bedienen. Wir würden hier sogar die Unterbindung der Vasa deferentia für angezeigt halten, von der einzelne Autoren eine Rückbildung des entsprechenden seitlichen Prostatalappens gesehen haben wollen.

Ganz besonders kommt hier aber in Frage das Verfahren der endourethralen Elektroresektion der Prostata, über welches wir uns bereits eingehend äußerten, selbst wenn man gezwungen sein sollte, nach einiger Zeit beim Rezidivieren der Verengerung dasselbe zu wiederholen. Es muß aber dabei noch einmal betont werden, daß auch dieser Weg der Behandlung nicht gefahrlos ist und einen nicht geringen Prozentsatz von Mortalität in sich birgt.

Von den empfohlenen Injektionen von Preglscher Lösung (Payr) von Jodpräparaten usw. in das Parenchym der hypertrophischen Prostata, die eine Schrumpfung, d. h. Verkleinerung des Organs bewirken sollen, raten wir auch nur in jenen geschilderten Fällen Gebrauch zu machen; alle diese auch künstlich erzeugten entzündlichen oder auch nur reaktiven Prozesse würden durch die entstehenden Verwachsungen bei einer später noch zur Indikation werdenden Prostatektomie den Eingriff sehr erschweren, die vom Rectum zu haltende Distanz verwischen können.

Das gleiche ist zu sagen von der, selbstverständlich nach allen Vorschriften moderner Erkenntnis auszuführenden Röntgentiefentherapie, wobei wir von großen eigenen Erfahrungen sprechen können: Verwachsungen des Organs mit seiner Kapsel, aus welcher die Operation es herausschälen soll und Veränderungen der Gefäßwandungen können einen späteren radikalen Eingriff durch Blutung und Verletzung von Nachbarorganen sehr komplizieren. Und von der Bestrahlung mit Radium ist begreiflicherweise nichts anderes zu sagen. Wir selbst sind seiner Zeit mit großen Hoffnungen an diese Therapie herangetreten, haben auch selbst Sonden zur richtigen Lagerung der Radium- und Mesothoriumkapseln konstruiert. Aber auch von dieser Therapie sind wir abgekommen und halten sie, ebenso wie die vorher genannten Verfahren nur indiziert für operativ ganz aussichtslose Fälle.

So möchten wir die therapeutische Indikation bei Prostatahypertrophie noch einmal kurz zusammenfassen.

Im I. Stadium, *der relativen Behinderung der Harnentleerung* pflegen diätetische, hydrotherapeutische Maßnahmen nebst Anregung der Zirkulation in der unteren Körperhälfte meist zum Ziel zu führen.

Im II. Stadium, *der Retention,* vermögen wir oft durch einen, eine Zeitlang durchgeführten aseptischen Katheterismus, der sich individuell der Sachlage anpaßt, eine genügende Besserung zu erzielen. Bleibt dieser Erfolg aus, dann ist die Prostatektomie auszuführen.

Im III. Stadium, *der Distension,* ist die Prostatektomie angezeigt, wenn der Zustand der Blasenmuskulatur eine genügende Entleerung des Organs gewährleistet, wenn keine schwere Infektion der Harnorgane besteht bzw. nachdem sie erfolgreich bekämpft ist, und wenn der Allgemeinzustand des Kranken den Eingriff erlaubt. Sind diese Voraussetzungen nicht erfüllt, insbesondere auch wenn vorgeschrittene Altersschwäche vorliegt, wenn Arteriosklerose und Erkrankungen des Herzens oder der Lungen, wie hochgradiges Emphysem, Bronchitiden angetroffen werden, die allein schon einen größeren Eingriff kontraindizieren, dann enthalte man sich der radikalen Prostatektomie und entschließe sich zur nicht gefahrlosen Elektroresektion, oder bevorzuge den unter Lokalanästhesie leicht vorzunehmenden kleinen Eingriff: die Cystostomose mit Schrägkanal durch die Bauchdecken, und zur Unterstützung die Röntgentiefenbestrahlung in geübter Hand.

Eine vorsichtige Auswahl der operativen Fälle wird der Prostatektomie immer mehr Zutrauen verschaffen und wird allein in der Lage sein, die Mortalität des technisch so gut durchgebildeten Eingriffes immer weiter herabzudrücken. Hierfür wird auch nicht ohne Bedeutung sein die Auswahl der Anästhesierung: ob Allgemeinnarkose, Lumbal- oder Lokal- bzw. Leitungsanästhesie. Hier muß in der vorsichtigsten Weise individualisiert werden, aber auf Einzelheiten über diesen so bedeutungsvollen Punkt kann im Rahmen der vorliegenden Erörterungen nicht eingegangen werden [1].

Die Betrachtung der Prostatahypertrophie von praktischen Gesichtspunkten aus würde lückenhaft sein, wenn man nicht noch mit kurzen Worten desjenigen Leidens gedenken wollte, welches am häufigsten differentialdiagnostische Schwierigkeiten bereitet, und das ist das Steinleiden der Blase. Zunächst mag dies hier absurd erscheinen; denn die Symptomatologie des Steinleidens, wie wir sie in den Lehrbüchern gewöhnlich verzeichnet finden, scheint mit Blutung, Schmerz bei Bewegungen und plötzlicher Unterbrechung des Harnstrahls ein so scharf umrissenes Bild darzustellen, daß eine Verwechslung der Krankheiten

[1] S. d. Verf.: Z. Urol. **31**, H. 4 (1937).

unwahrscheinlich erscheint. Dem ist jedoch durchaus nicht so. Stellen wir uns eine anatomische Behinderung der Harnentleerung, das hauptsächliche Moment nur vor, so läßt eine gewisse Übereinstimmung der Veränderungen sich nicht verkennen: bei der Hypertrophie des Mittellappens handelt es sich um ein Klappenventil, bei dem beweglichen Stein um ein Kugelventil, welches sich vor den Blasenausgang legt und dem Harn den Austritt verweigert. Bedenkt man weiterhin, wie oft bei den bejahrten Patienten eine klare Darlegung ihrer Beschwerden nicht zu erzielen ist, so bedarf es kaum einer weiteren Betonung, wie oft die Diagnose irregeführt werden kann.

Wie gewöhnlich sind es auch hier persönliche Erfahrungen, welche Veranlassung geben, auf diese Verhältnisse besonders aufmerksam zu werden. Einer von mehreren Fällen sei angeführt. Ein Kranker fand Aufnahme in der Klinik mit ausgesprochenen Steinbeschwerden. Ihm war *kurze* Zeit vorher an einer anderen, bekannten Klinik die Prostata auf die damals an jenem Orte übliche Weise, Morcellement vom Damme her, entfernt worden, ohne daß die Beschwerden gebessert worden waren. Die Röntgenuntersuchung (Cystoskopie war wegen Striktur der Urethra prostatica nicht möglich) ließ Anwesenheit großer Konkremente in der Blase erkennen und durch Sectio alta konnten zwei Steine von 61 bzw. 32 g Gewicht aus der Blase entfernt werden. Der Mann war vor jener ersten Operation weder cystoskopiert noch mit Röntgenstrahlen untersucht worden! Solche diagnostischen Versehen werden vermieden, wenn man es sich zur Pflicht macht, jeden Fall von Prostatahypertrophie der Röntgendurchleuchtung und Blasenspiegelung zu unterziehen. Beide Verfahren kombiniert geben das einwandfreieste Bild der Form, Größe und Lage des Konkrementes wie auch der Form der Prostathypertrophie (Röntgenaufnahme mit Luftauffüllung der Blase) und gestatten eine genaueste Indikationsstellung und Wegweisung für Einzelheiten des operativen Vorgehens. Die Steinsonde genügt zur Feststellung der Konkremente nicht. Handelt es sich um eine Prostatahypertrophie, so besteht zumeist eine Balkenblase infolge der Arbeitshypertrophie des Organs, kleinere und auch mittelgroße Konkremente sinken in die Nischen derselben hinein, so daß die Sonde über die Muskelbalken hinweg gleitet ohne den Stein zu berühren und bei einer hinter dem Wall der vergrößerten Prostata sich befindenden Senkung des Blasenfundus vermag die Sonde gar nicht diesen letzteren völlig abzutasten. Die Steinsonde ist bei unserer heutigen endoskopischen und radiographischen Technik ein Instrument, dessen man durchaus entraten kann, jedenfalls aber bietet ein negativer Ausfall der Sondenuntersuchung durchaus keine Garantie für die Abwesenheit eines Steines.

Steinleiden und Prostatahypertrophie bieten aber nicht nur differentiell diagnostische Schwierigkeiten, sondern sie stehen auch in gewisser

Wechselwirkung zueinander[1]. Beide Leiden kommen nebeneinander recht häufig vor, so daß es schwer fallen kann und vor der Operation nicht übersehbar ist, welches von beiden die Harnbeschwerden hervorgerufen hat. Auch hierfür ein kurzes Beispiel! Ein Mann litt an Schmerzen bei der Miktion, war jedoch imstande, wenn auch in abgesetztem Strahl und mit häufigen Entleerungen, seinen Harn vollkommen zu entleeren. Es wurden multiple Konkremente in der Blase festgestellt und ihrer 16 von Erbsen- bis Haselnußgröße durch Sectio alta entfernt. Vom Augenblick der Entfernung des nach der Sectio alta angelegten Dauerkatheters an war der Mann nicht mehr imstande, auch nur einen Tropfen Urin spontan zu entleeren! Wochenlanges Warten auf Wiederkehr der Funktion war vergeblich, erst die Prostatektomie einer in den Seitenlappen kaum vergrößerten Drüse, die aber einen Mittellappen aufwies, stellte die normalen Verhältnisse wieder her. Hier hatten die Konkremente offenbar durch ihre Schwere das Orificium internum auseinandergehalten und so während ihrer Anwesenheit dem Klappenverschluß entgegengewirkt. — Das häufige gleichzeitige Vorkommen von Blasenstein und Prostatahypertrophie ist wohlbegründet. Entweder ist die Drüsenerkrankung das Primäre und der Stein bildet sich in einem salzreichen Harn, der sich im Blasenfundus ansammelt, weil die Abflußverhältnisse behindert sind, oder aber die Konkrementbildung ist das Primäre. In diesem Falle übt der am Blasenausgang sich bildende Stein einen Reiz aus auf die suburethralen Drüsen, Gefäßirritation und Bindegewebswucherungen infolge der kleinen Insulte des anschlagenden Steines treten hinzu und geben Veranlassung zur Ausbildung des mittleren Lappens, wie auch z. B. nach dem Ergebnis der Anamnese in dem oben angeführten Falle. Immer also denke man an eine solche Koinzidenz, wenn man eine Prostatahypertrophie festgestellt hat und richte demnach sein therapeutisches Handeln ein; man wird gut daran tun, zunächst die Konkremente zu entfernen und abzuwarten wie sich die Funktion hiernach gestalten wird, ehe man den ungleich größeren Eingriff der Prostatektomie anschließt. Sogar bei eventuell vorhandener kompletter Retention! Denn es ist möglich, daß bei Wegfall des Steinreizes bzw. der durch diesen bedingten Überblutung der Gefäße des Blasenhalses auch die Vergrößerung der Prostata sich zurückbilden kann.

Daß *entzündliche Veränderungen* der Prostata, insbesondere auch *Abscesse*, mit der Hypertrophie verwechselt werden, ereignet sich nicht selten, es schützt davor die Anamnese, die Beobachtung des Allgemeinzustandes, Fiebersteigerungen usw. und der lokale oben besprochene Befund bei der Entzündung, der starke Druckschmerzhaftigkeit vom Darm her nicht vermissen läßt, und die Fluktuation des im ganzen angeschwollenen oder teilweise eingeschmolzenen Organs. Störungen der

[1] Vgl. d. Verf.: Prostatahypertrophie und Blasenstein, ein Beitrag zur differentiellen Diagnostik dieser Erkrankungen. Med. Wschr. **1912 I.**

Harnentleerung können selbstverständlich bei der Entzündung ebenso angetroffen werden wie bei der Hypertrophie der Drüse.

6. Tumoren der Prostata.

Ganz besondere differentiell-diagnostische Schwierigkeiten gegenüber der Prostatahypertrophie bereiten die *Tumoren der Prostata.* Das ist selbstverständlich, da doch die Hypertrophie der Drüse schließlich nichts anderes darstellt als eine ihrem histologischen Befunde nach gutartige Geschwulstbildung: das Fibrom von der Stützsubstanz, das Adenom vom Drüsenkörper ausgehend und endlich Mischformen beider. Eine Besprechung der gutartigen Tumoren fällt daher in praxi zusammen mit derjenigen der Hypertrophie des Organs. Sie können auch im jugendlichen Alter auftreten und die der Hypertrophie entsprechenden Beschwerden der Miktion auslösen. Wenn wir daher von Prostatatumoren reden, so meinen wir gemeinhin die *bösartigen* Geschwülste, die Carcinome und Sarkome, müssen ihnen aber auch die Leiomyome zuzählen, die auf Grund der sehr zahlreichen Kernteilungen als recht maligne vom pathologischen Anatomen angesehen werden. Wir hatten solche Tumoren der Prostata zu operieren Gelegenheit. Ihr außerordentlich schnelles Wachstum war aufgefallen, aber der weitere Verlauf war jahrelang post operationem rezidivfrei, bis sich dann doch das höchst bösartige örtliche Rezidiv einstellte. Eine Diagnosestellung ist vor der histologischen Untersuchung des Präparates kaum möglich, die operative Entfernung des sehr malignen Tumors ist dringend geboten. Die Sarkome der Prostata stellen eine etwas weniger häufige Geschwulstform dar, wir begegnen ihnen gelegentlich auch bei jugendlichen Individuen, auch bei ganz kleinen Kindern und eintretende Harnretentionen, welche den Katheterismus erfordern, lassen erst den Widerstand in der hinteren Urethra erkennen und führen zur Diagnose zu einem Zeitpunkt, wo an eine radikale Therapie nicht mehr zu denken ist. Die Sarkome wachsen sehr schnell und verlegen den Blasenausgang, so daß nur die Cystostomose in Frage kommt.

Praktisch viel größere Bedeutung kommt dem Carcinom zu. Die Lokalisation des primären Carcinoms in der Prostata ist ein relativ häufiges Ereignis. Es kann keinem Zweifel unterliegen, daß der Tumor sich oft auf der Basis einer Prostatahypertrophie entwickelt, wenn auch es noch nicht einwandfrei feststeht, ob das Carcinom von der Substanz der Prostata selbst oder von den suburethralen Drüsen ausgeht. Man ist deshalb niemals sicher, ob das Adenom nicht schon an irgendeiner Stelle den Beginn einer malignen Degeneration aufweist und deshalb muß, um einen Überblick über die Prognose zu erhalten, man jede exstirpierte Prostata histologisch untersuchen. Das Carcinom der Prostata zeichnet sich dadurch aus, daß es früh Metastasen macht, d. h. zu einer Zeit, wo oft keine klinischen Erscheinungen von seiten des

Harnapparates das Augenmerk auf dieses Organsystem lenken. Aus diesem Grunde ist das Carcinom nicht selten ein überraschender Befund bei Autopsien, und in Fällen von Tumorentwicklung an irgendwelchen Stellen des Körpers, deren Genese nicht durch Anamnese und Befund ganz einwandfrei feststeht, versäume man nicht, die Prostata als Sitz des Primärtumors in den Bereich der Erwägungen zu ziehen. Vor allem dann, wenn es sich bei älteren Individuen handelt um Knochentumoren — etwa in Oberschenkelhals, Schaft usw. — die zu Spontanfrakturen geführt haben. Das Prostatacarcinom zeichnet sich aus gerade durch die Bildung von Knochenmetastasen, die mit besonderer Vorliebe z. B. in den Wirbelkörpern sich lokalisieren und — das Periost durchbrechend — Veranlassung geben zu neuralgischen Beschwerden, deren Ursache lange Zeit hindurch ungeklärt bleibt, eventuell erst auf dem Sektionstisch ihre Erklärung findet.

Das Auffallende ist, daß bei der Neigung zu schnell wachsenden destruierenden Knochenprozessen der Primärtumor selbst sich durch ein sehr langsames Wachstum auszeichnet. Einmal festgestellt, bleibt er lange stationär, verursacht keine oder höchst geringe lokale Erscheinungen bei der Miktion und deshalb entziehen sich oft zu ihrem Schaden die Kranken radikalen Eingriffen.

Das Carcinom der Prostata bleibt nicht innerhalb ihrer Kapsel, wo man es vom Rectum her zunächst als umschriebene schmerzlose Knoten in einem Seitenlappen palpieren kann, sondern es kann die Kapsel durchbrechen und stellt dann ein wesentlich anderes Bild dar. Vom Rectum her fühlt man dann eine Vergrößerung der Drüse nach beiden Seiten hin: hörnerartig haben die Lappen sich beiderseits nach oben ausgedehnt und, weiterwuchernd in den Lymphspalten des Beckenbindegewebes, mauert das Carcinom das kleine Becken vollkommen aus und verengert nicht nur die ausführenden Harnwege, sondern auch die Darmpassage.

Auch endoskopisch ist der Tumor eventuell nachweisbar, wenn die Verengerung der Urethra prostatica die Einführung des Urethroskopes gestattet. Das endoskopische Blasenbild zeigt bei kleinen intrakapsulären Tumoren höchstens das Bild der vergrößerten Prostata und nur die bevorzugte Beteiligung des einen Seitenlappens legt die Annahme einer malignen Neubildung näher. Wächst der Tumor und nähert er sich dem Kapselabschnitt, welcher der Blase benachbart ist, so weist die Blasenschleimheit Ernährungsstörungen in Gestalt des bullösen Ödems auf, dessen wir später noch zu gedenken haben werden. Endlich kann der Tumor, und das ist ein relativ häufiges Ereignis, in die Blase einbrechen und wird dann leicht im endoskopischen Bilde unter gleichzeitiger Berücksichtigung des rectalen Befundes nach seiner Provenienz erkannt.

Aus alledem ist ersichtlich, daß die *Symptome* des Prostatacarcinoms eventuell sehr geringe sein können, daß es lange Zeit ganz symptomlos verläuft, vielleicht intra vitam gar keine lokalen Erscheinungen macht. Immer aber, wenn die Anamnese bezüglich der Miktionsbeschwerden auf eine Beteiligung der Prostata hinweist, versäume man nie die dauernde Beobachtung der Drüse durch häufige Palpation, um eine Unterscheidung von der Hypertrophie festzustellen, die bei der zunächst einseitigen, umschriebenen knotigen Vergrößerung der Drüse nicht schwierig ist. Nur im Beginn bietet die Diagnose gewisse Schwierigkeiten, die Carcinose des Beckens aber ist nicht zu verkennen und ebensowenig der Durchbruch des Tumors blasenwärts. Blutungen, Cystitis, gelegentliche Entleerung von Geschwulstpartikeln sind die Folge hiervon und stellen im Verein mit dem Rectalbefund die Diagnose auch dann sicher, wenn die Cystoskopie vielleicht technisch nicht ausführbar ist wegen allzu großer Enge der hinteren Urethra oder intravesicaler Blutung. Eine bimanuelle Untersuchung vom Darm und Bauchdecken her wird nur bei mageren Individuen und großen Tumoren möglich sein.

Auf einen diagnostisch nicht unwichtigen Punkt sei noch hingewiesen: das Auftreten einer hochgradigen Geschwulstkachexie und Anämie bei relativ geringer Ausdehnung des Prostatacarcinoms. Sie wird wohl zumeist bedingt durch die so frühzeitig auftretenden Metastasen in anderen Organen, welche in keinem Verhältnis zur Größe des primären Tumors stehen und sich eventuell der Auffindung entziehen.

Diese sonderbare Entwicklung des Prostatacarcinoms hat bezüglich der Therapie der Erkrankung zu gewissen operativen Einschränkungen geführt. Es liegt nahe, bei der Feststellung eines malignen circumscripten Tumors der Prostata schleunigst die Prostatektomie auszuführen, die, wenn die Drüsenkapsel noch nicht überschritten wurde, ja die radikale Entfernung des primären Tumors garantiert. Der Umstand aber, daß zu jener Zeit der Entwicklung zumeist schon Metastasen in den regionären Drüsen und in anderen Organen, besonders im Knochensystem bestehen, ändert die Indikationsstellung. Manche Autoren gehen so weit, die Prostatektomie bei Carcinom überhaupt abzulehnen weil dann, wenn der Tumor Erscheinungen mache, die den Kranken zum Arzt führen, stets schon mindestens eine regionäre Metastasierung in den operativ nicht erfaßbaren retroperitonealen Lymphdrüsen oder eine Körperaussaat im Gange sei. Diese Auffassung geht vielleicht etwas zu weit, aber es ist zu empfehlen, bei festgestelltem malignen Prostatatumor stets eine ganz genaue Absuchung des ganzen Körpers vorzunehmen mit Röntgenaufnahme verdächtiger Knochenteile, und bei nachgewiesener Metastasierung von radikalem operativen Vorgehen Abstand zu nehmen, da hierdurch ein Nutzen dem Kranken nicht gebracht werden kann. Schließlich ist man auf Grund eingehender Erfahrungen wohl berechtigt, folgenden Satz aufzustellen: Eine definitive, d. h. rückfallfreie Heilung ist nach der Prostatektomie eines vorher durch die Diagnostik erfaßten Prostatacarcinoms nicht mehr zu erwarten. Rezidiv- und metastasenfreie Erfolge der Prostatektomie sahen wir, und zwar oft, eintreten, wenn erst die histologische Untersuchung der exstirpierten Prostata an umschriebener Stelle die maligne Degeneration des Adenoms zeigte. Und dementsprechend sollte man die therapeutische Indikation einstellen. Für die symptomatische Behandlung erwächst der modernen Strahlenbehandlung ein bedeutendes Tätigkeitsfeld: die Verkleinerung des die Urinpassage hindernden Geschwulstabschnittes durch Röntgentiefentherapie in kundiger Hand mehr noch als die Radiumapplikation. — Recht gute Wirkungen sahen wir neuerdings in einer ganzen Reihe von Fällen durch die Anwendung der FICHERA-Therapie.

Bei ausgedehntem Tumor und Carcinom des kleinen Beckens kommen selbstverständlich nur palliative Operationen, die Anlegung der suprapubischen Blasenfistel, gelegentlich sogar des Anus praeternaturalis, in Frage, wenn der Tumor auf das Rectum übergreift.

7. Konkremente in der Prostata.

Als eine nicht ganz seltene Erkrankung muß die Bildung von *Konkrementen in der Prostata* bezeichnet werden. Die Prostatasteine haben eine zweifache Genese. Einmal kann es sich handeln um die Residuen früherer eitriger Entzündungen, in diesem Falle hat sich ein Absceß eingedickt und hat zu kalkartigen Niederschlägen sich umgeformt, die in mehr oder weniger kompakten Massen sich in der Drüsensubstanz vorfinden. Dann aber kann es sich ereignen, daß die sogenannten Corpora amylacea, aus degenerierten Zellen des Drüsengewebes durch Gerinnungsvorgänge sich entwickelnde Gebilde, in größerer Menge sich vorfinden und aneinander lagern, so daß konkrementartige Gebilde entstehen. Diese graubräunlichen, eigentlichen Prostatasteine liegen in der Drüsensubstanz oder in den Ausführungsgängen. Sie werden wegen der Enge der Drüsenausführungsgänge selten spontan entleert, meist wegen ihrer Größe zurückgehalten und die Größe kann eventuell eine erhebliche werden, sie können bis zu 100 g Gewicht und darüber schwer werden, wenn sie sich weiter in der Entwicklung mit Kalksalzen usw. inkrustieren. Auf dem Röntgenfilm sind diese Konkremente leicht darstellbar, sie können nicht verwechselt werden mit den Phlebolithen des perivesicalen Gewebes wegen ihrer Lageanordnung und sind als in der Prostata gelegen nicht zu verkennen, wenn sich im Bilde der luftangefüllten Blase die Prostata deutlich markiert.

Diese Konkremente machen, wenn sie sich in geringen Dimensionen halten, keine Symptome. Erreichen sie größere Ausdehnung oder sind sie multipel, so wird ein Druck in der Dammgegend ähnlich demjenigen bei anderen Affektionen der Prostata, die Aufmerksamkeit auf das Organ lenken und sie lassen sich palpieren, oder aber sie können Beschwerden bei der Miktion, auch eventuell Blutungen veranlassen; wenn sie aus den Ausführungsgängen der Prostata etwa in das Lumen der Urethra hineinragen. In diesem Falle wird die Untersuchung mit der Steinsonde an der Stelle der Prostata das Gefühl des Steinreibens hervorrufen — das gleiche Symptom würde natürlich jeder Urethrastein veranlassen und die Urethroskopia posterior würde erst die Diagnose sichern können.

Kleinere Prostatakonkremente pflegen ohne therapeutisches Eingreifen von selbst entleert zu werden. Größere Konkremente, die etwa einen Zufallsbefund darstellen, also störende Erscheinungen nicht veranlassen, wird man sich selbst überlassen. Therapeutisches Vorgehen empfiehlt sich nur dann, wenn Folgeerscheinungen eintreten, etwa Blutungen, Miktionsbeschwerden, Entzündungen der Prostata, die recht unangenehm sein können. Man könnte therapeutisch daran denken, aus der vom Damm aus freigelegten Prostata die Konkremente operativ zu entfernen. Bei den zahlreichen uns bekannten Fällen von multipler Steinbildung ist das technisch nicht möglich ohne eine Zerfetzung des Organs, die sehr leicht eine Urinfistel zum Damm hin zur Folge haben kann. Zu bevorzugen ist für diese Fälle die Prostatektomie, die folgenlos alle Beschwerden beseitigt.

8. Nervöse Störungen.

Einen für die Therapie recht ungünstigen Zustand stellen die *Prostataneurosen* dar. Sie zeichnen sich aus einmal durch ein Gefühl der Schwere und des Druckes, nach dem Damm zu und in die Genitalien ausstrahlend, wie wir es bei den chronisch entzündlichen Zuständen des Organs kennen gelernt haben, dann aber auch durch eine Hyperästhesie der Urethra prostatica und des Sphinkter vesicae internus, die nicht nur bei jedem Versuche einer instrumentellen Untersuchung zum Ausdruck kommt, sondern auch bei der Miktion, so daß ganz unerträgliche Beschwerden entstehen, die auf den allgemeinen Nervenzustand des Kranken recht ungünstig einwirken. Zumal es sich fast stets um neurasthenisch veranlagte Individuen handelt, wird durch die Kumulation von Ursache und Wirkung der Zustand immer noch verschlimmert. Diese Leute stellen einen großen Teil der Sexualneurastheniker dar. Eine früher überstandene Gonorrhöe, mit oder ohne gleichzeitiger Erkrankung der Vorsteherdrüse, oder Masturbation bilden fast stets den Ausgangspunkt des Leidens, von dem zumeist jugendliche Individuen befallen werden. Die Diagnose der Prostataneurose darf natürlich nur gestellt werden, nachdem jede andere organische Erkrankung der Drüse, der hinteren Urethra und der Blase ausgeschlossen worden ist. Objektiv bieten diese Fälle einen ganz negativen Befund, wenn man absieht von einer geringen Empfindlichkeit bei Palpation der Drüse vom Darm her und der Empfindlichkeit der Sondenuntersuchung. Während für die erstere ein greifbarer Grund nicht vorliegt, wird die letztere veranlaßt durch einen spastischen

Krampf der Blasenschließmuskulatur. Es nimmt vielleicht wunder, daß in die Erörterungen über chirurgische Erkrankungen der Harnwege das Bild der Prostataneurose einbezogen wird. Aber das ist notwendig für die differentielle Diagnostik. Man muß sich des Krankheitsbildes erinnern, welches so sehr den organischen Erkrankungen der Prostata ähnelt, um, beim Fehlen objektiver, organischer Veränderungen die Therapie in die richtigen Bahnen lenken zu können.

Therapeutisch wird man vor allem den Versuch zu machen haben, durch Bougieren mit Metallsonden großen Kalibers die Urethra prostatica und den Sphinkter vesicae zu dehnen, man wird diese Bougierungen täglich vornehmen und die Sonde 10—20 Minuten liegen lassen. Dann wird eine leichte Massage der Drüse den Zustand bessern und die Anwendung des faradischen Stromes, eine Elektrode auf die suprapubische Gegend aufgesetzt, die kleinere auf die Dammgegend, oder besser noch in das Rectum eingeführt oder in die Urethra prostatica selbst. Dazu tritt eine hydrotherapeutische Behandlung, nicht nur eine allgemeine, sondern besonders eine lokale durch Arzbergersche Spülungen des Rectum oder durch kühle Sitzbäder 2mal täglich. Für besonders lebhafte Beschwerden treten Belladonnasuppositorien usw. in ihre Rechte. Alles in allem ist der Krankheitszustand recht schwer zu beeinflussen und kann für den behandelnden Arzt eine wahre Crux darstellen. Ohne weitgehende Berücksichtigung des Allgemeinzustandes, Umstellung der Lebensweise, Sorge für geordnete Darmtätigkeit, reichliche Bewegung, endlich und nicht zu geringstem Teile eine psychische Beeinflussung des Kranken wird man oft nicht zum Erfolge gelangen.

9. Zirkulationsstörungen.

Eines weiteren Krankheitszustandes ist noch zu gedenken, der zwar nicht die Harnwege selbst betrifft, in ihrer nächsten Nachbarschaft jedoch sich abspielt: der pathologischen Veränderungen, die sich in dem dichten Venengeflecht abspielen, welches als Plexus periprostaticus die Vorsteherdrüse umspinnt. *Thrombosen* in diesem Venensystem, welches mit den Gefäßen der Prostata in Verbindung steht, sind namentlich bei älteren Leuten, die an zeitweiliger starker Blutstauung des Organs leiden, wie wir sie bei der Genese der Prostatahypertrophie besprachen, keine Seltenheit. Sie äußern sich, wie alle Stauungsvorgänge dieser Körpergegend, wiederum in Druck auf die Dammgegend, die Störung der Defäkation und eventuell in Miktionsbeschwerden. Oft ist der objektive Befund der Palpation usw. ein so geringer, daß man eigentlich nur per exclusionem zur Annahme dieser Veränderungen kommt. Unter geeigneter reizloser Diät, Sorge für leichte Darmentleerung und Sitzbädern pflegen die Beschwerden sich schnell zu heben. Ganz anders aber wird das Bild, wenn es sich nicht um eine blande Thrombose handelt, sondern diese infolge entzündlicher Prozesse im Quellgebiete der Venen infiziert ist.

Unter hohem abendlichen Temperaturanstieg sieht man ein äußerst schweres Krankheitsbild sich entwickeln, zu dessen richtiger Erkenntnis nur die sehr schmerzhafte rectale Palpation hinleitet. Lokal würde die Feststellung einer entzündlichen Schwellung der Prostata selbst, eines Abscesses die Richtlinie für die Therapie geben, aber oft ist die Drüse selbst nicht in dieser Weise beteiligt. Die Gefahr besteht einmal in der Entstehung phlegmonöser Prozesse im tiefen Beckenbindegewebe, die retroperitoneal weitergeleitet werden und denen — namentlich da es sich meist um ältere Individuen handelt — in großem Eingriff gleichwohl schwer sich beikommen läßt. Dann aber treten embolische Verschleppungen des zerfallenden infizierten Thrombus ein und wir sehen unter Schüttelfrösten schubweise pyämische Prozesse in den Lungen, in anderen Organen, namentlich auch in den Gelenken auftreten, die nun entsprechend zu behandeln sind. Die Prognose ist eine sehr zweifelhafte und hängt von den metastatischen Erkrankungen ab. Örtliche, d. h. auf den periprostatischen Prozeß können wir beim Fehlen einer lokalisierbaren Eiterung nur einwirken durch Ruhe und durch Wärmeapplikation auf die Blasen- und Dammgegend. So gelingt es doch häufig, den Krankheitsprozeß zur Beruhigung und Ausheilung zu bringen, dem man, bevor es möglich war die richtige Diagnose zu stellen, machtlos gegenüberzustehen glaubte.

III. Erkrankungen der Blase.

1. Angeborene Veränderungen (Ektopie, Divertikel).

Mißbildungen der Harnblase sind bei ganz jugendlichen Individuen nicht selten Gegenstand chirurgischer Intervention. Bei älteren Kindern und bei Erwachsenen treffen wir sie weniger häufig an aus dem sehr einfachen Grunde, weil sie entweder in früher Jugendzeit operativ beseitigt wurden oder weil — ein sehr viel häufigeres Vorkommnis — die Träger der Mißbildung bald schon sekundären Erkrankungen, der ascendierenden Infektion der oberen Harnorgane, oder auch schließlich den zur Beseitigung der Mißbildung vorgenommenen operativen Eingriffen zum Opfer fallen. Genaue Kenntnis der entwicklungsgeschichtlichen Vorgänge ist für die Deutung des Zustandekommens jener Entwicklungshemmungen unerläßlich; auf diese einzugehen kann nicht im Rahmen dieses Themas liegen. Ganz allgemein sei nur darauf hingewiesen, daß die Harnblase sich aus dem Allontoisgang entwickelt, der vorn sich zum Urachus verengert. Dieser zunächst offene, zum Nabel führende Strang verödet in den letzten Monaten der Schwangerschaft und stellt nun das vom Blasenscheitel ausgehende Lig. vesico umbilicale medium dar.

Der Urachus kann ganz offen bleiben, dann entleert sich der Harn teilweise aus dem Nabel. Er kann an einer oder an mehreren Stellen seine Lichtung behalten, dann entstehen eine oder mehrere *Urachuscysten*. Die Diagnose ist einfach, ebenso wie die Therapie, die in Exstirpation der Cyste oder Herauspräparieren der Fistel besteht, deren Ausgangsstelle am Vertex der Blase durch einstülpende Etagennähte geschlossen wird.

Häufiger ist die *Ektopie der Blase*, jene Hemmungsmißbildung, bei welcher der Schluß der vorderen Blasenwand nicht zustande kam. In den meisten Fällen geht sie einher mit Spaltbildung der Schoßfuge und Epispadia penis. In der Mittellinie der Unterbauchgegend liegt, je nach der an Ausdehnung verschiedenen Ektopie, die hintere Blasenwand leicht vorgestülpt vor. Die Mucosa ist infolge der Reize, welche auf sie einwirken, hoch gerötet, bei Berührungen leicht blutend. Am unteren Abschnitt des Vorfalls liegen, erhöht auf dem Trigonum, die beiden Ureteröffnungen zutage, welche das Nierensekret nun unmittelbar nach außen entleeren. Schwere Ekzeme sind naturgemäß an Bauchhaut, Schenkelbeugen und Oberschenkeln die Folge des Leidens. Späterhin treten im Anschluß an die kaum vermeidbare ascendierende Infektion Pyelitis und Nierenerweiterung hinzu und setzen in den meisten Fällen dem Leiden ein Ziel. Auch die Entwicklung von Carcinomen auf der gereizten Schleimhaut wird gelegentlich beobachtet.

Die Kinder werden meist schon in den ersten Lebenstagen dem Chirurgen zur Operation vorgeführt. Daß der Eingriff dringend indiziert und stets vorzunehmen ist, bedarf kaum der Begründung, selbst auf die Gefahr hin, daß das Leben des unglücklichen Trägers der Mißbildung bei seiner Ausführung eingesetzt werden muß. Eine andere Frage ist, *wann* die Operation ausgeführt werden soll. Da sie, auch in mehreren Etappen ausgeführt, stets einen außerordentlich schweren Eingriff darstellt, wird man ganz junge und schwächliche Kinder demselben nicht unterziehen. Man wird sich darauf beschränken, die Mutter zu einer peinlichen Pflege des Kindes anzulernen, und so gelingt es oft, Ekzeme und aufsteigende Infektion fernzuhalten. Erst wenn das Kind bei gutem Allgemeinzustande ein Alter von 2—3 Jahren erreicht hat, wenn die Gewebe widerstandsfähiger geworden sind, das Operationsgebiet sich vergrößert hat, wird man an eine erfolgversprechende Beseitigung des Leidens denken können. In den Einzelheiten auf die vielen in Vorschlag gebrachten Methoden einzugehen, ist hier nicht der Platz; am meisten geübt ist die vielfach modifizierte Implantation der Ureteren in die Ampulla des Mastdarms (Maydl), die schräge, tunnellierte Ureterimplantation in den Dickdarm nach den von Coffey angegebenen, nur wenig voneinander verschiedenen Methoden, die Schaffung einer neuen Blase durch Benutzung jenes Darmabschnittes unter gleichzeitiger Verlagerung des distal abgetrennten Darmabschnittes (nur bei männlichen Individuen) und die Rekonstruktion der Blase aus dem Ektropion, unter ausgedehnter, mehrzeitiger Plastik der Bauchwandung, ein Verfahren, dem wir außerordentlich gute Erfolge zu verdanken haben [1]. Große Schwierigkeiten macht stets die Herstellung eines wirksamen Blasenschlusses, aber auch dieser ist so zu erreichen, daß wenigstens eine Kontinenz für 2—3 Stunden erzielt wird.

Zu den angeborenen Mißbildungen des Organs sind endlich, wenn auch mit Einschränkungen, die *Divertikel* der Blase zu rechnen. Sie stellen Ausstülpungen der Blasenwand dar, die häufiger klein sind, nicht selten aber auch solche Ausdehnung annehmen, daß die eigentliche Blase nur als Anhängsel des Divertikels erscheint, so daß man hier zu Unrecht sogar von einer Vesica bipartita gesprochen hat, die in der Tat eine ungemein seltene, kaum ohne andere Mißbildungen vorkommende Veränderung darstellt und ein Objekt chirurgischer Intervention nicht darstellt. Die *echten, angeborenen* Divertikel führen die vollständige Blasenwand mit allen ihren Schichten. Bei den erworbenen Divertikeln ist dies nicht die Regel, sie sind Ausstülpungen der Blase nach Schwächung ihrer Wandstärke etwa durch Verletzungen oder entzündliche Prozesse, oder werden durch den Innendruck hervorgerufen, z. B. an den Stellen, welche zwischen den Muskeltrabekeln einer Balkenblase schwächere Wandabschnitte zeigen, oder sie stellen Traditionsdivertikel dar, deren Ursprung zurückzuführen ist auf entzündlich narbige Verwachsungen mit benachbartem Gewebe und Organen. Die Divertikel finden sich mit Vorliebe am Vertex (Urachus!), an der Hinterwand, besonders auch in der Gegend der Ureterostien, die in ihrer Tiefe verschwinden können. Der Eingang in die Divertikel ist nicht selten ein zu ihrer Ausdehnung in gar keinem Verhältnis stehender enger und in diesem Umstande liegt auch ihre Gefahr für den Träger. Das Divertikel entleert sich nicht in genügender Weise, bei der Kontraktion der Blase vielmehr verengert sich der Eingang hierdurch noch mehr und in seinem gestauten Residualharn entwickeln sich die Bakterien und unterhalten so eine Cystitis, deren man weder auf intern-medizinischem Wege noch auch auf mechanischem Wege Herr werden kann. Tritt dies ein — bei kleineren Ausstülpungen wird es kaum dazu kommen —, so bleibt nur die Exstirpation des Divertikels übrig. Bei Divertikeln mit weitem Zugang liegt kein Grund zu operativer Beseitigung vor. Große Divertikel sind eine immerhin seltenere Erscheinung, kleineren begegnet man häufig, wenn auch nur als Zufallsbefund bei der Cystoskopie, wo sie bei der gewöhnlichen Absuchung der Blasenwand nicht zu übersehen sind. Aber auch ohne den endoskopischen Nachweis deutet ein Symptom mit ziemlicher Gewißheit auf das Bestehen eines größeren Divertikels hin: Der Kranke gibt an, daß, wenn er seine Blase ohne Besonderheiten scheinbar vollkommen entleert habe, er unmittelbar darauf wieder eine größere Menge Harns zu entleeren in der Lage sei. Es hat dann eben nach Entspannung

[1] Zbl. Chir. **1933**.

der Öffnung des Divertikels mit der Erschlaffung der Detrusormuskulatur das Divertikel in die Blase hinein sich entleert.

Einen dem Divertikel ähnlichen Zustand stellt die *Cystocele vaginalis* dar, die nach der Vagina zu gerichtete Ausstülpung des Blasenbodens, ein Leiden, welches eine Begleiterscheinung von Lageveränderungen des Uterus darstellt und mit diesen behoben werden muß.

Den *Prolaps der Blase* in die weibliche Urethra findet man gelegentlich bei starker Senkung der Beckenorgane im Anschluß an häufige und komplizierte Geburten. Die Erkrankung muß durch Fixation des gesunkenen Blasenscheitels an die Bauchwandung beseitigt werden.

Endlich findet man bei beiden Geschlechtern gelegentlich die Harnblase als *Bruchinhalt* vor, und zwar sowohl bei inguinalen wie cruralen Hernien. Diagnostizieren läßt sich der Zustand kaum. Die Überraschung tritt nicht selten erst dann ein, wenn die Blase bei der Radikaloperation der Hernie versehentlich eröffnet worden ist. Eine gute Etagennaht des eröffneten Organes und seine Entlastung durch den für einige Tage eingelegten Dauerkatheter läßt diese Komplikation gewöhnlich als harmlos erscheinen.

2. Verletzungen der Blase.

Unsere Kenntnisse über Verletzungen der Blase haben durch die Kriegserfahrungen sich erweitert. Wir haben zu unterscheiden zwischen Kontinuitätstrennungen der Blasenwand durch Einwirkung stumpfer Gewalt ohne Verletzung der Körperoberfläche und penetrierenden Verletzungen jeglicher Art.

Unter Einwirkung stumpfer Gewalt haben wir die direkte Kontusion des Organs zu verstehen etwa durch den Hufschlag eines Pferdes und ähnliches, oder die indirekte Quetschung, wie sie hervorgerufen wird durch starke Kompression des Beckens gelegentlich einer Rumpfquetschung zwischen erheblichen Gewalten, einer Verschüttung, eines Sturzes aus größerer Höhe. Am häufigsten ist hierbei der Mechanismus der Blasenverletzung der, daß bei gleichzeitiger Fraktur des Beckenringes abgesplitterte Knochenteile das Organ zerreißen und in dasselbe eindringen. Aber auch ohne Knochenverletzung kann die Kontinuität der Blasenwand getrennt werden durch Abreißen des Blasenhalses oder Berstung des Organs. Daß für diesen letzteren Mechanismus der Verletzung der Flüssigkeitszustand der Blase von ausschlaggebender Bedeutung ist, liegt auf der Hand. Eine entleerte oder nur wenig gefüllte Blase wird dem Kompressionsdruck ohne Verletzung ausweichen können, die stark gefüllte Blase vermag dies nicht in der Weise und wird bersten können. Häufig sind diese Verletzungen jedoch nicht, da auch das stärker gefüllte Organ noch über eine erhebliche Wandstärke verfügt.

Es ist vielfach die Frage ventiliert worden, ob die Blase allein durch ihren hochgesteigerten Innendruck platzen könne. In der kasuistischen Literatur ist dies mehrfach bejaht worden an der Hand des Befundes bei Betrunkenen, die mit Blasenrupturen aufgefunden wurden. Niemals aber ließ sich dabei von der Hand weisen, daß ein hinzutretender Fall, das Aufschlagen des Unterleibes auf eine Bordschwelle usw. hier das ausschlaggebende Moment war. Die Möglichkeit des Platzens einer *gesunden* Blase durch ihren erhöhten Innendruck allein darf man wohl als unmöglich bezeichnen. Anders verhält sich die kranke Blase, bei der diese Möglichkeit bejaht werden muß. Das Platzen einer tuberkulös erkrankten Blase allein durch ihre Flüssigkeitsauffüllung zu Untersuchungszwecken ist z. B. von GUYON beschrieben worden.

Penetrierende Verletzungen der Blase, wie sie durch die blanke Waffe, durch Messer-, Dolch- und Bajonettstich oder durch die Geschoßverletzung gesetzt werden, wie Gewehrschuß, Schrapnellkugel, Granat-, Bomben- und Minensplitter unterliegen denselben Gesetzen oder vielmehr derselben Ungesetzmäßigkeit wie die übrigen Bauchverletzungen, das heißt kurz gesagt: Die Besichtigung der Wunde in der Blasengegend allein läßt nur geringe Schlüsse zu über die Verletzungen, welche die einwirkende Gewalt an der Blase selbst angerichtet hat. Stets muß daran gedacht werden, daß nicht nur die Blase verletzt ist, sondern daß der Stich oder das Geschoß die Blase an anderer Stelle wieder verlassen hat um in der Bauchhöhle andere Organe gleichfalls zu verletzen, deren sofortige operative Versorgung mindestens so bedeutungsvoll ist wie diejenige der Blasenwunde. Handelt es sich um einen Durchschuß durch den Körper, so wird die Rekonstruktion der Geschoßbahn leicht den rechten operativen Weg weisen. Liegt eine mit Wucht geführte Stichverletzung oder ein Steckschuß vor, so wird man unbedingt und sofort auf operativem Wege die Mitverletzung anderer Organe auszuschließen bzw. diese zu versorgen haben. Ebenso ist bei Steckschüssen in die Bauchhöhle stets die Verletzung der Blase mit in den Bereich der Erwägungen zu ziehen und darf die Absuchung ihrer Oberfläche und ihres Inhalts bei dem folgenden operativen Eingriff nicht verabsäumt werden. Sehr oft sieht man bei Schußverletzungen der Beckenknochen Nebenverletzungen der Blase dadurch entstehen, daß herausgerissene Knochensplitter vermöge der ihnen durch die Rasanz des Geschosses überkommenen Gewalt ganz außerhalb der Bahn des Projektils geschleudert werden und die Blase verletzen. In wie außerordentlich trauriger Weise die gleichzeitige Blasenverletzung die Knochenschußverletzungen des Beckens prognostisch beeinflußt, ist jedem Feldarzte wohl bekannt. Der über die Knochenfragmente dauernd herabfließende Urinstrom, der bei diesen ausgedehnten Verletzungen weder operativ noch durch wohlüberlegte Drainage genügend ferngehalten werden kann, inkrustiert mit seinen Harnsalzen alsbald die Knochenfragmente und gibt Veranlassung zu ausgedehnter putrider Gangrän der Knochenteile und des Beckenbindegewebes, die alsbald in sehr vielen Fällen zur Sepsis führt.

Der Erwähnung bedarf weiterhin der Umstand, daß es von großer Bedeutung ist, ob ein aus geringer Entfernung auftreffendes Geschoß, namentlich die Gewehrkugel, die stark gefüllte Blase trifft. In diesem Falle sehen wir das gleiche eintreten wie bei Schädelschüssen aus geringer Entfernung. Das Geschoß teilt seine Geschwindigkeit dem Flüssigkeitsinhalt der gefüllten Blase mit und durch den hydrodynamischen Druck platzt das Organ weithin und wird zerfetzt. Es ist deshalb den Truppen vor Sturmangriffen usw. stets anzuraten, die Blase zu entleeren.

Eine besondere Art der Blasenverletzung stellt endlich die Pfählungsverletzung dar, der Fall mit gespreitzen Beinen etwa auf die Stäbe eines Gitters, dessen Spitzen vom Damm her eindringend die Blase verletzen und dieselbe ganz durchbohren können, um ihren Weg bis in die Bauchhöhle zu finden. Auch Verletzungen der Blase beim weiblichen Geschlechte von der Vagina, beim männlichen Geschlecht vom Rectum her sind zu erwähnen, die meist aus päderastischen bzw. masturbatorischen Beweggründen herzuleiten sind. Man hüte sich hier vor falschen Angaben der Verletzten. Uns ist in der Erinnerung, daß in einem Falle der Verletzte einen Stoß des Horns einer Kuh in den Anus als Ursache seiner Verletzung angab, in einem anderen Falle wurde eine recht komplizierter Modus der Verletzung dadurch konstruiert, daß der Patient angab, beim Treten auf einen Besen habe sich dessen Stiel aufgerichtet und sei in das Rectum eingedrungen. In beiden Fällen gaben die Verletzten schließlich perverse Manipulationen zu.

Was das therapeutische Vorgehen bei Blasenrupturen und Blasenverletzungen angeht, so ist dieses bei den ausgedehnten Verletzungen der Nachbarorgane, vor allem derjenigen der Bauchhöhle, ja ein durchaus gegebenes. Wie diese anderen Organe, z. B. der Darm, so ist auch die Blase freizulegen und nach einer oder mehreren Verletzungen abzusuchen, die einerseits durch sorgfältige Etagennaht zu schließen sind, während andererseits durch wirksame Drainage der Operationswunde und gute dauernde Ableitung des Harns per vias naturales die genähte Blasenwand vor zu starker Ausdehnung und ihren Folgen für die Naht geschützt werden muß.

Viel schwieriger ist die Überlegung bei kleinen Stich- oder Einschußverletzungen der Blasengegend. Hier ist es für den Weg des Vorgehens ausschlaggebend, ob die Verletzung eine extraperitoneale ist oder ob das Bauchfell und somit die Bauchhöhle mitverletzt wurde. Wenn man sich die oben geschilderten anatomischen Verhältnisse, die peritoneale Überkleidung der Blase, vergegenwärtigt und sich gleichzeitig vor Augen hält, wie die Lage des sich verschiebenden Peritonealblattes eine andere wird bei den verschiedenen Füllungszuständen des Organs, so ist es leicht verständlich, daß man aus der Lage der Hautverletzung in der Blasengegend allein einen Rückschluß auf die Mitbeteiligung des Peritoneums nicht ziehen kann, zumal man niemals wissen kann, wie tief der verletzende Fremdkörper im Inneren vorgedrungen ist. Gleichwohl gelingt es unschwer, durch richtige Würdigung des Symptomenkomplexes sich ein genaues Bild zu verschaffen und den in beiden Fällen ganz verschiedenen Weg einzuschlagen.

Gemeinsam ist beiden Situationen die reflektorische Spannung der Bauchdecken, welche eine genaue Abtastung unmöglich macht. Im übrigen sind die Symptome grundverschieden. Sieht man aus der Wunde dauernd Urin heraussickern und ist der Verletzte imstande, Urin aus der Harnröhre zu entleeren oder fördert der, natürlich unter peinlichster Aseptik in die Blase eingeführte Katheter einen, wenn auch stark mit Blut vermischten Harn zutage, so darf man mit Sicherheit annehmen, daß eine in die Bauchhöhle penetrierende Verletzung nicht vorliegt. — Hat dagegen die Verletzung, sei es am Vertex oder an der Hinterwand der Blase, die Bauchhöhle gleichzeitig eröffnet, so wird bei der Kontraktion des Organs der Inhalt dem geringsten Widerstande folgen: der Harn wird nicht den Tonus des Schließmuskels oder die aneinander liegenden Wandungen des Schußkanals überwinden, also nicht durch diesen oder durch die Urethra entleert werden, sondern er entweicht entweder sofort oder bei Tätigkeit des Detrusors nach der Bauchhöhle zu. Der eingeführte Katheter fördert entweder nichts oder nur einige Tropfen Blut zutage. Bei dem Patienten macht sich aber schon nach kurzer Zeit das Eintreten des Harns in die Bauchhöhle dadurch bemerkbar, daß man den Zustand des sogenannten *Peritonismus* entstehen sieht, d. h. einer durch die Harnbestandteile hervorgerufenen Reizung des Bauchfells, die sich, noch bevor es etwa gelänge die Flüssigkeit im Bauchraum physikalisch nachzuweisen, bemerkbar macht in Schmerzhaftigkeit des Leibes, Bauchdeckenspannung, beginnendem Meteorismus, Pulsbeschleunigung und Anstieg der Körpertemperatur. Alles dies ohne eigentliche Peritonitis, die bei Infektion der Verletzung oder Infektiosität des Urins natürlich unvermeidlich wäre.

So gelingt es schnell, auch bevor dieser Peritonismus noch eingetreten ist, das Bild diagnostisch zu differenzieren und danach zu handeln. Im Falle der intraperitonealen Verletzung ist selbstverständlich schleunigst die Laparotomie in Beckensteillagerung auszuführen. Von der Bauchhöhle her wird eine Stelle oder vielmehr die Stellen (Aus- und eventuell Einschuß) aufgesucht, nach Resektion der Ränder in Etagen vernäht, das Bauchfell darüber geschlossen. Nun aber versäume man nicht, an die Stelle der Naht eine wirksame Drainage zu legen und aus der Bauchwunde hinauszuführen, da es eine absolut zuverlässige Dichtigkeit der Blasennaht bei der wechselnden Ausdehnung des Organs nicht gibt. Ein für etwa 10 Tage durch die Urethra eingeführter Dauerkatheter, dessen im Fundus liegende Augen sicher den sofortigen Abfluß jedes aus den Ureteren tretenden Harntropfens garantiert, entlastet das Organ. Die eventuell extraperitoneal liegende Einschußwunde wird erweitert und drainiert.

Die extraperitoneale Blasenverletzung ist natürlich sehr viel einfacher zu behandeln, prognostisch auch viel günstiger. Man wird auch hier wieder den sicher ableitenden Dauerkatheter für einige Zeit einführen. Außerdem ist die Einschußwunde breit zu spalten, die extraperitoneale Blasenwunde wird nach Möglichkeit durch die Naht geschlossen und im übrigen auf dieselbe drainiert, um bei etwaiger Verstopfung des Katheters durch Blutgerinnsel es zu vermeiden, daß durch eine Insuffizienz der Naht Harn in das lockere Gewebe des Cavum Retzii eindringt, wodurch eine Urinphlegmone mit ihren bekannten gangräneszierenden Gewebsveränderungen eintreten würde.

Während die geschilderten Verletzungen der Blase gewöhnlich per primam oder nach vorübergehender Fistelbildung durch die Einschußwunde eigentlich für das Blasencavum aseptisch ausheilen, liegen die Verhältnisse anders bei den Verletzungen von der Vagina und vor allem vom Rectum her. Bei der Kommunikation mit dem infektiösen Inhalt dieser Organe läßt sich das Entstehen einer Cystitis kaum vermeiden, sie muß mit allen Mitteln möglichst hintangehalten werden. Zu diagnostizieren ist die Verletzung leicht aus der Anamnese, wenn nicht der Verletzte Grund hat, deren wichtigste Punkte zu verheimlichen! Objektiv wird die mikroskopische oder schon die makroskopische Untersuchung des Harnsedimentes die Anwesenheit von Darminhalt erkennen lassen. Einen recht guten Hinweis gibt auch die Art der Harnentleerung. Da nämlich in sehr vielen Fällen durch die Stelle der Kommunikation Darmgase in die Blase eintreten, wird der Harn unter Beimengung großer Luftblasen mit einem ganz besonderen blasenden Geräusch entleert. Man darf sich hierbei natürlich nicht täuschen lassen durch das seltene Ereignis, daß gasbildende Bakterien in der Blase die gleiche Erscheinung hervorrufen. Das cystoskopische Bild gibt die genaue Diagnose.

Ist die Stelle der Verletzung nur klein, so erfolgt die Ausheilung gewöhnlich in sehr einfacher Weise und ohne besonderes chirurgisches Zutun: die muskulöse, elastische Blasenwand zieht sich an der Verletzungsstelle zusammen, die Wunden der Hohlorgane verschieben sich gegeneinander, so daß die Kommunikation aufgehoben wird, und heilen ab. Nach relativ kurzer Zeit zeigt das cystoskopische Bild ganz normale Verhältnisse, wie überhaupt auch größere operative Verletzungen der Blase meist so verheilen, daß nach einer angemessenen Zeit auch nicht die Spur einer Narbe durch die Endoskopie mehr nachweisbar ist.

Bei breiteren Kommunikationen zwischen den Hohlorganen tritt eine solche spontane Heilung selbstverständlich nicht ein, man muß, eventuell in mehreren Sitzungen, zu plastischer Deckung der Defekte schreiten.

Sehr oft sind diese breiteren Verbindungen der Blase mit den genannten Nachbarorganen operativen Ursprungs. Beim Mann kann es bei der transvesicalen Ausschälung der Prostata zu einer Rectumverletzung gekommen sein oder bei einer ungeschickt ausgeführten Sectio mediana, man wird dann vom Damm her vorgehen und die Öffnungen verschließen müssen unter weiter Heranziehung der muskulösen Weichteile des Beckenbodens. Neben guter Etagennaht der Wandungen der Organe, für deren Bedeckung ja hier leider Peritoneum nicht zur Verfügung steht, sind die Hauptgesichtspunkte, die allein einen Erfolg ermöglichen, die Schaffung eines möglichst breiten Zwischenlagers zwischen Darm und Blase, die möglichste Verschiebung der genähten Stellen gegeneinander und vor allem die Sorge dafür, daß die Funktion der Organe als Reservoir für ihren Inhalt — für das die Natur sie bestimmt hat — für einige Zeit ausgeschaltet wird. Bei der Blase ist dies einfach erreichbar, beim Rectum muß es eventuell erzwungen werden durch Anlegung eines temporären Anus praeternaturalis.

Die Blasenscheidenfistel als unwillkommene Folge von operativen Eingriffen an den weiblichen Genitalien oder als das Ergebnis einer Drucknekrose nach lange dauernden, schweren Geburten ist ebenso bekannt wie die vielfachen Methoden, ihren Schluß durch Plastik von der Vagina aus herbeizuführen. Der häufige Mißerfolg wird verursacht durch den Umstand, daß die Wandungen beider Hohlorgane ein so geringes Zwischenpolster besitzen. Auf die einzelnen Methoden einzugehen, ist hier nicht der Ort. Es sei nur nebenbei bemerkt, daß wir, nach WITZELs Vorgang, vorzügliche Erfolge dadurch hatten, daß wir, nach Eröffnung der Blase von der Sectio alta aus, die *hintere* Vaginalwand in den Defekt hereingezogen und hier zur Einheilung brachten.

Zum Schluß dürfen nicht diejenigen Kontinuitätstrennungen der Blasenwand vergessen werden, welche entstehen durch den Einbruch entzündlicher Prozesse von Nachbarorganen her. So kann der appendizitische Absceß einen Weg in die Blase finden, die tiefe Bauchdeckenphlegmone usuriert die Blasenwand und bricht in das Organ ein, tuberkulöse Prozesse, namentlich der weiblichen Geschlechtsorgane, greifen per continuitatem auf die Blasenwand über und durchbrechen sie. Die plötzliche Beteiligung der Harnwege an den schon früher bestehenden Nachbarprozessen: Die Absceßentleerung durch die Blase, lenkt die Diagnose bald auf den richtigen Weg, und die Cystoskopie läßt die Ursache alsbald erkennen. In den beiden erstgenannten Fällen wird eine erfolgreiche Bekämpfung des Grundleidens bald zu spontaner Verheilung der Blasenwandöffnung führen, nicht so bei der auf die Blase übergreifenden Tuberkulose der Nachbarorgane, wo zumeist die sekundäre Blasenerkrankung nur die Qualen des Kranken sehr erheblich vergrößert und den Eintritt der Katastrophe beschleunigt.

3. Zirkulations- und Ernährungsstörungen der Blase.

Wir hatten bereits oben Gelegenheit solcher tiefgehender Störungen der Blutversorgung umschriebener Teile der Blasenwand zu gedenken, die zur Nekrose des Gewebes und damit eventuell zur Fistelbildung zu Hohlorganen der Nachbarschaft führen. Eine Ursache hierfür bildet der Druck des kindlichen Schädels bei langen und schweren Geburten, oder Zangendruck, gelegentlich auch die Druckusur durch ein schlecht sitzendes Pessar. Auch für die Gangrän der Blasenwand bei perivesicalen Eiterungen sind Ernährungsstörungen verantwortlich zu machen infolge Ausfalls der Blutzirkulation an jenen Stellen durch septische Gefäßthrombosen. Endlich ist auch nach Unterbindung der Art. uterinae bei Uterusexstirpation Nekrose der Vagina zugleich mit Nekrose der Blasenwand beobachtet worden.

Leichtere Zirkulationsstörungen der Blasenwand zu beobachten hat man häufiger Gelegenheit. Sehen wir ab von den Zuständen der Hyperämie des Organs, wie wir sie bei entzündlichen Vorgängen noch kennenlernen werden oder von den Suffusionen und fleckweisen Blutungen, denen wir an der Basis von Geschwülsten oder bei Anwesenheit von Konkrementen begegnen werden, so finden wir vereinzelte oder multiple Hämorrhagien der Blasenschleimhaut bei hämorrhagischer Diathese, bei Skorbut, Morbus Werlhofii, bei akuten Infektionskrankheiten, wie Scarlatina usw., eine Erscheinung, die bei dem ubiquitären Auftreten von Haut- und Schleimhautblutungen Besonderheiten nicht birgt.

Dann aber kommen bei älteren Individuen, namentlich solchen mit sitzender Lebensweise, die an Erweiterung der Venen der unteren Körperhälfte leiden, nicht selten Venektasien und *Varicen* („Blasenhämorrhoiden") vor. Das cystoskopische Bild zeigt dann namentlich am Blasenfundus und am Blasenhalse die geschlängelt verlaufenden, prall gefüllten Gefäßstämme. Mehr oder weniger intensive Blutungen, ganz nach Art der hämorrhoidalen Blutungen können auftreten und gelegentlich die Unterbindung nach Sectio alta notwendig machen. Einmal konnten wir einen Todesfall durch eine solche Blutung aus Blasenvaricen feststellen. Therapeutisch kommen die gleichen Maßnahmen in Frage wie bei dem hämorrhoidalen Blutafflux: Sitzbäder, körperliche Bewegung und Massage so lange keine Blutungen vorliegen, die durch Ruhe und eventuell lokale Maßnahmen zu beheben sind.

Eine andere Zirkulationsstörung der Blasenwand stellt das sogenannte *bullöse Ödem* der Mucosa dar. Man sieht im cystoskopischen Bilde fleckweise, aber gewöhnlich nicht multipel auftretend, dicht nebeneinanderstehende, halbkugelige, blasige Gebilde von mattrosa Farbe. Sie stellen gequollene, wie polypöse Excrescenzen aussehende Veränderungen der Schleimhaut dar und werden veranlaßt durch Stauungen des Abflusses der Gewebsflüssigkeit entweder bei entzündlichen Prozessen der Blasenwand selbst oder bei Tumoren des Organs oder auch seiner Nachbarschaft. Endlich sieht man die Veränderung häufig auftreten nach größeren operativen Eingriffen an den weiblichen Geschlechtsorganen, an der benachbarten Mastdarmwand usw. Die Veränderungen führen zu entzündlichen Erscheinungen der Blasenschleimhaut und ihre Behandlung fällt mit derjenigen der Cystitis zusammen.

4. Hypertrophie und Atrophie der Blasenwand.

Der recht häufig zu beobachtenden Vermehrung der muskulösen Elemente der Blasenwand haben wir bereits gelegentlich der Prostatahypertrophie gedacht. Man sieht sie eintreten überall da, wo der Blasenkörper bei seiner Entleerung ein Hindernis zu überwinden sich bemüht, also nicht nur dem Wall der vorgelagerten Vorsteherdrüse, sondern auch bei Strikturen, bei Konkrementen, die das Orificium verlegen und endlich bei schweren Cystitiden, die zu einer Verkleinerung des Fassungsvermögens der Blase geführt haben und nun infolge des schmerzhaften Harndranges sehr häufige Entleerung des Organs und damit seine erhöhte Muskeltätigkeit veranlassen. Die Hypertrophie der Muskulatur führt zum Entstehen der *Balkenblase*. Die Muskelbündel springen weit in die Blase vor, zwischen ihnen entstehen divertikelartige Taschen, gelegentlich ziehen die Trabekel auch frei durch die Blasenlichtung hin. Einer besonderen therapeutischen Beeinflussung entziehen sich die Veränderungen naturgemäß, nur kann durch Beseitigung der Ursache ihre Weiterentwicklung hintangehalten werden. Der Balkenblase begegnet man auch oft bei Enuresis, ohne daß es jedoch möglich gewesen wäre, in diesen Fällen den Zusammenhang bisher richtig zu konstruieren, denn daß dieser in einer Alteration der Detrusornerven und infolgedessen Hypertrophie der Detrusormuskelfasern liegt, ist wohl selbstverständlich, geht der eigentlichen Ursache aber nicht auf den Grund.

Die *Atrophie* der Blasenmuskulatur und mit ihr der Atonie des Organs gedachten wir ausführlich bei der Distension der Blase infolge der durch Prostatahypertrophie bedingten kompletten Retention. Auch bei Detrusorlähmungen sieht man den Schwund der Muskelfasern in gleicher Weise auftreten.

5. Entzündungen der Blase.

Die weitaus meisten Cystitiden werden ohne Frage hervorgerufen durch Bakterien, die in die Blase auf verschiedenen Wegen eingedrungen sind und stets ist an diese Entstehung der Erkrankung zunächst zu denken. Es gibt aber Fälle, in denen entzündliche Reizungen der Blase durch chemische Einwirkungen auf die Mucosa entstehen, z. B. nach Einbringung einer starken Argentum- oder Sublimatlösung (auch zum Zwecke der Vortäuschung eines Blasenkatarrhes bei militärischen Untersuchungen!), oder nach der Verwendung von Canthariden, die eine außerordentlich entzündliche Kongestion des Organs verursacht. Wir sind durchaus nicht der Auffassung, daß durch die genannten Vorkommnisse eine Hyperämie der Mucosa hervorgerufen wird, auf deren Boden nun hinzugetretene Bakterien ihre Tätigkeit entfalten, wie einige Autoren annehmen, sondern daß allein der chemische Reiz die Mucosa so alteriert, daß ein eitriger Katarrh die Folge ist, wenn auch das Hinzutreten von Bakterien jederzeit das Bild komplizieren kann.

Die Arten der *Bakterien*, welche die Cystitis hervorzurufen imstande sind, sind mannigfaltig und das Krankheitsbild des Blasenkatarrhs ist in vielen Fällen ein ganz typisches, je nach der Art der denselben hervorrufenden Mikroorganismen, und deshalb ist die Diagnose „Cystitis" eine ganz ungenaue, wenig sagende Bezeichnung, der stets die spezielle Benennung der Bakterienart hinzuzufügen ist. Das ist natürlich nur möglich auf Grund genauer bakteriologischer Untersuchung, die stets das Kulturverfahren eventuell auch den Tierversuch zu berücksichtigen hat. Diese bakteriologische Diagnostik hat durchaus nicht etwa nur ein wissenschaftliches Interesse, die ganze Aufstellung der Therapie ist vielmehr von ihrem Ergebnis abhängig, welche variiert je nach der Art der zu bekämpfenden Infektion. *Jede Cystitis ist also unbedingt bakteriologisch zu untersuchen,* wenn die Behandlung sachgemäß einsetzen soll. — Der häufigste Erreger der Cystitis ist wohl Bacterium coli, besonders beim weiblichen Geschlechte wegen der Nachbarschaft des Anus, weiterhin der Gonococcus aus leicht verständlichen Gründen, dann die anderen Eitererreger, Staphylokokken, Streptokokken, Tuberkelbacillen, endlich Diplococcus ureae liquefaciens, Proteus, der Typhusbacillus, Diphtheriebacillus usw.

Der Weg, den diese Bakterien in die Blase finden, ist recht verschiedenartig. Sie dringen durch die Urethra ein — das häufigste Vorkommnis — auf dem Wege unsauber eingeführter Instrumente oder auch dann, wenn die Schutzmittel der Harnröhre versagen, oder durch Fortleitung aus der Nachbarschaft, wenn z. B. die Urethra oder ihre Drüsen an Gonorrhöe erkrankt sind, wenn Bacterium coli aus der benachbarten Darmöffnung seinen Weg in die Blase findet. Sie dringen ein durch Fortleitung einer Entzündung benachbarter Gewebe per continuitatem durch die Blasenwand hindurch. Endlich finden sie Eintritt mit dem Harnstrom von den Nieren her, sei es nun, daß in jenem wie bei der Tuberkulose ein primärer oder sekundärer hämorrhagischer Infektionsherd sich befindet oder daß die Bakterien ohne Schädigung des Nierengewebes dieses Organ passiert haben, ein selteneres, aber oft beobachtetes Vorkommnis. Schließlich ist auch die direkte Infektion der Blasenschleimhaut infolge embolischen Eindringens der Bakterien auf dem Wege der Blutbahn keineswegs selten. In der Blase greifen die Bakterien die Mucosa an, nisten sich in dieser zunächst fest um, auch in die tieferen Wandschichten eindringend, hier ihre entzündliche Tätigkeit zu entfalten. Manche Bakterien entwickeln neben dieser die Fähigkeit, den Harnstoff des Urins in kohlensauren Ammoniak umzuwandeln. Hierdurch entsteht die alkalische Reaktion des unter üblem Geruch sich zersetzenden Harns. Diese alkalische Reaktion tritt durchaus nicht bei jeder Cystitis ein, ist vielmehr nur eine bisweilen anzutreffende sekundäre Erscheinung, namentlich wenn Stauungsvorgänge in der Blase die Zersetzung begünstigen. Bei sehr vielen, nicht nur akuten, sondern auch chronischen Katarrhen fehlt die Erscheinung vollkommen und bei der Blasentuberkulose stellt die saure Reaktion des Harns, die sich auch in vitro trotz Luftzutritt tagelang erhält, ein pathognomonisches Zeichen dar, wenigstens so lange eine Tuberkulose nicht schwer mischinfiziert ist.

Die Kommunikation der Blase mit der Außenwelt durch die Harnröhre, die beim Weibe einen so kurzen „offenen" Kanal darstellt, sollte nun rein theoretisch das Auftreten einer Cystitis zu einem alltäglichen Ereignis machen, zumal die Urethra wenigstens in ihrem vorderen Abschnitt ganz natürlicherweise eine sehr reichliche Bakterienflora beherbergt. Beim weiblichen Geschlechte sieht man in der Tat auch die Cystitis infolge Infektion mit Gonokokken und Colibacillen relativ häufig auftreten, und zwar namentlich dann, wenn die Urethra durch Umstände verändert worden ist, zu denen man vor allem häufige Geburten oder eine Senkung der Unterleibsorgane rechnen muß. Die Wandungen des Kanals werden dann auseinandergezerrt und man bemerkt bei älteren Frauen unter jenen Voraussetzungen sehr oft eine leichte Cystitis des Blasenhalses, die, durch Bact. coli hervorgerufen, recht erhebliche Miktionsbeschwerden verursachen kann.

Beim Mann besitzt die Blase den früher eingehend besprochenen, äußerst wirksamen Schutz gegen das Eindringen der Bakterien in den die Urethra kräftig umschließenden Faserbündeln des Musc. sphincter vesicae externus, der die Urethra in den infektiösen vorderen und den sterilen hinteren Abschnitt teilt. Wenn diese Barrière durchbrochen ist, sei es durch ein Trauma, durch entzündlich-narbige Prozesse oder durch eine Lähmung seiner Nervenversorgung (Rückenmarksleiden oder -verletzung), dann steht dem Eindringen des Infektionserregers nichts mehr im Wege.

Aber noch ein anderer Umstand schützt die Blase gleichfalls vor Infektion, nämlich der Harnstrom selbst, der — solange er unbehindert ist — in kräftigem Strahle die Urethra durchspritzt und auf diese Weise mechanisch von Krankheitskeimen säubert. Ist die Gewalt dieses Strahles behindert — etwa durch Strikturen der Urethra — so fällt auch dieses Schutzmittel fort und die Bakterien können somit in der hinteren Urethra und der mit ihr zu einem funktionellen Ganzen verbundenen Blase festen Fuß fassen.

Und trotzdem ist es verwunderlich, daß die Cystitis nicht häufiger bei sonst gesunden Personen angetroffen wird! In der Tat wird die gesunde Blase nicht leicht infiziert. Die Anwesenheit von Bakterien im Urin allein veranlaßt noch keine Cystitis. Wie oft sieht man große Mengen Colibacillen im Harn — Fälle, die wir als *Bakteriurie* bezeichnen —, ohne daß eine Cystitis zustande kommt, ebenso die Ausscheidung von

Typhus-, Tuberkelbacillen u. a. ohne Alteration der Blasenwandung. Um eine Cystitis hervorzurufen, müssen andere anatomische Veränderungen der Blasenwand hinzutreten. Einige derselben deuteten wir schon oben an, wie die Stauung des Harnstromes bei Verengerungen der Urethra. Vor allem aber sind es Läsionen der Blasenschleimhaut, welche die Ansiedlung von Bakterien auf den künstlich geschaffenen, blutig sugillierten Unebenheiten der Mucosa begünstigen. Ein mit unsauberem Instrument bei bisher gesunder Blase ausgeführter Katheterismus ist deshalb verhängnisvoll, weil kleine Läsionen, wie sie beim Katheterismus unvermeidlich sind, den Boden aufpflügen und ihn für die Aussaat der mitgebrachten Krankheitskeime empfänglich machen. Das gleiche gilt für gewöhnliche Traumen der Blase, auch solche durch stumpfe Gewalt, die zu kleinen Gewebsverletzungen geführt haben, für postoperative Cystitiden, auch für die Läsionen der Mucosa, die ein in der Blase sich bewegendes Konkrement oder ein Fremdkörper verursacht. Und nicht nur alle diese unter der Bezeichnung Trauma zusammenzufassenden Momente begünstigen das Entstehen der Cystitis, sondern jeder Afflux von Blut, der die Gefäße und mit ihnen die Mucosa an umschriebener Stelle, besonders am gefäßreichen Blasenfundus alteriert. Hierunter ist vor allem zu zählen die Gefäßveränderung an der Basis und in der Umgebung von Blasentumoren, dann aber auch jede vorübergehende, aber oft sich wiederholende Kongestion der Blasengefäße oder überhaupt der Blutversorgung der Unterleibsorgane, wie man sie bei Prostatahypertrophie, bei Stauungsprozessen des Blaseninhaltes und den frustranen Preßversuchen zu seiner Entleerung, bei Blasenvaricen, bei Masturbation, bei Hämorrhoiden, ja sogar bei chronischer Obstipation auftreten sieht. Es unterliegt nach Versuchen keinem Zweifel, daß unter solchen Umständen gestörter Blutversorgung auch Colibacillen aus dem benachbarten Darm heraus ihren Eingang durch die Blasenwand hindurch auf dem Lymphwege nehmen können.

Die Häufigkeit der Infektion der bisher gesunden Blase durch einen von der Niere oder den Nebenhoden deszendierenden Prozeß bei der Urogenitaltuberkulose hat eine besondere Erklärung darin, daß der unbewegliche und spezifisch schwere Tuberkelbacillus am Boden des Organes gewissermaßen hergerollt wird und so im Beginn der Cystitis tuberculosa Entzündungsherde genau auf dem Wege des Harns von der Ureteröffnung zum Blasenausgang hin veranlaßt.

Wie sehen also, daß eine irgendwie alterierte Blasenschleimhaut in ganz besonderer Weise zur Entstehung der Cystitis prädisponiert ist und dem entspricht auch die chirurgische Erfahrung, daß jede kranke Blase der Infektion ganz besonders ausgesetzt ist. Man denke nicht etwa, daß beim Vorhandensein einer Cystitis man es mit der Aseptik intravesicaler Operationen, z. B. dem Katheterismus, nicht so genau zu nehmen brauche! Gerade hier muß man Vorsicht üben: die gesunde Blase wird vermöge ihrer physiologischen Vorrichtungen mit ein paar hineingebrachter Bakterien schon leichter fertig und entledigt sich ihrer durch den Harnstrom. Die kranke Blase bildet einen hervorragenden Nährboden für infektiöses Material. Sie wird superinfiziert und mischinfiziert und eine auf diese Weise maltraitierte Blase weist schließlich eine solche mannigfaltige Bakterienflora auf, daß man die Grunderkrankung nicht mehr entwirren kann, eine Tuberkulose kann so überwuchert werden, daß es nicht nur in mikroskopischen Präparaten, sondern nicht einmal mehr im Tierversuch gelingt, den Tuberkelbazillus festzustellen, da das Versuchstier alsbald der Infektion mit Eitererregern erliegt.

Bei der Betrachtung der Formen der Cystitis, wie sie das cystoskopische Bild bietet, unterscheiden wir zwischen der akuten, der subakuten und der chronischen Form und der eitrigen Blasenentzündung mit schweren Wandveränderungen. Die tuberkulöse Entzündung der Blase, jene exquisit chronische Form, die in ganz bestimmter Weise sich entwickelt und ausbreitet, möchten wir an dieser Stelle nicht erwähnen. Die Tuberkulose des gesamten Harnapparates und des männlichen Geschlechtsapparates bedingt ein solches Ineinandergreifen der einzelnen Organabschnitte, daß sie ganz im Zusammenhang als besonderes Kapitel besprochen werden soll.

Die *akute Cystitis* stellt eine desquamative Entzündung der Mucosa dar, eine zunächst an umschriebenen Stellen auftretende Schwellung der Schleimhaut unter lokaler Gefäßerweiterung, Zunahme der Gefäßinjektion und Austritt von Leukocyten und Erythrocyten sowie Abstoßung zahlreicher Blasenepithelien. Der Harn erleidet durch diese Beimengung corpusculärer Elemente, welche den einzigen Befund bei der mikroskopischen Untersuchung darstellen, eine leichte Trübung. Die bakteriologische Untersuchung läßt unschwer in allen diesen beginnenden Fällen die Identität der Infektion nachweisen.

Das endoskopische Bild ist unverkennbar. Man bemerkt namentlich im Blasenfundus, in der Nachbarschaft des Ligamentum interuretericum, von wo zumeist diese pathologischen Erscheinungen ihren Ausgang nehmen, einzelne Stellen, an denen, während sonst die Mucosa ihr gelblich-rotes, von einzelnen Gefäßen durchzogenes Bild zeigt, die Schleimhaut hochgerötet ist. Die Blutgefäße sind stark erweitert, ihre Zahl ist vermehrt. Die sonst so klar hervortretenden Umrisse der Gefäße sind verwaschen durch die Veränderung der aufgequollenen, getrübten Epithelien.

Man sieht diese Cystitis auftreten bei der Infektion mit Gonokokken, mit Bact. coli und den gewöhnlichen Eitererregern.

Unbehandelt geht dieses Bild der akuten Form über in die subakute und chronische Cystitis, d. h. den chronischen Katarrh der Blasenschleimhaut ohne tiefere Wandveränderungen. Die Bezirke fleckweiser Rötung und Epithelauflockerung mit gelegentlichen Hämorrhagien nehmen an

Größe und Zahl zu, sie gehen ineinander über, das Krankheitsbild wird subakut, stellt gewissermaßen eine Fortsetzung des akuten Stadiums dar.

Sehr viel hängt naturgemäß ab von der Intensität der Infektion. Man sieht nicht nur die chronische Cystitis sich aus der akuten und subakuten Form allmählich entwickeln, sondern manche chronische Cystitiden treten ganz schleichend allmählich auf. Die Trübung des Harns und gewisse später zu schildernde leichte Symptome machen den Kranken aufmerksam. Das endoskopische Bild zeigt dann lediglich eine ausgedehnte Vascularisation der Mucosa. Sie kann bestimmt lokalisiert sein, etwa am Blasenhals, wie bei der so häufigen Cystitis colli, die, durch Bact. coli verursacht, namentlich bei älteren Frauen angetroffen wird, oder sie ist lokalisiert um die Ureteröffnungen, wenn einseitige oder beiderseitige Erkrankung der Nieren infektiöses Material in die Blase hinabtreten läßt. Sie kann in vielen Fällen sich auf die ganze Blase ausdehnen und zeigt nun überall das gleiche Bild starker Vascularisation, eventuell mit stellenweise oberflächlichen Ulcerationen der Mucosa, etwa dort wo ein Konkrement oder ein Fremdkörper in der Blase die Entstehung kleiner Substanzdefekte begünstigt und führt nun zu einer Verringerung des Fassungsvermögens der Blase und den entsprechenden Symptomen.

Auch der tuberkulöse Blasenkatarrh (nicht die Blasentuberkulose!) stellt die Form der chronischen Entzündung dar.

Endlich sei noch gewisser Formen ganz isolierter *Ulcerationen* der Blasenschleimhaut gedacht, die ohne Beteiligung der übrigen Mucosa an der Entzündung einhergehen. Neben den geschilderten Decubitalgeschwüren, die durch Läsion eines Steines, eines Fremdkörpers entstehen können, sind dies kleine, circumscripte Verbrennungswunden und Ulcera der Schleimhaut, die gelegentlich durch ungeschickt vorgenommene Endoskopie entstehen können, etwa dann, wenn während eines Ureterkatheterismus der elektrische Strom nicht ausgeschaltet wurde und die Lichtquelle der Blasenwand anlag. Derartige Ulcera verursachen gewisse Beschwerden bei der Zusammenziehung des Organs, heilen aber gewöhnlich ohne besondere Maßnahmen schnell ab, sobald die Ursache wegfällt.

Diesem gegenüber steht ein anderer geschwüriger Prozeß der Blasenmucosa, der meist an einer umschriebenen Stelle, gelegentlich an mehreren Stellen gleichzeitig sich entwickelt: das sogenannte *Ulcus simplex vesicae*. Man sieht im endoskopischen Bilde ein meist längliches, schmales Geschwür auftreten, welches gewissermaßen auf dem First eines Balkenblasentrabekels sich befindet. Das ist jedoch nur scheinbar, in Wirklichkeit greift das Ulcus auf die Muscularis der Blasenwandung über und einzelne Muskelbündel kontrahieren sich reaktiv, so daß jenes Bild gewissermaßen vorgetäuscht wird. Die Beschwerden sind sehr groß, besonders bei der Blasenentleerung, weil die Schichten der Blasenwand sich gegen den von außen fixierten Anteil verschieben. Die Geschwüre sind äußerst hartnäckig: mit Spülungen jeder Art usw. kommt man nicht weiter, Elektrokoagulation greift nicht genügend in die Tiefe. Resektion des geschwürigen Blasenabschnittes ist oft nicht zu umgehen und auch dann noch treten Rezidive auf! Auch sehen wir gelegentlich auf dem Boden des Ulcus simplex das Carcinom sich entwickeln.

Schließlich darf man nicht versäumen, bei diesen entzündlichen Prozessen auch an die *Lues* der Blase zu denken, die gar nicht so sehr selten ist. Es handelt sich um oft multiple, manchmal tief in die Blasenwand reichende Ulcera, die jeder lokalen Therapie gegenüber sich refraktär verhalten. Das Bild kann sehr dem des Ulcus simplex ähneln und deshalb sollte man stets in diesen Fällen die Wa.R. usw. vornehmen. Die Einleitung einer antiluischen Therapie beseitigt das örtliche Leiden dann zumeist in kürzester Zeit.

Man unterscheidet gewisse im endoskopischen Bilde besonders auffallende Formen der chronischen Cystitis. So die *Leukoplakia vesicae*, bei der es zu fleckweiser Verhornung der Epithelzellen kommt, die nun ein weißliches, hautähnliches Aussehen erhalten. Unter *Malakoplakia vesicae* versteht man das Auftreten gelblich-roter, rot umrandeter, multipel auftretender Flecken namentlich im Blasenfundus, die, etwas erhaben und von eigentümlich schwammiger Beschaffenheit, oberflächliche Ulcerationen darstellen, welche bis in die Submucosa hineinreichen. Sie enthalten eigentümlich große Zellen, oft mit Kalkeinschlüssen. Das Wesen dieser auffallenden Bildungen ist noch nicht genügend geklärt.

Endlich gibt ein Auftreten zahlreicher, geschwollener, oft pigmentierter Lymphfollikel Veranlassung, dem Krankheitsbilde des Blasenkatarrhs die Bezeichnung *Cystitis granulosa* zukommen zu lassen, ohne daß dabei jedoch eine Erkrankung sui generis vorläge.

Zuweilen bemerkt man im endoskopischen Bilde des Blasengrundes eine Anzahl in kleinen Gruppen angeordneter, glänzend weißer, hirsekorngroßer Erhebungen. Sie unterscheiden sich durch ihr glänzendes Aussehen von den gelblichen Tuberkelknötchen, konfluieren auch nicht wie diese und weisen keine besondere reaktive Hyperämie der Umgebung auf. Es handelt sich um kleinste, multiple Cystchen der Mucosadrüsen, denen eine besondere Bedeutung nicht zukommt, die aber Veranlassung geben, von einer *Cystitis cystica* zu sprechen.

Das *bullöse Ödem*, das früher schon eingehend erwähnt wurde, bei den Zirkulationsstörungen der Blasenwand, findet man sehr häufig bei der chronischen Form der Cystitis.

Ein wesentlich anderes Bild gibt im Gegensatz zu der auf die Mucosa beschränkten akuten oder chronischen Cystitis das Übergreifen der Entzündung auf die tieferen Wandschichten der Blase: die eigentliche *Blasenentzündung*. Man sieht sie in recht akuter Form einsetzen bei besonders virulenten Infektionen mit Eitererregern. Wenn es überhaupt möglich ist, bei der Schmerzhaftigkeit dem Einführen von Instrumenten gegenüber ein endoskopisches Bild zu gewinnen, so bemerkt man eine ganz intensive allgemeine Rötung der Mucosa, die wie ein samtartiges Gebilde aussieht. Hämorrhagien durchsetzen die Schleimhaut, die bei jeder instrumentellen Berührung blutet. Ulcerative Prozesse sind erkennbar. Die Blasenwandung ist von fibrinös-eitrigen Belägen bedeckt oder von nekrotischen, diphtheroiden Schleimhautfetzen. Sie ist bis in ihre tiefen und tiefsten Schichten entzündlich infiltriert, teilweise phlegmonös verändert.

Die Entzündung kann auf das perivesicale Gewebe und auf das Peritoneum übergreifen und zu schwieligen Veränderungen führen, so daß die Blasenwand nicht nur verdickt erscheint durch die Kontraktion der Blasenmuskulatur, sondern auch verdickt ist durch die schwieligen pericystitischen Veränderungen.

Auch bei gewissen Formen der chronischen Cystitis, insbesondere der Tuberkulose, tritt ganz allmählich die Beteiligung der tiefen Wandschichten dadurch ein, daß die Ulcerationen an Tiefe zunehmen. Ausgedehnte narbige Prozesse der Muskulatur und des interstitiellen Bindegewebes und sekundäre Schrumpfungen sind die Folge, so daß das Lumen des Organes auf Walnußgröße vermindert sein kann und eine endoskopische Untersuchung ganz unmöglich wird.

Wenn auch heute, sobald die Aufmerksamkeit auf irgendwelche Veränderungen im Harnapparate hingelenkt wird, die Anwendung des Blasenspiegels gewöhnlich bald die Sachlage klärt, so darf doch dieses wertvolle diagnostische Hilfsmittel uns nicht davon zurückhalten, den *Symptomen* der Cystitis die größte Bedeutung beizulegen, durch deren richtige Bewertung auch allein man sich ein recht genaues Bild der Blasenveränderungen machen kann.

Die *subjektiven* Beschwerden sind der *Schmerz* und der *Harndrang*. Die schmerzhaften Empfindungen bei Cystitis bestehen einmal in einem Gefühl der Schwere in der Blasengegend, welches sowohl nach der Symphysengegend als auch nach dem Damm hin lokalisiert wird. Diese Sensation belästigt den Kranken durch ihre Dauer und die Unbequemlichkeit recht sehr, ohne einen eigentlichen Schmerz zu verursachen. Wir treffen sie an bei chronischen Prozessen, die sich, in wenig intensiver Weise, allein in der Mucosa abspielen, ohne tiefere Wandschichten in Mitleidenschaft zu ziehen. Bei den akuten entzündlichen Veränderungen haben wir es dagegen mit einem ganz ausgesprochenen und zuweilen äußerst heftigen Schmerzgefühl zu tun, welches dauernd in die Gegend der Symphyse und oberhalb derselben lokalisiert wird. Es steigert sich bis zuweilen unerträglichem Grade während der Miktion und namentlich gegen das Ende derselben hin, wenn die Blasenmuskulatur sich kontrahiert. Besonders bei entzündlichen Prozessen am Blasenausgang und in der Gegend des Lig. interuretericum tritt dieser Schmerz nach der

Miktion sehr heftig auf und strahlt dann auch in das Membrum bis in die Glans penis hinein aus, so daß man aus diesem Symptom schon auf die hauptsächliche Lokalisation der Entzündung schließen kann. Auch bei vorgeschrittenen tiefgreifenden Entzündungen der Wand kann der Schmerz bei Kontraktion der Blasenmuskulatur ein ganz exzessiver sein. Entsprechend der Muskelkontraktion treten außerordentlich heftige, langdauernde, krampfartige Schmerzzustände auf, die sich schnell wiederholen und die Anwendung von Narkoticis notwendig machen.

Im allgemeinen kann man also sagen, daß, je akuter der Entzündungsprozeß ist, um so intensiver die Schmerzen sind, und daß bei tiefen Wandveränderungen chronischer Prozesse der Schmerz ein besonders heftiger ist, während bei chronischen Entzündungen oberflächlicher Natur die schmerzhaften Empfindungen weit geringer sind, ja sogar ganz fehlen können, obwohl die Beschaffenheit des eitrigen Harns die Ausdehnung der Entzündung erweist. Selbstverständlich trägt auch die Ursache der Cystitis zu besonderen Schmerzen bei, so z. B. die Anwesenheit eines Steines in der Blase, auf die wir noch zurückkommen werden, die traumatische Cystitis usw. Sehr erheblich pflegen die subjektiven Beschwerden zu sein bei der Cystitis gonorrhoica in ihrem akuten Stadium, während der tuberkulöse Blasenkatarrh z. B. lange Zeit ganz ohne dies Symptom verläuft bis die tieferen Wandveränderungen eintreten, und auch die chronische Colicystitis und die durch die gewöhnlichen Eitererreger verursachten chronischen Cystitiden ganz schmerzlos verlaufen können.

Der *Harndrang*, das zwingende Bedürfnis der Blasenentleerung, ist dem Kranken wohl die unangenehmste Begleiterscheinung der Cystitis. Er tritt namentlich bei den akuten Entzündungen auf, wie auch bei den chronischen mit tiefgehenden Wandveränderungen. Er ist nicht zu vergleichen mit dem Entleerungsbedürfnis bei gefüllter Blase beim Gesunden, sondern tritt unter Schmerz ein mit dem Gefühl der sofort notwendigen Entleerung, dem die Franzosen den treffenden Ausdruck „Besoin impérieux“ gegeben haben. Die Entleerungen folgen sich oft, manchmal schon nachdem die Blase nur wenige Kubikzentimeter Urin aufgenommen hat, so daß bis zu 160 Miktionen täglich und darüber gezählt wurden. Es ist verständlich, daß der Kranke dabei seine ganze Aufmerksamkeit dem Harnapparat zuwenden muß und unfähig zu jeder Berufsarbeit wird. Der Harndrang besteht nicht nur bei Tage, wo er unter psychischen Einwirkungen meist gesteigert ist, sondern auch nachts und raubt dem Kranken den Schlaf, so daß er nur mit vorgelegter Bettflasche ruhen kann. Casper erklärt den Drang damit, daß die geschwollene Mucosa dem bei der Ausdehnung entstehenden Zuge nicht folgen könne. Das mag für die akute Cystitis zutreffen, in anderen Fällen ist wohl die reflektorische Kontraktion des Detrusor schuldig, die durch Einbeziehung der Nervenendigungen in den Krankheitsprozeß der tieferen Wandschichten erregt wird.

Die *Körpertemperatur* kann bei der akuten Cystitis gesteigert sein, gewöhnlich nicht hoch. Sie ist erheblich gesteigert bei den phlegmonösen cystitischen und pericystitischen Prozessen. Bei der einfachen chronischen Cystitis besteht gewöhnlich kein Fieber, es sei denn, daß es sich gleichzeitig um Stauungsvorgänge des Blasenharns handelt. In diesen Fällen sieht man Temperatursteigerungen, oft ein richtiges Eiterfieber, eintreten, welches verursacht wird durch Resorption von Toxinen. Auch Schüttelfröste sieht man als sicheres Anzeichen für diese Annahme nicht selten eintreten, die ja bei allen entzündlichen Erkrankungen der Harnwege ein so häufiges Ereignis darstellen.

Von allergrößter Bedeutung ist nun die Beschaffenheit des Harnes bei der Cystitis und die Art seiner Entleerung. Der cystitische Harn enthält stets Eiter, oft auch Blut. Beide Beimengungen stören seine Transparenz, das augenfälligste Symptom. Die Störung der Durchsichtigkeit, die natürlich der Menge des beigemengten Eiters entspricht, ist durchaus nicht abgängig von der Intensität des Prozesses. Schwere, akute Cystitiden können mit geringer Urintrübung einhergehen, während chronische Katarrhe, auch ohne im übrigen lebhafte Symptome zu machen, sehr erhebliche Trübung aufweisen können. Die Eiterbeimengung kann dem Harn nur eine leichte Opazität verleihen, die nur auf dunklem Hintergrunde erkennbar ist, sie kann aber auch den Harn in eine ganz undurchsichtig milchige, dickflüssige Masse verwandeln. Das mikroskopische Bild zeigt im Sediment die Eiterzellen und desquamierte Epithelien der Mucosa, oft in Fetzen der Schleimhaut zusammenhängend, die eventuell makroskopisch erkennbar sind, ja teilweise Ausgüsse der Blasenwand darstellen können (Cystitis membranacea). Im übrigen zeigt die mikroskopische Untersuchung eventuell die Anwesenheit von Krystallen des kohlensauren Ammoniaks und die sargdeckelähnlichen Trippelphosphatkrystalle, nämlich dann, wenn unter Einwirkung von Bakterien die ammoniakalische Gärung des Harnstoffs eingetreten ist. Meist geht dies mit Stauung des Harnabflusses einher. Der Harn, dessen Reaktion alkalisch geworden ist, läßt dann einen üblichen Ammoniakgeruch erkennen.

Wie der Eiterurin, wenn er in einem Glasgefäß aufgefangen worden ist, alsbald eine Schichtung der Flüssigkeit zeigt derart, daß die spezifisch schweren Eiterzellen zu Boden sinken und eine weniger undurchsichtige Flüssigkeit über dem „Depot“ lagert, so wird auch in der Blase deren tiefste Stelle, also der Fundus eine Sammelstelle für die körperlichen Elemente des Harns darstellen. Wenn nun gar, z. B. bei einer infizierten Prostatablase, der Blasenmuskel nicht mehr in der Lage ist, den Urin über das Hindernis der vorspringenden Vorsteherdrüse hinaus nach außen zu befördern, so wird der Niederschlag der Flüssigkeit ein immer dichterer und besteht endlich aus reinem Eiter. Man kann daher bei Vornahme der Dreigläserprobe aus der Beschaffenheit des Harns gewisse

Rückschlüsse ziehen. Ist die erste Harnprobe stark eitrig, die beiden anderen weniger, so darf man daraus schließen, daß der Entzündungsprozeß sich — etwa bei einer gonorrhoischen Cystitis mit gleichzeitiger Urethritis — am intensivsten in der Pars posterior der Urethra abspielt; während die Blase an der Entzündung nur weniger beteiligt ist. Wenn dagegen die erste und zweite Probe weniger trübe ist, die Trübung aber gegen Ende der Miktion (oder zum Schluß der Katheterung) intensiv wird, so läßt dies den Schluß zu, daß der Eiter an dem zuletzt entleerten, tiefsten Teil der Blase ein Depot bildet. Ob die Eiterung nun lediglich aus der Blase stammt oder etwa aus Niere und Nierenbecken, das läßt sich aus jener Entscheidung noch durchaus nicht feststellen und ist doch für die Beurteilung des Krankheitsbildes von so wesentlicher Bedeutung. Hierzu muß man andere Momente heranziehen.

Fängt man den Eiterharn im Glasgefäß auf, läßt das Eiterdepot am Boden des Gefäßes sich absetzen und kantet dann das Gefäß zur Seite, so folgt der Spiegel des Eiterdepots dem Spiegel der Flüssigkeit ziemlich genau, wenn der Eiter den oberen Harnwegen entstammt. Ist die Blase der Ort der Herkunft des Eiters gewesen, so folgt der Spiegel des Eiterdepots nicht in dieser Weise, sondern bleibt mehr an der Wandung des Gefäßes zähe haften. Grund hierfür ist die Schleimbeimengung zum Eiter. Dieser Schleim entstammt der Blasenmucosa, auf der zahlreiche Schleimdrüsen verteilt sind, die der Auskleidung der oberen Harnwege fehlen. Auch die geschwollenen Blasenepithelien, die sich abstoßen, verursachen diese pathognomonische Zähflüssigkeit der der Blase entstammenden Eiterbeimengung zum Urin.

Falsch wäre es, aus der Beimengung anderer zelliger Elemente Rückschlüsse auf die Herkunft des Eiters zu ziehen. Wenn es auch heißt, daß der Befund der typisch geformten, geschwänzten Nierenbeckenepithelien von gewisser Bedeutung sei, so ist es doch recht schwierig, diese, vor allem in der Umgebung der Eiterzellen, richtig zu differenzieren, zumal auch die tieferen Zellen der Blasenwand, die sich abstoßen, nicht etwa mehr die Form von Plattenepithelien haben, sondern mehr kubisches Verhalten zeigen. Anders verhält es sich natürlich, wenn Zylinder im Eiterharn nachzuweisen sind, die ohne weiteres wenigstens auf eine Mitbeteiligung der Nieren schließen lassen.

Der Nachweis von Eiweiß im Harn ist nur zu gewissem Grade für die Provenienzfeststellung des Eiters zu verwerten. Der Eiterharn enthält naturgemäß stets Eiweiß, welches den zerfallenden Eiterzellen entstammt. Man darf jedoch annehmen, daß die Menge dieses Eiweißes $0{,}5^0/_{00}$ nicht übersteigt und daß nur bei höheren Ziffern eine Mitbeteiligung der Niere wahrscheinlich ist.

Auf jeden Fall erkennt man, daß es recht schwierig ist, aus dem Aussehen des eitrigen Urins oder aus der Art seiner Entleerung einigermaßen gewisse Rückschlüsse zu ziehen. Sicherheit gibt eben nur das endoskopische Bild, jene Hilfsmittel kommen praktisch nur in Frage, wenn die Cystoskopie technisch undurchführbar ist. Durch eine gute, nicht übereilte Vorbereitung läßt sich der Eiter oft völlig aus der Blase entfernen, so daß man in dem klaren Medium auch ohne die bei Cystitis nicht ganz ungefährliche Katheterung der Harnleiter genau beobachten kann, ob die Blase allein der Ort der pathologischen Veränderungen ist oder ob der aus den Ureterenostien herausspritzende trübe Harnstrahl auf die Erkrankung der oberen Harnwege hinweist.

Blutbeimengung im Harn hat man bei Cystitis nicht selten zu beobachten Gelegenheit. Sie ist ohne weiteres erklärlich, wenn es sich um eine sekundäre Entzündung der Blase handelt, deren Grundleiden mit Hämorrhagien einherzugehen pflegt, wie Tumor, Tuberkulose oder Steinerkrankung. Wie wir später sehen werden, pflegen diese Blutungen in ziemlich bestimmter Form einzutreten: sie sind beim Tumor sehr profus, während sie beim Steinleiden durch Läsionen der Mucosa bei Bewegungen des Steins hervorgerufen werden. Aber auch die genuine Cystitis neigt zu Blutungen, und zwar sowohl die akute als auch gewisse Formen des chronischen Katarrhes.

Die Blutung bei akuter Cystitis ist leichtverständlich, wenn wir uns das Blasenbild bei der akuten, z. B. gonorrhoischen Blasenentzündung ins Gedächtnis zurückrufen: die lebhaft injizierte Mucosa, die allenthalben kleine Hämorrhagien und Suggilationen aufweist. Es ist selbstverständlich, daß unter solchen Umständen nicht nur bei instrumenteller Berührung der Blasenwand, sondern auch bei Kontraktion der Blase gelegentlich der Entleerung derartige Blutaustritte nicht nur ins Gewebe, sondern auch in den Inhalt der Blase stattfinden. Man findet eventuell ganz vorübergehend den Harn blutig verfärbt, fast stets aber demselben mikroskopisch Erythrocyten beigemengt. Die chronische Cystitis pflegt dann mit Blutungen einherzugehen, wenn ulcerative Prozesse in der Blasenwand Platz gegriffen haben und es nun zur Arrosion kleiner Gefäßstämmchen kommt. Die Blutung hält dann länger an, wie in den Fällen der akuten Entzündung; sie kann sich über Tage hinwegziehen und eine recht profuse werden, die sich von der Tumorblutung schwer unterscheiden läßt.

Die Hämaturie ist sehr oft dasjenige Symptom, welches auch den indifferentesten Patienten zum Arzte führt, d. h. zu einer Zeit, wenn die pathologischen Erscheinungen schon fortgeschrittenere sind und die Erkrankung der Harnwege, deren Symptome weit früher vorhanden, lange vernachlässigt worden waren. Auch in diesem Zeitpunkt besteht die wichtigste diagnostische Aufgabe darin, festzustellen, ob die Blutung aus der Blase oder der Niere stammt. Die fortgeschrittenen, eventuell sekundären und aus der Niere herabgeleiteten entzündlichen Prozesse der Blase, z. B. bei der Tuberkulose, lassen aber die endoskopische Untersuchung, welche ja die Sachlage sofort klären könnte, die genügende

Auffüllung der Blase manchmal nicht zu, und andererseits trübt die dauernde Blutung sofort die eingefüllte Flüssigkeit und macht sie undurchsichtig. Wohl gelingt es vielleicht dem geübten Untersucher nach sorgfältiger Blasenspülung und eventueller Adrenalininstillation einen Augenblick zu erhaschen, der ihm eine ganz flüchtige Inspektion der Blase gestattet (der Gebrauch des Spülcystoskopes, schnelle Manipulation und geübte Assistenz sind dabei notwendig), aber immer ist dies durchaus nicht der Fall. Am günstigsten liegen die Verhältnisse, wenn die Blutung aus den Nieren stammt, die gesunde Blase aber sich gut zur Besichtigung eignet bzw. für die Endoskopie sich vom Blut säubern läßt. Dann sieht man für kurze Zeit, d. h. bis das Flüssigkeitsmedium sich wieder trübt, den blutig gefärbten Harnstrahl aus dem Ureterostium herausspritzen, oder man bemerkt, in besonderem Glücksfalle, wie ein Gerinnsel aus der Öffnung des Harnleiters hervorhängt, und die Herkunft der Hämaturie ist örtlich sichergestellt.

Derjenige aber, der nicht endoskopische Technik zu handhaben pflegt und auch der Geübte im Falle schwerer Blasenveränderungen und sehr profuser Blasenblutung ist gezwungen, aus den Symptomen, die ihm der entleerte Harn bietet, und aus der Art der Blutentleerung Rückschlüsse auf die Herkunft des Blutes zu ziehen, gerade so wie dies bei der Pyurie notwendig war.

Ist bei der Entleerung des Harns in mehrere Gläser die erste Portion stärker blutig gefärbt, die zweite und die dritte weniger oder gar nicht, so ist dies ein Zeichen dafür, daß die Quelle der Blutung sich im Bereiche der Urethra posterior befindet oder im Blasenhalse. Findet man dagegen, daß die zuletzt entleerte Harnmenge wesentlich stärker blutig ist, eventuell aus reinem Blut besteht, so spricht dies dafür, daß die blutende Stelle sich im Bereiche des Sphincter internus befindet und bei dessen Kontraktion besonders in Mitleidenschaft gezogen wird, oft geht diese terminale Blutung aus diesem Grunde mit Schmerzempfindung einher.

Wenn die Blutung in dem eitrigen Harn aus der Blase herrührt, so bemerkt man oft bei dem oben geschilderten Versuche des Kantens des Glasgefäßes, daß dem schleimigen Eiter frisch rote Blutfasern beigemengt sind, ein Umstand, der dafür spricht, daß die Blutung demselben Orte wie der Eiter entstammt.

Wird jedoch der Harn, sei er nun eitrig oder nicht, in ganz gleichmäßiger Weise vom Blute gefärbt, so ist aus seiner Beschaffenheit eine Unterscheidung, ob die Blutung aus Blase oder Nieren stammt, ganz unmöglich. Man hat wohl versucht, aus der Färbung des Blutes Schlüsse zu ziehen, dies ist aber ganz unstatthaft. Hellrotes Blut kann aus Blase wie auch aus Nieren stammen und die dunklere, bräunliche Färbung des Bluthams ist lediglich ein Zeichen dafür, daß er sich längere Zeit in der Blase aufgehalten hat und dort chemischen Zersetzungen — eventuell unter bakterieller Mitwirkung — ausgesetzt war. Nur die manchmal anzutreffende Anwesenheit langer Blutgerinnsel, der Ausgüsse der Ureteren, läßt erkennen, daß die Quelle der Blutung den oberen Harnwegen entstammte.

Aus der Intensität der blutigen Färbung des Harns darf man durch den bloßen Augenschein keine Rückschlüsse auf die Stärke der Blutung ziehen. Die Färbung ist abhängig von der molekularen Konzentration des Harnes bzw. von der Differenz ihres osmotischen Druckes und demjenigen der Erythrocyten, insofern es bei großem Unterschiede, d. h. bei stark diluiertem Harn leichter zu einem Platzen der Zellmembran und damit zum Austritt des Blutfarbstoffes und stärkerer Färbung der Flüssigkeit kommt.

Fassen wir das über die Formen der Cystitis und über die Symptomatologie Gesagte kurz zusammen, so drängen sich zwar dem Beobachter die Unterschiede der akuten, der chronischen und der phlegmonös-eitrigen Form sofort auf, im übrigen möchten wir aber die einzelnen Erscheinungsformen der Cystitis nicht bewerten nach besonders auffälligen pathologisch-anatomischen Momenten, deren wir oben gedachten und die gewiß von hohem Interesse sind. Von viel erheblicherer Bedeutung für die Praxis, d. h. für die Therapie ist ihre Klassifikation nach der *Ursache:* welches ist der Grund für die eventuell bestehende Behinderung einer normalen Blasenentleerung und welche ist die Bakterienart, die sekundär die Entzündung der Blasenwand veranlaßt? Diese Daten beherrschen die Therapie.

Bevor wir uns aber der Behandlung der Cystitis zuwenden, sei noch mit wenigen Worten darauf hingewiesen, daß der Arzt nicht selten bezüglich des Bildes einer Cystitis ganz groben Täuschungen von seiten der Patienten ausgesetzt wird! Das war namentlich der Fall zur Zeit des Krieges, kommt aber aus den verschiedensten Gründen auch zu jeder anderen Zeit vor. Wir sehen dabei ab von den ganz groben Täuschungen, wenn der Kranke einen trüben, eventuell blutigen Harn in einer Flasche mitbringt und vorzeigt; stets darf der Arzt nur den in seiner Gegenwart vom Patienten entleerten oder den mit dem Katheter entnommenen Harn für die Beurteilung verwerten. Auch die Fälle kommen vor, in denen infektiöses Material, gonorrhoisches Sekret usw. in die Blase eingespritzt wird, um eine Cystitis hervorzurufen, und diese Fälle werden nicht einfach zu eruieren sein. Sehr beliebt ist das Einspritzen einer dünnen Seifenlauge oder Waschwasser in die Blase, wodurch die Trübung des Harns erzielt wird. Ein sehr prägnanter Fall eines Soldaten wird uns im Gedächtnis bleiben, der wegen eitrigen, blutigen Urins lange Zeit von Lazarett zu Lazarett unter der Diagnose Blasentuberkulose wanderte. Es stellte sich heraus, daß er von Zeit zu Zeit mit einem Katheter sich eine dünne Kakaolösung in die Blase spritzte! Es fiel auf, daß der entleerte Harn auf der Wäsche sonderbar geformte, braunrote, faserige Spuren zurückließ. Die mikroskopische Untersuchung ließ die Pflanzenzellen sofort erkennen, die zur Überführung des Mannes und seiner Bestrafung führten. Ähnliche Fälle kommen gewiß häufig vor und wie im vorliegenden werden die Betreffenden durch gewissenlose Leute zu diesen Täuschungsversuchen angeleitet.

Die *Therapie* der Cystitis kann erst dann erfolgversprechend einsetzen, wenn die Ursache genau bekannt ist. Nichts ist törichter, als sich mit der einfachen Diagnose Cystitis zu beruhigen, nichts sinnloser als, wie man es so oft sieht, von Spülungen mit Borsäurelösung eine Besserung des Leidens zu erwarten! Die Borsäurelösung kommt als mechanisches Säuberungsmittel einer Blase mit infektiösem Inhalt in Frage, nicht aber als Medikament, dafür ist ihre antiseptische Wirkung eine viel zu geringe; sie kann vollkommen durch Spülungen mit physiologischer Kochsalzlösung ersetzt werden!

Das erste ist die Beseitigung des ursächlichen Momentes, wenn die regelrechte Blasenentleerung durch einen pathologischen Prozeß in der Blase beeinträchtigt ist. Die Striktur der Urethra muß beseitigt, der Stein oder der Fremdkörper aus der Blase entfernt werden. Der Tumor der Blase, die vergrößerte Prostata ist zu exstirpieren, wenn dies möglich ist.

Erkrankungen im oberen Stromgebiete der Harnwege, welche die Entzündung der Blase unterhalten, müssen beseitigt werden, sonst wird die Behandlung der begleitenden Cystitis nur eine symptomatische bleiben können. Ebenso wie die bei Cystitiden infolge irreparabler Schädigungen des nervösen Apparates der Blasenmuskulatur leider oft die Behandlung nicht radikal sein kann und sich lediglich darauf beschränken muß, durch künstliche Entleerung und mechanische Auswaschung der Blase einer Zersetzung ihres gestauten Inhaltes vorzubeugen.

Ist in der gekennzeichneten Weise das ursächliche Moment aus dem Wege geschafft, so heilt die Cystitis, wenn sie eine sekundäre oder eine Begleiterscheinung war, gewöhnlich bald aus, lediglich durch Unterstützung der Selbstdurchspülung des Harnapparates durch Darreichung von Diureticis und leichten Harnantisepticis. Voraussetzung ist, daß die Entzündung nur einen Katarrh der Mucosa darstellt und die tiefen Wandschichten der Blase noch nicht ergriffen hat.

Die Cystitis, welche nicht auf jene Ursachen zurückzuführen ist, also die Cystitis sui generis, bedarf intensiver Behandlung. Man hüte sich hier sehr vor therapeutischem Schematismus. Je nach Ursache, nach ihrer Intensität, nach dem Symptomenkomplex ist die Behandlung eine sehr verschiedene. Es wäre z. B. durchaus fehlerhaft, jede Cystitis mit Spülungen zu behandeln, noch fehlerhafter, etwa *ein* Medikament als Spülflüssigkeit wahllos zu verwenden.

Bei der *akuten* Cystitis tut man gut daran, auf Ausspülungen der Blase möglichst ganz zu verzichten, gleichviel welche Art von Bakterien als Erreger anzusprechen sein mögen. Die Spülung der akuten Cystitis, ja nur das Einbringen des Katheters in die Blase stellt einen neuen Insult für die erkrankte Blasenwand dar und würde nicht nur der Schmerzen wegen äußerst schwer ertragen werden, sondern auch die entzündlichen Erscheinungen direkt verschlimmern durch Erhöhung des Reizes auf die veränderten Gewebe. Äußere lokale Maßnahmen, interne Medikation und diätetische Vorschriften führen allein durchaus zum Ziele.

Der an akuter Cystitis jeder Art Erkrankte gehört unbedingt ins Bett, bis die akuten Erscheinungen völlig gewichen sind. Die Bettruhe und die gleichmäßige Bettwärme üben einen ungemein wohltuenden Einfluß sowohl auf den Rückgang der entzündlichen Erscheinungen, als auch auf die subjektiven Beschwerden aus. Dazu tritt als hauptsächlichste Maßnahme die lokale Wärmeapplikation sowohl auf die Unterbauchgegend als auf das Perineum. Täglich 2mal werden heiße Sitzbäder von etwa 10 Minuten Dauer verordnet, bei denen natürlich jede Abkühlung des Körpers peinlichst vermieden werden muß. Dieser verschiedenartigen Wärmeeinwirkung legen wir sehr große Bedeutung bei.

Die interne Medikation setzt von drei verschiedenen Gesichtspunkten aus ein: sie soll die Selbstausspülung der Harnwege unterstützen und auf diese Weise Bakterien und ihre Entzündungsprodukte mechanisch entfernen, soll bactericid wirken und den Harn desinfizieren und soll die manchmal sehr erheblichen Schmerzen und Tenesmen wirksam bekämpfen. Als diuretisches Mittel ist vor allem zu bevorzugen der Tee von Folia uvae ursi. Er muß in der richtigen Weise hergestellt werden derart, daß man 2 Eßlöffel voll der Blätter auf 1 Liter Wasser $^1/_4$ Stunde lang *kocht,* nicht etwa wie bei anderer Teebereitung „ziehen" läßt. Die durchgeseihte Flüssigkeit läßt man unter Zuckerzusatz innerhalb 24 Stunden allmählich trinken. Auch andere Teearten, Fol. Bucco u. a., werden empfohlen. Von Brunnenwässern sind es besonders das Wildunger (Helenen- oder Georg-Victor-Quelle), Brückenauer und Fachinger Wasser, denen eine harntreibende Wirkung zukommt. Es handelt sich um alkalische Mineralwässer, deren stärkerer Genuß gleichzeitig den Harn alkalisch umstimmt. Ob dieser Eigenschaft des Wassers eine besondere Heilkraft bei Cystitis, insbesondere bei akuter Cystitis zukommt, erscheint fraglich. Wesentlich kommen sie wohl als Diuretica in Frage. Man sollte diese Wässer auch nicht wahllos verordnen. Abgesehen von dieser uns als das wichtigste Moment erscheinenden Durchspülung der Harnwege kommt bezüglich einer antibakteriellen Wirkung die Umstimmung des Harnes in Frage, man wird also bei saurer Reaktion des Harnes jenen alkalischen Wässern den Vorzug geben, bei alkalischer Reaktion aber den Säuerlingen (Apollinaris usw.) für jene Durchspülung verordnen. Von der Anwendung anderer diuretischer Mittel (Diuretin u. a.) haben wir in Betracht kommende Vorzüge nicht gesehen, sie kommen für die chirurgischen Erkrankungen nicht in Frage.

Als beste Harnantiseptica haben wir unter der unendlichen Menge der Präparate der verschiedenen chemischen Werke das Urotropin, Hexamethylentramin und Helmitol schätzen gelernt. Urotropin ist zu bevorzugen in Form des SANDOWschen brausenden Forminsalzes. Auch längere Zeit hindurch täglich 2—3mal genommen hat es keinen nachteiligen Einfluß auf die Verdauungswerkzeuge, während solche bei Verwendung anderer Präparate bei länger dauerndem Gebrauche manchmal beobachtet werden.

Auch hier wird man in Betracht zu ziehen haben, ob die bactericide Wirkung sich in einem alkalischen oder in einem sauren Urin abzuspielen hat. Für diesen kommen die genannten Medikamente in Frage, für den alkalischen Harn dagegen die Camphersäure, Salol und ähnliches.

Von den lange Zeit geübten intravenösen Cylotropininjektionen haben wir nur vorübergehende bactericide Wirkung gesehen. Sehr viel bessere dagegen von dem erst in letzter Zeit viel verwendeten *Prontosil*.

Gegen den manchmal äußerst quälenden Schmerz und die schmerzhaften Tenesmen am Schluß der Blasenentleerung bei akuter Cystitis gibt man mit bestem Erfolge Belladonna- oder Octin-Suppositorien, 2—3mal täglich.

Den diätetischen Maßnahmen kommt bei der Therapie der Cystitis acuta große Bedeutung zu. Die Ernährung soll eine leichte sein, alle schweren Speisen sind zu vermeiden, wie Kohlarten, Hülsenfrüchte. Man verabreiche nur wenig Fleischnahrung, nur „weißes" Fleisch, kein halbrohes oder scharf durchgebratenes. Alle scharfen Gewürze, Pfeffer, Senf, Ingwer usw. sind durchaus zu vermeiden, ebenso alle stark gesäuerten Speisen, Salate usw. Sie üben auf die erkrankte Blasenwand einen fast unmittelbaren Reiz aus und sofortige Verschlimmerung der subjektiven Beschwerden. Getränke sind, entsprechend der notwendigen Durchspülung der Harnwege, reichlich zu bemessen, vor allem Milch und leichter Tee, nicht dagegen starker Kaffee. Alkoholica jeder Art sind während des akuten Stadiums der Cystitis unbedingt ganz zu vermeiden und sollten auch noch längere Zeit nach der Abheilung nur in leichter Form und geringer Quantität gestattet werden. Ihre reizende Wirkung auf die Harnorgane ist bekannt, man erinnere sich der akuten Retentionszustände bei Prostatahypertrophie unter der Wirkung gesteigerten Alkoholgenusses, und der Alkoholgaben, die nach Abschluß einer Gonorrhöetherapie als provokatorisches Mittel gegeben werden.

Handelt es sich um die Behandlung der *Cystitis chronica*, so wird man die oben genannten diätetischen Vorschriften ebenfalls zum Teil geben, wenn auch nicht in der strikten Form. Schwere, saure, stark gewürzte Speisen sind auch hier zu vermeiden; der Genuß von Alkohol ist zu verbieten oder doch auf geringe Mengen leichten Tischweines einzuschränken.

Schutz vor Erkältungen ist besonders auch durch warme Kleidung der Unterbauchgegend anzustreben, da sie zu akuten Verschlimmerungen des chronischen Prozesses sehr leicht führen.

Harnantiseptica sind bei den chronischen Prozessen vielfach zu entbehren, werden aber verabreicht, sobald eine Exacerbation eintritt. In diesem Falle ist auch sogleich eine stärkere Diurese einzuleiten, während in der Zwischenzeit der regelmäßige Genuß der erwähnten Wässer hierfür genügt. Sehr günstig wird auch die chronische Cystitis durch Bade- bzw. Trinkkuren in Badeorten wie Wildungen, Brückenau usw. beeinflußt.

Bei der Cystitis chronica tritt nun die lokale medikamentöse Therapie in ihre Rechte in Gestalt von Spülungen usw. des Organes. Aber auch hier, — frei von jeder schematischen Anwendung — immer unter Berücksichtigung des Grundleidens von bakteriologischen Gesichtspunkten aus und des Zustandes der Blase, ihrer Abflußbedingungen usw.

Allen medikamentösen lokalen Beeinflussungen der Blasenwand muß, wenn sie die erwünschte Wirkung auf die Mucosa haben sollen, eine Entleerung des Organes vorausgehen, und zwar nicht nur eine einfache Entleerung, sei es auf natürliche Weise oder auf dem Wege der Katheterung, sondern eine peinliche Fortschaffung der Entzündungsprodukte und der abgestoßenen Teile der Blasenauskleidung — Detritusmassen —, die als rein eitrige, fibrinös-eitrige oder schleimig-eitrige Auflagerungen der Blasenwand allenthalben mehr oder weniger fest anliegen oder im Fundus der Blase ein Depot gefunden haben. Diese *Auswaschungen*, lediglich zu reinigenden Zwecken, werden vorgenommen mit physiologischer Kochsalzlösung oder mit 3% iger Borsäurelösung. In kurzen Spritzenstößen, welche die Entzündungsprodukte aufwirbeln und beweglich machen, wird die Flüssigkeit durch den Katheter eingespritzt, bis die Spülflüssigkeit endlich ganz klar abläuft. Als Katheter bevorzuge man den Gummikatheter nach TIEMANN mit MERCIERscher Abknickung, der am leichtesten einzuführen ist, und am wenigsten Verletzungen der irritierten Mucosa hervorruft, die ebenso zu vermeiden sind, wie es notwendig ist, peinlichste Aseptik bei der Ausführung der Spülungen walten zu lassen, es sei erinnert an das oben über die Gefahren der Superinfektion der entzündlich veränderten Blase Gesagte. Erst wenn diese Auswaschung der Blase erledigt ist, soll mit der Einbringung des Medikamentes auf die Blasenwand begonnen werden. Hier ist es nun von großer Bedeutung, ob wir eine Blase von normalen oder nur wenig herabgesetztem Fassungsvermögen vor uns haben, oder ob entzündliche oder narbige Veränderungen der tieferen Wandschichten das herabgesetzte Fassungsvermögen oder das Bild der Schrumpfblase aufweisen. Im ersteren Falle können wir das Medikament in größerer Menge Flüssigkeit einführen, etwa zu 50 ccm, bei der Schrumpfblase würde dies nicht möglich sein: die Blase würde auf diese Anfüllung sofort mit schmerzhafter, krampfhafter Zusammenziehung antworten und die Flüssigkeit hinauspressen. Schmerzen aber sollen möglichst vermieden werden und unter keiner Bedingung darf die Flüssigkeit unter irgendwelcher Gewalteinwirkung einverleibt werden, da eine Ruptur des erkrankten Organes die Folge sein könnte. Man wird also in solchen Fällen sich begnügen müssen, nur wenige Kubikzentimeter einzuführen und sie nach Möglichkeit auf der ganzen Blasenwand verteilen. Zu diesem Zwecke bedient man sich der Instillationssonde nach GUYON, eines mit Knopf versehenen dünnen Katheters, dessen Ende eine Abtastung des Blasencavums bis zu gewissem Grade gestattet. An den Pavillon der Sonde wird die GUYONsche Instillationsspritze angeschlossen, mit deren Hilfe man tropfenweise durch langsames Vordrehen des Stempels das Medikament überall hin verteilend in Berührung mit der Blasenwand bringt.

Als die wirksamsten Mittel für die Behandlung der chronischen Cystitis kommen in Frage die Sol. Argent. nitrici und Quecksilberpräparate, jedoch nicht die Sublimatlösung, sondern die weniger giftige Sol. Hydrarg. oxycyanati. Andere Medikamente, Jodoformemulsion, Carbolsäurelösung, Guajakollösung, Methem, Agyrol, Sera haben eine spezifische Wirkung, z. B. der Tuberkulose gegenüber usw. und wir werden auf ihre Anwendung zurückkommen, wenn wir die Urogenitaltuberkulose und ihre Behandlung später im Zusammenhang besprechen werden.

Die durch die gewöhnlichen Eitererreger verursachten Cystitiden werden in günstiger Weise beeinflußt durch Spülungen mit Sol. Argent. nitric.; sie werden in verschiedener Konzentration vorgenommen von 1,0 : 2000,0 bis 1,0 : 500,0, auch stärkere Lösungen werden zeitweise angewandt, jedoch nur zu Instillationszwecken, wenn geringe Mengen eingeführt werden. Über die Stärke der Lösung lassen sich genaue Vorschriften nicht geben, sie muß individuell herausgefunden werden und die Erfahrung wird schon nach Beobachtung der Wirkung der ersten Spülungen das Rechte treffen. Die Spülung löst manchmal ein recht unbequemes Brennen, sogar Schmerz aus, der natürlich in gewissen Grenzen gehalten werden muß. Gewöhnlich bedient man sich der Lösung 1,0 : 1000,0, die man nach der Schwere des Falles jeden zweiten Tag oder weniger häufig anwendet. Man muß bei der Verwendung der Lösung bedenken, daß eine Anwesenheit von Chlornatrium in der Blase durch Ausfallen von Chlorsilber die Lösung unwirksam macht; deshalb ist diese mit Aqua destillata hergestellt, wird in dunklen Flaschen aufbewahrt und die Spritze, welche vorher Kochsalzlösung oder Borwasser enthielt, muß zunächst mit der Höllensteinlösung ausgespült werden. Das erste Spülquantum läßt man einige Minuten in der Blase, um es dann zu entfernen, da es sofort trübe durch die Ausfällung von Chlorsilber wird; erst die zweite Spritze wirkt medikamentös und man veranlaßt den Kranken, die Flüssigkeit etwa 10—15 Minuten in der Blase zu lassen. Die Wirkung in jenen Fällen ist eine oft außerordentlich schnelle und nach wenigen Spülungen sieht man bereits die subjektiven Beschwerden verschwinden, die Trübung des Harns nachlassen und den cystoskopischen Befund dem normalen sich nähern. Häufig wiederholte Endoskopien sollen über den objektiven Befund auf dem Laufenden erhalten und die weiteren Richtlinien für die Therapie abgeben, die niemals sich in Schematismus verlieren darf.

In manchen Fällen, namentlich häufig bei der Colicystitis, wird man bemerken, daß die Mucosa sich refraktär gegenüber den Spülungen mit Argent. nitricum verhält, man wird sich dann der antiseptisch wirksameren Solut. Hydrargyri oxycyanati bedienen. Bei der Cystitis tuberculosa sind die Höllensteinspülungen sogar kontraindiziert. Sie bewirken oft eine akute Verschlimmerung des entzündlichen Prozesses und dies mit solcher Sicherheit, daß man dieses Verhalten der Blasenwand der Höllensteinlösung gegenüber als pathognomonisches Symptom für die Tuberkulose bezeichnet hat. Wir können diese Erfahrung durchaus bestätigen, ebenso wie wir die Solut. Hydrargyri oxycyanati als Spezificum in der Behandlung der Cystitis tuberculosa kennengelernt haben. Die Lösung wird bei Hydrarg. ocycyanat-Spülungen stets nur schwach genommen. Wir verwenden sie gewöhnlich in Konzentration von 1,0 : 5000,0 bis 1,0 : 6000,0 etwa 2—3mal wöchentlich. Stärkere Lösungen werden oft wegen ihrer starken Reizwirkung, die sich in Abgang von Schleimhautfetzen äußert, als zu schmerzhaft empfunden. Bei starker Herabsetzung der Blasenkapazität tritt auch hier die Instillation in ihre Rechte. Die Guyonsche Schule beginnt mit einer Konzentration 1,0 : 15000,0 bis 12000,0, um allmählich bis 1,0:6000,0 zu steigen, wir verwenden die Stärke der Spülflüssigkeit und haben hiervon eine schädliche Wirkung nie gesehen.

Sollte bei sehr schmerzhaften Cystitiden die Spülung der Blase gar nicht vertragen werden, die sofort einsetzenden Tenesmen und Blasenkrämpfe die Beibehaltung der Spülflüssigkeit unmöglich, die Einwirkung des Medikamentes auf die Mucosa also gegenstandslos machen, so tut man gut daran, die Blasenschleimhaut vorher zu anästhesieren durch eine 1%ige Antipyrinlösung, die die Schmerzempfindung oft in durchaus genügender Weise herabsetzt. Sehr gute Erfolge verdanken wir in der medikamentös-lokalen Behandlung der Spülung mit Rivanol 1,0 : 5000,0 und der Instillation von Methem und Agyrol. Die einzelnen Mittel müssen jeweils nach ihrem individuellen Erfolge ausgewählt, auch häufig gewechselt werden.

Es gibt Fälle, in denen die Eiterproduktion der entzündeten Blasenschleimhaut eine sehr reichliche ist oder in denen durch Störungen des Blasenabflusses (Prostatahypertrophie, Detrusorlähmung), welche die sekundäre Cystitis hervorrufen, ein Eiterdepot im Blasenfundus sich alsbald nach der Spülung von neuem entwickelt, oder endlich Fälle in denen die Tag und Nacht bestehenden quälenden Tenesmen den Kranken nicht zur Ruhe kommen lassen, so daß sein Allgemeinzustand schwer darniederliegt. Hier empfiehlt sich die Anlegung des Dauerkatheters, der in der früher beschriebenen Weise so eingeführt wird, daß — man benutze stets Gummi- oder Seidenkatheter mit MERCIERscher Krümmung — sich der Schnabel des Instrumentes hinter dem Sphincter internus einhakt, so daß die Augen des Katheters sich am tiefsten Punkte der Blase befinden und nun den in die Blase gelangenden Harn sofort Tropfen auf Tropfen entfernen. Die Wirkung dieses Dauerkatheters, durch den die Auswaschungen der Blase 1—2mal täglich vorgenommen werden, ist meist eine ganz auffallend gute, man schiebe deshalb den Entschluß zur Anlegung des Verweilkatheters nicht zulange hinaus. Er wird keinen Schaden anrichten, wenn man es nicht zur Urethritis und zu Inkrustationen desselben mit Kalksalzen usw. kommen läßt, die dadurch vermieden werden, daß der Katheter etwa alle 4—5 Tage gewechselt wird.

Aber leider erträgt die schwer entzündete Blase oft den Dauerkatheter nicht, da die veränderte Blasenwand, wie wir sahen, so sehr oft auf die Berührung mit Instrumenten in höchst unangenehmer Weise reagiert. In derartigen Fällen, wo der dauernde Drang zur Harnentleerung, die schmerzhaften Tenesmen, den Kranken bei Tage und bei Nacht nicht zur Ruhe kommen lassen, wo der Dauerkatheter die Qualen vermehrt, wird man nicht umhin können, eine suprapubische Dauerdrainage der Blase operativ anzulegen und von dieser Fistel aus die Blasenwand medikamentös anzugreifen. Der Entschluß hierzu ist schwer und man wird ihn nur im äußersten Falle fassen; denn der Zustand bringt für den Kranken große Unannehmlichkeiten mit sich. Abgesehen von der Bettruhe, zu der er gezwungen ist, gelingt auch mit besten technischen Maßnahmen, Absaugvorrichtungen usw. es doch nicht, den Kranken vor dauernder Durchnässung des Lagers und der Wäsche zu bewahren. Eine Fistel nach dem Damm zu anzulegen, d. h. in eine Gegend nach welcher hin der Abfluß am besten gewährleistet wäre, ist nicht angängig, weil auf diese Weise die schmerzhafte Stelle des Blasenhalses nicht ausgeschaltet wäre, also wird die Fistel suprapubisch anzulegen sein. Näher läge es ja durch Anlegung der Schrägfistel durch die Blasenwand nach Art der WITZELschen Magenfistel einen dichten Abschluß des eingeführten Rohres zu bilden, aber das ist nur in den wenigsten Fällen möglich, weil die Blase zumeist stark geschrumpft ist.

Zu welchen heroischen Maßnahmen die Bekämpfung der schweren chronischen Cystitis, der „Cystite rébelle“, die durch alle medikamentösen Einwirkungen unbeeinflußt blieb, geführt hat, zeigt die Empfehlung GUYONs. Er wollte in solchen schweren Fällen die Abrasio der Blasenschleimhaut durch Curettement ausgeführt wissen, ein Verfahren, welches jedoch alsbald verlassen wurde, da auch auf diese Weise eine der Größe des Eingriffs entsprechende Besserung nicht erzielt wurde.

Endlich verdient noch ein anderes Verfahren der Erwähnung, von dem wir in geeigneten Fällen recht günstige Erfolge gesehen haben. Es handelt sich um die Vaccinebehandlung der chronischen, durch Bacterium coli verursachten Cystitis wie auch der zumeist durch diesen Bacillus verursachten Bakteriurie, die, ohne entzündliche Veränderungen der Blase einhergehend, zu gelegentlichen Alterationen des Nierenbeckens führt.

Die Autovaccine wird aus dem steril entnommenen Harn des Kranken selbst gewonnen und die abgetöteten in Carbol-Kochsalzlösung aufgeschwemmten Kulturen werden in genauer Titrierung subcutan injiziert. Die Vaccine enthält auf 1 ccm 50 Millionen Bakterien. Man beginnt mit 0,1 ccm, indem man die PRAVAZ-Spritze mit Kochsalzlösung auf 1 ccm auffüllt und steigt, jeden zweiten Tag einspritzend, jedesmal um 0,1 ccm bis auf 1 ccm, um dann in der gleichen Weise auf 0,1 ccm herabzugehen. Temperatursteigerungen dürfen bei dem Verfahren nicht eintreten. Genaue Zählung der Bakterien vor Beginn der Kur, auf der Höhe derselben und nach ihrem Abschluß läßt ihren Erfolg feststellen. Wir haben die Autovaccination als ein vorzügliches *Adjuvans* bei der lokalen Behandlung der Colicystitis ebensosehr schätzen gelernt als bei der Behandlung der Colibakteriurie, müssen allerdings zugeben, daß bei der letzteren der Erfolg nicht immer in der gewünschten Weise eintrat, und daß es manchmal zu Rezidiven nach einigen Monaten kam, die aber bei der Wiederholung der Kur oft dauernd behoben wurden.

6. Geschwülste der Blase.

Gutartigen wie bösartigen Tumoren der Blase begegnen wir als verhältnismäßig sehr häufigen Erkrankungen des Organs. Die Differenzierung beider Arten in frühestem Stadium ist von vitaler Bedeutung; denn, wie wir später sehen werden, ist die via operandi bei beiden eine ziemlich verschiedene. Dabei tritt noch erschwerend hinzu, daß ein gutartig an seiner Oberfläche aussehender Tumor in der Tiefe oder an irgendeiner umschriebenen Stelle maligne Erscheinungen zeigen kann, bzw. daß die maligne Degeneration eines zunächst einwandfrei gutartigen Tumors als häufiges Ereignis bezeichnet werden muß. Bezüglich der Feststellung des Blasentumors und ganz besonders jener Differenzierung ist man lediglich angewiesen auf das cystoskopische Bild und die Erfahrungen, welche man durch dessen häufige Beobachtung gemacht hat, wenigstens soweit es sich um beginnende Geschwülste handelt: vorgeschrittene Carcinome wird man leicht als solche erkennen. Probeexcisionen geben aus den oben angeführten Gründen unsichere Bilder, da sie aus nicht bösartigen Partien der Geschwulst herrühren können, die an anderen Stellen maligne degeneriert ist. Das gleiche ist bei der Untersuchung von abgegangenen Geschwulstbröckeln der Fall, sofern diese nicht, wie zumeist, durch ihren Aufenthalt im Blasenurin so ausgelaugt und zersetzt sind, daß eine Untersuchung nicht mehr möglich ist. Deshalb messen wir dem bezüglich der Malignität negativem Ergebnis der Untersuchung einer Probeexcision und überhaupt dieser letzteren gar keinen Wert bei.

Sehen wir ab von den vorkommenden seltenen Geschwülsten der Blasenmuskulatur, den Rhabdomyomen und Leiomyomen, den gelegentlich beobachteten Kavernomen und den Adenomen des Blasenhalses, die nur ein kasuistisches Interesse haben, so sind die Vertreter der Gruppe der *gutartigen* Blasengeschwülste die *Myxome* oder eigentlichen *Polypen* und die *Papillome*.

Die *myxomatösen Tumoren* sieht man zumeist multipel auftreten. Sie entsprechen nicht nur in ihrem Bau, sondern auch in ihrem Aussehen den Schleimpolypen wie man ihnen an anderen mit Schleimhaut ausgekleideten Körperhöhlen, z. B. der Nase begegnet. Durchscheinend, ödematös gequollen, mit glatter Oberfläche stellen sie Gebilde von verschiedener aber zumeist nicht verästelter Form dar, die mit mehr oder minder dickem Stiel, der aber nicht wesentlich dünner als der Geschwulstkörper ist, der Schleimhaut aufsitzen. Sie können recht verschiedene Größe erreichen.

Man findet sie fast stets am Blasenausgang lokalisiert, so daß sie oft erst in ihrem ganzen Umfang bei der retrograden Cystoskopie entdeckt werden, während die gewöhnliche Endoskopie nur die Kuppen der durch Bewegung der Füllflüssigkeit mitbewegten Tumoren zeigt. Man findet diese Geschwülste vorzugsweise in der weiblichen Blase. Sie sind oft Ursache der Dysurien der Frauen, da sie bei der Miktion aus dem Orificium internum der Urethra hinausgedrängt werden; bei größerer Ausdehnung können sie in der weiblichen Urethra sogar von außen sichtbar werden. Nicht selten setzt sich diese Polyposis, das multiple Auftreten, in die Urethra hinein fort. Leichte Blutungen bei Läsionen gelegentlich der Miktion sind die Folge, etwa wie Blutungen von Nasenpolypen beim Schnauben der Nase.

Vorwegnehmend wollen wir bemerken, daß diese dysurischen Beschwerden recht unangenehm sein können, daß die gelegentlichen kleinen Blutabgänge den Kranken sehr erregen können und daß deshalb die Entfernung der im übrigen recht harmlosen Neubildungen angezeigt ist. Da wir sie bisher stets nur beim weiblichen Geschlecht antrafen, genügte das Curettement des Blasenhalses mit einer mittleren Uteruscurette im Chloräthylrausch zu ihrer vollständigen Entfernung. Allerdings sahen wir gelegentlich, bei der Neigung der Schleimhaut zu diesen Veränderungen, nach Jahren Rezidive auftreten.

Die häufigste Neubildung der Blase überhaupt ist das *papillomatöse Fibroepitheliom*, kurz genannt das *Papillom*. Man hat darunter einen vielfach und in den bizarrsten Formen verzweigten Tumor zu verstehen, der gewöhnlich mit einem dünnen Stiel der Blasenschleimhaut *auf*sitzt. Seine Basis setzt sich scharf von der Mucosa ab, er ergreift die übrigen Schichten der Blasenwand in keiner Weise, seine Umgebung ist unverändert, solange es sich um einen nicht großen Tumor handelt und nicht sekundär Cystitiden und instrumentelle Läsionen das Krankheitsbild kompliziert haben. Andernfalls findet man in der nächsten Umgebung des Stieles eine bei Berührung leicht blutende entzündlich injizierte Mucosa, wie wir sie bei der akuten Cystitis antrafen. Das Blasenpapillom kann große Ausdehnung annehmen, auf Apfelgröße, ja es kann mit seiner schwammigen Masse das Blasencavum ganz ausfüllen, das Fassungsvermögen der Blase erheblich verringern, so daß ein endoskopischer Überblick gar nicht zu gewinnen ist. Während in der leeren Blase das Papillom als schwammiges Gebilde der Blasenwand aufliegt, ändert sich das Bild im cystoskopischen Bilde der flüssigkeitserfüllten Blase. Hier sieht man die zahlreichen Verästelungen des Tumors aufrecht stehen und hin und her flottieren bei der geringsten Bewegung des füllenden Mediums, so daß es leicht gelingt, sich über die Verhältnisse des Stieles ein gutes Bild zu machen.

Bei geringem fibromatösem Stroma zeigt das Papillom einen ganz außerordentlichen Gefäßreichtum. Verhältnismäßig großkalibrige zu- und abführende Blutgefäße zeigt der Stiel, die sich in den reichhaltigen Zotten der Geschwulst in viele Gefäßschlingen auflösen und nur mit dünner Epithellage bedeckt sind, so daß bei taktilen Läsionen, aber auch ohne diese durch Platzen der Capillaren lebhafte, langanhaltende Blutungen entstehen, von derem Modus später noch die Rede sein wird.

Das Blasenpapillom tritt manchmal solitär auf, häufiger beinahe bemerkt man mehrere, 2—3 Tumoren in der Blase, ja sie können in großer Zahl auftreten, so daß die Blasenwand allenthalben von kleineren Tumoren bedeckt ist.

Man hat es hierbei ohne Frage mit einer metastatischen Aussaat der Geschwülste zu tun, wie denn diese Tumoren überhaupt sehr zur Metastasenbildung neigen, und zwar zur Entwicklung von Implantationsmetastasen. Nach der operativen Beseitigung eines anatomisch zweifellos als gutartig erkannten Papilloms ist man überrascht, einige Monate später eine ganz multiple Aussaat von anatomisch gutartigen Tochtergeschwülsten auf der Mucosa zu sehen. Besonders aber zeigen sich die implantierten Metastasen nicht nur z. B. in der Naht der Blasenwunde, sondern auch in der Narbe der darüber liegenden Bauchdecken. Es kommt nun — und das wird, wie wir später sehen werden, für Prognose und Indikationsstellung äußerst wesentlich — noch eine weitere Gefahr hinzu, diejenige nämlich, daß die makroskopisch durchaus als gutartiges Papillom imponierende Neubildung an einer Stelle den Beginn carcinomatöser Umbildung zeigt. Mehr als einmal erhielten wir auch von Pathologen zunächst als Untersuchungsergebnis des exstirpierten Präparates die Diagnose Papillom, bis diese Nachricht später auf Grund weiterer Serienschnitte in die Diagnose beginnendes Carcinom rektifiziert werden mußte. Seitdem lassen wir bei dem operativ entfernten Papillom stets Serienschnitte oder wenigstens Untersuchungen aus den verschiedensten Teilen der Geschwulst vornehmen.

Es gibt also diesen zweifellosen Übergang des Papilloms zum Carcinom, der im endoskopischen Bilde noch nicht feststellbar ist. Die primär als *Carcinom* auftretende Neubildung ist dagegen bei der Spiegeluntersuchung kaum zu verkennen. Wir können beim primären Blasenkrebs (im Gegensatz zu der den benachbarten Organen entstammenden, in das Blasencavum eingebrochenen Neubildung) zwei Formen unterscheiden. Am häufigsten sehen wir auftreten das *Carcinoma papillomatosum* oder *villosum*, den Zottenkrebs oder Blumenkohlkrebs. In der eröffneten Blase ist das Carcinom an seiner Konsistenz, an seinem festen Verhalten zum Substrat natürlich sofort erkennbar. Im endoskopischen Bilde wird dem Anfänger eine Verwechslung mit dem oberflächlich ähnlich gebauten Papillom unterlaufen können. Das Carcinom zeigt jedoch einen viel starreren, gleichfalls dendritischen Bau: die Zotten flottieren nicht in der Füllflüssigkeit der Blase, sondern stehen starr. Die Berührung mit der Uretersonde zeigt das starrere Verhalten, die viel festere Verbindung mit der Blasenwand. Diese Geschwulst ist auch durch einen Stiel mit der Unterlage verbunden, der Stiel ist aber derb und viel voluminöser als derjenige des Papilloms. Vor allem aber bemerkt man Veränderungen der Blasenwand in der Umgebung des Tumors, auch ohne daß etwa cystitische Prozesse das Leiden komplizieren. Die Mucosa weist Störungen der Gefäßversorgung im Sinne einer mehr oder weniger hochgradigen Hyperämie auf und sehr häufig eine Aufquellung, das bullöse Ödem. Regressive Vorgänge des Tumors erkennt man als tiefgreifende, zerfallende Geschwüre, die fibrinös-eitrig belegt sind und aus deren Grund infolge von Gefäßarrosionen äußerst intensive, langdauernde Blutungen entstehen können.

Die andere Form des Blasencarcinoms ist der flächenförmig sich ausbildende, *infiltrativ in die Blasenwand hineinreichende Krebs*, der oft nur wenig über das Niveau der Schleimhaut sich erhebt. Er durchsetzt die Wand derart, daß er zur Perforation führen kann und zum Austritt von Harn in die Umgebung der Blase, zur Entstehung großer jauchiger Zerfallshöhlen oder zur Kommunikation mit benachbarten Hohlorganen. Es handelt sich zumeist um Plattenepithelcarcinome, die nach Art dieser Tumoren ausgedehnte Verhornungen aufweisen. Die Mucosa der Umgebung zeigt gleichfalls die Störungen der Blutversorgung, das bullöse Ödem, die Hyperämie. Zerfallende jauchige Geschwüre des Tumors veranlassen die Entstehung schwer beeinflußbarer Cystitiden, die, in Gemeinschaft mit der Behinderung der Zusammenziehung der Blase infolge der Infiltration ihrer Wandung, zu sehr erheblichen

Beschwerden der Harnentleerung führen. Auch diese Carcinome treten häufig multipel auf bzw. säen sich in die Mucosa aus.

Alle diese Blasentumoren, Papillome wie primäre Carcinome bevorzugen als Sitz den Fundus der Blase, die Gegend des Trigonum interuretericum und die Ureterenschlitze selbst, die nicht selten in dem Bereich des Tumors hineinbezogen werden. Auf diese Weise kann der Harnabfluß aus der entsprechenden Niere behindert oder aufgehoben werden, so daß zentrale Stauungsveränderungen im Organsystem die Folge sind. Selbstverständlich sieht man den Blasentumor auch an anderen Abschnitten der Wandung auftreten, das ganze Organ muß bei der endoskopischen Untersuchung genau abgesucht werden und wir werden nicht vergessen, daß ein vermuteter Blasentumor trotz vermeintlich genauer Absuchung der Blase sich unserem Blick entzog, bis wir ihn bei der dritten Cystoskopie in einer divertikelähnlichen Ausziehung des Blasenscheitels antrafen!

Die regionäre Aussaat der malignen Blasentumoren geschieht auf dem Wege der retroperitonealen Lymphbahnen und entzieht sich einem diagnostischen Nachweis fast vollkommen.

Nicht selten bemerkt man bei vorgeschrittenen Carcinomen der Nachbarorgane deren Einbruch in das Blasencavum, so bei Tumoren der Prostata, des Rectum, der Vagina usw., die Art des Auftretens ist natürlich ganz regellos und es handelt sich um therapeutisch nur palliativ beeinflußbare Nebenerscheinungen, die allerdings durch Störung der Blasenfunktion bald in den Vordergrund treten und das bisher fast symptomlos oder wenigstens erträgliche Krankheitsbild schnell zu einem qualvollen gestalten können.

Auch *Sarkome* werden zeitweise beobachtet, aber doch recht selten, so daß sie an Bedeutung für die Diagnostik hinter den epithelialen Neubildungen weit zurückstehen.

Was das Auftreten der Blasentumoren angeht, begegnet man den gutartigen Neubildungen, abgesehen vom jugendlichen Alter unter 20 bis 25 Jahren — ohne daß ein Auftreten in jener Zeit etwa auszuschließen wäre — in jedem Lebensalter bis in das Greisenalter hinein und dementsprechend, d. h. unter Berücksichtigung der malignen Degeneration des vorher gutartigen Tumors, trifft man auch das Carcinoma papillomatosum recht häufig auch im frühen Lebensalter an, während der infiltrativ wachsende Blasenkrebs meist eine Erkrankung des vorgeschrittenen Alters ist. Auffallend ist bei dem letzteren die Bevorzugung des weiblichen Geschlechtes, während Papillom wie Zottenkrebs der Blase beim Weibe eine seltenere Erkrankung darstellt. Von Interesse ist es, daß gewisse Berufsarten ganz besonders für die Entwicklung von Papillomen und Carcinomen prädisponiert sind, und zwar die Arbeiter in Anilin- und Teerfabriken. Wir beobachten auch eine Neigung zur Papillomentwicklung bei solchen Leuten, die jahrelang wegen Hautkrankheiten mit Teerpräparaten behandelt worden waren, es scheint sich hier um eine ähnliche interne chemische Reizwirkung zu handeln, wie man sie in der Entwicklung des Cancroids der Scrotalhaut bei Paraffinarbeitern und Schornsteinfegern antrifft. Man nimmt an, daß die Reizwirkung von arseniger Säure herrührt, ist sich aber im Unklaren darüber, ob diese durch die Atmungsorgane oder auf anderem Wege in den Körper eindringt. Eine begründete Erklärung jener Annahme liegt nicht vor. Das Papillom und das Carcinom der Harnblase ist als eine Berufserkrankung gesetztlich anerkannt worden. Nicht verständlicherweise bezog sich, wenigstens bis vor kurzem, diese Anerkennung nicht auf die gleichen Tumoren des Ureters und des Nierenbeckens!

Das augenfälligste *Symptom* des Blasentumors ist die Blutung, diese lenkt gewöhnlich zuerst die Aufmerksamkeit auf einen krankhaften Vorgang in der Blase. Und da die Entwicklung der Neubildung sehr lange Zeit ohne jede Blutung einhergehen kann oder da geringfügige Blutbeimengungen im Harn oft nicht bemerkt werden oder auch, beim Fehlen jedweder anderer Beschwerden vom Patienten nicht genügend gewürdigt werden, so zeigt die endoskopische Untersuchung leider in vielen Fällen sehr vorgeschrittenere Krankheitsbilder namentlich bei der schlimmsten Form, der infiltrativen, des Carcinoms. Wir erwähnten oben bereits, daß die Blutung bei den Papillomen entsteht durch das Platzen einer der zarten Gefäßschlingen, beim derben Carcinom durch die Arrosion von Gefäßstämmen. Aus dieser Ätiologie geht schon hervor, daß die Blutung — im Gegensatz zu der durch Steinleiden hervorgerufenen — ganz unabhängig ist von Bewegungen des Individuums, daß sie vielmehr ganz unvorbereitet plötzlich und schmerzlos einsetzt, kurze oder auch längere Zeit andauert, ja durch den Blutverlust das Leben bedroht, bis sie durch Thrombose steht und eventuell lange Zeit aussetzt, um dann ebenso überraschend wieder einzusetzen nach vielleicht monate- oder jahrelanger Pause. Daß die Intensität der Blutung in keiner Weise auf Gutartigkeit oder Bösartigkeit des Tumors schließen läßt, bedarf unter solchen Umständen keiner besonderen Betonung.

Bezüglich der Lokalisation der Blutungsquelle verweisen wir auf das früher Gesagte und möchten nur hervorheben, daß die terminalen Blutungen bei der Miktion, bei denen schließlich unverändertes hellrotes Blut entleert wird, für den Sitz des Neoplasmas an der Nähe des Blasenhalses spricht: bei der Harnentleerung werden durch den Flüssigkeitsstrom Zotten des Tumors in den sich kontrahierenden Schließmuskel eingepreßt und mechanisch lädiert, so daß sie bluten.

Schmerzhafte *Tenesmen* sind die Folge dieser Einklemmung sub finem der Miktion, die sehr quälend sein können. Auch Dysurie, Inkontinenz des Sphincters, gelegentlich Retention durch die Masse eines größeren Tumors werden beobachtet. Denn die Neubildung kann — ob gutartig oder bösartig — gewaltige Dimensionen annehmen, so daß sie das

Blasencavum fast ausfüllt, wenig Raum nur für den Harn übrig lassend, dessen Entleerung nun sehr häufig geschieht unter den obligaten quälenden Nebenerscheinungen.

Ganz unerträglich können diese werden, wenn eine Cystitis, die etwa auf instrumentellem Wege hereingetragen wird, den Zustand kompliziert, wie man es sehr oft beobachtet, oder wenn durch die Zirkulationsstörungen in der Umgebung des Tumors die Blasenwand verändert ist. Der sekundären Komplikation durch Entstehen einer Hydronephrose bei Verlegung einer Ureteröffnung durch den Tumor wurde bereits gedacht.

Nur selten wird es möglich sein, einen großen, festen Blasentumor durch Palpation festzustellen, nämlich dann, wenn er von der Prostata seinen Ausgang nahm und dieses Organ vom Darm her abgetastet wird oder wenn bei schlaffen Bauchdecken und entleerter Blase bimanuell abgetastet werden kann.

Wenn auch der aufmerksame Beobachter es sich niemals entgehen lassen wird aus dem Symptomenkomplex die Diagnose des Blasentumors zu stellen, die ihm vielleicht erleichtert wird durch die mikroskopische Untersuchung etwa entleerter Geschwulstteile, und er ganz besonders der differentiellen Diagnostik der Steinerkrankung seine Beobachtung zuwendet, so geschieht doch die *sichere* Feststellung nur mit Hilfe des Cystoskopes, dessen Anwendung nie unterlassen werden darf. Die Blasenspiegelung kann beim blutenden Tumor sehr großen Schwierigkeiten begegnen, wenn auch unter Anwendung von Spülcystoskopen und bei schnellem Arbeiten es dem Erfahrenen meist gelingt, einen kurzen Blick in das Organ zu tun, der die Situation aufklärt, vorausgesetzt, daß nicht gleichzeitig die Kapazität der Blase eine zu geringe geworden ist. Gelingt es nicht, so muß das Röntgenbild die Okularinspektion ersetzen. Die Blase wird mit 50—100 ccm einer Kontrastflüssigkeit angefüllt. Wir bevorzugen für diese Aufnahmen Thorotrast und verdünnen die im Handel befindliche Lösung mit 50%iger Kochsalzlösung, damit nicht allzu intensive Schattenbilder Feinheiten eines kleineren Tumors verdecken. Auch Sol. natr. jodat, die wohlfeiler ist, ist zu empfehlen, aber nur in 10%iger Lösung, stärkere reizt gelegentlich und löst Blasenkrämpfe aus, welche das Bild beeinträchtigen. Die Röntgenbilder führen wir ventrodorsal und — bei Schräglagerung — in beiden Diagonalen aus: aus diesen Drei-Ebenen-Aufnahmen kann man am besten ein Bild des Tumors sich konstruieren bezüglich des Sitzes und der Größe. Auch ein nach Entleerung der Thorotrastfüllung aufgenommenes Röntgenbild gibt gute Anhaltspunkte, insofern in den Buchten des Tumors das Kontrastmittel in kleinen Mengen zurückgehalten wird und länger haften bleibt als an der glatten Blasenwand.

Die *Therapie* der Blasentumoren ist durchaus abhängig von ihrer Art. Den in der weiblichen Blase so oft am Blasenhalse angetroffenen Blasenpolyp wird man leicht entfernen können durch ein im Chloräthylrausch vorgenommenes Curettement dieses Blasenabschnittes mit einer kleinen Uteruscurette, freilich nicht ohne vor Rezidiven geschützt zu sein. In der männlichen Blase oder bei entfernt vom Blasenausgang gelegenen Schleimhautpolypen sahen wir gute Erfolge von Blasenspülungen mit 2% Resorcinlösung, die eine oberflächliche Zerstörung und Desquamation der Blasenschleimhaut hervorruft.

Für die übrigen Tumoren der Blase kommt das endovesicale Verfahren unter der Lichtquelle des Cystoskopes durch die Elektrokoagulation in Frage, oder die operative Entfernung auf dem Wege der Sectio alta.

Welches von beiden Operationsverfahren soll im Einzelfalle angewandt werden?

In objektiver Weise kann dies nur derjenige Chirurg beurteilen, der in gleicher Weise die operative wie die endovesicale Technik beherrscht und von diesbezüglichen Sympathien und Antipathien unbeeinflußt ist!

Es unterliegt keinem Zweifel, daß jede operative Behandlung eines malignen Tumors, die radikal sein soll, *nur durch Sectio alta* vorgenommen werden darf. Der endovesicale Eingriff zerstört nur die Geschwulst, entfernt aber nicht in genügender Weise ihr Bett. Die offene Operation dagegen exstirpiert den Tumor nebst seiner Unterlage mit Sicherheit aus dem Gesunden, eventuell unter Resektion der ganzen Dicke der Blasenwand oder gar eines Teiles des Organs.

Die endovesicale Operation, so bestechend ihre Ausführung, so viel kürzer der Heilungsverlauf ist, darf nur da angewandt werden, wo mit absoluter Sicherheit die Bösartigkeit des Tumors ausgeschlossen werden kann, denn der Tumor wird zerstört und die Bröckel lassen keine sichere mikroskopische Untersuchung mehr zu, so daß, wenn eine maligne Degeneration an einer Stelle eines im übrigen gutartig erscheinenden Tumors vorlag, durch die ungenügende, nicht radikale Operation dem Patienten sehr großer Schaden erwächst.

So möchten wir also die endovesicale Geschwulstoperation vorbehalten wissen für einwandfrei gutartige Tumoren, reine Papillome, also für das weiche, flottierende, gestielte Papillom, vor allem auch für die so oft multipel auftretenden Impfmetastasen nach der offen operativen Entfernung von Tumoren, die sich bei der histologischen Untersuchung sicher als gutartig erwiesen haben. Die endovesicale Geschwulstentfernung hat neben ihrer viel leichteren Ertragbarkeit für den Patienten auch den nicht zu unterschätzenden Vorzug, daß die gefürchteten Impfmetastasen vermieden werden, die gerade nach Papillomoperationen so sehr häufig beobachtet werden: überall da, wo die Instrumente und die Hand des Operateurs Partikelchen der Geschwulst zurückgelassen hatten. Trotz der größten Vorsicht, häufigem Wechsel des Instrumentariums, Abspülen der handschuhbewehrten Hände, läßt sich dies bei der großen Zerreißlichkeit der zarten Geschwulstzotten nicht vermeiden. Aber technisch sind der endovesicalen Geschwulstentfernung Grenzen gesetzt durch die Größe des Tumors und durch seinen Sitz, der die Erreichbarkeit des Operationsfeldes durch das endovesicale Instrumentarium voraussetzen muß.

Zusammenfassend möchten wir die endovesicale Tumoroperation durch Elektrokoagulation als eine außerordentliche Bereicherung unseres therapeutischen Rüstzeuges bezeichnen und geben ihr, wo eben sie nach vorstehenden Grundsätzen angezeigt erscheint, unbedingt den Vorzug vor der Sectio alta.

Von den Methoden, welche für das endovesicale Vorgehen zur Verfügung stehen, sind die kalte und die galvanokaustische Schlinge, sowie der flache und der Kugelgalvanokauter wohl allgemein verlassen zugunsten der Elektrokoagulation mit hochgespannten elektrischen Strömen, die den Tumor und seinen Stiel vollkommen zerstören und zwar ohne störende Blutung, so daß man bei der eventuell in mehreren Sitzungen und ohne Beschwerde für den Patienten durchgeführten Geschwulstentfernung ein ganz ungetrübtes Blasenbild behält, während bei der galvanokaustischen Abtragung dieses oft schnell durch die Blutung derart getrübt wurde, daß die Sitzung abgebrochen werden mußte.

Niemals sollte man es unterlassen, nach der Geschwulstoperation mehrmals wöchentlich Spülungen mit einer 2%igen Resorcinlösung vorzunehmen, die durch Zerstörung etwa in die Blasenmucosa artefiziell implantierter Zellen deren Entwicklung zu metastatischen Tumoren beeinträchtigt.

Die Entstehung der Impfmetastasen bei einem Verfahren, welches infolge der Einführung von Instrumenten nie ohne kleine Läsionen der zarten Blasenmucosa einhergehen kann, veranlaßt uns, die neuerdings in Vorschlag gebrachte Absaugung der Papillomzotten durchaus abzulehnen.

Von JOSEPH wurde die chemische Zerstörung der Papillome mit Trichloressigsäure vorgeschlagen, die durch eine Uretersonde auf den Tumor appliziert wurde. Das Verfahren ist heute wohl verlassen.

Soll man nun aber jeden diagnostizierten Blasentumor — gleichgültig nach welcher Methode — entfernen? Wir glauben diese Frage dahin beantworten zu sollen, daß zweifellos *jeder* kleine und mittelgroße Tumor, gleichgültig ob gut- oder bösartig, im letzteren Falle unter Resektion der Blasenwand eventuell in ihrer ganzen Dicke, im Gesunden entfernt werden muß. Auch das ganz große Papillom, sowie die oft fast als ein einziger Tumor wirkende Papillomatose der Blasenwand soll bei gutem Allgemeinzustande operativ behandelt werden mit der oben gekennzeichneten eingehenden Nachbehandlung.

Diagnostiziert man aber ein sehr großes Carcinom der Blase, insbesondere das weithin infiltrativ wachsende, flächenhafte Carcinom, so sollte man an eine radikale Entfernung nicht mehr herantreten. Die dann bereits sicher bestehende regionäre Metastasierung wäre ja doch nicht aufzuhalten. Die totale, ausgedehnte oder partielle Resektion der Blase würde, so sehr sie vielleicht auch technisch reizen mag, keine wesentliche Verlängerung der Lebensdauer bedeuten, auch die weiteren Beschwerden nicht sicher beheben, wahrscheinlich sogar vergrößern, vorausgesetzt, daß der Kranke den Eingriff überstand.

In solchen vorgeschrittenen Fällen muß man sich mit palliativen Eingriffen begnügen. Bei schweren Blutungen erreicht man deren Stillung nicht selten durch wiederholte Spülungen mit Kollargollösung. Gegebenenfalls muß man nach Sectio alta den Tumor weithin mit dem Platinbrenner verschorfen und erreicht hierdurch vorübergehende Besserung.

Die äußerst quälenden Tenesmen in dem Endstadium des Leidens sind durch den Dauerkatheter nicht zu beheben, da er meist schlecht vertragen wird. Man wird dann zur Anwendung der Ultima ratio schreiten müssen, der Anlegung einer suprapubischen Blasenfistel, die zwar die Tenesmen behebt, aber die Unannehmlichkeiten der dauernden Durchnässung mit sich bringt, da eine gutschließende Schrägfistel wegen Raummangels an der geschrumpften Blasenwand und wegen des störenden Tumors nicht ausführbar ist. Am besten tut man daran diesen letzten Akt der Tragödie durch Darreichung von Narcoticis (Scopomorphin!) möglichst erträglich zu gestalten.

Von der Verwendung von Radium und Mesothorium endovesical, sowie von einer lege artis durchgeführten Röntgenbestrahlung haben wir bei Behandlung der Blasentumoren keine besonderen Vorteile erlebt, raten aber immerhin zum Versuch schon solaminis causa.

7. Steinleiden der Blase.

Die in der Harnblase vorkommenden Konkremente sind nur zum Teil an Ort und Stelle entstandene Gebilde. Sieht man von denjenigen Steinbildungen ab, die um einen in die Blase gelangten Fremdkörper sich entwickelt haben, die also mit Sicherheit im Organe selbst entstanden sind, so ist der Entstehungsort der meisten Konkremente weiter oben im Harnsystem, in den Nieren, insbesondere im Nierenbecken zu suchen. Von dort sind sie — oft ohne daß dies dem Kranken zur Empfindung gekommen ist, oft unter sehr erheblichen Beschwerden — in die Blase hineingewandert, um dann allerdings meist erhebliche Veränderungen durch appositionelles Wachstum eingegangen zu sein, bis sie subjektiv in Erscheinung traten.

Das Steinleiden der Blase wird in jedem Lebensalter beobachtet, es bevorzugt das frühe Kindesalter und das höhere Alter. Für das relativ häufige Erkranken junger Kinder spielt vielleicht das Auftreten harnsaurer Niederschläge in der Niere (Harnsäureinfarkt) eine Rolle, manche Autoren glauben aus dem Auftreten gerade in den unteren Volksschichten, in denen die Ernährung junger Kinder oft weniger mit Milch als mit

Breispeisen geschieht, Rückschlüsse darauf ziehen zu sollen, daß die Ernährungsform bei der Genese des Steinleidens in Frage kommt. Bei älteren Leuten sind vielmehr die Voraussetzungen für die Steinbildung gegeben, die wir später kennenlernen werden, da das Organsystem vielen Schädigungen unterworfen war und ist.

Das männliche Geschlecht ist dem Leiden erheblich häufiger unterworfen als das weibliche.

Oft wird Erblichkeit beobachtet, insbesondere bei Uratsteinen, neben den Symptomen einer vererbten allgemeinen harnsauren Diathese.

Auch wird ein häufiges Vorkommen des Blasensteinleidens in gewissen Ländern und Gegenden beobachtet. Im Orient ist das Leiden sehr häufig, besonders in Ostindien, und hier bei der muselmanischen Bevölkerung; es heißt, daß die Gewohnheit dieser Volksstämme, in hockender Stellung die Blase zu entleeren, die Entstehung des Leidens begünstigen soll. Ferner wird das häufige Auftreten in Polen bemerkt und in Deutschland sollen die nordwestlichen Teile viele Steinleidende beherbergen (wir haben uns in früheren Jahren nicht recht davon überzeugen können), ebenso Württemberg. Man hat die Beschaffenheit des Trinkwassers beschuldigt und andere Gründe zu finden geglaubt, ohne diese jedoch als unbedingt stichhaltig anerkennen zu können. Ganz auffallend ist die Häufigkeit der Steinerkrankung der Harnorgane im ganzen, nicht nur in der Blase, zeitlich im Anschluß an die Kriegsjahre in Deutschland, und zwar ganz abgesehen von den Fortschritten der Diagnostik. Die Gründe hierfür sind noch durchaus unbekannt. Eingehende Umfragen unter den deutschen Urologen vermochten die Frage nicht zu klären, es sei denn nach einer Richtung hin: daß nämlich Oxalate relativ sehr oft bei Leuten angetroffen werden, die leidenschaftliche Tomatenesser sind, eine Nahrung, die erst in den letzten 20 Jahren sich in Deutschland so sehr eingebürgert hat.

Die Blasensteine treten solitär auf, können aber auch zu mehreren sich in der Blase vorfinden. Wir trafen bis zu 53 Stück in einer Blase an. Bei größeren multiplen Steinen, die ihrer Ausdehnung wegen wenig bewegt werden, trifft man oft eine Facettierung an wie bei Gallensteinen, während kleinere Gebilde sich durch die Bewegung gegeneinander meist ganz rundlich abschleifen. Die Größe der Steine ist ganz verschieden, sie wechselt von kleinster Ausdehnung einer Erbse usw. bis zu Gebilden, welche den größten Teil des Blasencavums ausfüllen und dann ein dementsprechendes erhebliches Gewicht haben. Ebenso variabel ist die Form der Steine. Nicht selten behält der Blasenstein, wenn er nicht in der Blase sich vergrößert, die Form der Lichtung des Organes, aus dem er herabgestiegen ist, so erhält der Ureterstein seine walzenförmige oder dattelkernartige Gestalt, oder der Stein wird bei starkem appositionellem Wachstum mehr und mehr zum Ausguß des Hohlorganes, oder er paßt sich endlich sogar dem normalen Ausgange des letzteren derart an, daß er, zum Teil in der Blase, zum Teil in der hinteren Harnröhre liegend, eingeschnürt durch die Funktion des M. sphincter vesicae internus die bizarre Form des „Pfeifensteines" aufweist.

Vielfach ist in der Literatur ein Zerbrechen des Blasensteines intravesical in zwei oder mehrere Teile einwandfrei beschrieben worden. Man nimmt als Ursache an die Einwirkung äußerer Gewalt oder die kräftigen Kontraktionen des hypertrophischen M. detrusor vesicae. Welches auch immer die hypothetischen Gründe sein mögen: das wesentliche bei diesem Vorgang ist wohl stets ein Abweichen in der inneren Struktur des Steines, bei der es während des Wachstums durch angelagerte Inkrustationen zu schwächeren Stellen, zu Spaltbildungen gekommen ist.

Das Blasensteinleiden stellte schon zur Zeit der antiken Heilkunde ein sehr wesentliches Objekt therapeutischen Eingreifens dar, aber die Heilkünstler beschäftigten sich mehr mit dem lukrativen Geschäft der Steinentfernung als mit dem Studium der Genese der Erkrankung.

Der Harn, der die steinbildenden Salze in gelöster Form mit sich führt — sei es, daß er von saurer oder von alkalischer Reaktion ist —, schlägt diese nicht einfach nieder, so daß der Stein zustande kommt, sondern es bedarf zu dieser Entstehung neben den steinbildenden Salzen eines Angelpunktes, eines *Kernes*, an dem sie ausfallen und sich niederschlagen.

Dieser Kern kann verschiedenen Ursprungs sein. Ein gelegentlich eines Beckenbruches in die Blase gelangter Knochensplitter, ein Geschoß, ein zu masturbatorischen Zwecken eingeführter Fremdkörper, ein abgebrochenes diagnostisches oder therapeutisches Instrument (Katheter usw.), ein bei der Operation in der Schleimhaut der Blase verbliebener, nicht resorbierbarer Faden kann auf diese Weise zum Ausgangspunkt der Steinbildung werden.

Auch organische Substanzen, die der Körper beherbergt oder die er von seinen Wandungen abgestoßen hat, können zum Kern des Blasensteines werden, wie abgestoßene Epithelfetzen der Blasenwand, Bakterienhaufen, Schleimklumpen, Parasiten, ja man bemerkt sehr oft, wie veränderte ulcerierte Abschnitte der Blasenwand sich flächenförmig inkrustieren.

Aber es erscheint unwahrscheinlich, daß die Anwesenheit dieser glatten oder rauhen, anorganischen oder organischen Objekte allein genügen würde zur Steinbildung um diesen Kernpunkt.

Man nimmt heute an, daß jedes Krystallorgan eines kolloiden Gerüstes bedarf, welches gewissermaßen als Stütze für die Krystallbildung, als organisches Stroma dient, und das übrig bleibt und nachweisbar ist, wenn man die auskrystallisierten Salze durch die in Frage kommenden chemischen Ingredienzen auflöst. Nach KAUFMANN sind wahrscheinlich Eiweißmassen befähigt, krystallinische Körper aus ihren Lösungen auszufällen. Dieses kolloide organische (Albumin-) Stroma wird durch die organischen Kerne des Steines in der Blase an und für sich geliefert, wie Epithelfetzen, Schleim, Bakterien usw., und bei Anwesenheit von Fremdkörpern ist sein Vorhandensein unschwer erklärt durch reaktive Prozesse der Blasenmucosa, die durch das Aufliegen des Gegenstandes alteriert wird. Diese Erklärung des Vorganges ist plausibel, nur dürften auch wohl noch andere Begleiterscheinungen bei der Steinbildung mitspielen, denn sonst würde das Leiden doch wohl häufiger angetroffen werden.

Daß die harnsaure Diathese dabei eine große Rolle spielt, unterliegt keinem Zweifel bei der Entstehung von Uratsteinen, ebenso wie man die Oxalatsteine bei vorwiegend vegetabilisch sich ernährenden Individuen antrifft. Auch die Behinderung des freien Harnabflusses durch Strikturen der Harnröhre, durch Prostatahypertrophie, durch zentral bedingte Störungen der Blaseninnervation z. B. bei Wirbelsäulen- und Rückenmarksverletzungen, ist von Bedeutung für die Steinbildung, und dies namentlich dann, wenn zu jener Strombehinderung die Infektion der Harnwege sekundär hinzugetreten ist.

Wir machten oben schon darauf aufmerksam, daß der Blasenstein „wächst“, d. h. er vergrößert sich durch appositionelles Wachstum. Wie die Rindenringe eines Baumes legen sich die Schichten der ausgefällten Harnsalze immer weiter um einen Kern. Dabei ist es durchaus nicht notwendig, daß ein Uratstein etwa immer weiter durch Anlage von harnsauren Salzen vergrößert wird, sondern er trägt oft z. B. einen dicken Mantel von phosphorsauren Salzen. Dies ist besonders dann der Fall, wenn die ursprünglich gesunde Blase infiziert wurde und durch ammoniakalische Gärung des Harnes die ursprünglich saure Reaktion desselben in die alkalische umgestimmt wurde.

Die Inkrustation und die Steinbildung verläuft offenbar in recht schneller Zeit. Man findet Dauerkatheter oft schon nach 3×24 Stunden in ihrem Blasenabschnitt von phosphorsauren Salzen inkrustiert und trifft bei ammonikalischem Urin von einem Verbandwechsel zum anderen die Hautränder einer suprabubischen Blasenfistel und die Haare ihrer Nachbarschaft von Salzen bedeckt. Bei einem Kriegsverletzten, der von anderer Seite 10 Monate vorher cystoskopiert war, ohne daß ein Blasenstein vorlag, fanden wir, daß um einen damals noch nicht festgestellten, später offenbar in die Blase aus ihrer Wand eingewanderten Granatsplitter sich ein kleinapfelgroßer Uratstein bei nichtinfizierter Blase entwickelt hatte.

Die chemische Zusammensetzung der Konkremente der Harnwege — auch diejenigen der oberen Wege sind von den gleichen Gesichtspunkten aus zu betrachten — ist eine sehr variable und vor allem abhängig davon, in welchem Zustande der Harn sich befindet, welche Reaktion er aufweist. Es ist von Bedeutung, sich die Charakteristica der einzelnen Steinarten einzuprägen. Denn die therapeutische Behandlung des Leidens ist davon abhängig, d. h. ob es möglich ist, das betreffende Konkrement intravesical zu zertrümmern, oder ob dieses Verfahren durch die Härte des Steines unmöglich gemacht wird. Da es natürlich nicht angeht, die Natur des Steines in situ chemisch festzustellen, muß man aus dem Aussehen desselben im cystoskopischen Bilde die entsprechenden Rückschlüsse ziehen. Dabei darf man aber nicht außer acht lassen, daß z. B. aus saurem Harn ausgefallene Oxalatkonkremente in einem später etwa durch Infektion alkalisch werdenden Urin einen vollkommenen Mantel von phosphorsauren Salzen erhalten können, so daß in diesem Falle der Stein bei der Betrachtung den Eindruck eines relativ weichen Gebildes machen würde, während sein Kern von so harter Konsistenz sein könnte, daß er jeden Zertrümmerungsversuch zuschanden machen würde.

Wie oben bereits angedeutet, bilden sich eine ganze Anzahl der Steine in den Nieren bzw. im Nierenbecken, sie treten, natürlich in kleinen Ausmessungen in die Blase hinab und vergrößern sich dort. Hierzu gehören die Uratsteine, Oxalat- und die seltenen Xanthinsteine. Man hat diese Steine als „primäre" Steine bezeichnet im Gegensatz zu den „sekundären" Phosphat- und Carbonatsteinen, die sich in entzündlich verändertem Organ oder bei Gegenwart von Fremdkörpern zumeist entwickeln. Ganz abgesehen davon, daß sich Urat- und Oxalatsteine auch in der Blase mit Sicherheit entwickeln können, halten wir jene Unterscheidung für gezwungen und vermögen ihre Richtigkeit nicht anzuerkennen auf Grund der oben skizzierten modernen Auffassung über Genese und Struktur der Konkremente.

Die häufigste in der Blase vorkommende Steinart sind die *Uratsteine*. Sie bestehen aus Harnsäure und harnsauren Salzen, vor allem Na. Sie haben zumeist eine eiförmige oder walzenförmige Gestalt und können recht erhebliche Größe erreichen. Ihre Farbe ist bräunlich, ihre Oberfläche glatt oder auch leicht rauh bis höckerig, die Konsistenz ist ziemlich hart, ohne jedoch der Zertrümmerung allzu großen Widerstand entgegenzusetzen. Ihr Bau ist geschichtet. Man trifft sie in stark saurem Urin an, in dem eine Vermehrung der Harnsäure und der harnsauren Salze nachzuweisen ist. Der Kranke weist oft andere Zeichen einer harnsauren Diathese auf, doch ist dies nicht notwendig. Wie wir schon beim Neugeborenen die Harnsäureinfarkte in der Niere beobachten, so sind auch die Konkremente der Kinder fast stets Uratsteine.

Sehr viel widerstandsfähiger gegen Zertrümmerungsversuche und die häufigsten Konkremente sind die aus oxalsaurem Kalk bestehenden *Oxalatsteine*. Sie sind gewöhnlich kleiner, von Kirschgröße und darüber. Ihre Farbe ist tiefbraun, oft schwärzlich. Die Oberfläche ist sehr rauh und stark höckerig wie diejenige einer Maulbeerfrucht, ein Umstand, der ihnen die Bezeichnung „Maulbeersteine" eingetragen hat. Infolge ihrer unregelmäßigen Oberfläche reizen und lädieren sie sehr leicht die Mucosa, führen Blutungen herbei und begünstigen die Entstehung der

Blaseninfektion. Ihr Bruch ist radiär; sie bilden sich nicht selten um einen Uratkern. Die Oxalatsteine treten besonders auf bei vorwiegend vegetabilischer Ernährung. Der Genuß gewisser Speisen, wie Tomaten, Trauben, große Obstmengen usw. werden in ursächlichen Zusammenhang gebracht.

In saurem Urin sehen wir gelegentlich die sehr seltenen *Xanthinsteine* sich entwickeln. Von grau-brauner bis rötlicher Färbung, zeigen sie einen wachsartigen Glanz, sind geschichtet und sehr brüchig.

Die im alkalischen Harn vorkommenden *Phosphatsteine* stellen außerordentlich häufig anzutreffende Gebilde dar. Sie bestehen aus phosphorsaurem Kalk und aus Tripelphosphat, phosphorsaure Ammoniak-Magnesia. Auf Anwesenheit dieser Salze beruht die so schnell eintretende Inkrustation von Dauerkathetern, von Wundrändern suprapubischer Blasenfisteln und in der Blasenwand zurückgelassener Fäden, durch welche fest wandständige Steine entstehen können. Voraussetzung für das Entstehen der Phosphatsteine ist aber nicht etwa allein die Anwesenheit eines Fremdkörpers, sondern die alkalische Reaktion des Harns durch Bakterienwirkung, also katarrhalische, entzündliche Veränderungen der Blasenwand, Stauungsvorgänge in den abführenden Wegen. Die Phosphatsteine sind von gelblicher Farbe. Ihre Größe kann sehr erheblich werden, ihre Form ist eine sehr wechselnde und stellt oft Ausgüsse von Teilen des Hohlorganes dar, paßt sich andererseits naturgemäß der Form von Fremdkörpern an, die sich in ihrem Inneren vorfinden, bis ihr schnelles appositionelles Wachstum diese Form verwischt. Diese Konkremente sind sehr brüchig, oft von mörtelartiger Konsistenz. Es wurde bereits darauf hingewiesen, daß bei Umstimmung der Reaktion des vorher sauren Harns die Erdphosphate sehr oft mantelartig geschichtet den Urat- oder Oxalstein umgeben und schnell vergrößern. Mit dem bei alimentärer, phosphorsaurer Diathese durch Phosphate getrübten Harn, der Phosphaturie hat die Bildung der Phosphatsteine an sich nichts zu tun, solange nicht die oben beschriebenen Voraussetzungen für eine Steinbildung in Gestalt von Reizzuständen der Wandungen der abführenden Wege gegeben sind.

Seltener trifft man die *Carbonatsteine* in der Blase an, die, aus kohlensaurem Kalk bestehend, kleinere, ganz weiße Gebilde darstellen, die unter den gleichen Voraussetzungen wie die letztgenannten Konkremente entstehen.

Endlich seien die sehr seltenen, gelblichen, platten und sehr weichen, blattartig geschichteten *Cystinsteine* des alkalischen Harnes erwähnt.

Sollten nach Entfernung der Steine Zweifel an ihrer chemischen Zusammensetzung noch bestehen, so sind diese unschwer dadurch zu beheben, daß man auf abgetrennte Partikelchen derselben zur Entstehung ihrer Beschaffenheit die angezeigten chemischen Ingredienzien einwirken läßt, die uns aus der chemischen Harnanalyse und Untersuchung bekannt sind.

Die Anwesenheit eines Steines in der Harnblase stellt durchaus kein harmloses Ereignis dar. Die *Beschwerden des Kranken* können direkt oder indirekt auf das Konkrement zurückgeführt werden. Unter die direkten Störungen ist zunächst zu zählen die *mechanische Behinderung der Harnentleerung*, die ihre Erklärung darin findet, daß der bewegliche Stein sich vor den Blasenausgang legt und nun die plötzliche Veränderung der begonnenen Miktion veranlaßt: der Harnstrahl ist plötzlich unterbrochen. Frustrane Versuche, die Blase zu entleeren, führen bei häufigem Eintreten des Verschlusses zu einer Arbeitshypertrophie des Musculus detrusor vesicae, zur Balkenblase. Oft wird es dem Kranken möglich sein, durch Stellungsänderung den Stein gewissermaßen auf Seite zu rollen, das „Kugelventil" zu lüften. Gelegentlich wird aber, namentlich bei kleineren Konkrementen, eine Einklemmung in das Orificium stattfinden können mit allen den uns schon bekannten Anzeichen der Harnretention und der Distension der Blase.

Direkt durch den Stein verursacht ist weiterhin die *Hämaturie*, die namentlich bei Steinen mit rauher Oberfläche, weniger bei glatten Konkrementen auftritt und veranlaßt wird durch kleine Verletzungen der Mucosa der sich über der Steinoberfläche zum Schlusse der Blasenentleerung zusammenziehenden Blasenwand.

Als wesentlichste indirekte Folge der Anwesenheit des Konkrementes ist zu bezeichnen die *Cystitis calculosa*, die sich anschließt an jene leichten Läsionen der Mucosa unter Mitwirkung der Eiterbakterien, von denen wir schon hörten, daß sie gar zu oft sich auf der irgendwie alterierten Schleimhaut der Harnorgane ansiedeln.

Auch die Entstehung von *Carcinomen* der Harnblase hat man nicht selten beobachtet auf der Basis der durch die steten Reizwirkungen des Steines veränderten Mucosa.

Endlich unterliegt es keinem Zweifel, daß die Anwesenheit eines Steines in ursächlicher Beziehung zur Prostatahypertrophie stehen kann. Nicht nur insofern, als in dem gestauten, infizierten Restharn im Blasenfundus sich ein Phosphatstein entwickeln kann, eine sehr nahe liegende Genese des Steines, sondern auch derart, daß der primär vorhandene Stein eine solche lokale Reizwirkung auf die der eigentlichen Prostata benachbarten submukösen Drüsen des Blasenhalses ausübt, daß diese hypertrophieren und zur Entstehung der sogenannten Prostatahypertrophie, namentlich auch zur Entstehung des mittleren Lappens Veranlassung geben.

Wir erwähnten oben bereits einen sehr instruktiven Fall des Zusammenhanges zwischen Blasenstein und Prostatahypertrophie.

Nach den vorstehenden Ausführungen ist es verständlich, daß die *Symptome* des Blasensteinleidens unter dem Zeichen des *Schmerzes*, der

Dysurie und der *Blutung* stehen. Es muß aber vorausgeschickt werden, daß nicht nur diese drei Symptome durchaus nicht immer alle vorhanden zu sein brauchen, sondern daß sie alle vollkommen fehlen können, so daß die Anwesenheit des Steines zeitlebens symptomlos verläuft und das Konkrement etwa als Nebenbefund der Autopsie angetroffen wird.

Der *Schmerz* kann bei der Miktion auftreten und wird dann als schneidend, bis in die Glans penis hinein ausstrahlend, geschildert. Er wird veranlaßt durch das Anpressen der sich zusammenziehenden Blasenwand über dem mehr oder weniger rauhen oder zackigen Konkrement und kann fehlen, wenn dieses eine glatte Oberfläche aufweist und von geringeren Dimensionen ist. Unabhängig von der Miktion sehen wir einen Schmerz auftreten, der als mehr oder weniger empfindliche, höchst quälende Schwere nach der Dammgegend zu beschrieben wird. Dieser Schmerz tritt auf bei Bewegungen des Steines im Blasencavum und hört auf, wenn der Kranke die Ruhelage einnimmt. GUYON pflegte in seiner treffenden Art diesen Schmerz so zu definieren, daß er bei der Anwesenheit des Kranken auf dem Verdeck eines Omnibus geringer ist als im Inneren des Wagens! Das heißt, je kleiner, schüttelnder die Bewegungen des Kranken sind (Laufen, Springen, Reiten, Fahren), um so intensiver ist der Schmerz, während die langsameren Bewegungen mit großem Ausschlag diesen lange nicht in so heftiger Weise auslösen.

Zu diesen Schmerzempfindungen treten natürlich noch diejenigen, welche auf die sekundäre Cystitis calculosa zurückzuführen sind und jene äußerst qualvollen Tenesmen des Blasenschließmuskels, wenn der Stein in seinem Bereiche gelegen und teilweise eingeklemmt ist. Dann treten auch die *Störungen der Harnentleerung* auf, die plötzliche Unterbrechung des Strahles und eventuell seine Einklemmung mit folgender Retention, deren wir oben gedachten.

Die *Blutung* beim Blasensteinleiden ist recht charakteristisch und gleichfalls durch die mechanischen Bedingungen unschwer erklärt. Die Blutung tritt dann auf, wenn die Blase sich über dem in ihrem Ausgang gelegenen Stein zusammenzieht und kleine Mucosagefäße lädiert werden, sie ist also zumeist eine terminale und selten eine längere Zeit andauernde, was mit dem geringen Kaliber jener Gefäßchen zusammenhängt. Sie kann natürlich eine länger dauernde sein, wenn cystitische Ulcera und Druckusur der Mucosa die Arrosion größerer Gefäßstämme verursachen. Außer jenen terminalen Blutungen sehen wir Hämorrhagien auftreten im Anschluß an größere Bewegungen, große Märsche, Reiten, Fahren auf holprigen Wegen, ganz wie wir auch die Schmerzanfälle auftreten sahen und durch die gleichen Umstände, die Bewegung des Steines auf der Blasenwand und dadurch Verletzung kleiner Schleimhautgefäße bedingt. Bei Ruhe des Individuums pflegt neben dem Schmerz auch die Blutung alsbald zu sistieren.

Wenngleich der Symptomenkomplex des Steinleidens der Blase etwas so Charakteristisches zu sein scheint, daß man die Diagnosestellung für eine leichte halten sollte, so ist doch bei der Deutung des Bildes Vorsicht am Platze. Auch die Cystitis kann ähnliche Beschwerden machen und, namentlich was die Blutungen, die Tenesmen zu Ende der Miktion angeht, auch der tiefsitzende Blasentumor.

Ausschlaggebend für die Diagnosestellung kann nur sein die taktile Untersuchung, die Wahrnehmung des Auges mit Hilfe der Cystoskopie und der Radiographie.

Die taktile Absuchung der Blase nach einem Konkrement wird vorgenommen mit der Steinsonde, die beim Auftreffen auf jenes nicht nur ein bestimmtes Gefühl dem Untersucher übermittelt, sondern dadurch, daß an ihrem Pavillon ein als Resonanzboden wirkendes metallenes Rohr sich befindet, auch durch ein lautes Klingen den Untersucher darauf aufmerksam macht, daß Metall auf Stein anschlägt. Die Abknickung des Schnabels der Sonde gestattet es, besonders auch den Fundus der Blase abzutasten, d. h. diejenige Stelle, an welcher, als dem tiefsten Orte des Organes, zumeist die Fremdkörper gelegen sind. Nebenbei sei bemerkt, daß der Stein sich zumeist in der rechten Hälfte des Blasengrundes aufhält. Eine sichere Erklärung für diese Erscheinung gibt es nicht, doch ist es wahrscheinlich, daß sie mit der stärkeren funktionellen Ausbildung der rechten Körperhälfte in Zusammenhang steht.

Ein sicheres Untersuchungsmittel stellt aber die Steinsonde nicht dar. Ganz abgesehen davon, daß die Untersuchung bei empfindlicher, entzündlich veränderter Blasenwand eventuell in Betäubung vorgenommen werden müßte, gleitet die Sonde bei Balkenblase und kleinen Konkrementen leicht von Balken zu Balken und vermeidet so das Konkrement; auch ist es unmöglich, den in einem Divertikel befindlichen Stein zu tasten und endlich dürfte es wohl nur sehr Geübten möglich sein, sich über die Größe des Steines klar zu werden, während eine Beurteilung des Steinmaterials wohl ganz ausgeschlossen ist. Bei der viel größeren Leistungsfähigkeit der anderen Methoden wenden wir die Sondenuntersuchung kaum mehr an.

Die *Radiographie* gibt uns recht guten Aufschluß über Anwesenheit, Größe und Zahl der Steine, sie läßt auch erkennen, ob etwa ein metallischer Kern, ein Knochensplitter usw. im Konkrement vorliegt. Wenn auch kleinere, reine Harnsäuresteine durchgängig sind für die Röntgenstrahlen, so daß sie sich auf dem Film nicht markieren, ebenso wie auch die seltenen Cystin- und Xanthinsteine vielleicht nicht darstellbar sein mögen, so gelingt ihre Sichtbarmachung doch dadurch, daß nach Einführung eines Kontrastmittels sich jene Konkremente als Aussparung des Kontrastschattens zeigen. Die übrigen Konkremente zeichnen sich aber wohl stets ab, wenn die Röntgenaufnahme von geübter Hand und mit modernem Instrumentarium ausgeführt wird unter Berücksichtigung gewisser Vorsichtsmaßregeln. Diese letzteren sind: Vorbereitung des Darmes durch Diätmaßnahmen und Beseitigung der Darmgase durch Kohlekompretten, Kohleeinläufe usw., von der Anwendung von Laxantien haben wir Abstand genommen, um die Bildung der störenden Darmgase zu vermeiden; dann die Anwendung der Kompressionsblende bei richtiger Leitung des Zentralstrahles von gleich oben hinter der Symphyse schräg nach unten, und im Zweifelfalle bei Auffüllung der Blase mit Luft.

Niemals unterlasse man es bei der Radiographie der Blase, gleichzeitig die Nieren auf die gleiche Weise zu durchforschen, weil man auf diese Weise eventuell die Genese des Blasensteinleidens sofort sicherstellt und weitere Steinbildungen nicht übersieht.

Wenn auch die Röntgenuntersuchung allein uns weitgehende Aufklärung über den Blasenstein gibt, ganz besonders über seine Größenverhältnisse, die endoskopisch nur auf Grund der Erfahrung abschätzbar, nie aber einwandfrei festzustellen sind, so wäre die Untersuchung doch ganz unvollkommen, wenn man nicht auf endoskopischem Wege das Steinmaterial feststellen wollte, um so den diagnostischen Ring zu schließen, der als Basis für die therapeutische Indikationsstellung dienen soll. Stets muß, wo eben die lokalen Verhältnisse es zulassen, unbedingt die *Cystoskopie* vorgenommen werden zur Feststellung der Form des Konkrementes und vor allem der dasselbe aufbauenden Salze, denn davon ist es abhängig, ob eine endovesicale Zertrümmerung des Steines Aussicht auf Erfolg hat oder ob die Sectio alta in Frage kommt.

Was nun die *therapeutische Indikation* bei dem Blasensteinleiden angeht, so unterliegt es keinem Zweifel, daß der einmal diagnostizierte Stein unbedingt entfernt werden muß. Der Schmerz, die Blutung, die Behinderung des Harnabflusses und die Cystitis kann selbstverständlich nicht zur Ausheilung gebracht werden, wenn die Ursache des Leidens nicht beseitigt ist. Und auch wenn der Stein erhebliche Beschwerden nicht macht, oder wenn er gar als Zufallsbefund angetroffen wurde, so lehrt uns die Prognose: das selten zu vermissende appositionelle Wachstum und das mit Wahrscheinlichkeit in kürzerer oder längerer Zeit zu erwartende Eintreten jener sekundären Komplikationen, daß wir die Entfernung des Blasensteines unbedingt anraten müssen, wenn nicht ganz gewichtige, im Allgemeinzustande des Individuums gelegene Gründe eine Gegenanzeige bilden. Das wird aber bei der relativen Harmlosigkeit des Eingriffes nur in ganz seltenen Fällen vorkommen.

Bei kleinen Konkrementen, namentlich der weiblichen Blase, wird man einige Zeit eventuell abwarten dürfen, ob die Natur sich nicht selbst hilft und den Stein per vias naturales entleert, man muß den Kranken allerdings darauf aufmerksam machen, daß diese Abstoßung eventuell unter Schmerzen vor sich geht, ja auch vielleicht durch Okklusion der abführenden Wege gewisse Gefahren in sich birgt.

Im allgemeinen 'aber wird man aktiv vorgehen müssen. Lange Zeit war man der Meinung — die man übrigens von älteren Ärzten auch heute noch vertreten sieht —, daß es gelinge, den Stein durch Trinkkuren besonderer Wässer aufzulösen. Diese Auffassung ist eine falsche. Eine Auflösung des Steines innerhalb des Körpers auf chemischem Wege herbeizuführen — und dies bedeutet ja jene Kur — *ist ganz ausgeschlossen*; wenngleich es zugestanden werden soll, daß es möglich sein kann, durch konsequent durchgeführte diätetische Maßnahmen und je nach Art des Konkrementes aufgestellte Trinkkuren das weitere Wachstum eines Steines hintanzuhalten und den zur Steinbildung neigenden Harn so umzustimmen, daß nach Entfernung eines Konkrementes die Neubildung eines solchen mit einiger Wahrscheinlichkeit vermieden wird. Die Steinauflösung durch Medikamente oder irgendwelche Wässer ist also unbedingt in das Reich der Fabel zu verweisen.

Für die Beseitigung des Steines stehen uns zwei Wege zur Verfügung: der endovesicale der Steinzertrümmerung und Wegschaffung der Fragmente, und die Sectio alta.

Die *Steinzertrümmerung* ist seit langen Zeiten Gegenstand von Versuchen gewesen, bis es CIVIALE gelang, ein brauchbares Instrument für diese Zwecke zu konstruieren und BIGELOW seinen Aspirator angab, der es ermöglicht, die Steinfragmente ohne Verlegung der abführenden Wege aus der Blase zu entfernen. Es kann hier nicht der Ort sein, eine Beschreibung des Instrumentariums und seiner Anwendung in der mit Flüssigkeit angefüllten Blase zu geben. Nur die Übung kann das Tastgefühl des Operateurs so ausbilden, daß er auch die Fragmente des Steines immer wieder in kleinere Teile zu zerlegen vermag, eine Technik, die wir in höchster Vollendung bei dem genialen GUYON zu bewundern Gelegenheit hatten. Die Übung des Operateurs vorausgesetzt, der das Mitfassen von Blasenfalten bei der „Litholapaxie" vermeidet und dem es wirklich gelingt *alle* Steintrümmer zu entfernen — die natürlich zu vielfachen Rezidiven Veranlassung geben kömmten! —, vorausgesetzt ferner die Güte des Instrumentariums, welches ein Zerbrechen des Gebisses des Steinzermalmers an harten Steinen unmöglich machen muß, eignet sich für die Steinzertrümmerung *der* Blasenstein, welcher nicht zu große Ausdehnung hat, dessen Material von vornherein dafür bürgt, daß er dem Lithotriptor keinen unüberwindlichen Widerstand entgegensetzt, wie manche Urat- und Oxalatsteine es tun, und der nicht als Kern einen Fremdkörper in sich birgt, dessen Zertrümmerung unmöglich ist, etwa ein Metall- (Geschoß-) Splitter, ein Knochenbruchstück, eine Haarnadel, Teile eines Gummikatheters usw., die fast stets im Röntgenbilde darzustellen sind.

Der *Chirurg* wird bei der Steinentfernung notwendigen Falles das operative Vorgehen auf dem Wege der Sectio alta nicht scheuen. In der Tat stellt die Blaseneröffnung zur Steinentfernung einen außerordentlich einfachen Eingriff dar, bei dem Komplikationen so gut wie ausgeschlossen sind, bei dem nur einige Tage Bettruhe nicht umgangen werden können, zumal zur Entlastung der Blasennaht auch bei aseptischer Blase für einige Tage der Dauerkatheter eingeführt werden muß. Wir wollen einen ganz objektiven Standpunkt für die Indikationsstellung des einen oder anderen Vorgehens einnehmen und dieses dahin fixieren, daß überall da, wo uns die Radiographie und Cystoskopie gezeigt hat, daß ein großer Stein oder ein solcher aus hartem Material vorliegt, oder daß eine mit dem Lithotriptor leicht verletzliche Balkenblase vorhanden ist, der Stein gar in einem Divertikel liegt, oder daß die Form der Blase (Divertikel, tiefe Senkung des Blasenbodens bei Prostatahypertrophie) eine einwandfreie Herausschaffung der Fragmente in Frage stellt, oder daß ein Steinkern vorliegt, wie er oben geschildert wurde, oder daß endlich die Blasenwand lebhaft entzündlich alteriert ist, unbedingt der *Blaseneröffnung* der Vorzug zu geben ist. Wo aber jene Verhältnisse nicht vorliegen und wo es sich um Individuen handelt, deren Allgemeinzustand durch die längere Bettruhe nach der Operation geschädigt werden könnte, wo der Zustand der abführenden Wege die Einführung des großkalibrigen Instrumentariums gestattet, da soll der Geübte (d. h. nach gehöriger Einübung am Blasenphantom), der ein einwandfreies Instrumentarium zur Hand hat, der *Lithotripsie den Vorzug geben.* Genauere endoskopische Untersuchung muß ihn nachher davon überzeugen, daß er die Steintrümmer absolut restlos abgesaugt hat, sonst ist das Rezidiv nach kurzer Zeit sicher und schlimmer als der frühere Zustand, da dann meist mehrere „Kerne“ vorhanden sind, die zu größeren Konkrementen durch appositionelles Wachstum werden!

Zur operativen Entfernung des Blasensteines wählt man jetzt stets die *Sectio alta*, während die Sectio perinealis allgemein verlassen ist wegen der Komplikationen ihrer Heilung.

8. Fremdkörper in der Blase.

Über Fremdkörper in der Blase bietet die kasuistische Literatur ein ganz außerordentlich vielseitiges Material dar! Man trifft namentlich in der weiblichen Blase sehr häufig Gegenstände an, die gelegentlich masturbatorischer Exzesse in das Organ gelangt sind, sei es nun, daß sie unabsichtlich den Weg in die benachbarte Vagina verfehlten (z. B. ein Okklusivpessar), oder daß sie vermöge ihrer Gestalt der Hand entglitten, auch das Hineinbringen durch eine andere Person beobachteten wir mehrere Male. Eines besonderen Vorzuges scheint sich bei derartigen Manipulationen die Haarnadel zu erfreuen, deren Entfernung besonders schwierig werden kann, aber auch andere Gegenstände trifft man in der Blase an, deren Aufzählung zu weit führen würde. Aus anatomischen Gründen gelangen die Gegenstände seltener in die männliche Blase hinein, hier werden sie meist im Bereiche der vorderen Urethra aufgehalten, gleichwohl gelangen sie auch manchmal bis in die Blase hinein. Wir trafen in der männlichen Blase z. B. an Fleischstücke, große Teile von Apfelsinenschalen, ein großes Anhängestück eines Kristallkronleuchters, 30 cm Fahrradventilgummi, ein ebensolanges Stück eines runden, dicken Treibriemens einer Nähmaschine, der sich durch die Muskeltätigkeit der Blase zu einem festen Knoten geschürzt hatte, usw.! Zumeist sind es aber therapeutische Gegenstände, die in der Blase, vor allem der männlichen, angetroffen werden; ganz besonders die Teile eines brüchig gewordenen NÉLATON-Katheters oder eines etwa übersterilisierten Seidengespinstkatheters, endlich die filiformen, der BENIQUÉschen Sonde angeschraubten Führungssonden, die gern an ihrem Metallgewinde abbrechen und deshalb stets vor dem Gebrauch auf ihre Festigkeit geprüft werden müssen. Uns selbst begegnete zweimal das Mißgeschick, daß bei der Ausführung der internen Urethrotomie mit dem MAISONNEUVEschen Instrument das feine Messer die Leidsonde durchschnitt, das eine Mal sogar an zwei Stellen, so daß die abgetrennten Teile in der Blase zurückblieben: beide Male erfolgte spontan Ausstoßung. Als Fremdkörper in der Blase sind ferner zu bezeichnen die losgetrennten Knochensplitter, die, von Beckenbrüchen herrührend, bei gleichzeitiger Verletzung der Blase den Weg in deren Inneres gefunden haben.

Während des Krieges beobachteten wir viele Male Geschosse und Geschoßteile im Inneren der Blase.

Endlich stellen Fremdkörper dar von operativen Eingriffen herrührende, die Mucosa zufällig durchdringende Nähte aus der unresorbierbaren Seide, von deren Verwendung für die Blasennaht wir nicht genügend abraten können.

Die Gefahren, welche der Fremdkörper bringt, sind zweierlei: Zunächst kann er die Mucosa verletzen durch die Bewegung, der er in der Blase ausgesetzt ist, er wird Schmerz, Blutungen und Cystitis verursachen, ganz wie wir dies beim Blasenstein sahen. Der Grad der Erscheinungen wird abhängen von der Größe und der mehr oder minder glatten Oberfläche des Fremdkörpers und kann bei scharfen Knochensplittern und Granat- oder Minensplittern usw. zu erheblichen Verletzungen, ja Durchbohrungen der Blasenwand führen. Des weiteren sind die Fremdkörper der Inkrustation mit Harnsalzen ausgesetzt und können von diesen zu großen Steinen umgeformt werden, welche die Gestalt des ursprünglichen Fremdkörpers und seine Anwesenheit nicht mehr ahnen lassen. Auch die Fadenschlingen der Blasenwand wandeln sich auf diese Weise zu wandständigen Steingebilden um. Die subjektiven und objektiven Erscheinungen, deren wir bei Besprechung der Blasensteine gedachten, werden nun eintreten.

Die Anwesenheit des Fremdkörpers wird vom Kranken aus begreiflichen Gründen oft verleugnet, oft auch weiß er von demselben nichts, wenn es sich um Knochensplitter, Geschoßteile oder auf therapeutische Wege in das Organ gelangte Fremdkörper handelt. Die stets bei Blasenbeschwerden vorzunehmende Cystoskopie und die Radiographie werden die Diagnose schnell sicherstellen.

Daß der Fremdkörper aus der Blase entfernt werden muß, unterliegt bei Berücksichtigung der bestehenden Beschwerden und der zu erwartenden Gefahren keinem Zweifel. Ist er klein und von glatter Oberfläche, so darf man bei freier Urethrapassage eine gewisse Zeit abwarten, ob die Entfernung von selbst mit dem Harnstrahle geschieht. Auch bei in die Blase gelangten filiformen Bougies sahen wir diesen Fall eintreten. Geht die Entleerung aber nicht auf diesem Wege vonstatten, so muß sie operativ erstrebt werden. Dünne Bougies, Stücke eines weichen Katheters kann man mit dem Lithotriptor leicht erfassen und, eventuell im Chloräthylrausch, entfernen, ohne daß die Urethra wesentlich beschädigt wird. Geeignete Gegenstände von kleiner Dimension, aber auch Katheterstücke, Haarnadeln usw. kann man unter endoskopischer Beleuchtung mit dem hierfür besonders konstruierten Faßzangen des Operationscystoskopes in der richtigen Weise ergreifen, so daß sie ohne Schädigung der Harnröhre extrahiert werden können, dies wird bei der weiblichen Blase leichter möglich sein als bei der männlichen. Steht aber die Größe des Fremdkörpers in einem Mißverhältnis zum Lumen der Urethra oder ist seine Oberfläche unregelmäßig, etwa zackig und scharf wie der Knochensequester oder der Geschoßsplitter usw., so wäre es ein großer Kunstfehler, die Extraktion durch die Urethra versuchen oder gar erzwingen zu wollen. Hier ist die operative Entfernung durch Sectio alta das einzige in Frage kommende Verfahren.

9. Parasiten der Harnblase.

Tierische Parasiten in der Harnblase stellen in unseren Breitegraden ein außerordentlich seltenes Vorkommnis dar, zumeist trifft man sie an bei Individuen, welche, in tropischen und subtropischen Gegenden infiziert, die Krankheit einschleppten.

Eine Ausnahme hiervon macht der *Echinococcus*, der sich, wie an anderen Körperstellen, so auch in der Blasenwand entwickeln oder aus Nachbarorganen durch jene hindurch in das Organ einbrechen kann. Sein Nachweis unterscheidet sich nicht von demjenigen in anderen Organen: der Abgang von Blasen oder ihre Anwesenheit im cystoskopischen Bilde, der mikroskopische Nachweis von Häkchen im Sediment sichern die Diagnose; nur bedarf es der Feststellung, ob der Parasit in der Blase selbst sich befindet oder ob seine Teile von der Niere deszendiert sind. Die Röntgenaufnahme der Niere gibt dann sehr instruktive Bilder. Die Behandlung ist die einer jeden Echinokokkenerkrankung: wenn möglich die radikale Exstirpation, sonst die Einnähung und die Verödung des eröffneten Sackes.

Unter den tropischen und subtropischen parasitären Blasenerkrankungen spielt die größte Rolle Bilharzia haematobia (Distoma haematobium). Die Erkrankung kommt besonders in Ägypten und im tropischen Afrika vor. Der Parasit gelangt aus dem Darm auf dem Wege der Pfortader in die Blasengefäße. Er verursacht Dysurie und Blasenblutungen, oft bedrohlicher Art, und zwar seine ovalen Eier, die auch zur Entstehung von Konkrementen als Kern Veranlassung geben können. Das 0,75—1 cm große Lebewesen ist im Harn leicht auffindbar. Die gleichen Erscheinungen veranlaßt die gleichfalls namentlich in Ägypten beheimatete Filaria sanguinis. Sie gibt durch Verstopfung der Lymphbahnen Veranlassung zur Entstehung größerer, in die Blase hineinragender Lymphsäcke, welche platzen können. Ihr milchiger Inhalt trübt den Harn und läßt eine Hämatochylurie entstehen. Auch diese Parasiten, wie ihre oval geformten Eier, sind im zentrifugierten Urin unschwer auffindbar.

Therapeutisch kommen nur Auswaschungen der Blase in Frage und Spülungen mit Sol. Argent. nitric. Die Erkrankung ist sehr schwer radikal zu beheben.

Auch das Infusorium Trichomonas vaginalis (bzw. intestinalis) ist in der Blase beobachtet worden, ebenso wie Oxyuren und Ascariden gelegentlich in der Blase angetroffen werden, wenn eine direkte oder indirekte (durch Absceßdurchbruch) Verbindung mit dem Darmtractus besteht oder bestanden hat.

10. Störungen der Blaseninnervation.

Um die nicht auf organischen Veränderungen der Blase und ihres Inhaltes beruhenden, ausschließlich durch Veränderungen der motorischen und sensiblen Blasennerven und ihrer Zentren bedingten Störungen der Blasenfunktion richtig deuten zu können, ist es unbedingt notwendig, sich die Physiologie des nervösen Apparates kurz in das Gedächtnis zurückzurufen. Wir werden dabei der Darstellung im LANDOISschen Lehrbuch der Physiologie in der Bearbeitung von ROSEMANN folgen.

Bezüglich des Mechanismus der *Harnentleerung* sind von Bedeutung die *sensiblen Nerven der Blasenwand*, welche durch die 1.—4. Sacralwurzel in das Rückenmark eintreten und aufwärts bis zum Großhirn verlaufen; das *Zentrum für die reflektorische Anregung der glatten Muskulatur der Blasenwand* (Centr. vesicospinale), welches in der Höhe des 3.—4. Sacralnerven gelegen ist; die *motorischen Bahnen*, welche von jenem Zentrum aus durch den 2. Lumbal- bis 4. Sacralnerven zur glatten Muskulatur der Blasenwand verlaufen.

Eine Reizung der sensiblen Blasenwandvenen ruft auf reflektorischem Wege eine Kontraktion der Blasenmuskulatur hervor. Aber auch durch andere Reize, die den sensiblen Blasennerven gänzlich fern liegen, kann der Reflex ausgelöst werden und zur Entleerung des Organes führen, wie durch Kitzeln entfernter Körperteile, durch Erwärmen der Kniegegend, Eintauchen der Hand in kaltes Wasser oder durch akustische Reize, wie das Anhören eines plätschernden Wasserstrahles oder eines pfeifenden Geräusches, alles Dinge, die uns als „Hausmittel“ nicht unbekannt sind und deren wir uns gegebenenfalls für die Therapie zu erinnern nicht verschmähen sollten!

Der normale Vorgang der Blasenentleerung ist also der, daß zunächst das „Gefühl der gefüllten Blase“ eine mechanische Reizung der sensiblen Nerven in der Blasenmucosa entstehen läßt, welches durch jene Nervenbahnen dem Centrum vesicospinale übermittelt wird, wo nun der Reflex auf die motorischen Nerven der glatten Blasenmuskulatur übertragen wird, deren Betätigung die Kontraktion des Organes veranlaßt. Aber auch die willkürliche Entleerung der Blase in beliebigem Füllungsgrad wird stets durch Erregung dieses Reflexes zur Ausführung gebracht, der Wille allein genügt nicht. Schon die Lenkung der Aufmerksamkeit auf das Gefühl des Harnapparates genügt zur Auslösung des Reflexes. Bei schwacher Füllung der Blase müssen jedoch ihre sensiblen Nerven gereizt werden, sei es durch die willkürliche Kontraktion der quergestreiften Harnröhren- und Beckenbodenmuskulatur oder durch den Druck der Bauchpresse auf die Blase und somit auf ihre Gefühlsnerven. Es wird angenommen, daß das Blasenzentrum in der Medulla spinalis sehr weit hinaufreicht, weil auch durch Erregung von Gefühlsnerven in den verschiedensten Körpergegenden (durch Schmerz usw.) die Blasenkontraktion reflektorisch hervorgerufen werden kann.

Für den Vorgang der *Zurückhaltung des Harns* in der Blase durch den Sphincter vesicae sind von Bedeutung die im Nerv. pudendus verlaufenden, den vorderen Wurzeln des 3. und 4. Sacralnerven entstammenden motorischen Bahnen, deren Reizung Kontraktion des Muskels, deren Lähmung Inkontinenz zur Folge hat und deren willkürliche Anregung die Unterbrechung des Harnstrahls veranlaßt, während ihre Hemmung die Blase öffnet; die sensiblen, den hinteren Wurzeln des 3.—5. Sacralnerven entstammenden Urethranerven, welche den Sphincterreflex erregen, wenn Urin in die Urethra posterior eintrat (Kontraktion des Muskels bei stärkerer Blasenfüllung z. B. im Schlaf); das Zentrum des Harnröhrenschließreflexes (Centr. urethrospinale); vom Großhirn durch die Pyramidenbahnen abwärts zum Sphincter urethrae verlaufende motorische Bahnen; Hemmungsbahnen für den Muskel, die, vom Cerebrum durch die Medulla spinalis verlaufend, willkürlich den Schließmuskel erschlaffen.

Bei nicht zu starker Füllung der Blase überwiegt die Schließmuskulatur, so daß ein reflektorischer Abschluß sich einstellt, wenn Harn in die Urethra gepreßt wird. Wird der Blasendruck jedoch zu stark, so leistet weder der Reflexvorgang noch auch die willkürliche Kontraktion des Muskels genügenden Widerstand. Bei der gewöhnlichen

Miktion bei mäßiger Blasenfüllung muß während der Kontraktion des Organes der Sphincter willkürlich gehemmt werden. — Bei der Entleerung der letzten Harmenge aus der Blase treten beim Manne außerdem noch die willkürliche Kontraktion des M. bulbocavernosus in Tätigkeit, durch welche auch während der übrigen Miktion die Entleerung beschleunigt werden kann. —

Störungen im venösen Apparate der Blase begegnet man häufig. Zu ihrer richtigen Deutung wird stets eine genaue Untersuchung des *gesamten* Organismus notwendig sein, insbesondere auch der nervösen Zentralorgane, auf die einzugehen nicht im Rahmen dieser Darstellungen liegt. Nicht selten aber trifft man objektiv wahrnehmbare Veränderungen nicht an, obgleich die subjektiven Beschwerden der Entleerung äußerst beträchtliche sein können. Man spricht dann von „*Blasenneurosen*". Diese Diagnose sollte nur dann gestellt werden, wenn mit *allen* Hilfsmitteln eine greifbare Ursache für die Beschwerden wirklich nicht auffindbar war. Das Fortschreiten unserer diagnostischen Technik hat die Blasenneurose immer seltener gemacht, obwohl es diese Zustände, deren wir später gedenken werden, ganz gewiß gibt. In sehr vielen Fällen dieser Beschwerden wird aber eine genaue Untersuchung nicht nur des gesamten Harnapparates, sondern auch der Beckenorgane — Veränderung der Form der Blase durch Verziehung nach Nachbarorganen, Vaginalprolaps, Verlagerung des Uterus, Balkenblase — die Beschwerden erklären, oder die Blasenbeschwerden führen zur Entdeckung einer Tabes incipiens als ursächliches Moment oder endlich gibt die bakteriologische Harnuntersuchung bei Miktionsbeschwerden und klarem Urin und Fehlen entzündlicher Blasenerscheinungen Unterlagen für die Annahme einer beginnenden Nierentuberkulose. Diese Beispiele zeigen die Bedeutung der genauen Durchforschung des ganzen Organismus, bevor man sich bei der Annahme „rein nervöser Störungen" der Blasentätigkeit beruhigt und beweisen gleichzeitig wie unrecht es wäre, wollte der Urologe sein Tätigkeitsfeld lediglich im umgrenzten Gebiete des Facharztes erblicken.

Aber es gibt diese Blasenneurosen, und ihre Beschwerden sind so außerordentlich in gewissen Fällen, daß sie dem Kranken jede berufliche Tätigkeit unmöglich machen, ihn außerhalb jeden gesellschaftlichen Lebens stellen und ihn zum hypochondrischen Einsiedler werden lassen. So kennen wir einen Reizzustand der sensiblen Blasennerven, für den der Name „*irritable bladder*" geprägt worden ist, der sich mit dem Ausdruck „Reizblase" nur schlecht wiedergeben läßt. Es handelt sich um ein Krankheitsbild, das sich auf keinerlei nachweisbaren organischen Veränderungen aufbaut, d. h. dessen Diagnose zu stellen nur dann gestattet ist, wenn mit absoluter Gewißheit durch alle diagnostischen Hilfsmittel eine andere Ursache für das Leiden ausgeschlossen ist; denn es unterliegt keinem Zweifel, daß die oben angeführten lokalen

Veränderungen der Harnblase sehr wohl einen ähnlichen Symptomenkomplex hervorzurufen imstande sind. Der Zustand der „Reizblase" zeichnet sich dadurch aus, daß neben dauerndem Druck in der Blasengegend, welche die Aufmerksamkeit des Kranken ständig fesselt, heftige Tenesmen der Blasenmuskulatur bestehen, die mit Schmerzen einhergehen und den Patienten zu häufigen Miktionen veranlassen. Das Bedürfnis stellt sich dabei so dringend ein, daß es augenblicklich befriedigt werden muß, wenn nicht der Harn in größerer oder geringerer Menge unwillkürlich entleert werden soll. Dabei besteht vielfach neben dieser Pollakisurie eine Polyurie von mehreren Litern täglich eines diluierten Harns, eine Erscheinung, die man auf eine vesico-renale Reflexwirkung zurückbeziehen muß. Die Tenesmen bestehen nur tagsüber, nachts pflegt der Kranke ruhig zu schlafen, allein schon ein Zeichen für die nervöse Ursache einerseits und andererseits für das normale Fassungsvermögen der Blase. Zumeist sind es auch im übrigen nervös-erregbare weibliche Patienten, die von dem Leiden befallen sind und die sozialen Unannehmlichkeiten sind leicht ausdenkbar. Die Behandlung hat zu bestehen in der Darreichung von Sedativen allgemeiner und lokaler Art. Wärme wird meist sehr angenehm empfunden, ebenso wie Massage der unteren Extremitäten. Gutes erreicht auch eine Faradisierung der Blasenmuskulatur. Aber das qualvolle Leiden ist äußerst hartnäckig und gelangt kaum zur Ausheilung, wenn es dem Arzte nicht gelingt, psychisch und suggestiv auf den Kranken einzuwirken.

Als echte Blasenneurosen sehen wir auch Reizungen der motorischen Blaseninnervation auftreten, bei denen also, dies muß immer wieder vorausgeschickt werden, organische Veränderungen der Harnorgane durch eingehende Untersuchung ausgeschlossen wurden. Auch diejenigen Dysurien dürfen nicht als eigentliche Neurosen bezeichnet werden, bei denen die Reizung der motorischen Blasennerven veranlaßt ist durch Veränderungen im Bereiche des Zentralnervensystems, wie man sie bei der Tabes incipiens auftreten sieht oder anderen Erkrankungen des Rückenmarkes entzündlicher oder degenerativer Art oder endlich bei Druckerscheinungen der Medulla durch Tumoren oder vertebrale Abscesse tuberkulösen Ursprungs. Es ist hieraus ersichtlich, daß die Kranken auch diesbezüglich einer genauen Untersuchung unterworfen werden müssen.

Aber auch beim Ausschluß aller dieser Möglichkeiten sehen wir Spasmen der Blasenmuskulatur auftreten, die wir als *Strangurie* oder als „Blasenstottern" bezeichnen. Der Krampfzustand betrifft den Schließmuskel der Blase, der sich in einem spastischen Tonus befindet. Das Leiden stellt sich so dar, daß die Kranken über einen Verschluß der Blase klagen, die sie nur unter starker Anspannung der Bauchpresse derart zu entleeren vermögen, daß der Harn in dünnem Strahle schubweise abgeht. Der weniger bedrohliche als den Kranken irritierende

Zustand braucht durchaus nicht dauernd zu bestehen, wir beobachteten mehrfach sein Auftreten nur während der Menstruation bei sonst ganz normalem Verhalten. Die Entleerung wird bei lang dauernder Miktion gleichwohl vollkommen ausgeführt. Dabei können lebhafte, in das Membrum oder in die Leistengegend ausstrahlende Schmerzen vorhanden sein, die an das Bild des Blasensteines denken lassen. Gewiß wird man diesen Zustand vorzugsweise bei psychisch leicht erregbaren Persönlichkeiten antreffen — ganz ähnlich der bekannten Erscheinung, daß manche Leute nicht in Gegenwart anderer ihre Blase zu entleeren vermögen —, aber oft trafen wir die Strangurie, auch das einfache, schmerzlose Blasenstottern bei Patienten an, denen jegliche hysterischen usw. Stigmata fehlten.

Die Diagnose bei Ausschluß eines organischen Leidens ist einfach, schwieriger die Behebung desselben! Man wird auch hier Sedativa, besonders lokal als Suppositorien geben. Die Einführung dicker Metallbougies ist von großem Nutzen. Im übrigen ist auch die suggestive Beeinflussung von Erfolg begleitet, die durch faradische Behandlung der Blasenmuskulatur eventuell gut unterstützt wird.

Auch Reizzuständen des Detrusor vesicae begegnen wir hin und wieder, wenn auch selten, bei Ausschluß organischer Veränderungen des Harnapparates und des zentralen Nervensystems. Der Zustand der Patienten ist ungleich qualvoller. Unter lebhaften krampfartigen Schmerzen tritt ein sehr häufiges Bedürfnis der Harnentleerung ein, die Kapazität der Blase ist herabgesetzt, ihre Entleerung wird 30—40mal täglich notwendig und stört auch die Nachtruhe des Kranken derart, daß er, wenn auch mit größeren Unterbrechungen dem Bedürfnis nachzugeben gezwungen ist. Wir trafen außer einem herabgesetzten Fassungsvermögen der Blase bzw. dem Widerstand des Musc. detrusor bei dem Versuche größere, d. h. normale Flüssigkeitsmengen einzuführen, cystoskopisch ein durchaus normales Bild und klaren, sterilen Harn. Therapeutisch brachten Sedativa nur vorübergehend Erleichterung und wir konnten sehr langsam auftretende Besserung der Beschwerden nach vielen Versuchen nur erreichen durch Anwendung der Diathermiebehandlung.

Unter die nervösen funktionellen Erkrankungen der Blase ist endlich die *Enuresis* zu rechnen, ein Leiden, welches in der Tat als die Crux des Urologen bezeichnet werden kann! Wir schließen bei den folgenden Betrachtungen naturgemäß alle diejenigen Fälle aus, bei denen eine Incontinentia urinae besteht infolge einer traumatischen oder gleichwertigen (Tumor, Konkrement usw.) Läsion der Blase selbst oder ihres Schließapparates, oder einer Schädigung ihrer nervösen Bahnen auf traumatischer Basis oder als der Ausdruck eines degenerativen Prozesses im Zentralorgan.

Während wir früher die Fälle von Enuresis gewöhnlich unterhalb der Pubertätsgrenze, meist sogar nur bis zum 7.—9. Lebensjahre gleichmäßig bei Knaben und Mädchen antrafen, hat die Musterung des Mannschaftsersatzes während des Krieges gezeigt, daß das Leiden auch über die Pubertätsgrenze hinaus noch ein recht verbreitetes ist und daß offenbar nur ein gewisses Schamgefühl die Kranken, nachdem in ihrer Jugend viele Mittel erfolglos angewandt waren, sie davon abhielt den Arzt aufzusuchen.

Wir müssen heute eine Enuresis unterscheiden, die von frühester Kindheit an bestand und die uns auch meist im Kindheitsalter zugeführt wird, die nicht selten allerdings die Besonderheit aufweist, daß die Kinder in der Zwischenzeit eventuell jahrelang eine normale Blasenfunktion und auch jetzt noch den Wechsel zwischen Zeiten der Erkrankung und solchen regelrechten Verhaltens zeigen. Bei diesen Kranken, die zu gleichen Teilen dem männlichen wie auch dem weiblichen Geschlechte angehören, handelt es sich zumeist um Bettnässer, d. h. es besteht eine Enuresis *nocturna*, sehr viel seltener eine Enuresis *diurna*.

Diesen gegenüber steht eine Gruppe von Inkontinenten, die ihr Leiden in späteren Jahren erworben zu haben angeben, mit denen wir uns zunächst beschäftigen wollen. Eine außerordentlich große Zahl Kriegsteilnehmer hatten wir zu untersuchen, die dieser Kategorie angehörten. Bei weitaus den meisten dieser Leute handelte es sich um eine Enuresis nocturna et diurna. Es sei nochmals bemerkt, daß bei diesen Leuten jede organische Läsion auszuschließen war, daß die endoskopische Untersuchung ein durchaus normales Bild bot, mit Ausnahme gelegentlich einer leichten muskulären, zirkulären Einschnürung des gefüllten Blasenkörpers in seiner Mitte, eine Erscheinung, für welche eine Erklärung bisher nicht gefunden wurde. Es bestand bei diesen Leuten fraglos eine Schwäche des Blasenschließmuskels, die objektiv in die Erscheinung trat, wenn man sie mit gefüllter Blase Kniebeugen ausführen ließ. Eine Täuschung seitens der Kranken konnte dabei zumeist ausgeschlossen werden, obwohl aus begreiflichen Gründen der Zustand des Bettnässens recht gern zum Zwecke der Befreiung vom Heeresdienst solange vorgetäuscht wurde, bis man sich dazu entschloß, trotz allem auch diese Leute einzustellen! Übrigens gelingt es unschwer die das Bettnässen simulierenden Leute dadurch zu entlarven, daß man ihnen abends eine Morphiuminjektion gibt. Bei den wirklich mit dem Leiden Behafteten werden dadurch dessen Erscheinungen nicht verändert, höchstens verschlimmert, der Simulant dagegen wird durch den tiefen Schlaf verhindert sein Lager in beabsichtigter Weise zu beschmutzen und bleibt trocken!

Als Ursache für die im Felde erworbene Inkontinenz werden zwei Dinge fast stets angegeben: entweder wurde sie auf Erkältung infolge Durchnässung zurückgeführt oder mit psychischen Momenten in Zusammenhang gebracht; z. B. dem Schreck beim Krepieren eines schweren Geschosses in nächster Nähe, der Angst in besonders schwierigen, das

Leben gefährdenden Situation (man kennt ähnliches ja auch aus den friedlichen Zeiten, Examensnöten usw.!). Stets handelt es sich bei diesen Fällen also wohl um eine neurasthenische Grundlage und auch bei den „Erkältungs"fällen liegt sie ganz gewiß recht häufig vor. Dafür spricht auch — um dies vorweg zu nehmen, die relativ leichte günstige Beeinflussung des Leidens durch suggestive Behandlung — ganz ähnlich wie die Therapie der sog. „Zitterer" und das Wiederauftreten des Leidens, sobald die Leute nach längerer Heimatbehandlung wieder in die Gefahrenzone hinaus gesandt wurden. Jedenfalls wäre es sehr lehrreich gewesen, nach Friedensschluß festzustellen, welchen Ausgang das Leiden im allgemeinen unter dem Einfluß der politischen Verhältnisse genommen hätte! Immerhin gibt es aber eine ganze Reihe von Fällen, in denen bei früher Gesunden in späteren, nicht Kindheitsjahren die Enuresis erworben wurde, und zwar nicht nur die nocturna, sondern auch die diurna, welche den Bemittelteren zwingt, dauernd ein Urinal zu tragen, während der Unbemittelte in seinen von sich zersetzendem Urin höchst übelriechenden Kleidern einhergeht, aus seinen Arbeitsstellen hinausgedrängt wird, da es nicht möglich ist, mit ihm in gleichem Raume sich aufzuhalten und schließlich abseits der menschlichen Gesellschaft verkommt. Aber es muß betont werden, daß in der Zeit *nach* dem Kriege sich diese Fälle ganz außerordentlich vermindert haben!

Sehr viel häufiger ist die *Enuresis der Kinder*, die wir gemeinhin als Bettnässen bezeichnen. Man darf annehmen, daß ein von seiner Mutter richtig erzogenes und nicht vernachlässigtes Kind im Alter von höchstens $1^1/_2$ Jahren „trocken" ist, d. h. sich tags und nachts nicht mehr beschmutzt. Wenn dem Kinde während des Spielens auch später einmal ein Unglück passiert, wenn es in den nächsten Jahren gelegentlich von Erkältungen oder allgemeinen Indispositionen vorübergehend sich nachts beschmutzt, so ist das Kind noch kein „Bettnässer". Als ein solcher ist es zu bezeichnen, wenn die Beschmutzung zu einer Gewohnheit wird bei größeren Kindern. Man sieht das Leiden dann meist im Laufe der Zeit, spätestens aber in den Pubertätsjahren von selbst aufhören und nur seltener bleibt es auch bis in die späteren Lebensjahre oder auch dauernd bestehen.

Die Symptome des Leidens können im einzelnen recht verschieden sein. Zunächst ist festzustellen, daß die Kinder zumeist bei Tage die volle Herrschaft über ihre Blaseninnervation haben. In solchen Fällen kann man unmöglich von einer mangelhaften Funktion des Schließmuskels, einer Lähmung desselben, oder von einem Krampf des Detrusor, im allgemeinen von einer „Blasenschwäche" sprechen, obwohl es auch diese Fälle gibt, in denen der Bettnässer bei Tage schleunigst dem sich einstellenden Bedürfnis genügen muß, wenn nicht der Harn die Kleider beschmutzen soll. Es müssen also andere Momente mitsprechen, welche das Bettnässen veranlassen. Von Bedeutung ist da die Erfahrung, daß das Unglück sich oft ereignet schon in den ersten Stunden des Schlafes, wenn auch die normales Fassungsvermögen zeigende Blase vor dem Einschlafen sicher entleert ist und stundenlang vorher keine Flüssigkeitsaufnahme stattgefunden hatte, oder daß in den Morgenstunden, kurz vor dem Aufstehen das Bett beschmutzt wird, während das Kind nachts mehrfach zur Harnentleerung geweckt und trocken befunden wurde, daß endlich manchmal mehrmals in einer Nacht die Beschmutzung stattfindet. Die Kinder wissen oft frühmorgens nichts von dem Ereignis, sein Eintreten ist ihnen äußerst peinlich und der kleine Verbrecher steht oft den ganzen Tag über psychisch unter dem Eindruck seines Vergehens, namentlich dann, wenn er, wie wir sogleich sehen werden, ein schlechtes Gewissen hat.

Die Menge des entleerten Harns ist verschieden. Bald wird nur wenig entleert mit dem Erfolge des bekannten „Kringels" im Bettuch und die größere Menge bleibt in der Blase zurück, bald wird die Blase vollkommen entleert und aufmerksame Pflegerinnen berichten, daß das Kind dabei mit starren offenen Augen wie geistesabwesend im Bette liegt und daß das Membrum erigiert ist.

Daß eine schlechte Gewöhnung der Kinder schuld an dem Leiden ist, wird wohl nur in den seltensten Fällen zutreffen. Auffallend ist, daß die Kinder oft nervös reizbar sind oder an Blutarmut oder anderen Beeinträchtigungen des Allgemeinzustandes leiden, aber es ist da schwer anzugeben, ob das Bettnässen die Folge dieser Zustände oder ihre Ursache ist! Beides ist wohl oft der Fall. Wenn Obstipation, Erkrankung an Eingeweidewürmern mit Jucken am After, Phimose oder eine Balanitis als Grund des Bettnässens angegeben wird, so können wir diese Leiden auch nicht als ursächliches, wohl aber als auslösendes Moment bezeichnen.

Wir müssen, und zwar in ganz gleicher Weise für beide Geschlechter, zwei ganz verschiedene Dinge als Ursache für das Bettnässen der Kinder ansehen. Zunächst sind es, und zwar bei weitem in den meisten Fällen, masturbatorische Exzesse bei den kleinen Patienten. Sie kommen außerordentlich häufig auch in ganz jungem Lebensalter vor. Die darauf aufmerksam gemachten Pflegerinnen sind zunächst entrüstet über diese Annahme, müssen sie aber bald zugeben, wenn sie ihre Aufmerksamkeit hierauf lenken. Dafür spricht auch das Auftreten des Bettnässens kurz nach dem Einschlafen oder frühmorgens, wenn die Kleinen wach im Bett liegen, wie auch die anderen oben angeführten Begleiterscheinungen. In den anderen als Ursache bezeichneten körperlichen Veränderungen, Veränderung des Praeputiums, des Orificium urethrae, Balanitis, Vulvitis, Phimose, Afterjucken bei Wurmerkrankung liegt aber wohl nur das auslösende Moment, welches die Kinder aufmerksam macht und zu masturbatorischen Handlungen veranlaßt, die dann mit einer mehr oder minder vollständigen Blasenentleerung rein reflektorisch endigen.

Aber noch eine zweite Erklärung erscheint sehr plausibel für viele Fälle des Bettnässens: die unzweckmäßige Ernährung der Kinder. Nicht nur übermäßige Darreichung von Flüssigkeit, Suppen, Milch, Tee zur Abendmahlzeit regt die Harnproduktion übermäßig an und veranlaßt es, daß die Kleinen in tiefem Schlafe sich des Bedürfnisses nicht bewußt werden, vielleicht auch aus Angst im Dunkeln ihre Blase ins Bett entleeren anstatt aufzustehen, das wäre ja leicht verständlich. Vor allem sind es aber kopiöse schwere Nachtmahlzeiten, die die Kinder zu einem unnatürlichen, tiefen Schlaf gerade zu Beginn der Nachtruhe veranlassen — man nimmt geradezu eine Giftwirkung durch Stoffwechselprodukte auf die Gehirnzellen an — und in diesem tiefen Schlafe werden die Kinder sich des Bedürfnisses nicht nur nicht bewußt, sondern der Sphinctertonus ist auch herabgesetzt, so daß er durch die Kontraktion des durch Füllung der Blase gereizten Detrusors leicht überwunden wird, ohne daß das Kind dies bemerkt.

Wenn auch das Leiden gewöhnlich bald und spätestens in der Pubertätszeit von selbst verschwindet, so muß doch alles getan werden, um die Heilung von jenem ekelhaften Zustande möglichst bald herbeizuführen.

Daß durch eine verständige Erziehung der Kinder sehr viel erreicht werden kann, ist selbstverständlich. Warnen möchten wir vor körperlichen Züchtigungen, die sicherlich ganz wertlos sind. Die Richtung, in welcher sich die Therapie zu bewegen hat, ist leicht zu übersehen. Zunächst sind alle organischen Veränderungen zu beseitigen, deren oben Erwähnung getan wurde; obenan steht hier die operative Behandlung der Phimose, dann die Heilung der Balanitis, der Vulvitis, der Wurmerkrankung usw. Sodann ist dafür Sorge zu tragen, daß die Kinder auf relativ hartem Lager (Roßhaarmatratze) schlafen, daß das Schlafzimmer kühl gehalten wird und sie nicht zu warm zugedeckt werden. Bei kleineren Kindern müssen eventuell die Hände für die Nacht gefesselt werden (abnehmbarer Gipsverband, der die Hand so umschließt, daß die Finger innerhalb desselben noch bewegt werden können). Sodann ist für eine leichte Abenddiät Sorge zu tragen, nicht die Hauptmahlzeit auf den Abend zu legen, wie man dies nicht selten sieht. Zur Abendmahlzeit reiche man keine Getränke und dünne Suppen, lasse vielmehr die letzte Flüssigkeitsaufnahme mehrere Stunden vor dem Schlafengehen geschehen. Die Pfleger müssen die Unbequemlichkeit auf sich nehmen, das Kind mehrere Male nachts zu wecken, und lassen ganz allmählich und unbemerkt diese Intervalle größer werden.

Werden die Kinder verständiger, so sind sie einsichtsvollem Zureden geneigter, da sie selbst von ihren üblen Gewohnheiten frei zu kommen wünschen. Auch suggestiver Behandlung sind sie mit Erfolg zugänglich, namentlich wenn dieselbe noch unterstützt wird durch eine leichte elektrische Behandlung der Blasenmuskulatur, von der wir als alleinige Therapie bei der Enuresis übrigens recht wenig halten.

Endlich sei noch einer Behandlungsmethode gedacht, der von Cathélin hierzu empfohlenen epiduralen Injektion von physiologischer Kochsalzlösung. Sie wird so vorgenommen, daß bei dem auf dem Leibe liegenden Kranken, dessen Becken durch eine darunter geschobene Nierenrolle hochgelagert wird, die den Hiatus sacralis flankierenden Cornua sacralia mit der linken Hand fixiert werden, während die rechte Hand die lange Hohlnadel einer 30 ccm Rekordspritze durch die den Hiatus verschließende Membran hindurch in den epiduralen Raum des Sacralkanales hineinstößt und nun 20—30 ccm der körperwarmen sterilen physiologischen Kochsalzlösung langsam einspritzt. Die Patienten bemerken, wie diese in dem Wirbelkanal bis zum Hinterhauptloch ansteigt, nicht aber über dieses hinaus, da der epidurale Raum hier sein Ende findet und sich nicht in die Schädelhöhle hinein fortsetzt. Der Eingriff ist leicht ausführbar, man bemerkt, daß man im epiduralen Raum sich befindet: Die Hohlnadel ist in der Membran fixiert und die Flüssigkeit dringt leicht ein, ohne daß etwa eine Quaddel anzeigt, daß sie nicht den richtigen Weg genommen hat.

Die Erklärung, welche Cathélin für die Wirkung seines Verfahrens gegeben hat, ist ebenso unwissenschaftlich wie problematisch. Er sagt daß, wie das stehengebliebene Gehwerk einer Uhr durch den Stoß gegen das Pendel wieder in Gang gesetzt werde, so die Nervenenden für die Regelung der Blasenfunktion in der Medulla spinalis durch die epidurale Injektion eine mechanische Anregung erhielten! Wie dem nun sei: In der Tat sehen wir durch mehrfache, etwa mit 8tägigen Intervallen ausgeführten Injektionen vielfach, und nicht so selten auch dauernd eine Besserung und Heilung der Enuresis eintreten. Unseres Erachtens ist aber die Wirkung des Eingriffes mit seinen Vorbereitungen, der natürlich ohne Anästhesie ausgeführt wird, eine rein suggestive. Es empfiehlt sich durchaus seine Anwendung versuchsweise, wenn andere Mittel nicht zum Ziele führten. Aber in einer großen Zahl der Fälle bleibt der Erfolg aus oder er ist, darüber muß man sich klar sein, nur ein vorübergehender.

Die Enuresis, sofern sie nicht vor Eintritt der Pubertätsjahre zur Ausheilung kommt, ist eine außerordentlich hartnäckige Krankheit, bei deren Behandlung jedes Mittel recht ist. Ist das Leiden verschleppt bis in das reifere Alter, so ist es kaum zu beheben und zeigt seine rückwirkende Kraft auf das ganze seelische Verhalten des Menschen sofern es nicht bereits der Ausdruck einer allgemeinen Degeneration des Individuums ist, eine Auffassung, die sich bei der Beobachtung des Gesamtzustandes des Patienten nicht selten aufdrängt.

Von einer medikamentösen Behandlung des Leidens mit Strychnininjektionen, Belladonna u. a. haben wir Dauererfolge nicht feststellen können.

Schließlich darf nicht unerwähnt bleiben, daß die Erscheinungen der Incontinentia vesicae und besonders der Enuresis nocturna nicht selten begleitet sind von einer Spaltbildung im Bogen des IV. oder V. Lendenwirbels (Rhachischisis), ohne daß etwa in dieser Erscheinung ein Hebel zum Ansetzen einer Therapie zu erblicken wäre.

Die *Lähmung der Blasenmuskulatur* beruht durchweg auf organischen Veränderungen, welche den nervösen Apparat an allen Stellen seines Verlaufes treffen können. Die peripheren Bahnen können verletzt worden sein durch eine Beckenfraktur, eine traumatische Lösung der Synchondrosis sacro-iliaca, oder auch durch operative Eingriffe. Die zentralen Bahnen in der Medulla spinalis können durch die verschiedenartigsten krankhaften Prozesse lädiert worden sein: durch die kongenitale Spina bifida, durch entzündliche Veränderungen wie die Myelitis, durch degenerative wie die Tabes dorsalis u. a., endlich durch Druck auf die Medulla infolge eines intra- oder extramedullären Tumors, einen von der Wirbelcaries ausgehenden Abscesses oder Abknickung des Rückenmarkes im Anschluß an das Zusammensinken des tuberkulösen Wirbelkörpers, endlich durch die Fraktur der Columna vertrebralis und Abquetschung des Rückenmarkes, die direkte Läsion des letzteren durch Schuß und Stich und seine Kompression durch das Hämatom des Wirbelkanals und die Hämatomyelie. Endlich können alle die genannten Prozesse die Reflexzentren selbst betroffen haben.

Ist der Krankheitsprozeß rückbildungsfähig, sei es von selbst wie beim Bluterguß usw. oder durch operative Maßnahmen, wobei natürlich die Voraussetzung vorliegen muß, daß eine Kontinuitätstrennung der Bahnen nicht vorgelegen hat, die sich niemals wieder herstellen, so können die zunächst äußerst bedrohlichen Symptome sich im Laufe von Wochen ganz oder teilweise wieder verlieren, wie wir es so oft beim Bruch der Wirbelsäule zu beobachten Gelegenheit haben, wo häufig eine zunächst bestehende komplette Lähmung der Blase sich vollkommen wieder verliert.

Im übrigen kann die motorische Blasenlähmung eine komplette oder partielle sein, je nachdem die Bahnen ganz oder nur teilweise zerstört sind.

Der Effekt ist der gleiche, ob nun periphere Nerven, zentrale Bahnen oder die Reflexzentren lädiert sein mögen, bezüglich deren Anatomie und physiologischen Verhalten wir auf das eingangs Gesagte verweisen. Wir beobachten die Lähmung des M. detrusor vesicae, des M. sphincter vesicae oder beider Antagonisten.

Besteht eine Lähmung der Innervation des M. detrusor bei gut erhaltener Funktion des M. sphincter, so sehen wir den Zustand der kompletten Retention der Blase: Der Tonus des Sphincter kann nicht durch den gelähmten Detrusor überwunden werden. Der Zustand ist insofern weniger ungünstig, als bei bestehenbleibender Lähmung die Bauchpresse für den Detrusor vikariierend eintreten kann und der Kranke es auch lernt mit der Zeit durch manuelles Ausdrücken der Blase den Sphinctertonus zu überwinden. Oft besteht übrigens auch nur eine Parese des Detrusor, eine partielle Lähmung, da nur ein Teil der Bahnen zerstört ist, dann vermag der noch innervierte Teil des Blasenmuskels das Organ selbständig einigermaßen zu entleeren, so daß etwa ein geringer Restharn zurückbleibt.

Die bestehenbleibende Detrusorlähmung wird aber zu einer übergroßen Ausdehnung des Organs führen und damit ist auch der Schlußfähigkeit des gesunden Sphincters eine Grenze gesetzt, der mechanisch gedehnt wird, um so mehr, wenn auch seine Bahnen etwa eine teilweise Läsion erfuhren. Der Effekt ist, daß infolge der Insuffizienz des Sphincters die gefüllte Blase überläuft; tropfenweise oder in kleinen Schüben fließt der Harn unwillkürlich ab. Wir sehen den als *Ischuria paradoxa* bezeichneten Zustand, der, weil eine Urinsäule dauernd die Urethra erfüllt, für den Kranken die Gefahr der Infektion von außen in sich birgt. Trotz dieses Harnabganges bleibt dem Kranken natürlich das starke Miktionsbedürfnis, welches er mit dem gelähmten Detrusor nicht, wohl aber durch Auspressen der Blase zu befriedigen lernt.

Sehr viel übler ist der Zustand der Blase, der hervorgerufen wird durch eine Lähmung des M. sphincter vesicae, mag diese nun isoliert bestehen oder, wie es nicht selten der Fall ist, in Verbindung mit einer Lähmung des M. detrusor. Da die Blase dauernd des Abschlusses entbehrt, läuft der Urin fortwährend unwillkürlich ab. Das Organ entleert sich so weit, bis der Flüssigkeitsspiegel bis zur Höhe des Orificiums der Blase gesunken ist. Es bleibt also ein Residualharn zurück, der abhängig ist von der Körperhaltung, welche der Kranke einzunehmen in der Lage ist. Kann er sich aufrecht halten und gehen, so wird die Blase vollkommen entleert, zwingt ihn der Allgemeinzustand zur Ruhelage, so ist die Menge des Restharns größer, die Blase kann jedoch durch Lagewechsel gewissermaßen ausgeschüttet werden, wenn auch nicht vollkommen. Der Zustand birgt große Gefahren für den Patienten in sich, die nur durch sorgsamste Pflege hinausgeschoben, sehr selten auf die Dauer aber vermieden werden können. Das dauernde Abtropfen der Blase bedingt es auch hier, daß die Urethra ständig von einer Urinsäule erfüllt ist, in welcher aus der Urethra anterior die Infektion zentralwärts aufsteigt, besonders dann, wenn bei Prozessen im zentralen Nervensystem gleichzeitig die Bahnen für den willkürlichen Sphincter externus ganz oder auch nur teilweise außer Funktion gesetzt sind, wie dies häufig der Fall ist. Auch der kraftvolle reinigende Urinstrahl fehlt und die Infektion steigt zur Blase auf. Hier bildet der Restharn einen vorzüglichen Nährboden für die pathogenen Bakterien: die Cystitis ist die baldige Folge. Die Entzündung ascendiert in den Ureter, da bei der Lähmung des Detrusor auch der durch die Obliquität des Ureterdurchtrittes in der Blasenwand gewährleistete bakteriensichere Abschluß in Wegfall kommt. Pyelitis und Pyonephrose stellen sich ein, denen nach mehr oder weniger langer Zeit, je nach der Virulenz der Infektion die Sepsis folgt, welche schließlich mit dem Tode des Patienten endigt: ein Ereignis, welches gute Pflege wohl hinausschieben, selten aber verhindern kann und welches für den bedauernswerten Kranken gewöhnlich ein langerwünschtes Ende seines qualvollen Leidens darstellt.

Zusammenfassend ist also zu bemerken, daß die Harnverhaltung infolge Lähmung des M. detrusor bei erhaltener Sphincterfunktion eine günstigere Prognose hat insofern als, falls die Tätigkeit des Muskels sich nicht wiederherstellt, Bauchpresse und manuelle Expression der Blase vikariierend eintreten können, während die Lähmung des Blasenschließmuskels eine recht ungünstige Voraussage hat. Gleichwohl kann eine sachgemäße Behandlung viel Gutes ausrichten auch in diesen letzteren Fällen.

Die *Therapie* hat zwei Richtlinien einzuschlagen: zunächst muß sie, einsetzend am Orte der Läsion der Nervenbahnen, versuchen zu retten und zu erhalten, was noch an nervösem Material wiederherzustellen und zu erhalten ist; dann muß sie sich bemühen, durch richtige Blasenbehandlung die Infektion fernzuhalten, die bestehende Infektion zu bekämpfen und ihr Aufsteigen zentralwärts zu verhindern.

Wo das Rückenmark zerstört ist, da ist jeder Versuch einer Wiederherstellung vergeblich. Schwierig aber ist es festzustellen, ob eine solche Zerstörung vorliegt, oder ob nur ein Druck auf die Bahnen durch krankhafte Prozesse ausgeübt wird, dessen frühzeitige Beseitigung noch ihre Erholung und Wiederherstellung ermöglicht, etwa ein Absceß, ein Bluterguß, ein Tumor, ein Knochensplitter, ein Geschoß, das sich im Wirbelkanal befindet. Frühzeitige Beseitigung dieses Druckes durch die Laminektomie — Tage sind hier von ausschlaggebender Bedeutung — kann die Lähmung beseitigen oder ihr Fortschreiten verhindern, wenn die Nervenbahnen nicht primär durchtrennt oder durch Druck atrophiert sind. Extension der Wirbelsäule bei deformierender Caries kann das Rückenmark entlasten. Die Operation der Spina bifida bzw. der Myelocele und ihrer verwandten Zustände kann die Lähmung der Blasenmuskulatur günstig beeinflussen und ist auszuführen, wo nicht eine Paraplegie der unteren Körperhälfte die Wiederherstellung von vornherein als aussichtslos erscheinen läßt. Entzündliche Prozesse des Rückenmarks sind nach entsprechenden Vorschriften zu behandeln, ebenso die degenerativen Prozesse, vor allem die Tabes, in deren Anfangsstadien schon häufig Blasenstörungen im Vordergrunde stehen.

Die lokale Behandlung der Blase besteht einmal in der Darreichung der Harnantiseptica und in sinngemäßer Einwirkung auf die Blasenwand selbst. Die gleich nach einer Läsion des Rückenmarkes zunächst einsetzende Harnverhaltung, die später eventuell zurückgeht oder sich zu einer Inkontinenz der Blase entwickelt, bedarf naturgemäß der künstlichen Entleerung. Die vorstehenden Ausführungen lassen erkennen, daß die Katheterung bei der außerordentlichen Gefahr der

Infektion in ganz besonders vorsichtiger, aseptischer Weise ausgeführt werden muß. Bleibt die Inkontinenz aus, besteht nur eine Lähmung des M. detrusor, so muß möglichst frühzeitig der Kranke dazu angehalten werden, die Blase mit der Bauchpresse oder manuell zu exprimieren, meist lernt er dies allerdings erst, wenn er wieder außer Bett ist. Die Katheterung auf die Dauer muß möglichst ganz vermieden werden. Vor allem aber hüte man sich unbedingt davor, einen Dauerkatheter einzulegen, eine Versuchung, der mancher Arzt aus begreiflichen Gründen unterliegt: die Infektion der Harnwege würde die unmittelbare Folge sein.

Bei einer Lähmung des M. sphincter vesicae kommt gleichfalls die künstliche Entleerung in Frage, um den Residualharn zu beseitigen und die Infektion des gestauten Harns zu vermeiden. Die Häufigkeit der Entleerung hängt ab von den Abflußbedingungen des Harns, die bei aufrechter Stellung besser sind als bei der zumeist infolge gleichzeitiger anderer Lähmungen eingenommenen liegenden Körperhaltung. Der Katheterung soll sich stets eine mechanische Auswaschung der Blase mit einer Kochsalz- oder Borlösung anschließen; Spülungen mit Sol. Argent. nitric., die von Zeit zu Zeit vorzunehmen sind, sollen antiseptisch einwirken. Stets beherzige man den Erfahrungssatz, auch bei bestehender Infektion ganz aseptisch zu arbeiten. Es gelingt auf diese Weise, dem inkontinenten Kranken viele Jahre lang, wenn auch nicht eine Infektion der Blase fern zu halten, so doch ein Ansteigen der Infektion nierenwärts zu vermeiden.

Dem Zustande einer Parese des Sphincter vesicae ähnelt in etwas die *Schwäche* des *Schließmuskels bei älteren Frauen*, die, insbesondere auch nach häufigen oder schweren Geburten eine Schlaffheit der Muskulatur des Beckenbodens aufweisen. Die dauernde, wenn auch leichte Inkontinenz namentlich beim Husten, Lachen, schnellerem Gehen usw. ist äußerst peinlich. Recht guten Erfolg in leichteren Fällen gibt die Faradisation des Sphincter derart, daß die eine Elektrode *in* den Sphincter eingeführt, die andere suprapubisch aufgesetzt wird. Führt dies nicht zum Ziele und ist die Inkontinenz eine größere, so ist operativ vorzugehen. Zweck des Eingriffes ist es, ein Hindernis für die unerwünschte Entleerung zu schaffen. Von der Anlegung eines Paraffinwalles im Sphinctergebiet hat man wieder Abstand genommen wegen der Gefahr des Eindringens der eingespritzten Masse in eine Vene. STOECKEL empfiehlt, die losgetrennten Mm. pyramidales um den Sphincter herum zu lagern. Wir halten das nicht für günstig, da jene, aus ihrer normalen nervösen Versorgung gelöst, der Atrophie verfallen müssen. Zu bevorzugen ist das Vorgehen nach GERSUNY, der die freipräparierte Urethra dadurch verengert, daß er sie nach einer Drehung ihrer Achse um 180° wieder einnäht. Wir hatten recht gute Erfolge mit diesem Verfahren.

Einen im Affekt der Lähmung des M. detrusor ganz ähnlichen Zustand stellt die *Atonie der Blase* dar im Anschluß an eine akute Überdehnung des Organes, welche ein Auseinandergedrängtwerden der Muskelfasern und somit Trennung der Nervenendigungen von diesen zur Folge hatte. Diese anatomische Veränderung ist naturgemäß irreparabel und kann nur teilweise gebessert werden durch Unterstützung der Ausbildung vikariierenden Arbeitshypertrophie der noch intakt gebliebenen Muskelfasern. Wir verweisen auf das gelegentlich der Besprechung der Prostatahypertrophie Gesagte, bei der man am häufigsten einer solchen Distension der Blase begegnet.

Auch die die tiefen Wandschichten der Blase ergreifenden entzündlichen Prozesse, vor allem die Blasentuberkulose führen zu einer der Lähmung des Blasenmuskels gleichenden Veränderung infolge seiner Degeneration. Die Blasenwand kann vollkommen ihre Kontraktilität verlieren: sie stellt ein starrwandiges Hohlorgan dar, in welches nach Entleerung mit dem Katheter die Außenluft unter Geräusch hineinpfeift. Mit einer nervösen Störung hat diese Veränderung der Blase natürlich nichts zu tun.

IV. Erkrankungen der Harnleiter.

1. Angeborene Veränderungen.

Wie wir aus den einleitenden anatomischen Bemerkungen ersahen, haben die Ureteren eine solche Lage, daß sie sich anderen Untersuchungen als denen auf endoskopischem und radiographischem Wege fast völlig entziehen. Nur bei besonders schlaffen Bauchdecken vermag man sie von außen an einzelnen Stellen der Bauchwand abzutasten oder unter Umständen von Vagina oder Rectum her. Aber auch dann gelingt die Abtastung des gesunden Ureters kaum, sondern nur diejenige des kranken, dessen Wandungen durch entzündliche Prozesse oder Periureteritis verdickt sind, oder in dessen Lichtung sich ein Konkrement befindet, welches der untersuchenden Hand einen dem Nachbargewebe gegenüber differenzierten Widerstand entgegensetzt. Man ist also gezwungen, seine Rückschlüsse zu ziehen aus dem Verhalten der Ureteröffnungen im endoskopischen Bilde, aus der Katheterung der Harnleiter und aus dem Ergebnis des Röntgenbildes: der Leeraufnahme und dem Pyelo- bzw. Ureterogramm. Die Betrachtung des endoskopischen Bildes läßt schnell erkennen, ob man einem krankhaften Prozeß der Ureteren sich gegenüber befindet. Er findet zumeist seinen Ausdruck in Veränderungen des Aussehens der Harnleiteröffnungen, deren Gestalt eine andere wird, ebenso wie sie und ihre Umgebung Veränderungen der Gefäßinjektion aufweisen. Die regelrechte Ejaculation des Urins, dessen Wirbel der Geübte recht gut erkennt bei gleichzeitiger Erweiterung und Verengerung des Ureterschlitzes, auch ohne daß er sich jenen durch Färbung mit

Indigocarmin sichtbar macht, erfolgt in abweichender Weise. Endlich gibt die Katheterung der Ureteren genauen Aufschluß über ihre Durchgängigkeit.

Entwicklungsfehler der Ureteren stehen zumeist in Zusammenhang mit Störungen in der Anlage der Nieren, wir werden später auf diese noch näher eingehen müssen. Aus dem Vorhandensein zweier normal angelegter Ureteröffnungen läßt sich noch kein Rückschluß auf die richtige Anlage der Nieren ziehen, selbst wenn die Ureteren für Sonden durchgängig sind und beide normalen Urin geben. Die Harnleiter können zu einer Hufeisenniere führen, oder auf die beiden, einseitig superponierten Nieren, ein allerdings seltenes Vorkommnis.

Häufiger schon begegnet man einer doppelten Anlage der Ureterostien, und zwar beiderseits oder zumeist einseitig, während die andere Seite ganz normale Verhältnisse aufweist. Die eine der beiden Öffnungen gibt gegebenenfalls keinen Urin, weil der Ureter nach kurzem Verlaufe blind endigt. Die Ureterkatheterung wird dies alsbald aufklären und die Wismutsonden zeigen im Röntgenbilde, daß beide Ureteren zum gleichseitigen Nierenbecken führen. Beide Ureteren geben Harn; gelegentlich sieht man den einen klaren, den anderen trüben Harn entleeren, ein Umstand, der darin seine Erklärung findet, daß die abnorme Gestaltung des Nierenbeckens oder eine Teilung desselben zu teilweiser Stauung seines Inhaltes geführt hatte.

Zusammenfassend ist zu bemerken, daß beim Vorhandensein von zwei Ureterostien auf der *einen* Seite, diese zwei zu der einen Niere führenden getrennten Ureteren entsprechen können, daß aber auch ein einziger vom Nierenbecken entspringender Ureter sich in beliebiger Höhe in zwei Teile spalten kann (Ureter fissus) und daß andererseits wieder zwei von dem einen Nierenbecken ausgehende Ureteren sich in beliebiger Höhe vereinigen können zu *einem* Harnleiter mit *einem* Ureterostium. Es ist erklärlich, daß diese Veränderungen zu Störungen des Abflusses Veranlassung geben können. Das Pyelogramm wird die Verhältnisse im Einzelfall klären.

Eine genaue Untersuchung, wie sie etwa vor der beabsichtigten Exstirpation einer Niere auszuführen ist, wird sich also nicht damit begnügen, aus dem Vorhandensein zweier funktionierender Ureteröffnungen auf das ja allerdings wahrscheinliche Vorhandensein zweier Nieren zu schließen, sondern wird die letzteren stets auch röntgenologisch durch Leeraufnahme und Pyelogramm darstellen.

Die Ureterkatheterung hat besonders auch die *Durchgängigkeit* des Harnleiters festzustellen. Es kommt nun nicht selten vor, daß die Sonde angehalten wird, sei es an den physiologisch engeren Abschnitten des Lumens, dem Abgang vom Nierenbecken, der Kreuzungsstelle mit den Beckengefäßen, der Eintrittsstelle in die Blasenwand, dem intramuralen Verlauf oder auch an einer beliebigen anderen Stelle. Der Anfänger ist geneigt, vorschnell eine Striktur des Ureters anzunehmen oder eine

Abknickung, welche die Passage der Sonde verlegt. In solchen Fällen muß man die Katheterung mehrfach mit verschiedenen Sonden und an verschiedenen Tagen wiederholen und wird dann oft überrascht sein, die glatte Durchgängigkeit festzustellen. Eine Striktur des Ureters wird stets mit besonderen Symptomen einhergehen, die Abknickung kaum je das Vorhandensein einer Wanderniere stärkeren Grades vermissen lassen. In beiden Fällen würde das Ausfallen der regelrechten Ejaculation aus den Ureterostien ebenso auffallen wie mehr oder weniger ausgeprägte Stauungserscheinungen in den zentralen Abschnitten.

Immerhin stellen Abknickungen des Ureters bei stärkeren Wandernieren durchaus keine seltene Erscheinung dar. Sie lassen sich mit Reposition der Niere ausgleichen und bedeuten, wie wir später sehen werden, eine absolute Indikation für operatives Vorgehen.

In der *Chromocystoskopie* nach intravenöser Injektion von 1 ccm 20%iger Indigocarminlösung in die Armvene besitzen wir ein ausgezeichnetes Mittel, aus der Modalität der Blauausscheidung Rückschlüsse auf die anatomischen Verhältnisse des Harnleiters zu ziehen. Der blaue Farbstoff wird nach $3^1/_2$—5 Minuten — eine gut funktionierende Niere vorausgesetzt — in tiefblau gefärbtem, kräftigen Strahl mit Intermissionen aus dem Ureterostium ejaculiert. Diese Ejaculation wird bedingt durch eine einwandfreie Funktion der glatten Uretermuskulatur. Besteht eine Striktur des Harnleiters, oder hat, etwa durch eine tuberkulöse Wanderkrankung der Ureter seine Peristaltik verloren, oder liegt ein Ureterstein vor, oder endlich eine Atonie des Organs, so kann bei Okklusion der blaugefärbte Strahl ganz fehlen, sonst aber vermißt man seine kräftige Projektion: der blaugefärbte Harn sickert mehr oder weniger kraftlos aus dem Ostium heraus.

Einer besonders eigentümlichen Veränderung ist noch zu gedenken in der Gestalt des Prolapses des Ureters in das Blaseninnere. Im cystoskopischen Bilde sieht man bald einen Tumor an Stelle der normalen Einmündung des Ureters, auf dessen Höhe der Harnstrahl sich entleert, bald sieht man einen Teil des Ureters in Form eines eingestülpten Handschuhfingers mehr oder weniger weit in die Blase hineinragen. Eine sichere Erklärung für diese Erscheinung gibt es nicht. Ihre Beseitigung ist nicht selten notwendig, weil die durch Einschnürung entstehenden ödematösen Schwellungen den Abfluß behindern können. Man wird mittels der Elektrokoagulationssonde den Versuch machen, den Schnürring des Prolapses zu durchtrennen, gelingt dies nicht, so muß der Prolaps und seine Ursache auf dem Wege der Sectio alta durch eine plastische Operation beseitigt werden.

2. Verletzungen des Ureters.

Verletzungen des Ureters begegnet man nicht selten. Dieselbe kann ohne äußere Wunde zustande kommen, wenn sie durch stumpfe Gewalt erfolgte, etwa durch Überfahren, durch Sturz aus großer Höhe. Besonders im letzteren Falle kann der Ureter an seinem Nierenbeckenansatz abreißen. Urininfiltration im retroperitonealen Bindegewebslager ist die Folge und vergesellschaftet sich mit einem ausgedehnten Hämatom, da zumeist Berstungen der Niere mit einhergehen. Die Erscheinungen, die mit schwerem Shock und reflektorischer Bauchdeckenspannung der erkrankten Seite einherzugehen pflegen, machen baldigste operative Freilegung notwendig. Nur in seltenen Fällen wird eine Implantation des abgeknickten Ureters in das Nierenbecken in Frage kommen; zumeist wird die gleichzeitige Nierenverletzung die Exstirpation dieses Organes notwendig machen.

Offene Verletzungen des Ureters an irgendeiner Stelle seines Verlaufes haben wir im Kriege häufiger beobachten können durch Schußverletzung, durch Hieb und Stich. Austreten von Harn aus der Wunde stellt die Diagnose schnell richtig. Wenn die Wundverhältnisse es zulassen, wird man eine plastische Vereinigung der Enden primär erstreben, für welche mehrere Methoden angegeben werden, sonst wird man die beiden durchtrennten Enden in der Hautwunde fixieren, um ihre Retraktion zu verhüten und sekundär die Plastik vornehmen. Liegt die Stelle der Durchtrennung nicht allzuweit von der Blase entfernt, so wird man besser daran tun, das elastische Rohr vorzuziehen und nach Art des Schrägkanals in die Blasenwand zu implantieren.

Verletzungen des Ureters erfolgen nicht selten auch bei operativen Eingriffen an Nachbarorganen, z. B. bei der Ausräumung der retroperitonealen Lymphbahnen bei der Uterusexstirpation nach WERTHEIM oder bei der vaginalen Hysterektomie. Sie stellen naturgemäß sehr unangenehme Komplikationen dar, die nach den oben geschilderten Grundsätzen möglichst zu behandeln sind, wenn nicht z. B. bei größeren Defekten die Exstirpation der entsprechenden Niere sich als Notwendigkeit ergibt, und dies wird zumeist der Fall sein.

3. Ureterfisteln.

Im übrigen machen Ureterfisteln, die aus irgendeinem allgemeinen oder äußeren Grunde nicht operativ behandelt werden können oder die in beabsichtigter Weise angelegt wurden, etwa um die schwer erkrankte Blase auszuschalten (ausgedehnter Blasentumor, vorgeschrittene Schrumpfblase bei Tuberkulose, Blasenektopie), das Tragen von Urinrezipienten notwendig, deren Anbringung zwar schwierig ist, die aber bei genügender Sauberkeit dem Kranken eine Befreiung von seinen Beschwerden und einen gewissen Schutz vor ascendierender Infektion längere Zeit hindurch gewährleisten.

4. Entzündliche Veränderungen.

Entzündliche Veränderungen der Harnleiter sind sehr häufig und stets sekundärer Art, sei es, daß sie vom erkrankten Nierenbecken oder von der erkrankten Blase ihren Ausgang nahmen. Es kann sich um nur eine katarrhalische Entzündung der Uretermucosa handeln, oder auch um tiefe Wandprozesse, welche die ganze Wand des Harnleiters durchsetzen und das periureterale Gewebe beteiligen (Periureteritis), so daß das Rohr auf Daumendicke verdickt wird. Die katarrhalische Mucosaerkrankung kann durch alle Eitererreger veranlaßt werden, die tiefere Wanderkrankung ist fast stets tuberkulösen Ursprungs und wir behalten uns vor, bei der gesonderten Besprechung der Urogenitaltuberkulose hierauf noch besonders einzugehen.

Die entzündliche Erkrankung fällt zunächst auf durch eine Mitbeteiligung der dazu gehörigen Ureteröffnung. Diese sehen wir im endoskopischen Bilde lebhafter injiziert, oft nicht mehr schlitzförmig, sondern weiter offen stehen, eventuell kraterförmig verändert, wenn entzündlich-ulcerative Prozesse bis hierher fortgeschritten sind. Ebenso erkrankt die Blasenmucosa in Nachbarschaft des Ostiums überall da, wo Infektionsmaterial in der Richtung zum Blasenausgang herüberrieselt, und manchmal, wie bei der Tuberkulose, sogar in einer ganz typischen Weise. Die ascendierende Entzündung tritt im Ureter nur dann auf, wenn der bakteriensichere Abschluß, der die unteren Harnwege von den oberen in Gestalt der Obliquität des intramuralen Harnleiterverlaufes trennt, gestört ist. Dieser Fall kann sich einstellen, wenn eine Behinderung des Blasenabflusses eine zentrale Stauung des Sekretes zur Folge hat und so die Ureteröffnung mechanisch gedehnt wird, oder wenn ulcerative Prozesse von der Blasenschleimhaut auf die Ureteröffnung übergreifen und deren Ränder zerfallen, oder endlich wenn zentrale Lähmungsprozesse auch den vom Detrusor sich abspaltenden isolierten Muskel ergriffen haben, dem der Abschluß des in der Blasenwand befindlichen Ureterabschnittes obliegt.

Alle diese sekundären Entzündungserscheinungen an den Ureteren können natürlich nur dann ausheilen, wenn die primäre Quelle der Infektion, die zumeist im Nierenbecken liegt, ausgeschaltet wird und dies ist der für die Therapie genau vorgezeichnete Weg.

5. Strikturen.

Von größerem chirurgischen Interesse sind die Folgezustände der Entzündungen, die *Strikturen des Ureters*. Sie behindern den Abfluß des Harns und veranlassen eine Stauung des Sekretes zentralwärts mit ihren beiden großen Gefahren: dem Zugrundegehen des Nierenparenchyms durch den Druck der sich stauenden Flüssigkeit (Hydronephrose) und der Entstehung von Entzündungen in jenen ausgedehnten Organen (Pyelitis, Pyonephrose) durch Bakterien, welche auf hämatogenem Wege durch die Niere, oder auch ascendierend eindrangen, eine Pathogenese, welche durchaus derjenigen entspricht, die wir erörterten gelegentlich der Besprechung entzündlicher Vorgänge in den unteren Harnwegen:

bei Strikturbildung der Harnröhre. Die Ursache für die Strikturbildung, d. h. die Unwegsamkeit des Ureters kann mannigfach sein; sie kann in der Wandung des Ureters selbst liegen und eine narbige Verengerung auf der Basis der Entzündung oder der Verletzung darstellen; oder sie kann von außen her erfolgen durch Abknickung des Ureters, deren schon gedacht wurde, oder durch Druck von Tumoren von außen her (Metastasen in den retroperitonealen Lymphdrüsen) oder endlich es kann ein Fremdkörper das Lumen des Rohres verschließen. Der Effekt ist stets derselbe, abgestuft nur nach dem Grade des jeweiligen Verschlusses. Die Ausdehnung des Harnleiters kann eine sehr große werden, wir beobachteten Fälle mit einer lichten Weite bis zu Daumendicke, die Radiographie mit Kontrastmittel läßt dieselbe ebenso wie die Enge der Striktur auf dem Röntgenfilm prächtig hervortreten.

Von einer therapeutischen Beeinflussung narbiger Strikturen durch Bougieren, wie etwa bei der Striktur der Urethra, kann natürlich in dieser Weise nicht die Rede sein, da die hierzu immerhin notwendige Gewaltanwendung bei der Länge des Hebels und der erzwungenen Richtung der elastischen Sonde im Cystoskop nicht durchführbar ist. Liegt eine solche Striktur vor, so ist sie zu resezieren, und die Enden des Harnleiters sind plastisch miteinander zu verbinden, wenn die Verengerung nicht eine zu ausgedehnte war und wenn nicht multiple Strikturen vorlagen. In diesen letzteren Fällen muß, wenn nicht etwa die Neoimplantation des Ureters in das Nierenbecken oder in die Blase möglich sein sollte, die Nephrektomie vorgenommen werden.

6. Steinerkrankung des Ureters.

Besonderer Erwähnung bedarf die Steinerkrankung des Ureters, die häufig zu vollkommener Unwegsamkeit des Organs führt. Der Ureterstein entstammt stets der Niere und ist von dort deszendiert. Er kann das Rohr passieren bei entsprechender geringer Ausdehnung und nicht zu rauher Oberfläche, ohne daß der Kranke dies bemerkt. Es kann aber auch diese Passage unter erheblichen Beschwerden vor sich gehen, die wir als die Steinkoliken bezeichnen. Diese Koliken können außerordentlich schmerzhaft sein. Sie werden veranlaßt durch die Bemühungen des Muskelschlauches, durch starke Kontraktion den Fremdkörper vorwärts zu schieben. Daß der Schmerz durch die Mitbeteiligung des überkleidenden Peritoneum parietale veranlaßt werden sollte, wie manche Autoren annehmen, ist weniger wahrscheinlich wegen der lockeren Auflage desselben. Die Koliken, die in gleicher Weise übrigens auch zu beobachten sind, wenn Blutgerinnsel den Ureter passieren, treten anfallsweise auf, sind begleitet von einem Druckgefühl in dem gleichzeitig gestauten Nierenbecken und strahlen in die Blasengegend, auch bis in das Membrum und den gleichseitigen Hoden hinein aus. Die Koliken haben sehr große Ähnlichkeit mit den Schmerzanfällen des akuten appendicitischen

Insultes, sie gehen, wie dieser, einher mit reflektorischer Muskelspannung der darüber gelegenen Bauchwand, mit großer Prostration, mit erhöhter Pulsfrequenz, allerdings ohne besondere Temperatursteigerung, sofern nicht eine Pyelitis vorliegt. Niemals sollte man es versäumen, wenn man in der Annahme der Appendicitis die Bauchhöhle eröffnet hat und den erwarteten Befund nicht antrifft, den Ureter transperitoneal abzutasten und ein Konkrement im Ureter zu suchen. Trifft man ein solches an, so ist die Peritonealhöhle zu verschließen und extraperitoneal die Steinentfernung vorzunehmen.

Ist der Stein durchpassiert, so läßt die Kolik nach und man wundert sich manches Mal, ein wie ausgedehntes, zur Lichtung des Ureters in gar keinem Verhältnis stehendes Konkrement den Ureter passiert hat!

Der Ureterstein kann sich aber auch einklemmen und nicht mehr weiter vorgeschoben werden. Abgesehen von den oben geschilderten sekundären Stauungserscheinungen zentralwärts tritt in solcher Lage hinzu die Gefahr der *reflektorischen Anurie*. Durch Reflexvorgänge, deren Natur uns noch wenig bekannt ist, stellt auch die nichterkrankte Niere gleichzeitig mit der Störung des Harnabflusses auf der erkrankten Seite, ihre Tätigkeit vollkommen ein, das Blut wird mit Harnstoff überladen und diese Urämie kann zum Tode führen. Nur schleunige operative Beseitigung des Passagehindernisses kann in diesen Fällen Rettung bringen. Wir möchten aber nicht unerwähnt lassen, daß es Situationen gibt, in denen aus irgendwelchen Gründen die operative Beseitigung des eingeklemmten Uretersteines nicht vorgenommen werden kann, sei es nun, daß der Allgemeinzustand des Kranken ein zu schlechter geworden ist, sei es, daß der Stein, etwa ein Harnsäurestein, wohl vermutet, aber nicht auffindbar war. Es gilt dann alle therapeutischen Chancen auszunutzen. Nicht nur eine Ureterkatheterung auszuführen, so paradox es klingen mag, den Harnleiter hierdurch noch weiter zu irritieren, sondern auch die von SCHWARZ vorgeschlagene Tiefenröntgenbestrahlung der Niere vorzunehmen, von der wir zweimal — post hoc oder propter hoc! — nach 9 bzw. 11 Stunden das Wiederauftreten voller Nierenfunktion sahen. Die Einklemmung des Uretersteines erfolgt zumeist an den bekannten Stellen der physiologischen Verengerung des Rohres, kann aber auch an allen Stellen stattfinden, wenn ein Stein sich in seinem größeren Durchmesser quer stellt oder wenn er sich in der Mucosa mit scharfen Kanten verhakt.

Endlich kann auch der Stein im Ureter liegen bleiben und hier gewissermaßen Bürgerrechte erwerben ohne dem Träger Beschwerden zu verursachen. Der Stein, der im übrigen jedwede Form haben kann, so wie er sich in der Niere löste, nimmt dann gern durch appositionelles Wachstum eine walzenförmige Gestalt an und gewinnt das Aussehen eines Dattelkernes. Seine Dimensionen können sehr erheblich werden, ohne daß die Harnpassage gestört wird. Aber auch Fälle tiefgehender

Druckusuren der Ureterwand, ja auch Durchbruch durch dieselbe mit sekundärer Urininfiltration und ihren Folgen kommen vor.

Die Diagnose auf das Vorhandensein des Steines wird wahrscheinlich gemacht durch die geschilderten Koliken und die sekundären zentralen Stauungsvorgänge im Stromgebiet. Nur seltener gelingt es, den Ureterstein palpatorisch festzustellen, gelegentlich gelingt die Palpation tiefsitzender Uretersteine beim Manne vom Rectum, bei der Frau von der Vagina her. Ausschlaggebend ist die radiographische Darstellung, die auch bei sehr geringer Größe gelingt, wenn man nur eine gründliche diätetische Vorbereitung des Patienten vorausgeschickt hat, die sich vor allem auf die Verminderung des Entstehens von Darmgasen bezieht. Hüten muß man sich in den unteren Ureterabschnitten vor Verwechslungen mit dem Röntgenbilde der Phlebolithen des Plexus perivesicalis. Abgesehen davon, daß diese meist kugelrund sind, wird der Zweifel behoben werden durch gleichzeitige Einführung einer Wismut-Uretersonde, deren Lageverhältnis zum Konkrement dieses als Ureterstein sicherstellt oder ausschließt, eventuell sind Aufnahmen in mehreren Ebenen notwendig.

Der Ureterstein muß beseitigt werden, seine Anwesenheit birgt für den Träger allzu große Gefahren. Diese bestehen, ganz abgesehen von den oft sehr erheblichen Kolikanfällen in der drohenden Einklemmung mit ihren Folgen: der Sekretstauung in den zentralen Harnwegen, ihrer Infektion und in der reflektorischen Anurie auch der anderen Niere. Man wird zunächst den Versuch machen, namentlich den kleineren Stein durch starke Anregung der Diurese aus dem Ureter hinauszubefördern, was eventuell gelingt. Dann hat man mit Hilfe des Ureterkatheterismus steriles Öl unter gewissem Druck in den peripheren Teil des Ureters eingespritzt, um gleichzeitig diesen zu erweitern und seine Wandungen für die Passage des Steines schlüpfrig und gleitfähiger zu machen. Alle diese Manipulationen sind wirksam zu unterstützen durch medikamentöse Einwirkung auf die glatte Muskulatur der Harnleiterwand. Ob man nun besser daran tut diese Muskulatur anzuregen durch Pituglandol usw., welches das Vorwärtsgleiten des Steines unterstützen soll, oder ob krampflösende Mittel wie Papaverin, Oktin usw. die Umschnürung des Steines durch Erschlaffung der Muskulatur lösen, das kann im Einzelfalle nur der Versuch ergeben. Geringen bzw. gar keinen Erfolg sahen wir von der Darreichung von Glycerin per os, wir wüßten auch in der Tat nicht, wie durch diese interne Medikation die Ausstoßung eines Uretersteines zustande kommen sollte!

Dagegen gelang es uns mehrfach, Steine aus den tieferen Abschnitten des Ureters durch Massage, beim Manne vom Rectum, bei der Frau von der Vagina her durch den Ureter in die Blase zu befördern, von wo sie bei geringer Größe per vias naturales beschwerdenfrei entleert werden oder jedenfalls leichter instrumentell zu entfernen sind als aus dem Harnleiter selbst.

Für die Entfernung der Uretersteine sind sogenannte „Steinfänger" angegeben worden, am bekanntesten ist wohl das Instrument von BÖHRINGER. Wir haben es vielfach benutzt. In seinen Branchen einen Stein zu „fangen" gelang uns nur ganz selten (3mal!). Bedeutungsvoller ist seine Wirksamkeit wohl als Dehnungsinstrument für den Ureterabschnitt peripher vom Stein, dessen Bewegungsmöglichkeit dadurch gebessert wird. Liegt der Stein im intravesicalen Blasenabschnitt des Ureters und ist sein letzter Schritt in die Blase offensichtlich gehemmt, so kann man den schnürenden Teil des Ostiums recht gut mit der Elektrokoagulationssonde einkerben und den Stein befreien. Zur Verwendung der für die Einkerbung konstruierten kleinen Schere im Operationscystoskop möchten wir nicht raten wegen der störenden Blutung und wegen der scharfen Durchtrennung des HORNERschen Muskels, dessen Funktion den Ureter gegen die Blase bakteriensicher abschließt.

Gelingen diese Entfernungsmöglichkeiten nicht, so bleibt nur die Ureterotomie übrig, die wegen der geschilderten Gefahren der Einklemmung unter die dringlichen Operationen zu rechnen ist. Die Entfernung soll nicht transperitoneal ausgeführt werden, sondern stets nur *extraperitoneal* mit sicherer Drainage, weil nicht selten vorübergehend eine Urinfistel entsteht, die sich allerdings bald von selbst schließt. Zu vermeiden sind die Voraussetzungen für das Entstehen von Strikturen des Ureters, deshalb dehnt man die Ureterwand über dem Stein und macht nur eine kleine Incision, aus welcher man den Stein herausdrückt. Näher auf die Technik einzugehen kann nicht im Rahmen des Themas liegen. Immerhin birgt die Ureterotomie eine gewisse Strikturgefahr und sie wird besser vermieden, wenn es gelingt, bei hohem Sitz den Stein in das Nierenbecken zu verschieben und ihn von dort durch Pyelotomie zu entfernen oder bei tiefem Sitz ihn in die Harnblase zu befördern und hier seine spontane Entfernung abzuwarten oder mit dem Lithotriptor herbeizuführen.

Erweiterungen des Ureters begegnet man relativ häufig. Sie sind ätiologisch teils leicht, teils sehr schwer zu deuten. Das zentral von einer Beeinträchtigung der Lichtung des Ureters von innen her z. B. durch Stein, von außen her durch eine Abknickung erweiterte Ureterlumen, dem zumeist eine Ektasie des Pyelon voraufzugehen pflegt, ist ohne weiteres erklärbar. Das gleiche ist der Fall bei dem angeborenen sogenannten *Megaloureter*, einer Entwicklungsstörung, bei der man, ohne daß ein Passagehindernis vorläge, den Harnleiter in Windungen und erweitert bis zu Dünndarmdicke verlaufen sieht, eine bald ein-, bald doppelseitig anzutreffende Veränderung.

Außerdem aber trifft man nicht selten aquirierte Zustände totaler oder partieller, dann an Lokalisation und Intensität wechselnder *Atonie* des Ureters an. Diese Veränderungen beruhen auf einer nervösen Störung der Peristaltik des Harnleiters und nur im Einzelfalle kann der Versuch einer ätiologischen Klärung der Veränderung gemacht werden.

7. Tumoren des Ureters.

Tumoren des Ureters sind nicht ganz selten. Es kann sich um gutartige Papillome oder um Carcinome handeln, die natürlich an jeder Stelle des Organes in der Mucosa sich entwickeln. Wir fanden Papillome im Ureterostium, die bei vorher bestehendem und durch Nephrektomie beseitigtem Papillom des Nierenbeckens als Implantationsmetastase mit Sicherheit anzusprechen waren, nach der Entfernung entwickelten sich später weitere Implantationen des gleichartigen Tumors am Blasenausgang. Ein anderes sehr interessantes Papillom beobachteten wir: es saß mit langem, dünnen Stiel *im* Ureter, aus dessen Orificium es herausschaute; mit jeder Ejaculation des Harnes wurde es weit aus dem Ureter hinausgeschleudert, so daß es als walnußgroßer Tumor in der Blase lag, um in der Ejaculationspause sich wieder ganz in den Ureter zurückzuziehen. Ferner sahen wir Papillome des Ureters, die ganz ohne jede Frage (lange Beobachtungszeit!) durch den Reiz rezidivierender Uretersteine auf die Mucosa sich gebildet haben.

Abgesehen von derartigen Fällen, wie die eben geschilderten, deren Bild dem Beobachter unvergeßlich bleibt, deren Diagnose aber nur eine zufällige war, weil Blutungen nicht bestanden und wegen anderer Erkrankungen endoskopiert wurde, ist die Diagnosenstellung des Uretertumors nicht einfach. Sie wird nur dann mit einiger Sicherheit sich ausführen lassen, wenn eine Okklusion des Ureters schon eingetreten ist mit zentraler Sekretstauung, für die eine andere Ursache, wie Dystopie der Niere, Konkrementbildung usw. auszuschließen ist und namentlich das erstere wird schwierig sein, wenn schon eine Hydronephrose besteht. Blutungen aus dem Ureter und seine Unwegsamkeit für die Sonde können eventuell die Annahme der Geschwulstbildung stützen, brauchen aber natürlich nicht vorhanden zu sein. Das intravenöse Ureterogramm wird am genauesten, wenn auch nicht mit absoluter Sicherheit die Diagnose festigen. Die differentielle Feststellung, ob es sich um ein Papillom oder Carcinom handelt, wird aus dem Ureterogramm kaum hervorgehen.

Die operative Entfernung der Uretertumoren ist indiziert, auch wenn sie zu einer Harnstauung noch nicht geführt haben, um diese wie auch die maligne Degeneration eines Papilloms für später zu vermeiden. Bei der Operation wird sich die gleichzeitige Entfernung der Niere nicht vermeiden lassen, wenn die Wiedervereinigung des Ureters, der vielleicht wegen der multipel vorhandenen Geschwülste ausgedehnt reseziert werden mußte, nicht ausführbar ist.

V. Erkrankungen der Nieren.

1. Mißbildungen.

Mißbildungen der Nieren sind nicht selten, sie gewinnen eine ungeheure Bedeutung für die Chirurgie, denn von ihrem eventuellen Vorhandensein hängen unsere ganzen operativen Möglichkeiten ab. Deshalb muß jeder operative Eingriff größerer Art an den Nieren — selbstverständlich aber jede beabsichtigte Nephrektomie oder Nierenresektion — abhängig gemacht werden von dem nachgewiesenen Vorhandensein *beider* Nieren. Und diesen Nachweis zu führen sind wir heute unbedingt in der Lage. Wir dürfen uns nicht mehr verlassen auf den palpatorischen Nachweis, der ja wegen der versteckten Lage der Organe nicht mit Sicherheit zu führen ist, besonders wenn die Nieren durch krankhafte Prozesse nicht vergrößert sind. Auch die Cystoskopie genügt nicht, denn wir sahen oben, daß das Vorhandensein zweier Ureteröffnungen noch lange kein Beweis für das Vorhandensein zweier Nieren ist, daß vielmehr einer der Ureteren blind endigen kann; und auch wenn die Harnleiterkatheterung aus beiden Ureteren Harn fördert, so können doch beide eventuell zu einer einzigen Niere führen. Den sichersten Nachweis gibt uns das Röntgenbild, welches, mit den eben geschilderten Kautelen aufgenommen, niemals die Umrisse der Nieren vermissen läßt. *Diese beiderseitige Blendenaufnahme der Niere müssen wir als unumgänglich notwendig bezeichnen, wenn an einer der beiden Nieren ein größerer Eingriff beabsichtigt ist.* Wieweit eine solche einfache Aufnahme, wenn sie technisch vollendet ist, es ermöglicht, auch Weichteilveränderungen des Organs, Tumoren, Abscesse zu erkennen, werden wir später sehen.

Auf die Ursachen der angeborenen Mißbildungen der Niere entwicklungsgeschichtlich einzugehen, ist hier nicht der Ort. Nur sei darauf hingewiesen, daß infolge der Beziehungen, welche die MÜLLERschen Gänge zum Urnierengang haben, oft gleichzeitig Mißbildungen des Genitalapparates gefunden werden, so daß beim Vorliegen der letzteren und notwendig gewordener Nierenuntersuchung auf das Vorhandensein zweier Nieren ganz besonders die Aufmerksamkeit gelenkt werden muß.

Die *Solitärniere* ist bei Aplasie der anderen Niere kein ganz seltener Befund. Man trifft sie links häufiger an als rechts und weniger oft beim weiblichen als beim männlichen Geschlechte. Die Solitärniere zeigt ein größeres Volumen als die gewöhnliche zweiseitige Niere, weil ihre Arbeitsleistung eine gesteigerte ist, ebenso wie man nach Nephrektomie eine Volumzunahme der verbliebenen Niere anzutreffen pflegt, an deren Leistung nun gesteigerte Ansprüche gestellt werden.

Häufiger jedoch als eine Aplasie findet man eine *Hypoplasie* der einen Niere, die ein rudimentär entwickeltes Organ darstellt, dem, an Ausdehnung erheblich verkleinert, oft die wichtigsten Komponenten, die Glomeruli oder die Harnkanälchen oder beide fehlen.

Auch eine sogenannte überzählige „dritte" Niere soll gelegentlich beobachtet worden sein.

Alle diese Mißbildungen haben geringes örtliches chirurgisches Interesse, außer daß man eben davon unterrichtet sein muß, daß eine solche Veränderung vorliegt, um nicht den traurigsten postoperativen Situationen plötzlich gegenüberzustehen.

Bedeutsamer ist schon das Erkennen der *Persistenz einer fetalen Lappung* der Niere, welche diese embryonale Anlage des Organes noch in späten Zeiten erkennen läßt. Die Veränderung läßt sich, namentlich bei einer gleichzeitigen Verlagerung der Niere, oft durchpalpieren und kann mit einer multilokulären Cystenbildung verwechselt werden, die — gleichfalls eine kongenitale Veränderung — aus besonderen Gründen einer späteren Besprechung vorbehalten bleibt. Nicht unerwähnt soll bleiben, daß nach Ansicht einiger Autoren die persistierende fetale Lappung der Niere eine Prädisposition für spätere Entwicklung einer Nierentuberkulose bilden soll.

Auch die arterielle Blutversorgung der Niere unterliegt nicht selten Besonderheiten der kongenitalen Anordnung derart, daß die A. renalis sich manchmal vor Eintritt in das Organ teilt, so daß ein großer Gefäßstamm den unteren, seltener den oberen Nierenpol versorgt. Diese Anomalie ist für die Technik der Nierenexstirpation von erheblicher Bedeutung, es können bei Übersehen derselben nach vermeintlicher Durchtrennung des gesamten Gefäßstieles der Nieren sich sehr üble Nachblutungen einstellen. Aber die sogenannte „*untere Polarterie*" ist außerdem die Ursache eines Krankheitsbildes sui generis. Sie würgt den Ureter, der auf ihr reitet, ab und veranlaßt eine mehr oder weniger ausgesprochene Hydronephrose mit ihren Folgezuständen. Dieser früher oft übersehene Befund stellt sich als *sehr häufig* dar. Er gibt ganz typische Röntgenbilder im intravenösen Pyelogramm: den wie mit einem Lineal scharf gezogenen Abschluß des erweiterten Nierenbeckens dem Ureter gegenüber. Der Zustand bildet eine strikte Indikation zur operativen Befreiung der abgeschnürten Nierensubstanz, um von der durch Druck des gestauten Harnes gefährdeten Nierensubstanz zu erhalten, was zu erhalten ist. Erst die operative Besichtigung wird ergeben, ob die Resektion der unteren Polarterie (Endarterien!) in Frage kommt, ohne daß die Ernährung jenes Abschnittes zu sehr bedroht wird, oder ob, insbesondere auch bei erheblicher Ektasie des Pelvis der Nephrektomie der Vorzug zu geben ist.

Angeborene Veränderungen trifft man auch nicht selten am *Nierenbecken* an. Die Calices sind manchmal derart in Gruppen angeordnet, daß sich aus ihnen nicht ein einfaches, sondern ein doppeltes Nierenbecken entwickelt. Vorbedingung für diese Annahme ist das Ausmünden jedes Nierenbeckens in je einen Ureter, die sich weiter unten vereinigen können, häufiger aber getrennt mit zwei Orificien in die

Blase einmünden. Wir beobachteten solche Fälle, in welchen der eine Ureter klaren, sterilen Harn entleerte, während der dem anderen Nierenbeckenabschnitt entstammende Urin deutlich alle Anzeichen einer bakteriellen Pyelitis aufwies.

Ein nicht ganz selten anzutreffendes Ereignis stellt die Verwachsung beider Nieren miteinander dar, die ganz allgemein mit der Bezeichnung *Ren concretus* belegt wird. Für diese Verwachsungen gibt es mehrere Typen. Am häufigsten ist die *Hufeisenniere*, Ren arcuatus, die Vereinigung der entsprechenden oberen oder — häufiger — der unteren Pole. Daß hierbei die beiden Organe ohne Grenzen ineinander übergehen, ist seltener, meist beobachtet man eine schmale Parenchymbrücke oder eine fibröse Vereinigung, so daß beide Hälften bei der Palpation gegeneinander etwas verschieblich sind. Die Diagnose ist durch den palpatorischen Befund oft nicht schwer zu stellen, denn meist ist die Hufeisenniere nach unten verlagert und die walzenförmige Intumescenz wird durch die Pulsationen der Aorta gegen die untersuchende Hand gedrängt. Die Hufeisenniere kann recht erhebliche Beschwerden machen durch Behinderung der Darmpassage und vor allem dadurch, daß sie die Aorta gegen die Wirbelsäule komprimiert. Die operative Trennung der Hufeisenniere kann dadurch indiziert werden.

Eine andere Modifikation ist die sogenannte *Kuchenniere*, die mediale Verwachsung der Organe miteinander; sie ist dann als verlagerter glatter Tumor nachweisbar. Die Nierenbecken können dabei getrennt bleiben oder verschmolzen sein, so daß man einen oder zwei Ureteren antrifft, gelegentlich auch sogar vier. Die Diagnose dieser letztgenannten Veränderungen wird ebenso wie diejenige der Hufeisenniere das Pyelogramm leicht ergeben.

Gelegentlich trifft man auch die *Superposition* der Nieren an, derart, daß die Verlagerung beider Nieren auf *eine Seite* stattgefunden hat und daß sie mit den Flächen miteinander verwachsen sind und in der Höhe etwas übereinander liegen. Wir trafen diese Veränderung einmal auf dem Sektionstisch an, in vivo wird die Diagnose durch das Pyelogramm zu stellen sein und man erkennt, daß normal gelegene Ureteröffnungen nicht durchaus für normale Lagerung der Nieren sprechen.

Angeboren trifft man auch die *Dystopie* der einzelnen Nieren an. Die Niere kann tief im Becken liegen *(Beckenniere)* und der Zustand unterscheidet sich von der erworbenen Dystopie dadurch, daß in ersteren Fällen der Ureter kurz ist und nicht etwa, wie bei Ren mobilis, geschlängelt verläuft. Die Niere erhält dabei ihre Gefäßversorgung eventuell aus der unteren Aorta, der Iliaca oder der Mesenterica inferior.

2. Nephroptose.

Sehr viel häufiger ist die als *Ren mobilis* oder *Wanderniere* (Ren migrans) bezeichnete erworbene Verlagerung der Niere. Das Leiden wird sehr viel häufiger bei Frauen angetroffen, und zwar in jedem Alter jenseits der Pubertätsjahre, als beim männlichen Geschlechte, wo wir die Wanderniere eigentlich als eine Seltenheit bezeichnen möchten. Die rechte Niere, die ja normalerweise tiefer steht als die linke, wird häufiger befallen und dies findet seinen Grund wohl darin, daß die darüber liegende Leber einen stärkeren Druck ausübt, namentlich auch wenn dieser noch durch äußere Einflüsse, das früher übliche Einschnüren der Taille, vermehrt wird.

Unter Ren mobilis haben wir jede Verschieblichkeit des Organs aus seiner normalen Stelle zu verstehen und wir unterscheiden mehrere Grade dieses Verhaltens. Die leichteren Fälle lassen lediglich eine mäßige Nierensenkung erkennen, so daß das Organ unter dem Rippenbogen in regelrechter Stellung hervortritt. Ist die Senkung eine stärkere, so bemerkt man die Niere in der oberen Bauchgegend als beweglichen, reponiblen Tumor, der aber insofern seine Stellung verändert hat, als das am Gefäßstamm zum Teil aufgehängte Organ sich nun mit seinem größeren Durchmesser horizontal stellt. Endlich nimmt die eigentliche *Wander*niere Exkursionen im ganzen Bauchraum vor, so daß wir sie tief im Becken antreffen können. Sie bewegt sich dabei um einen Radius, der durch die ausgezogenen Gefäßstämme gebildet wird, der Ureter erhält einen geschlängelten Verlauf und kann abgeknickt werden. Gewöhnlich ist die Wanderniere ganz oder nahezu in ihr altes Lager reponierbar, sie sinkt auch bei längerer horizontaler Ruhelage von selbst dorthin zurück, um bei aufrechter Körperhaltung wieder hinabzugleiten. Die Wanderniere kann aber auch an ihrer abnormen Stelle fixiert bleiben, namentlich wenn entzündliche Prozesse an ihr selbst oder an Nachbarorganen sich abspielen.

Die Ursachen, welche die Niere veranlassen ihr Fettlager zu verlassen, können verschiedener Art sein. Starke und schnelle Abmagerung, d. h. Schwund des Fettpolsters der Niere stellen eine sehr häufige Ursache dar, mit der wir die viel größere Häufigkeit der Wanderniere in den letzten Kriegsjahren und Nachkriegsjahren unbedingt in Verbindung bringen mußten. Dann sehen wir sie auftreten nach häufigen, schnell aufeinanderfolgenden Geburten, wenn eine Kräftigung der Bauchwand nicht systematisch durchgeführt wurde. Wir sehen sie ferner als häufige Teilerscheinung einer allgemeinen Enteroptose (GLÉNARDsche Krankheit), und hier ist sie, in Gemeinschaft mit der Ptosis der anderen Bauchorgane, oft von den größten Beschwerden begleitet. Auch infolge Zug oder Druck sieht man allmählich die Wanderniere entstehen, sei es nun, daß infolge von Volumenzunahme durch Tumor usw. die Niere an Gewicht größer wird und durch die beiden normalen Haltevorrichtungen, den Nierenstiel und die Fettkapsel, nicht mehr an Ort und Stelle gehalten werden kann, oder daß ein Druck von außen auf das veränderte Organ einwirkt, als welches wir vor allem früher das starke Schnüren weiblicher Personen bezeichnen mußten. Neben der hierdurch bedingten allgemeinen Umgestaltung der Konfiguration des Rumpfes war es hier ganz besonders die Ausbildung des Schnürlappens der Leber und die *Nephroptose*, die jener Unsitte zur Last gelegt werden mußte. Bezüglich des Sinkens der Niere erinnern wir an die einleitenden topographisch-anatomischen Ausführungen.

Immer wieder wird, namentlich bei der Unfallbegutachtung, dem Trauma eine ätiologische Bedeutung für das Entstehen der Wanderniere beigemessen. Wenn wir diese Möglichkeit auch nicht vollkommen ablehnen wollen, so raten wir doch zu einer sehr vorsichtigen Auffassung des Einzelfalles! Wenn ein Kranker mit ausgesprochener Wanderniere angibt, vor kurzer Zeit einen Stoß gegen die Nierengegend erhalten zu haben, so ist der Zusammenhang unbedingt abzulehnen, denn eine Wanderniere würde sich erst in längerer Zeit eventuell nach einem solchen Ereignis ausbilden können. Außerdem ist aber Voraussetzung für die Annahme des Traumas als ätiologisches Moment bei der geschützten Lage der Nieren die Einwirkung einer stärkeren Gewalt und diese muß, wenn sie wirklich in genügender Weise die Niere betroffen haben soll, schwere Allgemeinerscheinungen und Shockwirkung unmittelbar zur Folge gehabt haben, so daß hier etwa die gleichen Postulate bestehen, wie sie für die traumatische Entstehung von Leistenhernien aufgestellt worden sind und sich aus den anamnestischen Erhebungen unschwer die Wahrheit des behaupteten Zusammenhanges ermitteln läßt. — Daß eine bereits bestehende Wanderniere durch einen Stoß in ihren Erscheinungen verschlimmert werden kann, unterliegt keinem Zweifel.

Die *klinischen Symptome* der Wanderniere sind sehr verschiedenartig und hängen ab vom Grade der Mobilität, wenn es sich nur um eine solche der Niere handelt und nicht, wie bei allgemeiner Enteroptose, andere Organe am Krankheitsbilde beteiligt sind, deren Beschwerden nun leicht der Wanderniere mit zur Last gelegt werden. In sehr vielen Fällen besteht die Wanderniere, auch recht erheblichen Grades, ohne jemals dem Kranken irgendwelche Beschwerden zu machen, in anderen dagegen sind sie recht erheblich. Die Kranken klagen über ein dumpfes Gefühl der Schwere in der Lendengegend oder über Neuralgien, die in diese Gegend oder in die Kreuzbeingegend lokalisiert werden und bis in die Leiste ausstrahlen. Diese Schmerzen werden verursacht durch den Zug an Nerven und Gefäßen der Hilusgegend. Hinzutreten können Verdauungsbeschwerden und Erscheinungen von seiten des Gefäßsystems wie Herzklopfen, wenn die Niere auf die entsprechenden Organe des Magendarmtractus oder auf die Aorta einen Druck ausübt. Aber die Schmerzen können auch erheblicher werden, zu intermittierenden heftigen Anfällen oder auch Koliken führen; dies ist jedoch erst dann der Fall, wenn Folgeerscheinungen in der Niere selbst hinzugetreten sind. Diese Folgeerscheinungen können sehr bedeutender Art sein und werden bedingt durch mechanische Störungen in der Blutversorgung und im Harnabfluß der erkrankten Niere. Die Abknickung des Gefäßstieles der Niere wird zunächst eine venöse Hyperämie des Organs zur Folge haben, eine Spannung innerhalb der fibrösen Kapsel und hierdurch ausgelösten Schmerz, eventuell sogar Blutaustritt in den Harn und Übertritt von Albumen durch das geschädigte Parenchym. Zu schweren Erscheinungen pflegt eine solche, meist vorübergehende Abknickung, wenn es sich nicht um die sehr seltene Stieltorsien handelt, nicht zu führen, insbesondere sind auch Schädigungen, die auf eine Störung des arteriellen Zuflusses beruhen, unseres Wissens bei der Wanderniere nicht bekannt.

Jedenfalls sind häufiger und in Erscheinung und Folgen unangenehmer die durch Abknickung des Ureters bedingten Störungen des Harnabflusses. Sie führen zur Ausdehnung des Nierenbeckens, zu Hydronephrose, die, entsprechend vorübergehender Aufhebung des Hindernisses durch Lageveränderung usw. eine intermittierende sein kann. Wir werden auf diese Behinderung des Harnabflusses, die verschiedener Ursache sein kann, später noch einzugehen haben. Die Beschwerden dieser Flüssigkeitsstauung und Ausdehnung des Nierenbeckens sind jedenfalls recht unangenehm und können von dumpfem Lendenschmerz bei allmählich eintretendem Verschluß sich steigern zu lebhaften Kolikanfällen.

Die *objektiven Symptome* sind durch die Bezeichnung des Krankheitsbildes „Wanderniere“ gegeben: Die Niere hat ihre normale Stelle verlassen und ist entweder in deren Nachbarschaft etwas tiefer abtastbar oder sie ist an dieser Stelle überhaupt nicht mehr vorhanden und befindet sich an einer oft sehr entfernten Stelle der gleichseitigen Bauchhälfte.

Die Abtastung der normal gelegenen, unvergrößerten Niere ist, wie wir aus den einleitenden topographischen Bemerkungen ersahen, nicht ganz einfach und es gelingt bei weichen, mageren Bauchdecken nur den unteren Pol mit den Fingerspitzen zu erreichen, und das auch nicht immer. Für die Abtastung der Nephroptose leichten Grades sind mehrere günstige Lagerungen des Kranken angegeben worden. Stets muß die Abtastung bimanuell erfolgen, indem die eine Hand von hinten gegen das Nierenlager drückt, sucht die andere das Organ von vorn her zu umgreifen oder durch kurze Stöße abwechselnd von vorn und hinten her ein „Ballotement“ der Niere als Zeichen ihrer Beweglichkeit hervorzurufen. Die Palpation geschieht entweder bei Lagerung des Kranken auf die gesunde Seite (ISRAEL) oder in halbsitzender Stellung, d. h. bei erhöhtem Oberkörper (SCHEDE), manchmal bei besonders weichen Bauchdecken gelingt sie sehr gut bei stehenden Patienten. Wir bevorzugen im allgemeinen die Abtastung im heißen Bade, in welchem besonders gut die Bauchdecken entspannt werden, und lassen vorher, wenn eben der Zustand des Kranken es erlaubt, ihn einige Zeit umhergehen, damit sich die Nierensenkung besonders ausprägt.

Leichte Senkungen, namentlich bei Personen mit kräftigen Bauchdecken stellt man am besten fest durch eine gute Weichteil-Röntgenaufnahme in aufrechter Haltung des Kranken.

Bei mäßiger Senkung kann man durch Palpation die Niere leicht feststellen und in ihr Lager zurückdrücken. Ist die Senkung eine starke, so gelingt es, die Wanderniere ganz zu umfassen, der Kranke äußert dabei einen ganz typischen „Nierenschmerz", man kann sie jedoch, namentlich wenn die Dystopie schon lange bestand, gewöhnlich nicht vollkommen reponieren.

Kein Befund ist wohl durch so häufige und vielseitige diagnostische Irrtümer ausgezeichnet wie derjenige der Wanderniere! Wir sehen nicht selten den zwischen zwei Inscriptiones tendineae gelegenen Abschnitt des Musc. rectus abdom. als Niere angesprochen worden, die vergrößerte Milz wird ebenso mit ihr verwechselt wie etwa ein beweglicher Pylorustumor oder ein Schnürlappen der Leber oder eine abdominale Geschwulst. Wir sahen die riesig ausgedehnte, hydropisch gestaute Gallenblase bei einer allgemeinen Enteroptose tief unten im Becken liegen, die, beweglich und verschieblich, als Ren mobilis angesprochen worden war. Die differentielle Diagnose ist tatsächlich oft mit sehr großen Schwierigkeiten verknüpft, deren man am besten Herr wird durch das Röntgenbild, welches im positiven Falle die Niere an ihrer richtigen Stelle vermissen läßt, im anderen Falle sie dort zeigt. Auch die Röntgenaufnahme nach Einführung der Wismutsonde in den Ureter zeigt uns, wohin diese führt: die Lage des Nierenbeckens, noch besser orientiert das Pyelogramm. Im übrigen zeigt uns Endoskopie und Ureterkatheterung bei dem Krankheitsbilde der einfachen Wandniere recht wenig, es sei denn, daß sekundäre Veränderungen bestehen, wie Abknickung des Harnleiters, Hydronephrose oder gar eine Infektion des Nierenbeckens. Stets ist diese Art der Untersuchung natürlich vorzunehmen, wenn operative Eingriffe beabsichtigt sind.

Die sekundären Veränderungen, mögen sie vorhanden sein oder drohen, sind es auch, welche die Prognosenstellung und die therapeutische Indikation beeinflussen, wobei nicht unerwähnt bleiben soll die Auffassung mancher Autoren, daß die Wanderniere — offenbar durch die gelegentliche Störung in ihrer Blutversorgung — ganz besonders zu tuberkulöser Entzündung neigen soll: 5% der Nierentuberkulosen sollen an der Wanderniere sich primär abspielen.

Was nun die Therapie betrifft, so spricht schon der Umstand, daß so häufig die Wanderniere besteht ohne je Beschwerden zu machen, dafür, daß durchaus nicht diese Veränderung unbedingt radikal behoben werden muß. Indikation für die Behebung des Leidens sind die Schmerz- und Druckbeschwerden (Verdauungsstörungen, nervöse Erscheinungen,

Störungen im Gefäßapparat), die sekundären Veränderungen (Ureterabknickung, Hydronephrose, Infektion usw.) und jeglicher Grad erheblicher Dystopie, der ein Rechnen mit dem Eintreten sekundärer Beschwerden nahe legt. Leichten Graden von Nierensenkung soll man dagegen, namentlich Patientinnen gegenüber, keine übergroße Bedeutung beilegen, sie namentlich auch dann gar nicht erwähnen, wenn sie, ohne Beschwerden zu machen, als Zufallsbefund angetroffen wurden, weil gar zu leicht die Aufmerksamkeit nervöser Leute dann übermäßig darauf gelenkt wird. Besteht die Anzeige zu therapeutischem Handeln in der oben skizzierten Weise, so kommen mehrere Wege in Frage, die zum Teil abhängig sind von der sozialen Stellung der Kranken. Ist die Beweglichkeit der Niere keine allzu große, ist sie gut reponibel, ohne sekundäre Erscheinungen und offenbar im Anschluß an eine starke Abmagerung des Individuums eingetreten, so kann man den Versuch machen, eine Reposition und Festigung des Organs an seiner alten Stelle durch *Liegekuren und Mastkuren* zu erreichen. Es handelt sich nur um den Versuch, der meist erfolglos ist oder keinen dauernden Erfolg hat, eine sehr lange Behandlungsdauer erfordert und deshalb nur für wohlhabende Kranke, die sich später schonen können, in Frage kommt, Angehörigen der arbeitenden Klasse dagegen als unnötig kostspielig und wenig Erfolg versprechend gar nicht erst angeraten werden sollte. Unter den derzeitigen wirtschaftlichen Verhältnissen kommt eine solche Therapie eigentlich überhaupt nicht mehr in Frage. Sehr viel empfohlen werden zur Stütze der beweglichen Niere *Bandagen* der verschiedenartigsten Konstruktion. Wir haben von denselben sehr wenig Gutes gesehen. Daß sie die Niere etwa an ihren normalen Platz bringen sollten ist bei der versteckten Lage derselben ganz ausgeschlossen; sollten sie die Niere aber auch nur einigermaßen festhalten, so müssen sie einen solchen Druck ausüben, daß er kaum ertragen werden würde. Wir pflegen von allen kunstvollen Bandagen mit Pelotten usw. abzusehen und raten zum Tragen eines einfachen Leibchens aus Drellstoff mit je einer Gummistoffbahn an der Seite, wie jedes Korsettgeschäft es nach Maß liefert. Die Niere, ebenso wie die anderen Bauchorgane, soll hierdurch lediglich eine gewisse Stütze und Halt bekommen. Die Beschwerden werden dadurch oft beseitigt, sicherlich gebessert. So lassen wir uns bezüglich der operativen Indikation von den Angaben der Patienten leiten — vorausgesetzt, daß nicht die sekundären Zustände an der Wanderniere an sich ein operatives Vorgehen notwendig machen. Sind die Leute in ihrer Arbeitsfähigkeit und in ihrem Lebensgenuß behindert und lassen sich diese Beschwerden nicht durch die geschilderte Bandage beheben oder erträglich gestalten, dann ist die *Nephropexie* anzuraten.

Auf die vielen Methoden, welche für die Annähung der Niere empfohlen sind, einzugehen, ist hier nicht der Ort. Erwähnt sei nur, daß es weniger darauf ankommt, daß das Organ seine alte Lage wieder einnimmt, das würde schwierig und eventuell nur durch einen sehr großen Eingriff zu erreichen sein, sondern daß es an einer Stelle — der Fascia retrolumbalis und der 12. Rippe — so befestigt und zur Anheilung gebracht wird, daß es in dieser Lage, in der es nicht etwa dem Druck einschnürender Kleidungsstücke ausgesetzt sein darf, befestigt *bleibt*. Bestehen schwere sekundäre Veränderungen, vorgeschrittene Hydronephrose, Infektion, so müssen diese natürlich von besonderem Gesichtspunkte aus behandelt werden, und können eventuell die Exstirpation des Organs notwendig machen.

3. Verletzungen der Niere.

Auch die Lehre von den Verletzungen der Niere hat während des Krieges manche Veränderungen erfahren und zur Festlegung mancher Richtschnur geführt; denn die Friedensverletzungen waren immerhin geringer an Zahl wegen der so sehr geschützten Lage der Organe, die durch den Brustkorb, die Wirbelsäule und die dicken Muskelmassen und Fascien des Rückens und der Bauchwand gewährleistet wird. Wir haben zu unterscheiden zwischen *offenen* und *geschlossenen* Verletzungen. Die ersteren, hervorgerufen durch Schuß-, Hieb- und Stichwaffen sind, wenn sie bei ausgedehnter Schußverletzung nicht zu ausgedehnten Zerreißungen des Parenchyms geführt haben und wenn sie nicht die Gefäßstämme oder den Ureter verletzt, nicht die Bauchhöhle eröffnet und wichtige Organe ihres Inhaltes gleichzeitig verletzt wurden — Komplikationen schwerer Art, nach denen stets gefahndet werden muß —, gewöhnlich keine schweren Verletzungen. Sie heilen, wenn sie nicht infiziert waren, meist schnell ab. Einer chirurgischen Überwachung bedürfen diese Verletzungen selbstverständlich, da die eben genannten Komplikationen sich keineswegs sofort übersehen lassen und eventuell schleunige chirurgische Intervention erfordern können.

Sehr viel bedeutungsvoller sind die geschlossenen, schweren Verletzungen der Nieren, die zumeist durch direkte oder indirekte Einwirkung einer erheblichen Gewalt entstehen. Diese kann durch Schlag oder Stoß erfolgen oder etwa durch eine Kompression des Körpers gelegentlich einer Verschüttung, oder durch Sturz aus größerer Höhe auf die Füße, indem das sich bei der plötzlichen Aufhaltung des Körpers weiter abwärts bewegende Organ von seinem Gefäßstiel abreißt. Ganz besonders sei noch hingewiesen auf die Abstürze von Gerüsten, bei denen der fallende Körper durch Festhalten im Sturze aufgehalten wird und nun die Niere zwischen Wirbelsäule und dem bei erhobenen Arme langgezogenen, angedrückten Brustkorb gepreßt wird. Bei allen diesen Gewalteinwirkungen entstehen radiäre Sprünge durch Platzen der Niere, Aussprengung ganzer Teile des Parenchyms, weitgehende Zertrümmerungen des Gewebes, Abreißungen der Gefäßstämme, des Nierenbeckens und des Ureters mit ihrem leicht verständlichen unmittelbaren Folgen, die um so schwerer schnell zu diagnostizieren sind, als schwere

Verletzungen anderer Organe mit einhergehen oder im Vordergrunde stehen können.

Die *Symptome* der Nierenverletzung sind verschieden je nach der Intensität der letzteren; wir können allgemeine und lokale Erscheinungen beobachten. Die lokalen Anzeichen finden ihren Ausdruck vor allem in der Blutung. Diese zeigt sich als Hämaturie und als perirenales bzw. retroperitoneales Hämatom. Die mit dem Harn entleerte Blutung kann gering und vorübergehend sein, sie kann bei Verletzung größerer Gefäße zu starker Ausblutung, ja zum Tode führen und tut dies um so mehr, als in jenem Falle die größte Menge des entleerten Blutes durch die zerrissene Nierenkapsel sich in das retroperitoneale Gewebe ergießt, wo es zu weitgehenden Hämatomen kommt, vorausgesetzt natürlich, daß nicht sogar bei gleichzeitiger Eröffnung des Peritonealraumes die Blutung in diesen hinein ihren Weg findet. Weithin sich erstreckende Dämpfung des Perkussionsschalles der entsprechenden Abdominalseite besteht auch bei retroperitonealer Blutung. Die Schmerzhaftigkeit führt zu einer Spannung der Bauchdecken. Zu diesen lokalen Symptomen treten, der Menge des vergossenen Blutes entsprechend, die allgemeinen Erscheinungen der Ausblutung. Diese als solche zu erkennen, wenn etwa wegen der Schmerzhaftigkeit die Palpation des Abdomens und der Flanke nicht recht durchführbar ist, kann sehr schwierig sein. Die Verletzungen der Niere, namentlich auch die „stumpfen“, zeichnen sich nämlich durch schwere Shockwirkung aus, die in den ersten Stunden das Krankheitsbild völlig beherrscht. Oberflächliche, beschleunigte Atmung, ein schneller, sehr kleiner Puls, Blässe des Gesichtes und Teilnahmlosigkeit bieten ganz das Bild des Verblutenden dar, welches an die Beobachtungsgabe des Untersuchers die größten Anforderungen stellt, damit nicht der Augenblick operativen Eingreifens versäumt wird.

Neben der Blutung ist es der Harnaustritt in die Gewebe, der ein Symptom der Verletzung darstellen kann, wenn der Ureter oder das Nierenbecken verletzt wurde. Ist in diesem Falle die Verletzung eine offene, etwa durch Schuß oder Stich, so sieht man nach kurzer Zeit aus der Wunde Harn heraussickern, es entsteht die *Urinfistel*, die sich meist nach einiger Zeit von selbst schließt oder operativ beseitigt werden muß. Anders bei den geschlossenen Verletzungen. Hier ergießt sich der Harn gleichzeitig mit dem Blut in die Gewebe, er zersetzt sich und es entstehen — mit oder ohne Bakterienwirkung — jene üblen gangräneszierenden Urinphlegmonen, deren wir bei den Erkrankungen der Blase schon gedachten.

Der Heilplan bei Nierenverletzungen kann nur von Fall zu Fall festgelegt werden. Wir wissen, daß auch starke Hämaturien sich nach kurzer Zeit von selbst beruhigen und es wäre ganz falsch bei jeder auch stärkeren Hämaturie operativ eingreifen zu wollen. Wir dürfen an die Erörterungen der Blasenblutungen erinnern, aus denen wir erfahren konnten, daß aus der Intensität der blutigen Verfärbung des Harns nicht immer auf die Intensität der Blutung geschlossen werden kann. Genaueste Beobachtung des Allgemeinzustandes des Verletzten und etwaiger lokaler Veränderungen bei steter Operationsbereitschaft ist selbstverständlich notwendig. Unter dieser Voraussetzung darf man zuwarten; der Verletzte hat absolute Bettruhe einzuhalten, lokal wird Kälte appliziert, während gleichzeitig Styptica verabfolgt werden. Steht die Blutung nicht, sondern wird das Hämatom stärker, zeigt der Verletzte die Allgemeinerscheinungen eines starken Blutverlustes, oder besteht die Befürchtung eines Harnergusses in das retroperitoneale Gewebe, so ist natürlich sofort operativ vorzugehen, ebenso wie der Eingriff bei manchen Zertrümmerungen der Niere unmittelbar nach der Verletzung notwendig wird als lebensrettende Operation. Erst nach Freilegung der Niere und Ausräumung des Hämatoms kann übersehen werden, wie die Verletzung definitiv zu versorgen ist: ob eine lokale Blutstillung durch Unterbindung oder breite Umstechungen möglich ist, ob unter fester Tamponade der Stelle ausgesprengter Nierenteile die Niere erhalten werden kann oder ob das Organ besser sofort exstirpiert wird. Ein Eingriff, zu dem man sich — das Vorhandensein der anderen Niere vorausgesetzt — um so eher entschließen wird, je größer die Zertrümmerung ist und je mehr sie Nierenbecken oder Ureter in Mitleidenschaft gezogen hat.

Denn auf diese Weise werden am besten die so sehr zu fürchtenden *Nachblutungen* vermieden, die bei späterer Lösung der Tamponade eintreten können oder auch dann, wenn etwa gegen Ende der 2. Woche sich Thromben lösen, ein Ereignis, welches schon oft alle Hoffnungen überraschend und plötzlich zuschanden machte.

Auch andere Nachkrankheiten wie diese Nachblutungen sieht man in späterer Zeit an die Nierenverletzungen sich anschließen. Neben Eiterungen der Nieren, Konkrementbildung im Nierenbecken und Stauungen ihres Sekretes im Anschluß an Verletzungen der abführenden Wege, deren Zustandekommen ohne weiteres klar ist, sieht man *Nephritiden* auftreten, parenchymatöser oder interstitieller Art, die einseitig lokalisiert bleiben. Ferner können sich im Anschluß an die Gefäßverletzungen *Aneurysmen* bilden. Wir sahen ein solches nach einer operativen Nierenverletzung, einer Steinentfernung aus dem Parenchym, sich entwickeln, das mehrere Wochen nach der Operation zu einer schweren tödlichen Blutung führte.

Manche Schwierigkeiten kann auch späterhin die *Begutachtung* der Nierenverletzungen machen. Es liegt auf der Hand, daß viele Veränderungen an den Nieren, namentlich solche die aus anderen Ursachen mit Blutabgang einhergehen, ursächlich auf eine Verletzung zurückgeführt werden, sei es nun, daß Rentenbegehrlichkeit dazu veranlaßt, oder daß der Zusammenhang bona fide konstruiert wird, weil ja der

Arbeiter manchen kleinen Insulten ausgesetzt ist. Wenn eine offene Verletzung nicht vorlag, wird auf die allgemeinen Begleiterscheinungen unmittelbar nach dem Unfall der größte Wert zu legen sein. Die Erscheinungen des Shocks werden auch bei mäßigen Insulten nie zu vermissen sein, ebensowenig wie z. B. bei einer Hodenquetschung, und wenn nach dem angeblichen Unfall der Verletzte den Arzt nicht zu befragen gezwungen war oder er gar seine Arbeit fortsetzte, so wird man dem Kausalnexus äußerst skeptisch gegenübertreten müssen. Die frische Verletzung wird als solche nie zu verkennen sein. Andere Nachkrankheiten, wie Eiterungen, Stauungen, Strikturen der oberen Harnwege und Urinfisteln werden mit dem ganzen diagnostischen Apparat nachzuprüfen sein und von Fall zu Fall prozentual bewertet werden müssen.

Von besonderem Interesse ist die Bewertung des Zustandes, der durch eine im Anschluß an die Verletzung notwendig gewordene Nephrektomie geschaffen wurde. Die Auffassungen darüber gehen auseinander. Wir sind der Meinung, daß, das einwandfreie Verhalten der anderen Niere vorausgesetzt, der Nephrektomierte so lange nicht unerheblich in seiner Arbeitsfähigkeit geschädigt ist, bis die verbliebene Niere durch vikariierende Hypertrophie, d. h. durch eine „physiologische" Vergrößerung ihres Volums sich an die Übernahme der vollen Arbeit für den Körper gewöhnt hat und möchten hierfür die Zeit von höchstens einem Jahr annehmen. Daraus folgern wir, daß für diesen Zeitabschnitt — vorausgesetzt, daß nicht durch Narben usw. andere Behinderungen vorliegen — der Nephrektomierte um etwa 25—30% in seiner Erwerbsfähigkeit beeinträchtigt ist, während späterhin diese sich immer mehr dem Normalen nähert, so daß schließlich nicht einzusehen ist, weshalb ein auf die Tätigkeit nur einer Niere eingestellter Körper weniger leistungsfähig sein sollte als ein anderer, aus anderen Gründen vorgenommene Nephrektomien lehren uns dies täglich.

4. Hydronephrose.

Wenn durch irgendeine Ursache, die recht verschiedenartig sein kann, eine *Behinderung des Sekretabflusses aus dem Nierenbecken* durch Verlegung der abführenden Harnwege eintritt, so wird durch die Stauung der Flüssigkeit dieses erweitert, es entsteht der als *Hydronephrose* bezeichnete Zustand. Ist der Abschluß kein vollkommener, so wird sich die Erweiterung in gewissen Grenzen halten, im anderen Falle kann das Nierenbecken eine ganz enorme Ausdehnung bis zu Mannskopfgröße erhalten. Eine solche Steigerung der Flüssigkeitsmenge wirkt aber auch auf das Parenchym der Niere naturgemäß ein, da die fibröse Kapsel der Niere und die Wand des Nierenbeckens ein Ganzes darstellen. Der hydrodynamische Druck weitet die Calices aus und plattet die Pyramiden ab, die schließlich nicht mehr wie früher in das Nierenbecken vorspringen, sondern Ausbuchtungen nach der Rindensubstanz hin darstellen. Diese dringen immer weiter zur Rinde der Niere vor und führen durch die nachdrückende Flüssigkeit zu einer Atrophie des Parenchyms. Die Rindenschicht wird immer schmaler und schwindet auf Millimeterdicke, so daß man schließlich nur noch an Parenchymresten eine Andeutung der Stelle sieht, an der sich früher die Niere befand. Das ganze Organ wird in eine einkammerige Blase verwandelt, in die höchstens einige kleine bindegewebige Septen hineinragen an den Orten, wo sich früher größere Gefäßstämme befanden, es entstand die „*Sackniere*“. Sie ist umgeben von einer dünnwandigen derben Haut, der Capsula fibrosa der Niere und enthält Flüssigkeit, eventuell in großer Menge bis zu 10 Liter und darüber. Die Flüssigkeit hat nur zu Beginn den früheren urinösen Charakter, enthält Harnstoff usw. Später wird dieser Inhalt durch die Lymphbahnen resorbiert und man findet lediglich eine wässerige, eiweißhaltige Flüssigkeit, die ein Sekret der Nierenbeckenmucosa und mit dem Hydrops der Gallenblase zu vergleichen ist.

Die Ursache für das Zustandekommen der Hydronephrose kann in allen Abschnitten des Harnsystems peripherwärts gelegen sein und beteiligt, je tiefer der Verschluß liegt, um so mehr auch die tiefer im Strombereich liegenden Organe: den Ureter, wenn sie etwa an dessen Orificium in der Blase liegt, aber auch eventuell beide Nieren — und wird damit beim Ausbleiben chirurgischer Hilfe natürlich tödlich —, wenn jene Ursache etwa am Blasenausgang und tiefer sich vorfindet.

Man hat eine kongenitale und eine akquirierte Anlage der Hydronephrose zu unterscheiden.

Die *angeborene* Anlage finden wir zumeist in einem falschen Ansatz des Ureters an das Nierenbecken derart, daß dieser nicht normal am unteren Ende des in einen Trichter sich verjüngenden Pelvis inseriert, sondern weiter oberhalb mit spitzwinkeligem Abgang. Es staut sich alsdann im unteren Abschnitt des Nierenbeckens der Harn, dieses dehnt sich aus, komprimiert seitlich den Ureter und plattet ihn ab, so daß, nachdem zumeist der Abfluß nur behindert war, dieser endlich ganz abgeschlossen wird und nun der oben skizzierte pathologische Vorgang einsetzt. Aber auch im Verlaufe des Ureters können angeborene Stenosen oder Atresie die Hydronephrose veranlassen.

In der gleichen Weise wirkt natürlich die Stenose oder die Atresia urethrae und auch eine hochgradige Phimose, nur sieht man die Wirkung der Stauung dann sich über das gesamte System der Harnwege ausdehnen, beide Nieren ergreifen. Ist ein Schwund der Substanz beider Nieren im Fetalleben eingetreten, so ist die Frucht natürlich nicht lebensfähig und man hat sogar diesen Zustand der Hydronephrose als Geburtshindernis beobachtet. Wir wiesen oben darauf hin, daß die Natur nicht selten zur Selbsthilfe schreitet und daß der Harn in solchen Fällen des Verschlusses der tiefen abführenden Harnwege durch den Urachusgang seinen Weg findet und in der Nabelgegend entleert wird.

Sehr viel häufiger als die angeborene ist die *erworbene* Form der Hydronephrose. Sie kann sehr viele Ursachen haben. Wir begegneten ihr bereits bei dem Verschluß des Ureters in seiner Blasenöffnung oder im Verlaufe durch Tumoren, auch solchen, die von den retroperitonealen Lymphdrüsen ausgingen oder durch Steine, beide Ursachen können auch am Austritt des Ureters im Nierenbecken selbst gelegen sein. Kurz, jede Verengerung der Lichtung des Harnleiters kann zur Entstehung der Hydronephrose Veranlassung geben, mag die narbige Verengerung die Folge einer Entzündung sein, wie wir ihr bei der Tuberkulose begegnen werden oder diejenige einer Verletzung; wir sahen eine enorme Sackniere von über Mannkopfgröße nach Verletzung des Ureters durch Überfahrung sich entwickeln, ohne daß eine Kontinuitätstrennung des Rohres vorher zu beobachten gewesen wäre. Auch operative Verletzungen sind nicht selten Ursache der Hydronephrose, sei es, daß unbeabsichtigt der Ureter bei Ausräumung der retroperitonealen Drüsen (besonders bei der WERTHEIMschen Operation) in die Ligatur gefaßt wurde, oder daß absichtlich nach operativer Verletzung oder Resektion des Ureters das zentrale Ende ligiert wurde, um auf diese Weise eine allmähliche Verödung der Niere herbeizuführen, ein Verfahren, mit dem wir uns vom chirurgischen Standpunkte durchaus nicht einverstanden erklären können, denn es führt zumeist zu einem ganz unerwünschten Resultat: der Flüssigkeitsdruck läßt die Ligatur abgleiten und die entstehende Ureterfistel macht doch noch die Nephrektomie notwendig, wenn eine Implantation des Ureters in die Blase nicht ausführbar war.

Die häufigste Ursache der Hydronephrose sieht man bei Ren mobilis, wenn der Ureter dauernd oder vorübergehend abgeknickt wird. Im letzteren Falle liegt das Bild der *intermittierenden* Hydronephrose vor, d. h. bei Streckung des Ureters durch Lageveränderung findet der Flüssigkeitssack Abfluß. Die Symptome sind unverkennbar und werden vom Kranken genau geschildert: unter Verschwinden der Anschwellung in der Flankengegend und Behebung der Beschwerden tritt eine starke Absonderung eines sehr hellen, diluierten Harnes ein.

Sehr viel prägnanter noch werden die Symptome, wenn die intermittierende Hydronephrose *infiziert* ist. Dann bemerkt der Kranke bei Sekretstauung unter heftigen Schmerzen die Anschwellung der Flankengegend, die mit remittierenden hohen Temperaturen gleich dem Absceßfieber einhergeht, während der dann nur der anderen, gesunden Niere entstammende Harn klar wird. Löst sich der Verschluß, so vergehen Anschwellung, Schmerz und Temperatursteigerung, während gleichzeitig die Entleerung des trüben, eitrigen Inhaltes der Hydronephrose durch die Blase vor sich geht.

Die *Diagnose* der Hydronephrose ergibt sich leicht aus den anamnestischen Daten, während der objektive Befund einen mehr oder weniger großen und prallelastischen, ballotierenden Tumor in der Nierengegend fühlt, der unter dem Rippenbogen zum Vorschein kommt. Endoskopie, Ureterkatheterung und Radiographie werden die Ursache der Stauung ergeben, ohne Feststellung der Ursache wird man natürlich den Heilplan nicht entwickeln können. Die früher oft und auch wohl heute noch manchmal vorgenommene Probepunktion ist in keiner Weise angezeigt, kann nur Schaden stiften und ist durch die modernen Untersuchungsmethoden überflüssig geworden.

Die Therapie folgt zwei Richtlinien: Beseitigung des Hindernisses und Wiederherstellung normaler Abflußbedingungen, oder, wenn es sich um eine große Sackniere handelt, deren Parenchym der Druckatrophie bereits zum Opfer gefallen ist (was aus dem Ergebnis der funktionellen Diagnostik zu ersehen sein wird), Exstirpation des Sackes, am besten nach Ablassen der Flüssigkeit durch Punktion — wenn sie nicht infiziert ist —, wodurch der Eingriff sich sehr vereinfacht.

Über die Art des Eingriffes, wenn es sich um Stein- oder Tumorverschluß handelt, ist wenig zu sagen, ebenso wie über die Reposition und Fixation der Wanderniere, deren Ureter abgeknickt wurde. Eine narbige Ureterstriktur wird reseziert und die Enden werden vereinigt oder wenn möglich, das zentrale Ende in die Blase implantiert. Handelt es sich um einen fehlerhaften Ansatz des Ureters an das Nierenbecken, so ist eine Neoimplantation desselben an günstiger Stelle gegebenenfalls mit partieller Resektion des Nierenbeckens angezeigt.

5. Zirkulationsstörungen und Nephritis.

Auf die *Zirkulationsstörungen* der Niere im Rahmen der vorliegenden chirurgischen Erörterungen im einzelnen einzugehen, müssen wir uns versagen. Die arterielle und die venöse oder Stauungshyperämie des Organs, die arteriosklerotische Schrumpfniere, die amyloide Degeneration stellen Teilerscheinungen der Erkrankung von anderen Organsystemen dar, ebenso stellen der hämorrhagische Infarkt der Niere und sein Schicksal, der Verschluß der Nierengefäße durch Thrombose Krankheitsbilder dar, die dem Chirurgen zwar großes Interesse bieten, sich jedoch chirurgisch-urologischer Intervention entziehen.

Auch eine Darstellung der *nichteitrigen Entzündungen* der Niere, der verschiedenen Arten der Nephritis auch der Schwangerschaftsniere vermögen wir nicht in den Bereich dieses Lehrbuches zu ziehen. Obwohl der Urologe durchaus über dieselben unterrichtet sein muß, will er die Erscheinungen richtig deuten, die ihm bei der Untersuchung seiner Kranken entgegentreten, so gehört doch die Behandlung dieser Erkrankungen durchaus in die Interessensphäre der internen Medizin.

Aber die Behandlung berührt doch die chirurgischen Kreise insofern, als auch bei diesen internen Erkrankungen der Niere nicht selten die Hilfe der Chirurgen herangezogen wird, wenn auch nur als ultima ratio dort, wo die medikamentöse Therapie eine erfolgreiche Beeinflussung der Nierenerkrankung nicht erkennen läßt.

Von Edelbohls ist, ursprünglich für die Behandlung vorgeschrittener chronischer parenchymatöser entzündlicher Degeneration der Nieren ein Operationsverfahren angegeben worden, welches in einer *Dekapsulation der Niere* bestand und von dem man erhoffte, daß nach Wegfall der abschließenden Capsula propria durch die Entstehung neuer Gefäßverbindungen aus der Nachbarschaft mit dem erkrankten Nierenparenchym diesem gewissermaßen neues Leben zugeführt werden könne, ja man hat zu diesem Zwecke sogar die Niere gespalten und zwischen ihre Hälften gestielte Netzpartien interponiert. Diese Hoffnungen haben sich als trügerisch erwiesen und von jener Indikation hat man wohl allgemein heute Abstand genommen. Die Dekapsulation der Niere wird heute für angezeigt erachtet bei Fällen von *akuter* Nephritis, die schon nach wenigen Tagen zu einer Insuffizienz der Nierentätigkeit geführt hat mit allen jenen Symptomen des Allgemeinzustandes, welche auf die Zurückhaltung des Harnstoffes im Blute zurückzuführen sind: erhöhter Druck im Gefäßsystem, Oligurie oder Anurie und Urämie. Und ebenso wird die Entkapselung der Niere gelegentlich in Vorschlag gebracht bei eklamptischen Zuständen. In der Tat bemerkt man, daß bei diesen Erkrankungen der Niere das Organ sich in einem Zustande außerordentlicher Spannung befindet, die durch die Kapsel zurückgehalten wird. Spaltet man diese, so quillt im wahren Sinne des Wortes die Nierensubstanz aus dem Kapselschlitz hervor. Eine Entfernung der Kapsel beseitigt den Druck, entfaltet das Organ und bessert dadurch naturgemäß seine Zirkulationsverhältnisse. Von diesem Gesichtspunkte aus allein hat man sich die Wirkung der Edelbohlsschen Operation vorzustellen. Sie leistet in manchen dieser verzweifelten Fälle Ausgezeichnetes und muß doppelseitig ausgeführt werden möglichst in lokaler Anästhesie, um durch das Narkoticum kein neues Gift in den Körper zu bringen, und die letztere ist gut ausführbar bei dem somnolenten Zustande des unter der Giftwirkung des Harnstoffes stehenden Patienten. Wenn der Eingriff etwas leisten soll, darf man sich allerdings nicht zu spät zu seiner Ausführung entschließen. Aber auch dann ist die Operation kein sicheres Mittel, die drohende oder schon vorhandene Urämie zu beheben. Sie stellt lediglich eine Ausnutzung der letzten Chance gegenüber einer im übrigen durchaus infausten Prognose dar, und man weiß noch nicht, unter welchen Umständen im Anschluß an die Operation eine Wendung zum Besseren eintritt und wann nicht.

Jedenfalls versäume man es unter keiner Bedingung, den internen Kliniker für die Indikationsstellung zu operativem Handeln hinzuzuziehen. Der Chirurg leistet hier — sit venia verbo — „bestellte Arbeit“! Nebenbei sei bemerkt, daß die Entkapselung der Niere bei akuten, z. B. Sublimatvergiftungen, nicht selten in Vorschlag gebracht wird. Wir haben sie auf den Wunsch der Internen oft ausgeführt, aber stets ohne jeden dauernden Erfolg. In der stark hyperämischen Sublimatniere ist es zu einer so schweren Degeneration der Zellen gekommen, daß eine Restitutio nicht erwartet werden kann.

6. Die eiterigen Entzündungen der Niere und des Nierenbeckens.

Wenn wir im folgenden von den eiterigen Entzündungen der Niere sprechen, so soll — wie auch bei den entzündlichen Erkrankungen der abführenden Wege — die Tuberkulose nicht in diesen Rahmen einbezogen werden, weil es uns richtiger erscheint diese spezifische Erkrankung, die das ganze System der Harn- und Geschlechtsorgane in ihren Bereich zieht, weiter unten abgesondert zu behandeln. Zunächst beschäftigen uns die *akut* eiterigen Entzündungsprozesse und ihre Folgezustände. Eine Trennung zwischen den Affektionen der Niere und des Nierenbeckens ist dabei schwer zu ziehen, die Entzündungen beider gehen, wenn auch anfänglich getrennt, ineinander über, mag nun die Niere oder ihr Becken zunächst ergriffen sein.

Die Bakterien, welche die eiterige Entzündung hervorrufen, sind, abgesehen immer vom Tuberkelbacillus, vor allem das Bacterium coli und die gewöhnlichen Eitererreger, Staphylokokken und Streptokokken, weniger häufig Gonokokken, Pneumokokken, der Typhusbacillus und andere seltenere Entzündungserreger, die, wie in allen anderen Organen, sich auch in der Niere ansiedeln können.

Die Eitererreger können auf dem Wege der Blutbahn in das Organ eindringen (hämatogene Infektion) oder auf dem Wege der harnableitenden Organe entgegen dem Strom des Urins in die Niere gelangen (ascendierende Infektion), sie können endlich auch durch die Lymphbahnen aus Organen der Nachbarschaft in die Niere gelangen.

Die hämatogene Infektion führt die Bakterien, die im Blute kreisen, mit diesem in das Nierenparenchym hinein. Die Bakterien entstammen zumeist einem primären Eiterherde im Körper, von dem aus sie metastatisch verschleppt werden oder ein solcher primärer Herd ist nicht vorhanden, besser gesagt, er entzieht sich unserem Nachweis. Denn die Bezeichnung der „kryptogenetischen Infektion" ist ein den Arzt beschämender Lückenbüßer: stets ist eine primäre Ansiedlungsstelle der Bakterien in Haut oder Schleimhäuten vorhanden, wo sie von außen her in den Körper eindrangen, oft sieht man die Infektion eintreten bei einer septischen oder pyämischen Allgemeininfektion des Körpers, bei Endokarditis, bei akuten Infektionskrankheiten. Die komplizierte Anordnung der Blutgefäße im „rete mirabile" der Nierenrinde gibt eine ebenso günstige Ansiedlungsstelle für die im Blute kreisenden Bakterien ab wie etwa das Knochenmark, mit dem man den Modus der Organinfektion sehr gut in Parallele stellen kann. Entweder sind es Kokkenhaufen, die als Emboli in die kleinsten Endarterien gelangen oder einzelne Kokken, die sich in den vielgewundenen Gefäßschlingen der Malpighischen Körperchen festsetzen und sich vermehren, eine Entzündung veranlassen, die das Gewebe einschmilzt, und so zur Entstehung des *Abscesses* Veranlassung geben.

Man sieht auf diese Weise den zumeist solitären Absceß entstehen, in dessen Umgebung sich dann später metastatisch kleinere Abscesse entwickeln, die dann mit dem primären konfluieren, es entsteht der sogenannte *Nierenkarbunkel*, oder man sieht die Abscesse von vornherein ganz multipel sich entwickeln, ganz nach der Art, wie das infektiöse Material seinen Weg in die Nierensubstanz hinein fand. So sieht man die multiplen Abscesse bei Freilegung der Niere überall durch ihre Kapsel als gelbliche größere oder kleinere Herde im Zentrum hämorrhagisch entzündlichen Gewebe durch die Nierenkapsel hindurch schimmern. Weniger oft in diesen letzteren Fällen, die manches Mal ein Ausdruck der allgemeinen Infektion des Körpers sind, häufiger in den Fällen, in denen an einer oder an wenigen Stellen im Nierenparenchym sich ein Absceß ausbildet, bemerkt man im Fortschreiten und Wachsen desselben, daß er das Parenchym weiter einschmelzt, daß er zu großen Höhlenbildungen führt, die, nach Durchbruch in die Calices das Nierenbecken erreichen, so daß mit dem abgesonderten Urin Eiter entleert wird: wir haben den als *Pyonephrose* bezeichneten Zustand vor uns, die weitgehende eiterige Einschmelzung des Organes unter Mitbeteiligung des Nierenbeckens an der Entzündung selbst.

In diesem Augenblick dürfen wir schon von einer fortgeleiteten, deszendierenden Entzündung des Nierenbeckens sprechen, die auch die abführenden Harnwege nun beteiligen kann, aber nicht braucht, wenn der Harnstrom ungehindert seinen Abfluß findet. Immerhin muß dieser deszendierende Modus der Infektion des Nierenbeckens als der seltenere bezeichnet werden.

Der häufigere Weg, den die Fortleitung der Infektion nimmt, ist der ascendierende. Die eitererregenden Keime dringen per vias naturales in das Harnsystem ein und verbreiten sich zentralwärts — entgegen der Stromrichtung des Harnes. Hierzu bedarf es nun gewisser prädisponierender Momente, auf die wir im einzelnen bereits eingingen, als wir von den entzündlichen Veränderungen der ableitenden Harnwege sprachen. Jede Verengerung der letzteren durch Konkremente, entzündlicher oder narbiger Striktur, Lumenverengerung, etwa durch eine hypertrophische Prostata, jeder infizierte, etwa zu diagnostischen oder therapeutischen Zwecken eingeführten Fremdkörper, jede Alteration der Blasenmucosa durch einen Tumor, endlich Entzündungen benachbarter Organe, wie der Vagina, begünstigt das Eindringen der eitererregenden Bakterien in die Blase. Ist aber die Cystitis, der eiterige Katarrh der Blase erst einmal vorhanden, so bedarf es nur eines geringen weiteren Momentes, daß die Entzündung ihren Weg weiter zentralwärts nimmt.

Eine geringe Verlegung des Orificium des Ureters, etwa durch entzündliche Schwellung seiner der Blase angehörigen Mucosaauskleidung genügt, um den bei normalen Verhältnissen relativ sicheren Abschluß des Ureters gegen Bakterieneingang aufzuheben, der sonst durch den schrägen Verlauf seines untersten Abschnittes durch die Blasenwand garantiert wird.

Und nun dringen die Bakterien in den Ureter ein und verbreiten sich zum Nierenbecken hin, vor allem dann, wenn die aufgelockerte Mucosa an der Ureteröffnung den Harnstrom nicht mehr so glatt passieren läßt wie zu normalen Zeiten, es entsteht die akute Ureteritis und von dieser fortgeleitet sieht man nun die *Pyelitis* sich entwickeln, jene außerordentlich häufige katarrhalische Entzündung des Nierenbeckens. Besteht bereits durch Stauung eine Hydronephrose, wie sie oben beschrieben wurde, so wird diese zur *infizierten* Hydronephrose umgewandelt.

Hat sich die eiterige Entzündung aber erst ausgebreitet in allen Taschen der Calices des Nierenbeckens, so greift sie naturgemäß auch leicht auf die Pyramidenspitzen über. Die Öffnungen ihrer Harnkanälchen verstopfen sich mit Bakterienhaufen, die eiterige Entzündung schreitet fort in die Marksubstanz und weiter auf dem Wege der Harnkanälchen in die Nierenrinde hinein, um dort, ebenso wie man es bei der hämatogenen Genese der Entzündung sah, zu vereinzelten oder zu multiplen Abscedierungen zu führen, die endlich bei weiterer Ausdehnung der Prozesse das gleiche Bild der *Pyonephrose* erkennen lassen.

Aber noch einen anderen Modus der Infektion der oberen Harnwege gibt es, der nicht metastatisch auf der Blutbahn, noch ascendierend fortgeleitet zur eiterigen Entzündung führt. Man begegnet relativ häufig einer Infektion des Nierenbeckens mit Bacterium coli, ohne daß ein Grund dafür vorläge anzunehmen, daß dieses Bacterium etwa per vias naturales in das Harnsystem eingedrungen wäre, denn die tiefen Harnwege sind frei von der Infektion, die sich natürlich sekundär auf jene verbreiten kann. Die Bakterien entstammen dem Darmtractus oder den mit ihm in direkter Verbindung stehenden Organen, wie der Gallenblase. Man muß annehmen, daß sie auf dem Lymphwege Eingang in das Nierenbecken gefunden haben. Offenbar geben Kotstauungen in der Darmpassage nicht selten die Veranlassung zu diesem Wege der Infektion, gerade so wie wir die letztere auch in der Blase auftreten sehen, wenn die benachbarten tiefen Darmabschnitte entzündlich alteriert sind oder eine Stauung ihres Inhaltes aufweisen. Wir sahen im Anschluß an eine durch die Operation sicher gestellte Cholecystitis coli sich eine Colipyelitis und Colipyonephrose entwickeln, welche die Nephrektomie notwendig machte. Gewöhnlich tritt die Infektion, die sich schubweise einstellt, allerdings nicht in dieser bösartigen Form auf. Zumeist handelt es sich nur um katarrhalische Entzündungen des

Nierenbeckens, die allerdings sehr hartnäckig sein können und immer wieder gern aufflackern, wenn man etwa glaubt, die Infektion endgültig beseitigt zu haben.

Übrigens braucht die Anwesenheit des Bacterium coli nicht unbedingt zu einer katarrhalischen, desquamativen oder gar zu einer eiterigen Entzündung des Nierenbeckens und der Niere zu führen. Wie bereits bei der Besprechung der Cystitis erwähnt wurde, trifft man den Colibacillus nicht selten im Urin, auch demjenigen des Nierenbeckens an, ohne daß Entzündungsprodukte im Harn nachweisbar wären, während gleichwohl das Allgemeinbefinden durch Temperatursteigerungen und allgemeines Gefühl der Abgeschlagenheit, auch leichte Sensationen der Schwere in der Nierengegend gestört ist, und zwar anfallsweise, durchaus entsprechend einem vorübergehend ziffernmäßig stärkeren Auftreten der Bakterien im Harne.

Daß bei einer Eröffnung des Nierenbeckens durch eine Verletzung von außen her eine Infektion desselben eintreten, die auch zu einer Vereiterung des ganzen Organes führen kann, ist selbstverständlich und bedarf kaum der Erwähnung, da sie nichts voraus hat vor dem Eintreten einer Infektion auch anderer auf diese Weise eröffneter Hohlorgane und den bekannten Erscheinungen des Wundverlaufes.

Was ist nun das Schicksal der eiterigen Entzündungsherde in der Niere, zumal wenn sie, wie man dies bei der Lage des Prozesses und der Schwierigkeit der Diagnosestellung nicht selten zu beobachten Gelegenheit hat, lange der chirurgischen Beeinflussung entzogen bleiben? Wir sahen, daß multiple Abscesse der Nieren an Ausdehnung zunehmen und zu größeren eitererfüllten Hohlräumen zusammenfließen können, zur Pyonephrose. Dies ist nicht unbedingt notwendig. Kleinere Abscesse können ausheilen unter Bildung von Narbengewebe, welches man, wenn der Entzündungsherd oberflächlich in der Rinde gelegen war, durch die Kapsel als helle Flecken von narbig-derber Beschaffenheit durchschimmern sieht. Der große Nierenabsceß wie auch die Pyonephrose kann aber auch durch die Kapsel hindurch durchbrechen in die Fettkapsel der Niere hinein, so daß nun der *paranephritische Absceß* entsteht, dessen Weg durch die Anordnung der Nierenfettkapsel bestimmt wird. Man bemerkt ihn dementsprechend bei geringer Ausdehnung eng an die Niere sich anschließend, diese ganz oder teilweise umspülend und, bei Vergrößerung der Eitermenge, unter dem Rippenbogen hervortretend und sich nach der Fossa iliaca hinunter senkend. Ein objektives stets vorhandenes Symptom eines größeren paranephritischen Abscesses ist, dies sei vorweg genommen, neben der Druckschmerzhaftigkeit die deutlich erscheinende Vorwölbung, wenn der Kranke sitzend seinen Oberkörper vornüberbeugt.

Auch die eiterige Entzündung des Nierenbeckens führt, wenn sie tiefere Wandschichten ergreift, zu ausgedehnten perinephritischen entzündlichen Verwachsungen oder auch zu perinephritischer Eiterung und diese Veränderungen pflegen die eventuell notwendig werdenden operativen Maßnahmen zur Freilegung oder zur Entfernung der Niere so zu komplizieren, daß mancher Eingriff in dieses entzündlich veränderte Gewebe als technisch unausführbar abgebrochen werden muß. Wie bei jeder eiterigen Entzündung kann natürlich ganz besonders unter den hierfür günstigen Verhältnissen der Blutversorgung in den Nieren ein Einbruch der Entzündung in das Gefäßsystem erfolgen und zur Entwicklung einer Sepsis Veranlassung geben, wenn nicht bereits das Auftreten des Nierenabscesses oder multipler Abscesse schon der Ausdruck einer septischen oder pyämischen Erkrankung war.

Daß im übrigen die weitere Entwicklung katarrhalischer und eiteriger entzündlicher Veränderungen des Nierenbeckens bzw. der Nieren abhängig ist vom Weiterbestehen der veranlassenden Ursache — etwa eines Steines, eines Abflußhindernisses usw. —, bedarf keiner besonderen Betonung.

Alle diese entzündlichen Prozesse der Niere lassen, auch wenn sie, weniger foudroyant, von selbst ausheilen, perinephritische Veränderungen zurück, d. h. Verwachsungen der Nierenkapsel mit ihrem Fettlager, die teils lockerer Natur und leicht zu beseitigen sind, teils so feste Verwachsungsbänder darstellen, daß bei dem Versuche stumpfer operativer Lösung eher die Nierenkapsel beschädigt wird, als daß die Verwachsungen sich lösen. Diese Verwachsungen können sehr unangenehme schmerzhafte Erscheinungen machen, zu deren Diagnose man nur per exclusionem kommt, und die nur durch Entkapselung der Niere zu beheben sind.

Die *subjektiven Erscheinungen* der entzündlichen Prozesse in Niere und Nierenbecken bestehen lokal einmal in mehr oder minder intensivem Schmerz in der Nierengegend bei akuten Prozessen, der bei chronischen Katarrhen und Eiterungen des Nierenbeckens eventuell nur sehr gering sein und in einem dauernden Gefühl der Schwere in der Nierengegend sich äußern kann. Objektiv trifft man hohe remittierende Temperatursteigerungen an, wenn die Eiterung eine abgeschlossene ist, also beim Nierenabsceß, bei perinephritischen Eiterungen, der Pyonephrose und der Nierenbeckenentzündung bei Sekretstauung, während bei Kommunikation des Eiterherdes mit in ihrer Entleerung unbehinderten Abflußwegen man ein kontinuierliches Fieber in mäßiger Höhe beobachtet und bei chronischen Entzündungsprozessen des Nierenbeckens ohne Stauungserscheinungen eventuell Steigerungen der Körpertemperatur fehlen.

Das Allgemeinbefinden des Patienten ist von diesen Einzelheiten abhängig. Schwer darniederliegend bei akuten eiterigen Prozessen, besonders wenn sie durch stark virulente Bakterienarten hervorgerufen werden, ist es nur wenig alteriert bei chronischen Entzündungen, auch wenn diese mit ziemlich starker Eiterabsonderung einhergehen. Allerdings pflegt dieser milde Verlauf durch Exacerbationen unterbrochen zu werden, wenn unter irgendwelchen Störungen z. B. des Abflusses usw. die Bedingungen des sonst leichten Entzündungsprozesses sich ändern.

Aus den auch noch so gut geschilderten subjektiven Beschwerden die verschiedenen Arten der Nieren- und Nierenbeckenentzündung differentiell zu diagnostizieren, ist im allgemeinen unmöglich. Aber auch bei Hinzuziehung des ganzen diagnostischen Apparates erwachsen nicht selten für eine präzise Auseinanderhaltung der einzelnen Formen der Eiterung noch recht große, ja oft unüberwindliche Schwierigkeiten.

Gemeinsam ist allen Formen der chirurgischen Nierenentzündung und der Nierenbeckenentzündung die Anwesenheit von *Eiter im Harn* und die hierdurch bedingte Trübung des letzteren. Wir erinnern an das eingangs über die Untersuchung Gesagte, daß wir den Eiter mikroskopisch im Sediment nachgewiesen haben müssen, daß wir uns nicht durch Trübung des Urins durch ausgefallene Salze täuschen lassen dürfen.

Man wird zunächst festzustellen haben, ob der Eiter aus der Blase oder aus der Niere stammt. Bei der Behandlung der Cystitis sprachen wir uns schon darüber aus und verweisen auf das dort Niedergelegte. Die Cystoskopie hilft bei dieser Feststellung. In einer gesunden Blase kann man den einer eiterig entzündeten Niere entstammenden trüben Flüssigkeitswirbel leicht erkennen, sieht auch eventuell dicken Eiter aus dem Orificium ureteri in träger, zäher Masse herausquillen wie den Inhalt einer Ölfarbentube. Ist aber die Blase selbst erheblich alteriert, so kann man auf Schwierigkeiten stoßen und hat manchmal nicht das genügend klare Gesichtsfeld und den Überblick. Man muß sich dann durch die subjektive Lokalisation des Kranken auf die eine oder andere Niere leiten lassen und hier die Ureterkatheterung ausführen, eventuell nach Vorbehandlung der Blase, wenn man die Orifizien nicht in der veränderten Blasenschleimhaut erkennen kann, oder indem man die Öffnung durch Chromocystoskopie sich aufsucht. Bei Anwesenheit von Eiter in der Blase führe man den Ureterkatheter nur wenige Zentimeter hoch und vermeide es unter solchen Umständen einen Ureter zu katheterisieren, dessen zugehörige Niere dem Kranken nie zu Klagen Veranlassung gegeben hat. Stellt man einen Katheterurin mit entzündlichen Beimengungen fest, so führt man die Sonde weiter hoch, um ein eventuell vorhandenes Abflußhindernis im Harnleiter oder an seinem Nierenbeckenansatz sogleich festzustellen.

Die bakteriologische Untersuchung des Katheterurins, die Radiographie der Nieren fördert dann die Diagnose um ein Bedeutendes: wir können uns ein Bild von der Art der Infektion und eventuell schon von ihrer Ursache machen. Noch nicht jedoch von dem Fortschritt der entzündlichen Veränderungen der Gewebe, wenn auch die Menge der Entzündungsprodukte Rückschlüsse darauf gestattet, ob der Prozeß in einer offenen Kommunikation mit den Abflußwegen steht (Pyelitis, infizierte Hydronephrose, Pyonephrose) oder nicht (Nierenabsceß, paranephritische Eiterung).

Um diese Veränderungen unterscheiden zu können, muß das Ergebnis der Palpation, die subjektiven Klagen, der Allgemeinstatus mit herangezogen werden.

Die *Pyelitis* kann, hervorgerufen durch eine virulente ascendierende Affektion von der Blase her, als ein sehr schweres Krankheitsbild akut einsetzen mit hoher Temperatursteigerung, Schüttelfrösten und lebhaftem Entzündungsschmerz in der entsprechenden Nierengegend, der sich bei Palpation erheblich steigert. Eine Anschwellung des Organs ist dabei nicht zu fühlen; denn die Entzündung des Nierenbeckens geht nicht einher mit einer stärkeren Ausdehnung desselben, für die eine besondere Ursache durchaus nicht vorhanden ist, wohl aber vorhanden sein *kann*, wenn z. B. ein Steinleiden etwa die Grundlage für die Entzündung darstellt. Das Bild der akuten Pyelitis wird aus jenen Symptomen nicht zu verkennen sein und wird bestätigt durch die Endoskopie, die den Austritt trüben Urins in die Füllflüssigkeit der Blase erkennen läßt. Die Uretersondierung bestätigt diesen Befund weiterhin und die bakteriologische Untersuchung des auf diese Weise gewonnenen Ureterharns läßt die Art der Infektion erkennen.

Aber nicht immer tritt die Pyelitis in dieser akuten Form unter dem Bilde einer schweren Infektion auf. Man sieht sie — je nach der Ursache und der Wirkung der Bakterien — subakut unter wenig stürmischen Erscheinungen sich fortgeleitet entwickeln, mit geringem Temperaturanstieg, leichtem Druckgefühl in der Lendengegend. Und endlich kann die Nierenbeckenentzündung sich entwickeln als chronischer, schleichender Prozeß ohne jede stärkeren subjektiven Beschwerden und ohne Anstieg der Körpertemperatur. Die Untersuchung mit dem Harnleiterkatheterismus fördert das überraschende Bild einer intensiven, sicher seit längerer Zeit bestehenden Eiterung aus den oberen Harnorganen zutage.

Die *Therapie* wird, je nachdem es sich um eine akute oder eine chronische Pyelitis handelt, eine durchaus elektive sein. Daß die Beseitigung des disponierenden Momentes, z. B. eines Konkrementes, jedes weitere therapeutische Handeln einleiten muß, liegt auf der Hand, sonst ist eine Beeinflussung der Entzündung nicht zu erwarten. Ist eine solche Ursache ausgeschlossen, so wird man bei der akuten Pyelitis sich jeder instrumentellen Einwirkung zunächst enthalten. Unbedingte Bettruhe ist einzuhalten, der Kranke wird auch kaum in der Lage sein sich außerhalb des Bettes der Schmerzen wegen aufzuhalten. Dann kommt die

Anwendung feuchte Wärme auf die Lendengegend am besten in Form von Leinsamenkataplasmen in Frage und dazu die Anregung einer starken Diurese mit den schon bekannten Mitteln, um eine Durchspülung des erkrankten Organes zu veranlassen. Die Darreichung von Harnantisepticis wird lokal günstig einwirken. Unter dieser Behandlung wird der Entzündungsprozeß ausheilen oder er wird in ein weniger akutes Stadium übergeführt, die Temperatur sinkt zur Norm, die Schmerzen lassen nach oder hören auf.

In den subakuten oder chronischen Fällen ist eine lokale medikamentöse Einwirkung auf das Nierenbecken angezeigt in Form von *Nierenbeckenspülungen*. Sie werden in der Weise vorgenommen, daß man durch den bis ins Nierenbecken vorgeschobenen Ureterkatheter zunächst den Inhalt des Nierenbeckens abtropfen läßt, dann zur mechanischen Reinigung unter sanftem Druck einer 10—20 ccm-Spritze Kochsalzlösung einspritzt und ablaufen läßt. Sodann benutzt man zur medikamentösen Einwirkung auf die Wandung eine Arg. nitr.-Lösung 1 : 1000,0, spritzt 4—5 ccm ein, läßt ablaufen und füllt dann das Nierenbecken auf mit einigen Kubikzentimetern, jedoch höchstens so viel, daß der Patient einen leichten Druck verspürt, niemals darf es zu einer Schmerzäußerung kommen, denn dies würde ein Zeichen des Überdruckes sein, durch den infektiöses Material nierenwärts getrieben werden könnte. Nach Entfernung des Katheters überläßt man die langsame Entleerung den natürlichen Kräften.

Nach dem Vorgehen von SCHOTTMÜLLER werden Nierenbeckenspülungen mit einer Argentum nitricum-Lösung von 1 : 100,0 empfohlen. Die intensive antiseptische Wirkung soll nicht in Abrede gestellt werden, aber wir können uns mit dieser Therapie nicht recht befreunden, da das Mittel gelegentlich außerordentliche Beschwerden auslöst. Das gleiche möchten wir auch von den Spülungen mit Hydrarg. oxycyanat. behaupten, bei denen die Giftwirkung doch wohl nicht ganz ausgeschlossen werden kann. Im übrigen ist die Zahl der für die Nierenbeckenspülungen angegebenen Mittel eine sehr große, so daß auf die einzelnen nicht eingegangen werden kann. Die Erfahrung wird den einzelnen das eine Präparat, den anderen ein anderes vorziehen lassen, wir bevorzugen nach wie vor die Argent. nitr.-Lösung 1 : 1000,0 für die Nierenbeckenspülung, die wir in jenen Fällen jeden 2. Tag auszuführen pflegen.

Anregung der Diurese ist auch bei diesen Fällen angezeigt, doch hüte man sich vor allzu lange dauernder starker Belastung der Sekretionstätigkeit der Niere. Von Harnantisepticis ist bei der chronischen Pyelitis nur bei gelegentlichen Exacerbationen eine Wirkung zu erwarten.

Bei der außerordentlichen Hartnäckigkeit und schwierigen Beeinflussung der ganz chronischen Pyelitis sind Kuren in Bad Wildungen, Brückenau usw. in hohem Grade angezeigt. Sie veranlassen zum mindesten erhebliche Besserung, müssen allerdings mehrfach, d. h. notwendigenfalls alljährlich wiederholt werden.

Eine operative Behandlung der Pyelitis (außer wenn es sich um Steinerkrankung usw. handelt) wird selten in Frage kommen; es müßte denn die Notwendigkeit einer lokalen medikamentösen Behandlung des Nierenbeckens dringend angezeigt sein bei gleichzeitiger technischer Undurchführbarkeit der Uretersondierung. In solchen Fällen würde man von der Konvexität aus die Nephrostomie vornehmen und durch ein transrenal in das Pelvis eingeführtes Doppeldrain die Spülungen des Nierenbeckens vornehmen.

Schwierig kann die Unterscheidung werden, ob es sich nur um eine Pyelitis handelt oder ob ein Übergreifen des Prozesses zum Entstehen einer *Pyonephrose* geführt hat. Die subjektiven Symptome sind, mag es sich um eine akute oder mehr schleichende Infektion handeln, derjenigen der Pyelitis durchaus entsprechend. Auch hier bemerkt man objektiv keine besondere Vergrößerung, wenn es sich nicht um einen sekundären Prozeß handelt, etwa bei einer Steinniere, einem Nierentumor, einer infizierten Hydronephrose. Die vorhandenen Oberflächenveränderungen der Pyonephrose sind bei normaler Lage des Organs nicht abtastbar. Temperaturerhöhungen können vorhanden sein oder fehlen, je nachdem die Eiterhöhlen der Niere keine freie Kommunikation mit dem Nierenbecken haben oder frei abfließen. Allerdings wird man entsprechend der fortschreitenden Einbeziehung bisher gesunder Nierenabschnitte in den Entzündungsprozeß häufiger mit akuten Exacerbationen zu rechnen haben. Diagnostisch ausschlaggebend für die Annahme der Pyonephrose ist die Anwesenheit corpusculärer Elemente im Sediment des Ureterharnes, die nur von einer entzündlichen Mitbeteiligung der Niere herrühren können: Cylinder, d. h. Ausgüsse der Harnkanälchen, die aus Nierenepithelien, roten Blutkörperchen, eiterigen Detritusmassen und Bakterienhaufen bestehen können. Endlich zeigt die Prüfung der funktionellen Tätigkeit der Niere an, ob das Organ als solches mitbeteiligt ist und unter den destruierenden Entzündungsprozessen an Quantität und Qualität des funktionstüchtigen Parenchyms eingebüßt hat. Das Radiogramm, namentlich das intravenöse Pyelogramm läßt den Zerstörungsprozeß ganz einwandfrei erkennen.

Die Ausheilung der Pyonephrose hat ohne operatives Eingreifen eine höchst ungünstige *Prognose* und führt allmählich zu mehr oder weniger vollständiger Einschmelzung des Organs, wenn nicht tödliche septische Prozesse den Verlauf abkürzen. Am meisten wünschenswert ist die operative Entfernung des Organs, vorausgesetzt daß die andere Niere einwandfrei gesund ist und funktioniert, und zwar zu einer Zeit, in der einerseits der Allgemeinzustand durch die Eiterung noch nicht gelitten hat (Amyloiderkrankung usw.), andererseits der Prozeß noch nicht die Capsula propria der Niere durchbrochen und zu perinephritischen

Verwachsungen oder gar Eiterungen geführt hat. Sind die letzteren Veränderungen schon eingetreten, so ist eine Nephrektomie nicht selten technisch gar nicht mehr ausführbar.

In diesen letzteren Fällen oder da, wo es sich um doppelseitige Erkrankung handelt oder wo Alter oder Allgemeinzustand einen radikalen Eingriff nicht gestatten, tritt die *Nephrostomie* in ihre Rechte: die breite Aufklappung der Niere von ihrer Konvexität her, und die Einnähung des eröffneten Organs in die Wunde, so daß nun, unter möglichster Erhaltung funktionierenden Parenchyms, die Behandlung unter breiter Spaltung aller der vielfachen Taschen und Winkel durchgeführt werden kann, wie diejenige jeder eiternden Höhlenwunde mit ergiebigster Drainage. Der Zustand ist für den Kranken naturgemäß ein äußerst unangenehmer, da der ganze Harn durch die Drainage entleert wird.

Die Prognose, namentlich bei einer doppelseitig notwendigen Nephrotomie, ist eine sehr traurige, während die rechtzeitige Nephrektomie bei geeigneter offener Wundbehandlung das Leiden momentan beseitigt.

Über die Symptome der *infizierten*, namentlich auch der intermittierenden *Hydronephrose*, jenen subjektiv wie objektiv so außerordentlich typischen Komplex, haben wir uns bereits oben geäußert.

Bezüglich der *Therapie* sei nur betont, daß sie konservierend nur dann durchzuführen einen Sinn hat, wenn einwandfreie Abflußbedingungen operativ geschaffen werden können, wenn die Infektion keine zu schwere ist und noch nicht auf das Nierengewebe übergegriffen hat und die Funktionsfähigkeit des Organes noch nicht schwer geschädigt ist. Andernfalls halten wir — unter den nötigen Voraussetzungen — die sofortige Nephrektomie für indiziert, zu der es sonst nach erfolgloser, langwieriger konservierender Behandlung später gewiß doch noch führen würde.

Für die Diagnose des akuten *Nierenabscesses* spricht neben ausgesprochener Absceßtemperatur die erhebliche Schmerzhaftigkeit der Niere bei ihrer Abtastung. Beim abgeschlossenen Absceß wird der Harn eine Eiterbeimengung nicht erkennen lassen, doch wird man im Sediment des entsprechenden Nierenharnes Entzündungsprodukte nachweisen können in Gestalt von Leukocyten und Zylindern epithelialer Art und Blutkörperchenzylindern, welche der nächsten Nachbarschaft des Abscesses entstammen. Ist der Absceß größer, so wird man ihn eventuell auf einem guten Röntgenbilde als Schatten markiert finden; das wird jedoch viel seltener des Fall sein als, wie wir später sehen werden, beim tuberkulösen Nierenabsceß, bei dem Kalkeinlagerungen eine große Rolle spielen. Wir sahen oben, daß kleinere Abscesse von selbst ausheilen können unter Hinterlassung von Narben des Nierengewebes. Bei größeren Abscessen wird man dies nicht abwarten: die Gefahr der Vergrößerung und des Entstehens von metastatischen Abscessen in der

Nachbarschaft, die bald in das Bild der Pyonephrose übergehen, ist zu groß. In jenem Zustande ist die operative Freilegung der Niere angezeigt. Die Palpation läßt unschwer den Absceß auch in der Tiefe erkennen durch das abweichende Palpationsgefühl des Gewebes. Den eröffneten Absceß kann man unschwer zur Ausheilung bringen und damit die Niere retten.

Bei den um die Niere herumgelegenen Entzündungsprozessen begegnet man meist der *Perinephritis*, der entzündlichen Verwachsung der Capsula propria der Niere mit dem benachbarten Gewebe der Fettkapsel, also einer adhäsiven Entzündung, die stets ihren Ausgangspunkt von einer Entzündung des Organes selbst genommen und sich durch die Kapsel hindurch fortgesetzt hat, und die eventuell das einzige Überbleibel eines alten Prozesses darstellt. Diese Veränderung kann durch Zerrungen des Organes bei Bewegungen usw. sehr wohl Veranlassung zu recht erheblichen schmerzhaften Beschwerden geben, für welche ein objektiv nachweisbarer Symptomenkomplex nicht besteht. Schwere Veränderungen der Niere werden vermutet, obwohl weder Palpation noch Harnuntersuchungen einen Anhaltspunkt geben, die Niere wird freigelegt und der Zufallsbefund bei der Operation klärt das Krankheitsbild, dessen Äußerungen durch Entfernung der Nierenkapsel mit ihren Verwachsungen und Einhüllung der Niere in ein gesundes Fettgewebslager behoben werden können.

Unter der *paranephritischen Eiterung* hat man lediglich zu verstehen eine phlegmonöse Eiterung in dem Fettlager der Niere, von dem wir ja wissen, daß es mit dem Fettlager der Fossa iliaca in ununterbrochenem Zusammenhang steht. Mit der Niere selbst braucht diese Eiterung in durchaus keinem Zusammenhang zu stehen, sie *kann* es selbstverständlich, wenn etwa ein Nierenabsceß oder eine Pyonephrose durch die Kapsel hindurchgebrochen ist. So stellt also die Bezeichnung „paranephritischer Absceß" eigentlich nichts anderes dar als eine Ortsangabe für einen eiterigen Entzündungsprozeß, der entweder metastatisch auf hämatogenem Wege oder lymphogenem Wege, von irgendeinem anderen, primären Entzündungsherde ausgehend, dort entstanden ist oder der eine aus der Nachbarschaft — eben der Niere — direkt fortgeleitete Eiterung darstellt.

Die Symptome der paranephritischen Eiterung sind Schmerz in der Nierengegend, besonders bei der Betastung von hinten her, Temperatursteigerung, wie sie jeder abgeschlossenen Eiterung entspricht, und — bei weiterem Fortschreiten — das Entstehen einer deutlichen, eventuell sogar durch die Fasciengebilde hindurch fluktuierenden Vorwölbung der Weichteile im Winkel zwischen Wirbelsäule und Rippenbogen.

Die Behandlung besteht nur in breiter Incision und ausgiebiger Drainage. Abtastung der oft sehr tiefen Höhlen zeigt eventuell die vom Eiter umspülte, selbst intakte Niere in der Tiefe. Wir fanden die paranephritischen Eiterungen sehr oft sich an eine Grippeerkrankung anschließend.

An die operative Eröffnung der Niere oder des Nierenbeckens, ebenso an Verletzungen der Niere, die unter Eiterung ausheilen, sieht man gelegentlich eine Fistelbildung sich anschließen. Die *Nieren-* und die *Nierenbeckenfistel* sondert mit Urin vermischten Eiter ab und kann dadurch dem Patienten höchst lästig werden. Zumeist schließen sich diese Fisteln im Laufe der Nachbehandlung von selbst, manchmal persistieren sie jedoch und trotzen jeder abwartenden Therapie. Vor allem muß eine freie Harnabsonderung per vias naturales sichergestellt werden, wenn überhaupt eine solche Ausheilung eintreten soll. Bleibt gleichwohl die Nierenfistel bestehen, so muß sie ganz breit gespalten und verfolgt werden. Der Grund der Fistel ist breit frei zu legen und die langsame Ausheilung der Wunde aus der Tiefe heraus anzustreben. Gelingt auch auf diese Weise die Beseitigung der Fistel nicht, so kann nur die Entfernung der Niere ihren Träger von den äußerst unangenehmen Krankheitserscheinungen befreien, eine Operation, die nicht selten sehr schwierig sich gestalten kann wegen der entzündlichen Verwachsungen des Organes mit seiner Nachbarschaft.

Wir erwähnten oben bereits das Krankheitsbild der *Bakteriurie*, jenen meist durch Anwesenheit von Bacterium coli hervorgerufenen Zustand, der nicht zu einer katarrhalischen Veränderung der Harnwege führt, sondern bei klarem Harn eine anfallsweise auftretende, manchmal mit Temperatursteigerung einhergehende Beeinträchtigung des Allgemeinzustandes zeigt.

Therapeutisch gelingt es bisweilen — nicht immer — diese Colibakteriurie zu beseitigen durch eine *Vaccinebehandlung*. Die Autovaccine wird gewonnen aus dem steril entnommenen Harn. Über die Eiterung und über die Ordinierung berichteten wir bereits bei der Besprechung der Cystitistherapie. Wir haben in manchen Fällen eine dauernde Beseitigung des Leidens durch diese Behandlung herbeigeführt, die wir aber vor allem als wertvolles Adjuvans bezeichnen möchten für die therapeutische Behandlung der Colikatarrhe, besonders derjenigen des Nierenbeckens, durch Argentum- usw. Spülungen.

7. Konkrementbildung der Niere und des Nierenbeckens.

Ausscheidung von Harnsäure innerhalb der Niere sieht man auftreten bei Neugeborenen in den ersten Lebenstagen. Ob diese *Harnsäureinfarkte* nur dann bzw. dann erst entstehen, wenn das Kind geatmet hat, wie von einigen Autoren angenommen wird, ist noch eine offene Frage. Diese Ausscheidung von Harnsäure ist ein Ausdruck der Überladung des Blutes mit jenem Stoffe. Die kleinen, sandartigen Gebilde schlagen sich in den geraden Harnkanälchen nieder, reichen von den Papillenspitzen bis in die Marksubstanz hinein und können aus den ersteren wie aus einer Tube herausgedrückt werden. Gewöhnlich löst sich die Harnsäure wieder und wird im Laufe der ersten 3 Lebenswochen ausgespült. Die Konkrementbildung kann aber auch persistieren, namentlich wenn an der einen oder anderen Stelle eine Atresie der Papillenspitze vorliegt, und dann können jene Niederschläge der Kernpunkt werden für die Entwicklung der im kindlichen Alter nicht seltenen Uratsteine.

Auch bei Erwachsenen sieht man bei harnsaurer Diathese gelegentlich in der Niere in Gestalt weißer Streifen in der Marksubstanz Ausscheidungen von harnsaurem Natron auftreten.

Kalkinfarkte, radiär von den Papillenspitzen ausgehend, bestehend aus phosphorsaurem und kohlensaurem Kalk, beobachtet man gelegentlich in hohem Alter und nach Intoxikationen (Sublimat), Infarkten von oxalsaurem Kalk nach Vergiftungen mit Kleesalz.

Wir beobachteten bei einem 16 Jahre alten Knaben multiple Xanthininfarkte. Der Knabe litt an Hämaturie und leichter Albumenausscheidung, der Fall war dunkel und es war an eine Nierentuberkulose gedacht worden. Freilegung der Nieren zeigte unter der Kapsel verstreut gelbliche Herde, deren Aussehen an Tuberkel erinnerten. Bei der Unsicherheit der klinischen Symptome wurde auch die andere Niere freigelegt; sie zeigte den gleichen Befund, so daß von einem weiteren Eingriff Abstand genommen wurde. Erst die mikroskopische Untersuchung der Probeexcision konnte die Erkrankung als eine *Xanthose* der Niere festlegen.

Außer in einem solchen Falle, wo die gleichzeitigen Veränderungen des Nierenparenchyms und eine nicht erklärliche Hämaturie die diagnostische Freilegung des Organs indizieren, werden jene Infarktbildungen ebensowenig zu einer chirurgischen Intervention führen, wie etwa die vorkommenden Blut- und Gallenpigmentinfarkte. Immerhin sind jene jedoch von Bedeutung für die Entstehung von Steinbildungen in der Nierensubstanz.

Über die Genese der *Konkrementbildung* in den Harnorganen wurde bereits bei der Behandlung der Blasensteine eingehend berichtet. Sie ist bei den Konkrementen der oberen Harnwege im wesentlichen die gleiche, ebenso wie ja auch die Blasensteine zum großen Teile als kleine Konkremente aus den oberen Wegen herabgewandert und erst später durch Apposition neuer Salze „gewachsen“ sind. Nur scheint uns die Unterscheidung von primären Steinen für Urate und Oxalate im sauren Urin und von sekundären Steinen für namentlich Phosphate in alkalischem Harn (wie ULTZMANN sie vorschlägt) für die Nieren- und Nierenbeckensteine weniger zutreffend zu sein; denn für die häufigen Phosphate findet man so oft keinerlei Anhaltspunkt für ihre „sekundäre“ Entstehung um einen Fremdkörperkern anorganischer oder organischer Natur, namentlich beim Fehlen jeglicher katarrhalisch entzündlichen Vorgänge an ihrem Entstehungsorte.

Auch über die Struktur, die Zusammensetzung und das Aussehen der einzelnen Steinarten gilt im allgemeinen das gleiche, was über die Blasensteine gesagt wurde; auf Besonderheiten der Form der Nieren- und Nierenbeckensteine werden wir im einzelnen hinweisen.

Man sieht die Konkremente der Niere in jedem Lebensalter auftreten, wesentlich häufiger aber jenseits etwa des 35. Lebensjahres. Das männliche Geschlecht wird etwas häufiger davon betroffen als das weibliche. Eine Vererbung der Disposition für die Steinbildung besteht ohne Frage. Der Bedeutung der harnsauren und phosphorsauren Diathese für die Entstehung der entsprechenden Konkremente, des Einflusses unzweckmäßiger Ernährung für die Bildung von Urat- und Oxalatsteinen wurde gleichfalls bereits oben gedacht, ebenso wie der Häufigkeit des Auftretens in bestimmten Ländern und Gegenden, für die eine einigermaßen sichere Erklärung aber noch nicht besteht.

Die Veränderungen des Blutes, welche wir als harnsaure oder phosphorsaure Diathese bezeichnen, sowie die unzweckmäßige Ernährung als Grundlage für die Ausfällung der Harnsalze lassen es nicht weiter erstaunlich erscheinen, daß die Steinbildung in den Nieren außerordentlich häufig *doppelseitig* auftritt. Für die Behandlung ist dieser Umstand sehr bedeutungsvoll und es wäre ein ebenso großer Fehler, beim Antreffen der Steinbildung einer Niere nicht auch die andere daraufhin zu durchforschen, wie es falsch sein würde, beim Blasensteinleiden nicht auch die oberen Harnwege auf das Vorhandensein von Konkrementen zu untersuchen, da jene so sehr oft ihre erste Anlage im Nierenbecken fanden und nach ihrem Hinunterwandern die Voraussetzungen für die Bildung weiterer Konkremente in der Niere die gleichen geblieben sind.

Die Art der Konkrementbildung in der Niere ist eine verschiedene. Man findet den *Nierensand*, einen Niederschlag in der Form mehr oder weniger groben Staubes, aus harnsauren Salzen bestehend, der durch den Flüssigkeitsstrom ausgespült und mit dem Harn, eventuell unter lebhaftem Brennen in der Urethra infolge Läsion derselben durch die kleinen Krystalle, entleert wird. Diese Form gibt zu chirurgischem Eingreifen natürlich keine Veranlassung.

Man versteht ferner unter der Bezeichnung *Nierengrieß* die Bildung größerer Mengen von Konkrementen in der Größe wie es die Benennung sagt. Diese Massen liegen in kleineren oder größeren Haufen breiartig in der Nierensubstanz beisammen, können sich zu größeren, festeren Gebilden zusammenschließen oder auch per vias naturales entleert werden. Diese Form der Konkrementbildung kann alle diejenigen Veränderungen des Organs veranlassen, die wir später kennenlernen werden und daher auch chirurgisches Eingreifen notwendig machen.

Endlich findet man die eigentlichen *Nierensteine*, die entweder in der Nierensubstanz selbst, und zwar meist in ihrem Markteile entstehen oder auch im Nierenbecken, an letzterer Stelle häufiger, oder auch in beiden gleichzeitig. Die Parenchymsteine sind sehr oft multipel, wir zählten 8, 10 und mehr einzelne Konkremente, verstreut über alle Teile des Organs. Zumeist handelt es sich um Urate von Erbsen- bis Bohnengröße, eine erheblichere Ausdehnung nehmen die Parenchymsteine für gewöhnlich nicht an. Nicht selten zeigen diese Steine eine scheibenartige Form, so daß sie bei der operativen Abtastung des Organs nur sehr schwer ohne größere Gewebszerstörungen fühlbar und somit entfernbar werden.

Die im Nierenbecken befindlichen Steine, die entweder an dieser Stelle entstanden oder aus der Nierensubstanz herabgewandert und dort gewachsen sind, können gleichfalls multipel sein zu 2, 3 oder mehreren beieinander liegen. Häufiger findet man Solitärsteine. Die im Pelvis sich vergrößernden Steine nehmen naturgemäß die Form desselben an, während unter ihrer Druckeinwirkung das Nierenbecken sich ausdehnt, wenn auch nicht in erheblichem Grade, und zwar ohne daß es etwa zu einer Flüssigkeitsstauung zu kommen braucht. Die großen, festen Urate nehmen dabei eine Herzform an, deren Spitze zum Ureteransatz hin gerichtet ist. Ganz besondere und bizarre Formen nehmen die Phosphatsteine an. Sie füllen das Nierenbecken aus und wachsen dann in die Nierenkelche hinein, so daß sie die Form der sogenannten „Korallensteine“ annehmen, deren Fortsätze nicht nur bei der operativen Entfernung, sondern auch von selbst bei der spröden Konsistenz des Materials leicht abbrechen. Gelegentlich wächst der Stein auch vom Pelvis aus in den Ureter hinein, so daß die gleiche Form der „Pfeifensteine“ zustande kommen kann, wie wir sie bei den Blasen-Urethrasteinen zu beobachten Gelegenheit hatten.

Welcher Art ist nun das *Schicksal* der Nierenkonkremente? Der Parenchymstein bleibt naturgemäß meist am Orte seiner Entstehung liegen und wächst hier in sehr langsamer Weise. Der Nierenbeckenstein kann per vias naturales entleert werden, solange kein Mißverhältnis zwischen seiner Größe und der lichten Weite der abführenden Wege besteht. Besteht dieses Mißverhältnis, so bleibt er im Pelvis liegen, falls er nicht etwa als Ureterstein sich einklemmt.

Der Stein kann im Nierenbecken lange Zeit liegen bleiben ohne die Wandung zu alterieren, so daß man oft als Nebenbefund bei Obduktionen Konkremente antrifft von erheblicher Größe, die niemals zu Lebzeiten Beschwerden veranlaßt haben. Dies ist jedoch ohne Zweifel nicht der normale Verlauf, viel öfter kommt es zu Störungen. Sie bestehen einmal in Verlegungen des Sekretabflusses, die entweder intermittierend oder dauernd bestehen, so daß die bekannten Erscheinungen der Hydronephrose auftreten können. Ferner sieht man bei Bewegungen des Körpers Läsionen der Mucosa durch die Unregelmäßigkeiten der Steinoberfläche eintreten mit Schmerzgefühl und Hämaturien. Die größte und häufigste Gefahr stellt jedoch die Infektion des Nierenbeckens dar, die sowohl ascendierend von der Blase her, als auch — und zwar meistens — auf dem Blutwege zustande kommt: die *Pyelitis calculosa*. Sie stellt sich entweder dar als ein Katarrh der Wandung oder als eiterige Entzündung, die, tiefer greifend, zu schwieliger Veränderung derselben führt, an einzelnen Stellen mit Perinephritis, an anderen sogar eine Druckusur der Wand herbeiführen kann mit paranephritischer Eiterung, Durchbruch des Steines, der eventuell in benachbarte Hohlorgane (Colon transversum) entleert werden kann. Daß alle Formen zur *Pyonephrose* sich entwickeln können, bedarf keiner besonderen Betonung und so stellt die vereiterte Steinniere — mögen die Konkremente nun im Pelvis oder im Parenchym liegen — einen ungemein häufigen Befund dar.

Die Parenchymsteine können aber auch zu hochgradigen Veränderungen des Organs *ohne* Infektion führen und diese Fälle bezeichnet man im engeren Sinne als eigentliche *Steinniere*. Die Anwesenheit der Steine führt zu einer Hyperplasie des Bindegewebes in ihrer Umgebung, so daß bei dieser hyperplastischen Form das Gefüge des Organs derb und fest wird und die Niere selbst an Größe zunimmt. Andererseits begegnet man mehr sklerotischen Prozessen des Bindegewebes, die unter fettiger Umwandlung des Parenchyms und Schrumpfung des Bindegewebes derart zu einer Verkleinerung des Organs führen können, daß man endlich die Steine nur noch in einer schwieligen, mit Fettgewebe untermengten Masse antrifft, in der das Nierenparenchym nahezu ganz zugrunde gegangen ist, und deren Form kaum noch an die Gestalt der Niere erinnert.

Die *Symptome* können also sehr verschiedene sein. Nach langer Zeit gänzlich symptomlosen Verhaltens können leichte Beschwerden den aufmerksamen Untersucher zur richtigen Diagnose führen, oder aber es können auch bei kleinen Konkrementen frühzeitig eintretende Störungen: Schmerz, Blutung, Sekretstauung und Infektion das Steinleiden in den Bereich der diagnostischen Erwägungen ziehen und diese sekundären Erscheinungen werden oft nicht leicht von anderen chirurgischen Erkrankungen der Niere oder solchen ihrer Nachbarorgane zu differenzieren sein.

Der *Schmerz* kann von wechselnder Intensität sein, er äußert sich manchmal lediglich in einem Druckgefühl in der Gegend des Organs, exacerbiert aber in einer recht typischen Weise bei Bewegungen des Individuums, namentlich wenn diese einen kurzen schüttelnden Charakter haben, so beim Laufen, Springen, Reiten und Fahren, d. h. wenn der Stein bei diesen Erschütterungen gegen sein Lager schlägt und dieses verletzt. Und aus diesem Grunde löst auch die Palpation der steinerkrankten Niere gewöhnlich (nicht immer!) den gleichen, stechenden und ganz typischen Schmerz aus. Nicht zu verwechseln damit sind die Kolikanfälle, der ohne erkennbare Veranlassung plötzlich einsetzende wehenartige, bisweilen außerordentlich heftige Schmerz, der verursacht wird durch die Einklemmung eines Steines (oder auch Blutgerinnsels), um dessen Austreibung der Ureter sich mit mehr oder weniger Erfolg bemüht. Dieser Kolikschmerz strahlt in die Lenden und in das Genitale aus, er ist nicht selten mit Schüttelfrost und mit Temperaturanstiegen verbunden, der Puls wird frequent, die Atmung oberflächlich, die Haut ist schweißbedeckt und der Patient macht einen äußerst schwerkranken Eindruck.

Die Besorgnis erregenden Erscheinungen drängen auf eine schleunige Diagnosenstellung, aber es ist manchmal schwierig, die Diagnose zu differenzieren, namentlich wenn der Schmerz rechts gelegen ist, und aus nicht erklärten Gründen sieht man, wie andere chirurgische Nierenerkrankungen, auch das Steinleiden häufiger rechts als links auftreten. Eine Gallensteinkolik, eine akute Appendicitis kann ganz ähnliche Anfälle hervorrufen und man vergesse nicht, daß die akute Nephritis auch gelegentlich von ganz gleichen Schmerzanfällen begleitet sein kann.

Von objektiven Symptomen ist das Ergebnis der Palpation ziemlich nichtssagend, solange sekundäre Veränderungen nicht den Fall komplizieren, abgesehen von der soeben erwähnten Schmerzauslösung. Die unkomplizierte hyperplastische Steinniere zeigt keine derartigen Veränderungen ihrer Abmessung, daß sie durch die Bauchdecken usw. hindurch abtastbar wäre.

Sehr wesentlich ist eine genaue Durchforschung des Harnes. Der Nachweis von abgegangenem Nierensand und Nierengrieß wird sich dem unbewaffneten Auge nicht entziehen und es wird lediglich darauf ankommen, festzustellen, welcher Art die Niederschläge chemisch sind. Bei jeder Neigung zu Konkrementbildung werden aber mikroskopisch im Sediment diejenigen Krystalle und krystallinischen Bildungen zu erkennen sein, an denen der Harn pathologischerweise Überfluß hat und die zur Ausfällung neigen. Sie sind nach Form der Krystalle leicht feststellbar, meist ohne Anwendung chemischer Lösungsstoffe unter dem Mikroskop. Wo wir diesen Befund feststellen im Harn, müssen auch die Nieren auf Konkrementbildung untersucht werden, ebenso wie dann, wenn kleinere Steine eventuell beschwerdenfrei per vias naturales entleert worden waren.

Die Anwesenheit von Blut im Harn wird bei Steinbildung, die Beschwerden macht, kaum jemals fehlen, weil diese und die Blutung die gleiche Ursache haben: die Läsion des Lagers des Steines in Nierenbecken oder Parenchym durch Anschlagen des Steines. Die Art des Auftretens der Hämaturie kann ganz verschiedenartig sein; sie braucht keineswegs vorhanden zu sein, kann dauernd fehlen oder vorübergehend auftreten, um auf Jahre hinaus sich nicht zu wiederholen. Allerdings darf man sich nicht durch das makroskopische Fehlen von Blut im Harn dazu verleiten lassen, eine Hämaturie auszuschließen. Sehr oft gelingt es, Erythrocyten oder die Schatten roter Blutkörperchen im Harn nachzuweisen, und deshalb ist der mikroskopische Blutnachweis im Harn dem chemischen in unseren Fällen stets vorzuziehen. Die eigentliche Hämaturie bei Steinerkrankungen ist gewöhnlich eine ganz vorübergehende, eventuell nur bei einer Miktion sich makroskopisch zeigende, weil nur kleine Mucosagefäße verletzt werden, deren Blutung alsbald steht; sie zeichnet sich hierdurch aus vor Tumorblutungen und solchen bei vorgeschrittenen entzündlichen Prozessen, die eine Arrosion größerer Gefäße zur Ursache haben. Die Ursache der Steinbildung bringt es mit sich, daß sie bei Wegfall des auslösenden Momentes, also bei Ruhe des Individuums, gewöhnlich alsbald aufhört.

Albumen und Zylinder werden im Harn vorhanden sein entsprechend den entzündlichen keineswegs etwa eiterigen Parenchymprozessen in der Umgebung des Steinlagers.

Auch des Vorhandenseins von Eiter im Urin bei Steinniere braucht nicht besonders gedacht zu werden, es richtet sich ganz nach den sekundären und komplizierenden Entzündungsprozessen.

Man denke aber nun nicht, daß, wenn alle diese Veränderungen im Harn nicht nachweisbar sind, dies nun ein Zeichen dafür sei, daß eine Steinerkrankung nicht vorliege: sehr wohl kann ein Konkrement sich einklemmen und plötzlich den Ausführungsweg der erkrankten Niere verlegen, so daß der entleerte Harn gar nicht dieser, sondern nur der gesunden Niere entstammt. Die Sondierung der Harnleiter wird eine derartige Situation alsbald klären.

Ausschlaggebend für die Diagnosenstellung ist das Ergebnis des *Röntgenbildes*. Eine gute Aufnahmetechnik ist das Wesentliche. Ein modernes Instrumentarium ist natürlich dafür ebenso Voraussetzung wie ein erfahrener Röntgentechniker, der nicht „auch manchmal" Nierenaufnahmen macht, sondern auf diesem Spezialgebiet eingearbeitet ist. Unter Verwendung des transvesicalen und in gewissen Fällen des intravenösen Pyelogramms zur Unterstützung der gewöhnlichen Leeraufnahmen der Nieren wird die Steindarstellung im Röntgenbilde *stets* gelingen, auch wenn es sich um strahlendurchlässige Konkremente handelt: dann nämlich durch die Aussparung des Steinschattenbildes im Kontrastmittel. Auf technische Einzelheiten kann hier nicht eingegangen werden.

Was die *Prognose* der Steinerkrankung angeht, so darf man auf die Erfahrung, daß Nierenbeckensteine (bei Parenchymsteinen trifft dies natürlich nicht zu) per vias naturales entleert werden können, nicht zu sehr bauen; betrachten wir diese Lösung lieber als einen glücklichen Zufall, der eintreten kann, wenn die Größe des Konkrementes in keinem Mißverhältnis zur Lichtung der abführenden Wege steht. Gewiß kann der Stein dauernd an seinem Orte liegen bleiben, ohne Veränderungen zu veranlassen. Aber über dem Patienten schweben stets zwei Gefahren und dies um so mehr, wenn das Leiden *doppelseitig* ist. Über die

Möglichkeit der Infektion der Niere und ihre Folgen wurde bereits anderen Ortes ausführlich gesprochen. Die andere Gefahr ist diejenige der Steineinklemmung, die nicht nur lokal sich verhängnisvoll auf den Zustand der entsprechenden Niere auswirken kann. Bei plötzlicher Steineinklemmung kann, wie bei dem Ureterstein, auf dem Wege eines reno-renalen Reflexes es auch hier zu einer Einstellung der Tätigkeit auch der anderen Niere kommen, so daß Anurie und, wenn diese länger anhält, Urämie und der Exitus eintreten kann.

Für die *Therapie* ergibt sich aus jener Voraussage des Leidens, daß eine *Beseitigung des Steines* für den Kranken stets zum mindestens das *Wünschenswerte,* wenn nicht das Notwendige sein muß. Eine Auflösung des bestehenden Steines durch irgendwelche Maßnahmen, seien es Brunnenwässer oder Medikamente, die in großer Zahl zu diesem Zwecke angepriesen werden, ist *gänzlich ausgeschlossen.* Alle diese Heilmittel können bestenfalls umstimmend auf die Zusammensetzung des Harnes einwirken, so daß ein Wachstum des Steines hintangehalten oder die Neubildung eines solchen vermieden wird, die infolge Überladung des Urins mit Harnsalzen zu befürchten stand.

Eine Beseitigung des Steines ist nur auf operativem Wege möglich. Ist aber die als „wünschenswert" bezeichnete Entfernung stets indiziert? Einen kleineren, im Parenchym der Niere gelegenen Stein, der keine wesentlichen subjektiven Beschwerden und keinerlei objektiven Erscheinungen macht, operativ zu entfernen, ist nicht notwendig. Das Aufsuchen eines solchen kleinen Gebildes würde notwendigerweise mit der Zerstörung eines großen Teiles der Nierensubstanz einhergehen, und das sollte man vermeiden. Selbstverständlich muß ein solcher Kranker in gewisser Beobachtung bleiben und sobald der Stein sich erheblich vergrößert oder sonst seine bisherige Harmlosigkeit verliert, muß eingegriffen werden.

Anders verhält es sich bei Nierenbeckensteinen. Hierbei ist das Organ von den oben geschilderten Gefahren bedroht. Damit besteht eine *relative* Indikation für die operative Entfernung, ohne daß erhebliche Beschwerden oder sekundäre Erscheinungen vorlagen, überall da, wo nicht ein schlechter Allgemeinzustand, hohes Alter und ähnliche allgemeine Gründe oder soziale Verhältnisse eine Gegenanzeige abgeben.

Eine *absolute* Indikation für die Beseitigung des Steines aber geben ab: der Schmerz, der das Wohlbefinden und die Arbeitsfähigkeit beeinträchtigt, die hiervon selten zu trennende Blutung, jede eintretende Infektion des Organes, die Störung der Funktion der Niere, die Einklemmung des Steines und endlich die Doppelseitigkeit des Leidens. Im letzteren Falle birgt das ja stets zu befürchtende Eintreten der Infektion so große Gefahren für den Allgemeinzustand in sich, daß man unbedingt das Prävenire spielen muß.

Welche Niere bei *Doppelseitigkeit* der Steinerkrankung zuerst angegriffen werden muß, kann nur im Einzelfalle entschieden werden und die richtige Abwägung der Gründe ist sehr bedeutungsvoll, die funktionelle Diagnostik der Einzelnieren spielt dabei die größte Rolle und darf bei der Indikationsstellung nie versäumt werden. Es liegt bei einer schweren Infektion der einen Niere natürlich auf der Hand, diese zuerst operativ anzugehen, später erst, wenn jene sich erholt hat, die weniger schwer erkrankte, denn es handelt sich eventuell um vitale Interessen. In anderen, nicht unter dem Einfluß sekundärer Veränderungen liegenden Fällen ist es oft vorzuziehen, zuerst die weniger vom Steinleiden funktionell geschädigte Niere zu befreien und mit der Operation der anderen Niere abzuwarten, bis jene sich erholt hat. Niemals aber, außer vielleicht in einer das Leben bedrohenden Situation, sollte man sich verführen lassen, *beide* Nieren *gleich*zeitig anzugehen.

Für die Beseitigung des Steines auf operativem Wege stehen nun drei Verfahren zur Verfügung: die transrenale oder Nephrolithotomie, die Eröffnung des Nierenbeckens an seiner Hinterwand oder Vorderwand, die Pyelolithotomie, ein Verfahren, welches früher aus Furcht vor der entstehenden Nierenbeckenfistel lange verpönt war, das aber neuerdings als das Verfahren der Wahl wohl allgemein bezeichnet wird, da man es gelernt hat, die Fistelbildung zu vermeiden bzw. auf eine kurze Zeitdauer zu beschränken, und endlich das radikale Verfahren der Nephrektomie.

Auf das Technische der Eingriffe kann hier nicht eingegangen werden, nur wenige Worte über die Indikation derselben. Die Pyelolithotomie, das Verfahren der Wahl, ist angezeigt überall da, wo das Nierenbecken nicht zu klein ist, wo es nicht im Organ selbst verschwindet und wo nicht die Größe des Konkrementes eine zu erhebliche Incisionsöffnung am Pelvis verlangen würde. Die Pyelotomie ist auch besonders da angezeigt, wo bei Doppelseitigkeit der Steinerkrankung wegen der immerhin fraglichen Rezidivierung des Steinleidens an Nierenparenchym was immer möglich gespart werden muß. Denn die transrenale Lithotomie zerstört auch bei vorsichtigstem stumpfem Vorgehen immer noch einen nicht unbeträchtlichen Teil gesunden Nierengewebes. Die Entfernung der Parenchymsteine ist natürlich ohne diese Läsion des Nierengewebes nicht möglich.

Wir betrachten die Nephrolithiasis als eine konstitutionelle Erkrankung, die im ganzen Körper verankert ist, nicht aber etwa die Erkrankung einer einzelnen Niere bedeutet. Bewiesen wird das nicht nur dadurch, daß die Lithiasis oft nur eine Teilerscheinung einer harnsauren usw. Diathese darstellt, sondern ganz besonders durch das so sehr häufige, zeitlich oft getrennte Auftreten der Konkrementbildung in *beiden* Nieren. Daraus ergibt sich die sehr einfache Schlußfolgerung, daß auch bei einseitiger Erkrankung man niemals wissen kann, ob nicht die bisher gesunde Niere auch später an einer Steinbildung erkrankt, deren Einzelheiten sich nicht voraussehen lassen. Und deshalb muß man bei operativem Vorgehen auch gegen eine nur einseitige Erkrankung so sehr sparsam bezüglich der Parenchymerhaltung sich verhalten.

Wo aber es sich um eine schwere Pyonephrose handelt, oder um eine eigentliche „Steinniere", d. h. ausgedehnte sklerosierende Zerstörung des Nierengewebes, die ja aus dem Ergebnis der funktionellen Prüfung hervorgeht, da sollte man bei einwandfreiem Verhalten der anderen Niere nicht mit der Nephrektomie zögern, die sofort den Krankheitszustand radikal beseitigt und den Kranken aller Unannehmlichkeiten späterer Komplikationen, wie Fistelbildung, Pyelitis, sowie einer eventuell langen Nachbehandlung enthebt.

Nicht nur wenn aus irgendeinem Grunde von der operativen Entfernung des Steines Abstand genommen wurde, sondern auch nach einem solchen Eingriff ist die *Allgemeinbehandlung* des Kranken von großer Bedeutung: im ersteren Falle um dem Wachstum des Steines vorzubeugen, im letzteren um ein Steinrezidiv zu verhüten, da ja die Steinentfernung in keiner Weise die in der chemischen Zusammensetzung des Harnes liegenden Voraussetzungen für jene beseitigt hat. Neben dem Gebrauche von Medikamenten, welche eine chemische Umstimmung des Harnes wenigstens versuchsweise herbeiführen sollen, muß die ganze Lebensweise des Kranken richtig eingestellt werden, um dem Harn möglichst wenig von denjenigen Stoffen zuzuführen, welche die Menge der in Frage kommenden Harnsalze vermehren könnten.

Gemeinsam ist dieser Behandlung nach allen Richtungen hin die Sorge für reichliche Körperbewegung, Bäder, regelmäßige Defäkation und die Zuführung von reichlicher Flüssigkeit, welche die Salze genügend in Lösung halten soll. Es wäre nun nichts unrichtiger, als kritiklos in jedem Falle von Steinleidenden eine beliebige Trinkkur anordnen zu wollen, sondern man muß sich dabei sehr genau an die Art der Salzausfällung im Harne halten. Bei Überladung des Harnes mit Harnsäure und harnsauren Salzen verordnet man alkalische Wässer: Wildunger Helenen- und Georg Viktor-Quelle, Vichy-Wasser, Neuenahrer Wasser, sowie Salzschlirfer Bonifazius-Quelle. Neben dieser umstimmenden Wirkung, die auch durch Darreichung von Lithium citricum oder von Magnesia carbocitrica zweckmäßig unterstützt wird, ist es vor allem auch die diuretische Wirkung dieser Wässer, welche ihre Anwendung so sehr zweckdienlich macht.

Für die Behandlung der Oxalate kommen die alkalischen Wässer weniger in Frage, sondern Brückenauer Quelle, Harzer Sauerbrunn u. a. Auch für die Phosphate sind diese leicht sauren Wässer mehr geeignet, und man wird daneben Acid. hydrochlor. verabreichen, um die alkalische Reaktion des Harnes umzustimmen. Ganz besonders ist auch dabei einer guten Diurese Rechnung zu tragen.

Auf zweckmäßige Ernährung ist bei der harnsauren Diathese wie bei der Neigung zur Oxalatbildung das Augenmerk zu richten. Bei der ersteren ist der Fleischgenuß möglichst herabzusetzen. Nur leichte Fleischarten sind gestattet, scharf gebratenes und rostgebratenes Fleisch ist unbedingt zu vermeiden, ebenso der Genuß drüsiger Organe, wie Leber, Kalbsmilch, Nieren. Frische Gemüse, Obst sind hier zu empfehlen. An Getränken sind neben den genannten Mineralwässern Milch, leichtes Bier und leichter Wein in geringen Mengen gestattet, schwere alkoholische Getränke unbedingt verboten, ebenso wie starker Kaffee.

Die gleiche Diät muß auch bei der Steigerung zu Phosphatausscheidungen eingehalten werden, nur kann man weiter in der Darreichung von Fleischspeisen gehen.

Auch bei Oxalatbildung weichen die Diätvorschriften von den oben genannten nur insofern ab, als gewisse Gemüsearten, die Oxalsäure enthalten, nicht gestattet werden sollen (Spinat, Sauerampfer). Ein übermäßiger Obstgenuß, besonders Äpfel und Trauben, ist gleichfalls zu vermeiden. Ganz besonders ist der heute oft so sehr übertriebene Genuß von Tomaten unbedingt zu verbieten. Die Umfrage nach der Ursache der in den letzten Jahren so sehr gehäuft auftretenden Steinerkrankung der Harnorgane hat wenigstens das Ergebnis gehabt, daß die Oxalatsteine — wie auch wir überaus häufig beobachten konnten — mit Vorliebe bei (sit venia verbo) Tomaten„fressern" vorkommen, d. h. bei Leuten, die kaum eine Mahlzeit vorübergehen lassen, ohne Tomaten dabei zu genießen!

Im übrigen halten wir von den häufig gegen die Steinerkrankung angepriesenen Medikamenten, wie z. B. Urecidin, Urotropin, Helmitol u. a. gerade für diese Zwecke nicht viel.

Auch lokale Nachbehandlung nach Steinentfernung aus dem infizierten Nierenbecken ist eventuell in Form von Nierenbeckenspülungen noch längere Zeit hindurch angezeigt. Sie unterscheidet sich nicht von den Vorschriften, die früher für die Behandlung der Pyelitis gegeben wurden.

Symptomatische Behandlung wird im Verlaufe der Steinerkrankung notwendig sein bei heftigen Schmerz- und Kolikanfällen und bei Anurie. Jenen begegnet man am besten durch Anwendung heißer Kataplasmen, Anregung der Diurese und durch subcutane Morphiumdarreichung, mit denen man im übrigen recht sparsam sein soll, da erfahrungsgemäß die Steinkranken ein sehr großes Kontingent der Morphinisten stellen. Belledonna-, Octin-Suppositorien und ähnliche krampfstillende Mittel werden zumeist die gleiche Wirkung haben.

Die Anurie mit ihrer Folgeerscheinung, der Urämie, ist ohne Zweifel die gefahrdrohende Komplikation der Nierensteinerkrankung. Man kann den Versuch machen durch Vornahme der Ureterkatheterung am eingeklemmten Stein vorbei in das Nierenbecken zu gelangen, den Harn auf diese Weise hinauszuleiten. Man wird auch versuchen können, den in dem Nierenbeckenausgang eingekeilten Stein in das Pelvis zurückzudrängen. Man vergeude nicht zu lange Zeit mit derartigen, in ihrem Erfolge zweifelhaften Manipulationen, sondern bemühe sich, den Sitz des Steines schnell festzustellen und seine operative Entfernung schleunigst anzuschließen. Auch die reflektorische Anurie der gesunden Niere pflegt sofort beseitigt zu werden, wenn durch Entfernung des Abflußhindernisses an der kranken Niere der auslösende Reflex in Wegfall kommt; wir verweisen auf das über den eingeklemmten Harnleiterstein Gesagte.

8. Geschwülste der Niere.

Von den Tumoren der Niere erwecken chirurgisches Interesse naturgemäß vor allem die primären Neubildungen. Die metastatischen sieht man, wie in allen Organen mit besonders guter Gefäßversorgung, so auch in den Nieren sehr häufig auftreten, sich aber weniger oft zu erheblicher Größe entwickeln, da sie ja schon der Ausdruck der Aussaat sind, mit der die fortschreitende Kachexie Hand in Hand geht. Man sieht sie oft doppelseitig sich entwickeln. Eine operative Behandlung würde zwecklos sein. Die primären Geschwülste treten dagegen zumeist einseitig auf, jedoch nicht immer: wir sahen ein doppelseitiges enormes Nierensarkom bei einem 7jährigen Mädchen, welches beiderseits eine ganz gleiche Größe und Entwicklungsform aufwies, wie denn die im frühesten Kindesalter gelegentlich angetroffenen malignen Nierengeschwülste (Sarkome, auch Carcinome) nicht selten doppelseitig sich entwickeln.

Gutartige Geschwülste der Niere stellen einen häufigen Zufallsbefund dar, ohne daß sie Gelegenheit zu operativem Vorgehen geben. Bedeutungslos sind kleine, multipel auftretende *Fibrome*, die von weißlichgrauer Farbe in der Rindensubstanz gelegen, unter der Capsula propria prominieren oder auch in der Marksubstanz sich scharf in Form, Farbe und Konsistenz von der Umgebung absetzen.

Adenomen begegnet man nicht selten in den Nieren älterer Personen. Sie treten solitär oder multipel auf in Größe eines Hirsekornes oder bis zu Pflaumengröße; ihre Farbe ist gelblich oder durch Pigmentierung bräunlich. Im übrigen auf ihre Struktur einzugehen ist hier nicht der Ort. An und für sich harmlos, können sie, wie es diesen Tumoren eigen ist, degenerieren und zur Entstehung von Carcinomen Veranlassung geben.

Im Nierenbecken stellen einen häufigen Befund dar die *Papillome*. Ihre Größe ist sehr verschieden; ganz ohne Verhältnis zu dieser führen sie gelegentlich zu schweren Hämaturien. Diese Neubildungen zu diagnostizieren oder von anderen möglichen Ursachen der Hämaturie sicher zu differenzieren ist sehr schwierig. Es gelingt gelegentlich, sie im Pyelogramm darzustellen, wenn sie in diesem raumbeengend wirken, aber es wäre falsch, dies anders als einen vielleicht vermuteten Zufallsbefund zu bezeichnen, jedenfalls kann man sich diagnostisch nicht darauf verlassen. Wir haben mehrfach Inokulationsmetastasen im tieferen Stromgebiet angetroffen, die für die Diagnosenstellung von Bedeutung waren. Diese Impfmetastasen sind nicht selten, wir entsinnen uns eines Falles, bei dem wegen lebenbedrohender Nierenblutung die Nephrektomie ausgeführt werden mußte, ohne daß vorher eine sichere Diagnose gestellt werden konnte. Es fand sich als Ursache der Blutung ein haselnußgroßes Papillom des Nierenbeckens, das insofern von Interesse war, als ein Jahr später eine Impfmetastase vom Orificium des entsprechenden Ureters und nach einem weiteren Jahre eine solche am Blasenausgang operativ entfernt werden mußte! Auch jene Papillome können natürlich maligne degenerieren, wie auch im genannten Falle das Präparat der letzten Operation das Carcinom aufwies.

Andere gutartige Nierentumoren, wie Hämangiome (die bei Kommunikation mit dem Pelvis Hämaturien veranlassen), Myome, Myxome, Lipome der Nierenkapsel und ihre Mischformen sind selten, haben nur kasuistische Bedeutung: sie lassen sich nicht vorher diagnostizieren.

Besonderes Interesse bieten die malignen Tumoren der Niere.

Das *Carcinom* der Niere geht vom Epithel der Harnkanälchen aus und ist eine Geschwulstform, die sich nicht nur im höheren Alter, sondern auch im Mannesalter und sogar bei jugendlichen Individuen zeigt. Es tritt in zwei verschiedenen Formen auf. Die weiche, medulläre Form der Geschwulst durchsetzt das Nierenparenchym und zerstört es. Der Verlauf ist dementsprechend ein ziemlich schneller und es kommt zu außerordentlicher Vergrößerung des erkrankten Organs; KAUFMANN konnte einen solchen Tumor von 2720 g Gewicht feststellen. Die andere Form des Carcinoms tritt als Scirrhus auf. Man bemerkt harte, knollige Tumoren, namentlich in der Nierenrinde, die gegen die Nachbarschaft scharf abgegrenzt sind und das Parenchym weniger zerstören, als es vielmehr beiseite drängen. Der Verlauf dieser Geschwulstform zieht sich über längere Zeit hin.

Sarkome der Niere, die als Spindelzellen- oder Rundzellensarkome auftreten können, entwickeln sich in jedem Lebensalter, besonders aber bei jugendlichen Individuen und wurden schon kongenital festgestellt. Sie erreichen kolossale Ausdehnung und wachsen sehr schnell. Sie neigen daher sehr zu zentraler Erweichung; man nimmt große wie Glaserkitt aussehende Bezirke wahr, die, bräunlichgelb pigmentiert durch Blutfarbstoff und bei dem großen Gefäßreichtum von zahlreichen Blutungen durchsetzt, dem Tumor ein ganz polychromes Aussehen auf seiner Schnittfläche geben. In seltenen Fällen findet man in derartigen Sarkomen Drüsenschläuche, Fett, Knorpel und Knochengewebe. Nach BIRCH-HIRSCHFELD handelt es sich bei diesen embryonalen Adenosarkomen um Versprengungen des WOLFFschen Körpers; die Geschwulst zeichnet sich durch besonders schnelles, ohne Blutungen einhergehendes Wachstum aus.

Als *Hypernephrom*, Struma renalis oder GRAWITZschen Tumor bezeichnet man eine Veränderung der Niere, die sich dadurch auszeichnet, daß während der Entwicklung versprengte Nebennierenkeime von Nierengewebe umwachsen werden. Über das Zustandekommen dieser Veränderung gibt es verschiedene Theorien, ohne daß man bisher zu einer abschließenden Auffassung gekommen wäre. Die Keime entwickeln sich weiter und stellen kleine, bis kirschgroße Geschwülste dar, die von einer Kapsel umgeben sind, auf dem Durchschnitt eine gelblichbräunliche Farbe aufweisen und sich in der Konsistenz nicht von normalem Nierengewebe unterscheiden. Diese Einschlüsse können solitär und multipel sein. Sie können unverändert liegen bleiben, aber nicht selten tritt auf eine bisher nicht geklärte Weise eine Wucherung des Gewebes ein, die in jeder Beziehung der Entwicklung eines malignen Tumors gleichkommt. Das Hypernephrom destruiert allerdings weniger das Nierengewebe, als es vielmehr dieses zur Seite drängt und so zum Schwunde bringt. Der Tumor kann sich zu enormer Größe entwickeln und zeichnet sich durch die Häufigkeit seines Einbruches in die Nierenvenen aus. Auf diese Weise kommt es zur Verschleppung kleiner Partikel auf dem Blutwege, die in anderen Organen sich zu regelrechten metastatischen Geschwülsten entwickeln, welche die gleiche, nicht zu verkennende Struktur und Färbung haben wie die Muttergeschwulst. Neben Verschleppungen in die großen Drüsen der Bauchhöhlen entwickeln sich die Metastasen besonders im Knochengerüst und werden hier nicht selten als solche schon zu einer Zeit erkannt, wenn der primäre Tumor in der Niere noch gar nicht in die Erscheinung getreten ist.

Es ist allen genannten malignen Tumoren der Niere eigentümlich, daß sie auch bei großer Ausdehnung durch die derbe Nierenkapsel zumeist zurückgehalten werden und sich dahin entwickeln, wo sie den geringsten Widerstand finden. Sie brechen in das Nierenbecken ein, wachsen bis in den Ureter hinein, den sie eventuell verlegen können, oder wachsen in die Nierenvenen hinein bis in die Vena cava, in welche die Tumormasse wie ein Zapfen hineinragen kann. Aber auch die Nierenkapsel kann, insbesondere bei Tumoren, welche der Rinde entstammen, schon frühzeitig durchbrochen werden und die Geschwulst kann per continuitatem auf die Leber übergreifen oder auf das benachbarte Colon, wodurch große, jauchige Höhlen mit allen ihren Folgeerscheinungen sich bilden können. Während der Einbruch in die Gefäße naturgemäß die Metastasierung im ganzen Körper schnell begünstigt, treten regionäre Metastasen zunächst in den Hilusdrüsen auf, und verbreiten sich weiter in den retroperitonealen Lymphbahnen.

Die für die frühzeitige Verschleppung von Geschwulstteilen so außerordentlich günstigen Zirkulationsverhältnisse und die versteckte Lage des Organes, endlich das späte Auftreten von Veränderungen im Harn: die oft lange fehlende Hämorrhagie, das lange Ausbleiben von Veränderungen in der chemischen Zusammensetzung des Harns, wenn der Tumor das Nierengewebe nicht destruiert, sondern wie beim Hypernephrom und gewissen Formen des scirrhösen Carcinoms nur beiseite drängt, machen die rechtzeitige *Diagnose* des Nierentumors oft äußerst schwierig, so daß durch unbewußte Schuld des Kranken oder Zögern des Arztes sehr oft der richtige Augenblick für sachgemäßes Handeln versäumt wird.

Die kleinen, gutartigen Geschwülste verlaufen oft völlig symptomlos. Über die schweren Blutungen, welche durch das an und für sich gutartige Papillom des Nierenbeckens veranlaßt werden und die zur Operation aus vitalen Gründen drängen können, wurde bereits oben berichtet.

Die malignen Tumoren der Niere sind, wenn sie eine gewisse Größe erreicht haben, unverkennbar. Man fühlt die große zwischen den untersuchenden Händen ballotierende Geschwulst an der typischen Stelle und kann auch bei nicht allzu korpulenten Individuen und vor allem im heißen Bade gewöhnlich ein gutes Bild von der Oberfläche und Konsistenz der Geschwulst gewinnen. Diese letztere Art der Untersuchung ist auch unumgänglich, wenn man sich vor diagnostischen Irrtümern, der Verwechslung mit Intumescenzen der großen Drüsen des Oberbauches, des Darmes und solchen der intraperitonealen Drüsen schützen will. Große Nierentumoren können eine vollständige Veränderung der Lage der Bauchorgane veranlassen, so daß eine sichere Lokalisierung der Geschwulst, wenn Harnveränderungen fehlen, sehr erschwert wird.

Unmöglich ist es auch, aus den Ergebnissen der Diagnostik die genauere *Art* des Nierentumors festzustellen. Man kann nur einigermaßen daran festhalten, daß das Sarkom meist bei jüngeren, Carcinom und Hypernephrom bei älteren Individuen auftritt, aber wir sahen schon oben, daß die Nierentumoren sehr wenig an diese Grenzen gebunden sind.

Am wichtigsten ist natürlich die Erkennung von Nierentumoren zu einer Zeit, wenn ihre operative Behandlung noch in Frage kommt, d. h. wenn ihre Ausdehnung noch eine geringe ist und wenn es zu einer metastatischen Aussaat noch nicht gekommen ist, und diese frühzeitige Erkennung ist eine außerordentlich schwierige, da der Symptomenkomplex in diesem Stadium der Entwicklung so sehr wenig ausgeprägt ist.

Die subjektiven Beschwerden sind gering und äußern sich vielleicht einmal in gelegentlichem Druck und einem Gefühl der Schwere in der Nierengegend. Koliken treten nur dann auf, wenn eine Verlegung des Nierenbeckenausganges oder des Ureters durch Blutgerinnsel vorliegt oder ein großer Tumor in das Pelvis bereits eingebrochen ist.

Harnveränderungen sind sehr spärlich. Dem Nachweis von typischen Geschwulstzellen kann eine Bedeutung nicht beigelegt werden, sie unterscheiden sich im allgemeinen zu wenig von den normalen Nierenepithelien und der Auskleidung des Nierenbeckens, zumal zur Beurteilung doch nur kleinste Gewebsfetzen und Einzelzellen vorliegen, die von ihrer Ernährungsbasis entfernt und eventuell schon ausgelaugt sind. Die Anwesenheit von anderen corpusculären Elementen: von Ausgüssen der Harnkanälchen, von Leukocyten sind stets erst Zeichen sekundärer Veränderungen degenerativer bzw. entzündlicher Art des Nierengewebes.

Das wesentlichste Zeichen für die beginnende Geschwulstbildung ist ohne Zweifel die Hämaturie. Sie kann aber, wie aus den oben skizzierten pathologisch-anatomischen Verhältnissen ersichtlich ist, lange Zeit hindurch oder auch vollkommen fehlen; oder sie tritt vorübergehend auf, irritiert den Kranken augenblicklich, der sich aber alsbald beruhigt, da die Blutung schnell aufhört und nun vielleicht Monate lang oder noch länger ausbleibt. Die Tumorblutung tritt zumeist in recht intensiver Weise auf, dauert einige Zeit an, um dann ganz plötzlich zu sistieren. Die Hämorrhagie pflegt ganz unmotiviert, ohne äußere Veranlassung sich einzustellen, was sich daraus erklärt, daß die Arrosion eines mehr oder weniger großen Gefäßstammes durch die einbrechende Geschwulst die Ursache der Blutung ist. Sie unterscheidet sich dadurch von der Steinblutung, deren Veranlassung durch Bewegung des Kranken oben besprochen wurde. Auch die kleinen multiplen „Hämoptysen" der Nierentuberkulose zeigen eine ganz andere Art ihres Auftretens. Die Tumorblutung ist durch irgendwelche Medikation oder andere Vorschriften der Ruhe usw. durchaus nicht beeinflußbar. Sie kann von so erheblicher Intensität und langer Dauer sein, daß sie ohne chirurgisches Eingreifen das Leben bedroht.

Die cystoskopische Untersuchung muß naturgemäß sofort feststellen, aus welcher Niere die Blutung stammt und es ist von Bedeutung, den blutenden Kranken *sofort* dieser Untersuchung zu unterziehen, da beim Sistieren der Blutung für lange Zeit wichtige Momente zur Lokalisation des Tumors verwischt werden können. Gelingt es den blutgefärbten, aus dem Ureterostium dringenden Harnstrahl zu sehen oder gar ein aus demselben heraushängendes Blutgerinnsel, wie man es nicht selten antrifft, so ist damit die Diagnose natürlich schon weit vorgeschritten und allein per exclusionem anderer Ursachen die Indikation zu operativen Vorgehen gegeben. Auf alle Fälle ist die Blutung ein sehr schwerwiegendes Krankheitszeichen und *der Arzt darf nicht ruhen, auch wenn die Hämaturie aufgehört hat, bis die Ursache und die Quelle der Blutung durch alle Methoden der Untersuchung sichergestellt ist.*

Eines Symptomes für das Bestehen eines *links*seitigen Nierentumors ist noch zu gedenken: des gleichzeitigen Auftretens der linksseitigen Varicocele, die man zwar nicht als regelmäßigen Nebenbefund antrifft, deren Vorhandensein aber im Rahmen des übrigen Krankheitsbildes die Stellung der Diagnose fördert. Man erinnere sich des Umstandes, daß die linke Vena spermatica nicht wie die rechte, direkt in die untere Hohlvene, sondern in die Vena renalis einmündet an derjenigen Stelle, wo sich die Hilusdrüsen befinden. Erkranken diese letzteren nun an regionärer Metastasenbildung vom Nierentumor her, so üben sie einen Druck auf die Vena spermatica aus und verengern von außen her ihr Lumen. Diese Stauung des Abflusses findet ihren Ausdruck in der Erweiterung des zentralen Stromgebietes und auf diese Weise entsteht die Varicocele, die man also rechterseits wegen der abweichenden anatomischen Vorbedingungen nicht antrifft.

Bei jedem Verdachte einer Geschwulsterkrankung der Niere ist die doppelseitige Ureterkatheterung und die funktionelle Prüfung der Tätigkeit der einzelnen Nieren vorzunehmen. Ihr Ergebnis wird bei den weichen Carcinomen und den Sarkomen, welche das Parenchym der Niere zerstören, schon frühzeitig eine absolute Minderwertigkeit der Funktion der erkrankten Niere ergeben. Bei den scirrhösen Carcinomen und Hypernephromen, die langsamer wachsen und die Nierensubstanz mehr beiseite drängen als von vornherein zerstören, darf man diese absoluten Zeichen der schlechten Funktion nicht schon im Beginne der Erkrankung erwarten, aber ein Vergleich der Ergebnisse der funktionellen Untersuchung nach den verschiedenen Methoden läßt auch hier schon eventuell sehr frühzeitig ein *relatives* Versagen der Nierentätigkeit erkennen, derart daß die Werte der erkrankten Niere bei *gleichzeitig* entnommenen Ureterharnen gegenüber denjenigen der gesunden Seite deutlich herabgesetzt sind, ohne jedoch für eine absolut minderwertige Funktion des Organes zu sprechen.

Über die *Prognose* der Nierentumoren ist kurz zusammenfassend auszusagen, daß bei gewissen gutartigen Tumoren (Adenom und Papillom) die Gefahren der malignen Degeneration und der schweren Blutung bestehen, welche ihre Entfernung angezeigt erscheinen lassen, daß sie aber im übrigen harmlos sind. Die malignen Tumoren haben naturgemäß eine absolut schlechte Vorhersage, sobald sie zu regionärer oder Blutaussaat geführt haben oder ihr Wachstum die normalen Grenzen der Niere durchbrochen hat.

Therapeutisch kommt selbstverständlich bei bösartigen Geschwülsten lediglich die möglichst frühzeitige *Nephrektomie* in Frage. Einer Resektion etwa des einen Poles der Niere, wenn sich hier der Tumor befindet, können wir nicht zustimmen wegen der Gefahr des örtlichen Rezidives. Auch bei vorgeschrittenen Tumoren, an denen die Durchforschung des ganzen Körpers mit allen Hilfsmitteln Metastasen vermissen läßt und nicht die bei Nierentumoren oft sehr frühzeitig einsetzende Kachexie vorliegt, ist die Entfernung der Niere wenigstens zu versuchen bei der sonst absolut schlechten Prognose. Leider wird bei sehr ausgedehnten Tumoren aus technischen Gründen der Eingriff oft genug abgebrochen werden müssen, da es nicht gelingt, die Trennung von

Verwachsungen mit der Nachbarschaft ohne allgemeine Schädigung der Kranken durchzuführen. — Auch bei gutartigen Tumoren der Niere, deren Entfernung aus einem der oben skizzierten Gründe angezeigt erscheint, wird fast stets die Nephrektomie das sichere Verfahren darstellen, weil ein Absuchen des Organs nach dem Sitze einer solchen Geschwulst meist einer weitgehenden Zerstörung seines Gewebes gleichkommt.

9. Cystenbildung der Niere.

Cystischen Veränderungen begegnet man, meist vereinzelt, in den Nieren älterer Leute. Die Cysten können klein, aber auch recht groß sein, ihr Inhalt ist eine wässerige, eiweißhaltige Flüssigkeit, die frei von Harnstoff ist, ganz wie man dies bei älteren Hydronephrosen findet. Die Veränderung ist wohl stets kongenital angelegt und praktisch bedeutungslos.

Große einkammerige Cysten sieht man gelegentlich einseitig auftreten. Sie nehmen gern den unteren Pol der Niere ein und entwickeln sich zu Kindskopfgröße auf Kosten des Nierenparenchyms. Man könnte in diesen Fällen an eine Resektion des unteren Nierenpols denken, wir gaben — nach einwandfreier Feststellung der Einseitigkeit des Prozesses — der einfacheren Nephrektomie den Vorzug.

Multiple Nierencysten treten manchmal bei indurativer Schrumpfniere dadurch auf, daß das schrumpfende Bindegewebe einzelne Harnkanälchen abschnürt, die nun cystisch sich verändern. Ein Krankheitsbild sui generis, welches mit den geschilderten cystischen Veränderungen in keinerlei Berührung steht, ist der als *kongenitale Cystenniere* bezeichnete Befund. Das Leiden *kann* einseitig auftreten, stellt aber *fast stets* eine *doppelseitige* Veränderung dar, die in ihrer ersten Anlage stets angeboren ist. Die Ursache kennt man nicht, wenn auch für gewisse Fälle, in denen die Cystenniere im intrauterinen Leben solche Dimensionen annimmt, daß sie ein Geburtshindernis darstellt, angenommen wird, daß die Atresie einzelner Papillen die Veranlassung zur Ausdehnung der aufwärts gelegenen Harnkanälchen gegeben habe. Von Interesse ist es, daß man gelegentlich bei der Sektion eines an Urämie wegen kongenitaler Cystenniere Verstorbenen gleichzeitig eine schwere kleincystische Degeneration der Leber und der Milz findet.

Anatomisch handelt es sich um eine vielkammerige cystische Degeneration der Niere. Die einzelnen Cysten stehen miteinander in Verbindung; zwischen ihnen liegen Septen, in welchen die Blutgefäße verlaufen und sich das Nierengewebe befindet. Die Cysten können jede Größe haben; man findet eventuell nur eine geringere Anzahl stark ausgedehnter Kammern oder auch, mit allen Übergängen, den größten Teil der Niere umgewandelt in eine Anzahl kleiner und kleinster Cysten. Der Inhalt ist entweder wässerig, von der Zusammensetzung, wie sie oben geschildert wurde, oder er besteht, namentlich bei der kleincystischen Degeneration der Niere, aus einer bräunlichen Kolloidmasse, die auf der Schnittfläche hervorquillt, ein Bild, das mit einer Sagomasse verglichen wird. Auch eine Trübung des Cysteninhaltes durch Infektion mit Eiterbakterien kann eintreten, wie denn überhaupt alle diejenigen Veränderungen sich einstellen können, deren bei der Hydronephrose gedacht wurde, dadurch, daß es sich um eine abgesackte, in ihrem Abfluß behinderte Flüssigkeitsmenge handelt.

Die einzelnen Kammern dehnen sich weiter aus und so pflegt die großkammerige Cystenniere sich zu einem oft sehr großen Tumorgebilde zu entwickeln, dessen buckelige Oberfläche durch die Bauchdecken hindurch palpabel ist, und das infolge des zunehmenden Gewichtes aus seinem normalen Lager sich nach Art der Wanderniere nach der Fossa iliaca zu hinabsenkt. Bei der kleincystischen Degeneration pflegt eine so erhebliche Vergrößerung nicht vorhanden zu sein.

Entsprechend ihrer kongenitalen Anlage trifft man die Cystenniere in jedem Lebensalter an, beim Neugeborenen ebenso wie beim Erwachsenen, oft als Zufallsbefund, ohne daß — wenn nicht eine besondere Größenzunahme eingetreten war, die dem Kranken auffiel — Erscheinungen von seiten der Harnorgane zu bemerken waren. In der Tat kann die Cystenniere sehr lange gewissermaßen latent bestehen und in reiferem Alter erst treten die Erscheinungen auf, die leicht erklärbar sind dadurch, daß durch den Druck des Inhaltes der Cysten das funktionsfähige Parenchym immer weiter abgeschnürt und zum Schwunde gebracht wird. Relativ plötzlich tritt dann der Verfall ein, die Untersuchung ergibt die Insuffizienz der Nierentätigkeit, bald tritt unter urämischen Erscheinungen der Exitus ein und die Autopsie erweckt Staunen darüber, daß bei einer so weitgehenden Zerstörung des Nierenparenchyms ein beschwerdefreies Leben so lange Zeit möglich war.

Wir konnten einen solchen Fall beobachten, der für den Verlauf und die Prognose des Leidens außerordentlich typisch war. Ein älterer, sehr rüstiger Herr kam wegen einer leichten Prostatahypertrophie mit sekundärer Cystitis in Behandlung. Die Beschwerden wurden durch Blasenspülungen bald behoben, aber die häufig vorgenommene Harnuntersuchung zeigte dauernd Spuren von Albumen ohne corpusculäre Elemente. Nach Abschluß der Spezialbehandlung wurde der Kranke, der sich absolut gesund fühlte und über unsere übergroße Vorsicht erstaunt war, wegen der angenommenen leichten chronischen Nephritis der Sorge des Hausarztes überwiesen. Schon nach 2 Monaten überraschte uns die Mitteilung des Arztes, daß der Kranke gelegentlich einer Geschäftsreise, die er in bestem Zustande angetreten habe, plötzlich unter den Erscheinungen der Urämie erkrankt und verstorben sei und daß die Autopsie eine solche cystische Degeneration beider Nieren ergeben habe, daß kaum noch Nierenparenchym zu erkennen gewesen sei! Das pathologisch-anatomische Präparat läßt in der Tat bei diesen Fällen kaum noch Nierenparenchym nachweisen, höchstens in der nächsten Nachbarschaft aneinanderstoßender Cysten, in der Umgebung von bindegewebigen Strängen, die der früheren Gefäßversorgung entsprechen.

Die *Symptome* der Cystenniere sind also sehr nichtssagend. Bei starker Volumenvermehrung der Niere fühlt man namentlich im heißen Bade die vergrößerte Niere eventuell zwischen den Händen ballotierend, vielleicht auch ihre buckelige Oberfläche. Der Befund unterscheidet sich aber kaum von demjenigen des Nierentumors, außer daß etwa die Doppelseitigkeit die Annahme einer Cystenniere nahelegt. Verwechslungen mit Nierentumor und Intumescenzen der Nachbarorgane sind also sehr naheliegend. Die Röntgenbilder klären die Sachlage.

Der Harn weist zunächst Veränderungen nicht auf, für das Auftreten von Blutungen liegen keine Voraussetzungen vor. Erst später, wenn soviel Nierengewebe durch den Druck der sich erweiternden Cysten geschwunden ist, daß eine Insuffizienz der Nierentätigkeit vorliegt, wird der Harn diluierter, sein spezifisches Gewicht, der Harnstoffgehalt, die Herabsetzung des Gefrierpunktes wird geringer und der Harnbefund ähnelt auch im übrigen demjenigen der Schrumpfniere, mit dem der Zustand ja auch bezüglich des Zugrundegehens der Nierensubstanz in eine gewisse Parallele gesetzt werden kann. Einige Autoren wollen, wie bei der Schrumpfniere, so auch bei vorgeschrittener doppelseitiger Cystenniere Erhöhung des arteriellen Blutdruckes und Dilatation des linken Ventrikels beobachtet haben, was sich ja durch den anatomischen Nierenbefund unschwer erklären läßt.

Bezüglich der *Therapie* der Cystenniere ist äußerste Vorsicht dringend geboten. Bei der überwiegenden Häufigkeit bzw. der Regelmäßigkeit der doppelseitigen Veränderung kommt auch bei starker Veränderung einer Niere eine Entfernung nicht in Frage. Hier genügt nicht etwa, daß man sich durch die funktionelle Untersuchung der als gesund supponierten Niere leiten läßt, denn die Funktion kann noch gut sein, während die Anlagen zur Cystenbildung vorliegen, die alles Schlimme für später erwarten lassen. Nur die Okularinspektion der vorher freigelegten „gesunden" Niere könnte die etwaige Entfernung der schwererkrankten Niere motivieren. Der doppelseitigen Cystenniere stehen wir therapeutisch vollkommen machtlos gegenüber, was die Behebung des Leidens angeht. Wohl aber kann man in die Lage kommen, die örtlichen Beschwerden beeinflussen zu müssen, welche durch die Drucksteigerung in der einen oder der anderen Cyste entstehen. Hier kann man symptomatisch helfen dadurch, daß man nach Freilegung der Niere die großen Cysten mit dem Platinbrenner breit eröffnet und der gestauten Flüssigkeit Abfluß verschafft.

10. Parasitäre Erkrankungen der Niere.

Von den recht seltenen parasitären Nierenerkrankungen hat chirurgisches Interesse eigentlich nur der *Echinococcus*. Wie die andern drüsigen Organe der Bauchhöhle, so stellt auch die Niere eine Prädilektionsstelle für die Entwicklung des Leidens dar. Anatomisch unterscheidet sich die Anordnung der cystischen Geschwulst mit ihren Tochterblasen in keiner Weise von der gleichartigen Erkrankung anderer Organe.

Die Symptome sind die gleichen wie bei jedem anderen cystischen Tumor der Niere und aus dem Palpationsbefunde allein läßt sich eine differenzierte Diagnose keineswegs stellen. Die Untersuchung des Harnsedimentes jedoch zeigt die Anwesenheit der typischen Hakenkränze und Scolices sowie Fetzen der Cystenmembran, so daß die Feststellung der Erkrankung jeden Zweifels beheben wird — vorausgesetzt, daß die Cyste mit dem Nierenbecken, d. h. dem Abfluß per vias naturales in Verbindung steht! Das Röntgenbild pflegt in sehr typischer Weise die Kalkeinlagerungen der Cystenwand wiederzugeben und gestattet dadurch die genaue Lokalisation des Gebildes, das meist in der Rinde liegt, die Konturen derselben überschreitend, oder das der Nierenkapsel aufzusitzen scheint. Die Echinokokkencysten sind oft multipel nachweisbar. Vereiterungen der Echinokokkencysten können gelegentlich eintreten wie bei jedem cystischen Nierentumor. Die Prognose unterscheidet sich in nichts von der allgemeinen Vorhersage bei der Echinokokkenerkrankung und daraus versteht sich von selbst die notwendige Exstirpation der Blasengeschwulst. Die Verhältnisse liegen nun einfacher als bei der Echinococcuserkrankung mancher anderer Organe, wie Leber usw., wo man sich mit der Einnähung der Cystenwand und der allmählichen Verödung des Sackes begnügen muß. Man würde dies beim Vorliegen des Nierenechinococcus nur dann tun, wenn Verwachsungen, Durchbruch in die Nachbarschaft oder drohender Durchbruch eine andere Beseitigung unmöglich machen. Wenn auch einige Autoren der Erhaltung der Niere bei der Exstirpation der Echinokokkencyste das Wort reden, so können wir dem nicht beipflichten und raten zur *Nephrektomie*, wenn eben diese sich technisch durchführen läßt.

Andere Parasiten, wie Distoma haematobium und Filaria sanguinis können als tropische Nierenerkrankungen angetroffen werden. Die Pathogenese des Leidens ist die gleiche, welche bei der entsprechenden Erkrankung der Blase zu beobachten Gelegenheit war. Seine therapeutische Beeinflussung bei der Lokalisation im Nierenbecken ist erklärlicherweise eine noch viel schwierigere als sie es bei der Blasenerkrankung war.

11. Syphilis der Niere.

Die kongenitale Lues führt bei Neugeborenen nicht selten zu erheblichen Veränderungen der Nieren. Die frisch akquirierte Lues kann die Entstehung einer Nephritis im Gefolge haben, deren Charakter sowohl die Eigenschaften der parenchymatösen als auch der interstitiellen Entzündung hervortreten läßt, die letztere Form kann zur luischen Schrumpfniere sich ausbilden. Auf die anatomischen Einzelheiten dieser Erkrankungen einzugehen ist hier nicht der Ort, zumal diese Veränderungen der Niere nicht vor das chirurgische Forum gehören, es kann nur gelegentlich von Bedeutung sein, sich bei der Diagnosenstellung dieser Möglichkeiten zu erinnern.

Gummigeschwülste der Nieren stellen keinen allzu seltenen Befund dar. Sie treten einseitig oder doppelseitig auf und können sich tumorartig entwickeln. Anatomisch unterscheiden sie sich in keiner Weise von dieser Art der Erscheinung der tertiären Lues in andern Organen. Ganz abgesehen davon, daß der Nachweis der gewöhnlich nicht besonders großen Gebilde bei der versteckten Lage der Niere schon ein recht schwieriger ist, wachsen die diagnostischen Schwierigkeiten noch bedeutend, wenn es gilt, sie von anderen Geschwulstbildungen zu differenzieren. Die letzte Schlußfolgerung wird ex juvantibus zu ziehen sein, man wird zunächst eine antiluische Kur einleiten. Unter ihrem Einfluß werden die Gummigeschwulst sich zurückbilden, luische Nephritiden sollen übrigens durch Jodkali nicht beeinflußt werden und sich unter der Darreichung von Quecksilberpräparaten sogar verschlimmern.

Geht der zunächst als Gummiknoten angesprochene Tumor der Niere unter der spezifischen Behandlung aber nicht zurück, so ist die Exstirpation der Niere, falls die andere unbeteiligt ist, unbedingt angezeigt — es wird sich in diesem Zweifelsfalle fast stets um einen malignen Tumor handeln!

Auch *Aktinomykose* der Niere ist beschrieben worden. Die Diagnose wird nur dann zu stellen sein, wenn die Erkrankung auch an andern Teilen des Körpers vorhanden ist. Etwaige diagnostische Merkmale der Harnuntersuchung liegen in der Literatur nicht vor. Therapeutisch würde selbstredend nur die Nephrektomie in Frage kommen.

12. Nierenblutungen ohne nachweisbare Ursache.

Gelegentlich begegnet man Blutungen aus einer Niere, die von großer, das Leben bedrohender Intensität sein können, die eventuell auch weniger stark sind, lange Zeit andauern, von selbst sistieren, um nach einiger Zeit von neuem aufzutreten oder auch ganz oder für lange Jahre zu verschwinden, bei denen jede, mit allen Hilfsmitteln vorgenommene Diagnosenstellung absolut versagt. Man hat ihnen den nichts besagenden Namen *essentielle Nierenblutung* oder renale Epistaxis beigelegt.

Es ist überflüssig zu betonen, wie außerordentlich zurückhaltend man mit dieser Bezeichnung sein soll, und man sollte die Bezeichnung erst dann anwenden, wenn auch die *exstirpierte* Niere bei genauester anatomischer Durchforschung die Stellung einer Diagnose nicht möglich gemacht hat! Wir selbst irrten in einem Falle derart, daß wir, ohne daß irgend eine Ursache für die schwere Blutung zu finden war, endlich im Präparat ein kleines Papillom des Nierenbeckens als Ursache der Hämorrhagie antrafen. Und ähnlich mag es in den meisten Fällen der „essentiellen" Hämaturie gehen! Man trifft endlich doch ein kleines Konkrement, einen kleinen blutenden Tumor, eine beginnende Tuberkulose der Papillenspitzen an, oder auch eine hämorrhagische akute Nephritis.

Aber ohne Zweifel kommt es vor, daß auch im Präparate eine erkennbare Ursache für die Blutung nicht angetroffen wird. Die Blutungen gehen manchmal einher mit heftigen Schmerzanfällen (abgesehen von etwaigen Koliken infolge der Passage von Blutgerinnseln durch den Ureter), die an tabische Krisen erinnern und als „crises néphrètiques" bezeichnet werden, manchmal verlaufen sie ganz schmerzlos. Auch das Auftreten derartiger Schmerzanfälle der Niere allein, ohne Blutung, hat man in eine gewisse Verbindung damit bringen wollen. Das letztere ist wohl nicht ganz richtig und man hat gelernt, für diese Schmerzanfälle ohne zunächst erkennbare Ursache epinephritische, d. h. Verwachsungen der Capsula propria der Niere mit der Fettkapsel als Grund anzunehmen und gefunden, daß nach seiner *Nephrolysis*, d. h. der völligen Ausschälung der Niere aus ihrer Fettkapsel, durch die Dekapsulation des Organs die Schmerzen beseitigt wurden.

Klemperer hat jene Blutungen mit der Bezeichnung *angioneurotisch* näher charakterisiert und als Ursache eine Störung der vasomotorischen Nerven der Niere angenommen, sowie eine solche der sensiblen Nerven, wodurch die gleichzeitigen Schmerzanfälle ihre Erklärung fänden. Senator nahm eine *renale Hämophilie* an, eine Erklärung, der wir uns durchaus nicht anzuschließen vermögen. Gewiß mögen bei Hämophilen Nierenblutungen vorkommen, wie auch Gelenkblutungen usw., aber in diesen Fällen wird eine Untersuchung der Gerinnungsfähigkeit des Blutes das Bild des allgemeinen Leidens klären und die Erkennung hat eben ihre greifbare Ursache.

Auch auf circumscripte Nephritiden sind die Blutungen zurückgeführt worden (Israel), dem wird, namentlich auch von Casper, entgegengehalten, daß es einseitige Nephritiden nicht gibt. Gewiß kommen bei Nephritis zeitweise erhebliche Hämaturien vor, aber die genaue Harnuntersuchung wird dann auch stets Harneiweiß erkennen lassen, selbst wenn es sich nur um eine cyclische oder intermittierende Albuminurie handeln würde.

Wir möchten nicht verfehlen auf mehrere Fälle hinzuweisen (insbesondere haben wir einen in der Erinnerung, wo wir aus vitalstem Interesse die Nephrektomie „dringlich" ausführen mußten), in denen die genaue Untersuchung des Pathologen Veränderungen in der arteriellen Gefäßwand antraf und die Hämorrhagie per diapedesin erfolgte. Die Leute blieben nach der Nephrektomie dauernd gesund, eine Blutung aus der verbliebenen Niere trat keineswegs ein. Wir waren, ebensowenig wie der Pathologe, nicht in der Lage, uns aus dem offenbar nur einseitigen Gefäßveränderungen ein klares Bild der Situation zu machen!

Jedenfalls sind die Akten über die sogenannte essentielle Hämaturie noch nicht geschlossen, wir neigen am meisten zu der Annahme einer Störung der Gefäßinnervierung in diesen dunklen Erkrankungsfällen und möchten nur nochmals darauf hinweisen, wie schwierig es ist, jede Ursache für eine Nierenblutung in vivo, selbst auch während der Operation auszuschließen und raten dringend dazu, die Diagnose essentielle Hämaturie erst dann zu stellen, wenn der Pathologe sein „Ignoramus" als Epikrise hinzugesetzt hat!

Was aber hat man therapeutisch bei diesen Blutungen der Niere zu tun, die sehr bedrohlich auftreten können? Entstammt die Blutung nur *einer* Niere — über eine doppelseitige „essentielle" Hämaturie ist wenig bekannt — so ist aus vitaler Indikation die Nephrektomie oft auszuführen. Im andern Falle, sowie bei gleichzeitigen Nierenkrisen und weniger kopiösen Blutungen mache man immerhin den Versuch einer Nephrolyse oder Entkapselung der Niere. Vor allem aber versäume man nicht, bei Blutungen aus nicht erkennbarer Ursache die Gerinnungsfähigkeit des Blutes zu untersuchen, damit man nicht — wenn es sich tatsächlich einmal um eine Hämophilie handeln sollte — man deren Folgen im Anschluß an die Operation erleben müßte!

VI. Die Urogenitaltuberkulose.

Nicht ohne Absicht haben wir die Besprechung der Tuberkulose der Niere zum Schlusse dieser Erörterungen verschoben, wiewohl es scheinbar nahegelegen hätte, sie im Anschluß an die Entzündungen des Organes abzuhandeln. Die *Urophthise* ist aber eine Erkrankung des gesamten uropoetischen Systems, ja noch mehr, sie steht beim Manne in innigstem Zusammenhang mit den Erkrankungen des Genitalsystems. Und so sehr wir uns bemühten, uns durchaus auf die Erkrankungen der Harnorgane zu beschränken, aus diesem Grunde auch die Veränderungen an den Nebennieren nicht berücksichtigten, die, außer ihrer Lage, nichts mit den harnbereitenden und harnabführenden Organen zu tun haben, so ist im Interesse einer lückenlosen Behandlung die Einbeziehung der Genitalorgane des Mannes unbedingt notwendig. Denn nur beim Manne zeigen Harn- und Geschlechtsorgane diese nahen Beziehungen zueinander; beim Weibe sind die Organe der Zeugung so getrennt von denen der Harnabsonderung, daß ein Zusammenhang der Infektionsgenese selten ist, wenn auch die Auffassung Tuffiers wohl etwas weit geht, der niemals eine Tuberkulose des Harn- und Geschlechtsapparates beim Weibe zusammen angetroffen haben will.

Ganz ausschließen von weiterer Erwähnung darf man diejenigen tuberkulösen Infektionen des Urogenitalapparates, welche Teilerscheinungen der allgemeinen Miliartuberkulose sind. Sie entstanden nach dem Durchbruch eines tuberkulösen Herdes in die Blutbahn und bei der reichen Blutversorgung der drüsigen Organe Niere und Hoden, die noch gewisse, den Blutstrom verlangsamende, komplizierte Anordnungen aufweist, ist es natürlich, daß man in diesen Organen — ebenso wie etwa in der Milz und in der Pia mater — eine besonders reichliche Aussaat von Tuberkeln findet. Aber pathologisch-anatomisch zeigen diese Tuberkuloseformen nichts Besonderes, sie weichen in nichts von den Erscheinungen der miliaren Aussaat in anderen Organen ab, sie veranlassen keine diagnostischen Schwierigkeiten, da das Bild der Allgemeinerkrankung dasjenige des lokalen Leidens zurücktreten läßt, und durch das schnelle Fortschreiten des Allgemeinleidens kommt es gar nicht zur Ausbildung lokaler Prozesse in Harn- und Geschlechtsdrüsen, welche die chirurgische Beeinflussung überhaupt in Frage stellen könnten.

Unter der Bezeichnung *Urogenitaltuberkulose* versteht man somit nur diejenigen Formen der Tuberkulose, bei denen an einer oder mehreren vereinzelten Stellen das tuberkulöse Virus sich ansiedelte, um von hier aus das ganze Organsystem zu schädigen, nicht aber die mit einer Überschwemmung des übrigen Körpers einhergehende miliare Aussaat in den Harn- und Genitalorganen.

Zumeist wird die Urogenitaltuberkulose von andern im Körper befindlichen Herden, mögen diese nun vorher schon manifest oder nur latent gewesen sein, metastatisch auf dem Blutwege verschleppt, wie dies auch von anderen Formen der Tuberkulose bekannt ist. — Aber man sieht häufig die Tuberkulose des Harnapparates, wie auch der männlichen Zeugungsorgane, ganz isoliert auftreten, ohne daß ein anderer Herd im Körper aufzufinden wäre. Bezüglich des Vorkommens dieser solitären Tuberkulose des Urogenitalapparates sind wir natürlich durchaus angewiesen auf die *Sektionsbefunde*, denn mit Hilfe der klinischen Untersuchungsmethoden ist es unmöglich, andere Herde mit Sicherheit auszuschließen, wie z. B. eine nicht ausgedehnte Erkrankung bronchialer oder mesenterialer Lymphdrüsen und anderes. Alle diesbezüglichen Angaben, die sich nicht auf eine sehr genaue, auf die Klärung dieser Frage besonders gerichtete Sektion stützen, sind zur Beurteilung nicht verwertbar.

Nach unserer Erfahrung sind die Fälle der „solitären" Tuberkulose des Harnapparates nicht selten, und dies stimmt überein mit ziffernmäßigen Angaben der meisten Autoren: Immerhin muß aber daran festgehalten werden, daß die Urogenitaltuberkulose vor allem als eine *sekundäre* Erkrankung anzusehen ist, als die Folge einer hämatogenen Verschleppung infektiösen Materials aus anderen Körperherden.

Es ist sehr viel darüber gestritten worden, welchen Weg die erste Infektion einzuschlagen pflegt, noch mehr wie von dem Orte der Infektion aus die tuberkulöse Erkrankung des gesamten Harnapparates oder des Genitalapparates oder endlich in so manchen Fällen beider Organkomplexe zustande gekommen ist.

Die große Autorität der französischen Schule und an ihrer Spitze Guyon, hatte gelehrt, daß die Ausbreitung der tuberkulösen Erkrankung ihren Ausgang zu nehmen pflege von einer Erkrankung der tiefer gelegenen Organe des Urogenitalsystems. Sie nahm eine primäre Erkrankung der Blase an, die ja meist, stets aber in den vorgeschritteneren Fällen im Vordergrunde der Erscheinungen zu stehen pflegt, von der aus die Infektion „ascendierend" zur Niere, „descendierend" zu den Geschlechtsdrüsen fortgeschritten sei.

Die Bezeichnung „ascendierend" und „descendierend" ist in dieser Bedeutung sehr unglücklich gewählt und kann zu mißverständlichen Auffassungen führen. Sie ist rein topographisch gedacht. Man tut besser daran, die Bezeichnung nach den physiologischen Vorgängen zu wählen, welche, wie wir weiter sehen werden, die Erkenntnis des Infektionsvorganges richtiggestellt haben. Wir werden weiterhin alle die Erscheinungen, welche der normalen *Stromrichtung* im Urogenitalsystem *folgen*, als „*descendierend*" und diejenigen, welche dieser Stromrichtung *entgegengehend* sich abspielen, als „*ascendierend*" bezeichnen, gleichgültig, ob die Bahn des Sekretstromes physikalisch gedacht zu Tal geht oder, wie am größten Teile des Vas deferens, bergauf läuft.

Jene Auffassungen Guyons und seiner Schüler sind überholt durch die experimentellen und klinischen Arbeiten von Baumgarten und Crämer. Dem ersteren Forscher verdanken wir den anatomischen Nachweis, der durch die klinischen Erfahrungen bestätigt wurde, daß die tuberkulöse Infektion im Urogenitaltractus stets in absteigender Richtung vor sich geht — wenn die Stromverhältnisse normale, ungestörte sind, d. h. wenn nicht durch Wandveränderungen der Organe oder durch andere Verlegungen ihrer Lichtungen ein Abflußhindernis und eine Stauung der Flüssigkeitssäule vorliegt.

Die Annahme, daß auf dem Wege der Urethra eine Infektion des Harn- und Geschlechtsapparates vor sich ginge, etwa bei Gelegenheit der Kohabitation oder auch ohne besondere Gelegenheitsursache, konnte der Kritik nicht standhalten. Es widerspricht dieser Annahme von vornherein der Umstand, daß tuberkulöse Veränderungen im vorderen Teile einer nicht durch Strikturen usw. verengten und dadurch in den Abflußbedingungen geschädigten Harnröhre so gut wie niemals beobachtet wurden. Tuberkulöse Veränderungen der Urethra kommen namentlich in der Pars posterior urethrae nur dann vor, wenn vorgeschrittene Veränderungen der Blase und der Nebenhoden und Samenblasen vorhanden sind, d. h. wenn von dort aus das herabfließende Sekret die Harnröhre sekundär infiziert hat.

Das Eindringen des Tuberkelbacillus in das Urogenitalsystem erfolgt *ausnahmslos auf dem Blutwege*. Von dieser Annahme weichen nur vereinzelte Autoren ab. So ist die Auffassung von BRONGERSMA von Interesse, der behauptet, daß von tuberkulösen Lymphdrüsen der Bronchial- und Mesenterialgegend aus auf dem Wege der paraortalen Lymphbahnen eine Invasion des Tuberkelbacillus in die Niere zustande komme.

Ebenso wie nun die Infektion am häufigsten die an höchster Stelle im Stromgebiete gelegenen Organe, die Niere und die Geschlechtsdrüse befällt, ist es natürlich theoretisch durchaus möglich, daß auf dem Blutwege die primäre Ansiedlung der Tuberkulose in der Mucosa der Blase oder in den tieferen Schichten der Blasenwand erfolgen kann, so daß man berechtigt wäre, von einer primären Tuberkulose der Blasenwand zu sprechen. Es würde kaum schwer halten, solche Fälle, die bei der Kontraktilität des Organs sehr bald erhebliche Beschwerden veranlassen und cystoskopischer Untersuchung nicht entgehen, von derjenigen tuberkulösen Cystitis zu unterscheiden, die man als sekundäre Teilerscheinung der Urogenitaltuberkulose anzutreffen pflegt. In der Tat sind solche Fälle primärer, hämatogener Tuberkulose der Blasenwand außerordentlich selten — CASPER berichtet von nur 2 Fällen einwandfreier, primärer Blasenwandtuberkulose — und haben wenig mehr als theoretisches Interesse. Daß von solchen Herden eine Erkrankung des ganzen Systems ausgehen könnte, wenn bei Ausdehnung des lokalen Prozesses die Uretermündung miterkranken würde, läßt sich nicht von der Hand weisen.

Der im Blutstrom kreisende Tuberkelbacillus hat Prädilektionsstellen, an welchen er seßhaft wird und wo er seine Tätigkeit zu entfalten vermag. Dies ist begründet in seinen physikalischen und biologischen Eigenschaften. Der Bacillus hat keine Eigenbewegung und ein relativ hohes spezifisches Gewicht. Er wird im Blutstrom vorwärts bewegt wie etwa ein Bach einen Stein mit sich fortrollt, der ein spezifisch höheres Gewicht hat als das Wasser, bis dieser Gegenstand durch Unebenheiten des Bodens festgehalten wird. Die Folge dieser physikalischen Eigenschaft ist es, daß man ein Festhaften des Bacillus mit Vorliebe dort eintreten sieht, wo infolge von Eigentümlichkeiten der Gefäßverteilung eine Stromverlangsamung eintritt. So haftet der Bacillus fest an den feinen Gefäßwandungen der Umgebung kleinster Bronchien, in dem maschigen Knochenmark, um die Gefäße der pia mater herum, in der Milz usw. Eine besonders günstige Stätte für seine Ansiedlung wird ihm geboten in der Niere mit ihrem komplizierten Gefäßnetz und in dem Nebenhoden. In dem letzteren namentlich auch dann, wenn durch andere entzündliche Prozesse — die eventuell längst abgelaufen sein können, z. B. eine gonorrhoische Erkrankung — die Abflußverhältnisse durch narbige Veränderungen der Sekretionskanäle behindert sind.

So sieht man denn, daß — fast ausnahmslos — die Urogenitaltuberkulose von den sezernierenden Organen aus ihren Ursprung nimmt, und zwar in einer ganz gesetzmäßigen Weise, die einen Zweifel an der primären hämatogenen Infektion dieser Organe nicht aufkommen läßt.

ISRAEL hat für diesen Infektionsmodus der Niere folgende Beweissätze aufgestellt: Ihr primäres Befallensein werde erwiesen durch die Sektionsfälle, die keine Tuberkulose in anderen Organen des Harnsystems aufwiesen, durch die Beobachtung von Patienten, die nach Entfernung der kranken Niere dauernd gesund blieben, durch Beschränkung der Blasenerkrankung auf die Gegend der Uretermündung der kranken Seite und durch die Fälle, in denen bei alter Nierentuberkulose frische Herde im absteigenden Stromgebiete anzutreffen waren. Wir werden später sehen, daß für die primäre Erkrankung der Nebenhoden im Genitalsystem ganz ähnliche, unumstößliche Behauptungen aufgestellt werden können.

Von den Drüsen folgt also die Infektion *der Richtung des Sekretstromes*. Dabei ist zu bemerken, daß der Tuberkelbacillus kein Mikroorganismus ist, der sich im Sekrete vermehrt, wie z. B. der Gonococcus u. a.; ihm dient das Sekret lediglich als Vehikel, mit dem er zu den im Stromgebiete tiefer gelegenen Organen descendiert. Auf diese Weise schließt sich der Erkrankung des Nierenparenchyms diejenige der Kelche und des Nierenbeckens, der Ureterschleimhaut und der Blase an. Den Zusammenhang der tuberkulösen Blasenerkrankung mit derjenigen einer Niere erkennt man an der typischen Anordnung der Tuberkel, die sich zunächst um die Uretermündung der kranken Seite gruppieren, dann von dort zum Blasenausgang sich ausbreiten, genau dem Wege des infektiösen Harnstromes folgend in einer Weise, die W. MEYER treffend kennzeichnet mit der Bemerkung, daß man den Weg der tuberkulösen Infektion in der Blasenschleimhaut, d. h. die sich bildenden Tuberkelknötchen, vergleichen könne mit den Spuren, die den Weg des Fußgängers im Schnee markieren; folgt man also bei der cystoskopischen Untersuchung den spezifischen Entzündungserscheinungen in der dem Sekretstrom entgegengesetzten Richtung, so wird die Aufmerksamkeit des Beobachters auf diejenige Niere gelenkt, welcher die Infektion entstammt.

Diese Auffassungen des Infektionsweges gelten jedoch nur — und das ist ganz besonders zu betonen — für ein Stromgebiet, welches normale Abflußbedingungen besitzt.

Wesentlich anders gestaltet sich die Sachlage, wenn durch irgendwelche obturierenden oder komprimierenden Prozesse eine Störung im Stromgebiete entsteht. Nehmen wir an, es sei von der rechten Niere eine Tuberkulose ausgegangen, sie habe sich auf dem Wege des zugehörigen Ureters zunächst in demjenigen Blasenteile verbreitet, welcher um die rechtsseitige Ureteröffnung gelegen ist, dann weiterhin auch über die linke Blasenhälfte. Durch schrumpfende Prozesse in der Blasenwand, vielleicht durch ulcerative Vorgänge im Gebiete der linksseitigen Ureterpapille, ist es zu einer starren Verengerung dieser Öffnung gekommen. Die Folge dieses Vorganges ist eine Stauung des Harns im linken Ureter und im Nierenbecken.

In die unteren Schichten der auf diese Weise entstandenen gestauten Flüssigkeitssäule gelangen nun von den Ulcerationen des unteren Ureterabschnittes aus dauernd Tuberkelbacillen hinein. Entsprechend ihrer aktiven Unbeweglichkeit und ihrem relativ hohen spezifischen Gewichte werden sie sich am Boden der Flüssigkeitssäule halten, bzw. in den an tiefster Stelle gelegenen Teilen der Wand des Hohlraumes ihre Tätigkeit entfalten — wenn die Körperhaltung dauernd eine aufrechte sein würde! Aber bei jedem Lagewechsel kommt Bewegung in jene Flüssigkeitssäule, es werden rein mechanisch die schweren Bakterien in die am tiefsten gelegenen Abschnitte geschwemmt und am tiefsten liegt bei horizontaler Lage des Individuums das Nierenbecken; hier siedeln sie sich in dem durch die Stauung alterierten Wandungen an. Die gleichen Verhältnisse treten ein, wenn durch die Veränderungen an der Uretermündung die Obliquität des Ureters in der Blasenwand und der hierdurch hervorgerufene bakteriendichte Abschluß nach oben aufgehoben ist, wenn ein weiter Krater an Stelle der Ureterpapille die dauernde Kommunikation des infektiösen Blaseninhaltes nach oben hin ermöglicht.

Auf diese Weise wird bei schlechten Abflußbedingungen die tuberkulöse Infektion auf *ascendierendem Wege* zustande kommen von der infizierten Blase aus und sich im Nierenbecken und seinen Kelchen verbreiten. Wildbolz hat diesen Infektionsmodus beim Kaninchen experimentell bewiesen und Sektionsbefunde lassen ihn sehr oft erkennen, in denen man die Fälle der ascendierend erkrankten zweiten Niere gewöhnlich genau unterscheiden kann von derjenigen, viel häufigeren, in denen die letztere metastatisch auf dem Blutwege erkrankt ist. Guyon ligierte nach Injektion von Tuberkelbacillen in die Blase den Penis für 24 Stunden und fand später Tuberkulose des Nierenbeckens und der Kelche.

Es ist schon oben darauf hingewiesen worden, daß bei den physikalischen und biologischen Eigenschaften des Tuberkelbacillus noch besondere Bedingungen hinzutreten wenn er im Stromgebiete des Harns und des Spermas an irgendeiner Stelle sich festsetzen soll. Sieht man ab von den durch Stauungen infolge von Strikturen aus irgendwelchem Grunde geschaffenen Zuständen, so fallen auch andere Momente auf, welche die Etablierung der tuberkulösen Entzündung begünstigen. Es hat sich herausgestellt, daß von den tuberkulös erkrankten Nieren etwa 5% Wandernieren betrafen, bei denen in Ureterabknickungen und Zirkulationsstörungen eine die Entzündung begünstigende Erscheinung gefunden werden kann. Ähnlich mag es sich bei der nicht seltenen, intra graviditatem entstehenden Nierentuberkulose verhalten.

Von ganz besonderer Bedeutung, namentlich für die Unfallbegutachtung ist die Frage, ob das *Trauma* in einen Zusammenhang mit der Entstehung der Urogenitaltuberkulose gebracht werden kann. Sicherlich macht eine Gewalteinwirkung häufig auf die schon bestehende Tuberkulose der Niere oder des Hodens erst aufmerksam: post hoc, ergo propter hoc! Abgesehen davon, daß die Frage der zeitlichen Entwicklung nach dem Unfall glaubhaft klar liegen muß, daß also dem Ablauf der direkten Verletzungserscheinungen (Bluterguß usw.) eine Zeit der Ruhe gefolgt war, aus der sich allmählich in vielwöchiger Dauer die tuberkulöse Entzündung entwickelte, muß eine wirkliche *Gewalt*einwirkung erwiesen sein. Eine solche wird bei Niere und Hoden stets unter Shock einhergehen und deshalb aus vorsichtiger Anamnesenaufnahme und unter Bewertung von Zeugenaussagen nicht zu verkennen sein. Beim Trauma des Hodens werden auch lokale Spuren des Traumas leichter zu ermitteln sein, wie bei der geschützt liegenden Niere und bei letzterer wird jener Zusammenhang deshalb noch weniger oft anzuerkennen sein als beim Hoden. Der erfahrene Gutachter wird unschwer zur richtigen Auffassung kommen. Jedenfalls kommt dem Trauma für die Entstehung der Nieren- und besonders der Hodentuberkulose unter Umständen eine ursächliche Bedeutung zu; auch experimentelle Versuche (ORTH) beweisen dies.

Für die Entstehung der Tuberkulose der Harnorgane gelegentlich, viel häufiger aber der Genitalorgane kommt dann noch die *Gonorrhöe* als wichtiges, prädisponierendes Moment hinzu; vor allem sind es die Reste alter Entzündungen, die Strikturen des Vas deferens, der Samenwege im Nebenhoden, und auch der Urethra, die in der geschilderten Weise rein mechanisch begünstigend für die Ansiedlung der auf dem Blutwege in die zentralen Drüsenorgane gelangten Tuberkelbacillen in Betracht kommen.

1. Tuberkulöse Veränderungen am Harnsystem.

Die Nephrophthise ist zunächst eine *einseitige* Erkrankung und die Tatsache, daß sie es meist längere Zeit hindurch bleibt, ist von großer Bedeutung für den Entschluß zu schnellem und radikalem operativen Handeln im Beginne der Erkrankung. Worin der Grund gelegen ist für das zunächst einseitige Auftreten, ist nicht zu übersehen. Denn fraglos sind beide Nieren vom Beginn des Leidens an in gleicher Weise der Infektion ausgesetzt. Erfahrungsgemäß wird die rechte Niere häufiger erkrankt angetroffen als die linke, und bei doppelseitigen Erkrankungen findet man meist rechterseits die vorgeschritteneren Veränderungen. Für diese Tatsache hat man mehrere Erklärungen angenommen; am wahrscheinlichsten ist es, daß die mit gewissen Veränderungen der Blutzirkulation einhergehende abweichende anatomische Lagerung der rechten Niere den Grund dazu abgibt; vielleicht auch der Umstand, daß, da die rechte Lunge und die rechtsseitigen

Bronchialdrüsen erfahrungsgemaß häufiger an Tuberkulose erkranken, von hier aus die rechte Niere leichter infiziert wird (BRONGERSMA).

Fast die Regel also ist es, daß die Infektion der zweiten Niere später erfolgt, sei es nun auf dem Blutwege oder unter den oben geschilderten Voraussetzungen auf dem Wege der Ascendierung. Bei dem ersteren Fall spielt jedenfalls eine unter dem Diaphragma von der einen zur anderen Niere verlaufende Venenverbindung eine gewisse Rolle.

Die Angaben über das Befallensein beider Nieren seitens der Operateure hat weniger Wert, da sie davon abhängen ob die Diagnose mehr oder weniger frühzeitig gestellt werden konnte; bedeutungsvoller ist die Mitteilung ISRAELs, der bei den an Urophthise *Gestorbenen* in 45% ein Ergriffensein beider Nieren feststellte.

Man findet die tuberkulöse Nierenerkrankung in allen Lebensaltern, bei ganz jungen Kindern bis ins hohe Alter; besonders häufig nach unserer Erfahrung im 3. und 4. Dezennium. Das weibliche Geschlecht scheint etwas häufiger zu erkranken als das männliche.

Wenn nun, wie wir oben sahen, das infektiöse Virus auf dem Blutwege in die Niere hineingelangte, so unterliegt es keinem Zweifel, daß in gewissen Fällen die Tuberkelbacillen die Niere passieren können ohne daß diese irgendwie angegriffen wird: trotz nachgewiesener Anwesenheit von Tuberkelbacillen im Harn zeigt die *genau* vorgenommene mikroanatomische Untersuchung der Niere keinen Krankheitsherd. Auffallenderweise bemerkt man dies nicht selten bei vorgeschrittener Geschwulstkachexie.

Im übrigen hat man mit Recht eine gewisse Parallele gezogen zwischen der Nephrophthise und der Phthisis pulmonum. Dort wie hier entwickelt sich die tuberkulöse Infiltration zunächst gern in den Übergangswinkeln zwischen Parenchym und Ausführungsgängen. Die Einteilung des anatomischen Bildes der Nephrophthise hat die Autoren stets sehr beschäftigt; es würde viel zu weit gehen, auf die zum Teil recht komplizierten Auffassungen einzugehen. Gewisse Formen kehren aber stets wieder und da die klinischen Erscheinungen der Nierentuberkulose so enge damit zusammenhängen, daß man den anatomischen Befund der Niere aus demselben diagnostizieren kann, so möchten wir unterscheiden zwischen folgenden Formen: *1. der Tuberkulose der Drüsensubstanz selbst, 2. der Tuberkulose der Papillenspitzen und der angrenzenden Mucosa des Nierenbeckens.*

Es bedarf keiner Betonung, daß diese Erscheinungsformen ineinander übergehen können, aber alle Sonderzustände, wie die tuberkulöse Hydronephrose und die massige Degeneration der Niere (TUFFIER) sind unschwer ursächlich auf jene zurückzuführen.

Die Tuberkulose der Drüsensubstanz. Von dem Wege der haematogenen Infektion war oben die Rede. Die schweren, nicht aktiv beweglichen, im Kreislauf nur passiv fortgerollten Tuberkelbacillen haben reichliche Gelegenheit, in dem verzweigten System des Nierenkreislaufes sich in einem Winkel festzusetzen und sich in der Gefäßwand nach dem interstitiellen Gewebe hin zu vermehren. Es ist möglich, daß auf diese Weise primär ein solitärer Tuberkel zur Entwicklung kommt, meist liegt aber eine multiple Dissemination der Tuberkel vor.

Gewöhnlich beginnt die tuberkulöse Infektion an einem Pole der Niere, ein Umstand, der früher manchen Operateur zur Resektion dieses Nierenteiles veranlaßt hat und auch neuerdings wieder dazu verführt. Aber bei der makroskopisch erkannbaren Anwesenheit eines Solitärtuberkels in einem Pole muß stets mit der Annahme einer weiteren Aussaat gerechnet werden, die intra operationem noch nicht erkennbar ist.

Nachdem die tuberkulöse Infiltration im interstitiellen Gewebe zustande gekommen ist, unterliegt der Tuberkel den im allgemeinen für sein Schicksal bekannten Veränderungen. Er kann eine fibröse Umwandlung erfahren, durch Bindegewebe ersetzt werden und ausheilen. Aber dies ist für die Niere nur eine, wenn auch anerkannte, seltene Möglichkeit. In der Mehrzahl der Fälle dehnt die tuberkulöse Infiltration sich aus und die einzelnen Herde konfluieren zu großen Knoten, welche die obligaten regressiven Veränderungen eingehen. Sie verkäsen in ihrer Mitte, die käsigen Herde werden durch weiteres Zusammenfließen immer größer und endlich kommt es zur Bildung kleinerer und größerer Hohlräume, zu *Kavernen,* die mit Recht zu den Lungenkavernen der Lungenphthise in Parallele gestellt werden.

Dieser Zustand kann nun lange Zeit hindurch andauern, ohne daß objektive Veränderungen, welche dem Kranken auffallen würden, im Harne nachzuweisen wären. Er ändert sich erst, wenn die infiltrative Entzündung von der Drüsensubstanz aus weiter vorgerückt ist in die Markkegel und auf die Schleimhaut der Kelche und der Papillen. In diesem Augenblick hört die Nierentuberkulose auf eine geschlossene zu sein. Die Kommunikation der Entzündungsherde mit den Abflußwegen ist hergestellt. Während bisher der Harn wenig objektive Erscheinungen bot und das tuberkulöse Virus vielleicht nur im Tierversuch oder im Kulturverfahren nachweisbar war, wird jetzt der Eiter in Mengen ausgeschwemmt, trübt den Urin und Blutungen aus arrodierten Gefäßästchen treten auf. Klinisch ergibt sich daraus, daß lange Zeit hindurch nur geringgradige Harnsymptome überraschend schwere und vorgeschrittene anatomische Veränderungen der Nierensubstanz begleiten und erst mit dem Durchbruch der Entzündung in die abführenden Wege dieses Verhältnis sich ändert. Die Gestalt der Niere ist hierbei verändert, je nach den entzündlichen Prozessen, die sich in ihrer Substanz abspielen, und es mag vorausgeschickt werden, daß der Palpationsbefund — ohne operative Freilegung —, der auch in vorgeschrittenen Fällen sehr oft ein negativer ist, Rückschlüsse auf das Stadium der Erkrankung in keiner Weise zuläßt. Multiple kleine Herde in der Drüsensubstanz verändern die Form des Organs nicht und sind auch, wenn sie in der Rindensubstanz gelegen sind, an dem nicht freigelegten Organ kaum nachweisbar.

Der anatomische Befund kann sich ändern, wenn durch Konfluenz der Tuberkel größere Knoten in der Drüsensubstanz entstanden sind oder wenn sich Zerfallshöhlen gebildet haben. In solchen Fällen wird die Gestalt des Organes eine ganz unregelmäßige durch die über das normale Niveau der Niere hervorragenden Knoten und Käseherde; die Masse des Organs können ganz erheblich größere werden, auch wenn die Folgezustände, die durch Ureterabschluß bewirkt werden, nicht eingetreten sind. Aber, wie schon angedeutet, ist dies durchaus nicht die Regel: es sind bei disseminierter Anordnung der Knötchen und geringerer Tendenz zum Zusammenfließen sehr oft schon enorme Zerstörungen des Parenchyms vor sich gegangen, ohne daß eine wesentliche Gestaltveränderung oder Größenzunahme der erkrankten Niere eingetreten wäre.

Die Tuberkulose der Papillenspitzen und der angrenzenden Mucosa des Nierenbeckens. Neben jener Form der Nierentuberkulose beobachtet man eine andere Art des Auftretens, bei welcher die Mark- und Rindensubstanz zunächst gar nicht ergriffen wird, wohl aber bei weiterem Fortschreiten des Prozesses miterkrankt, bei der man zuerst *die Papillen* erkrankt sieht und die angrenzende *Schleimhaut der Kelche und des Nierenbeckens,* von denen aus sich die Erkrankung nun langsam mark- und rindenwärts fortentwickelt, um endlich zu den gleichen Veränderungen der Drüsensubstanz zu führen, die wir unter der ersten Form kennen lernten. Für diese Erscheinungsform der Nephrophthise gibt es zwei Wege: den hämatogenen, bei dem man eine primäre Lokalisation an den Pyramidenspitzen wahrnimmt, und den von der Blase her ascendierenden bei Veränderung der normalen Stromverhältnisse einer bisher gesunden Niere. Die weitere Entwicklung beider Prozesse zeigt im großen und ganzen das gleiche Bild, nur daß bei jenem die Papillenspitzen zunächst und intensiver erkranken, während bei diesem es sich mehr um eine auf die Papillenspitzen übergreifende Entzündung des Nierenbeckens handelt. Bei der hämatogenen Infektion treten die Bakterien im Bereiche der Glomeruli in die Ausscheidungsgänge über. Sie haben hier an den Winkelstellen des Überganges der kleineren Tubuli recti in die größeren Endtubuli Gelegenheit, an der Wandung haften zu bleiben und in der gewohnten Weise Tuberkel zu erzeugen, deren entzündlich degenerative Prozesse halbmondförmig die Papillen arrodieren und in den Markkegeln nach der Rinde zu sich fortentwickeln.

Diese Genese der Nephrophthise ist eine seltenere als diejenige der multiplen Dissemination in der Drüsensubstanz selbst. Sie stellt gewissermaßen von vornherein eine offene Tuberkulose dar und schon früh fallen dem Kranken die Veränderungen seines Urins auf: der Abgang von Eiter und Detritusmassen und die häufigen durch Arrosion von kleinen Gefäßen auftretenden Blutungen, die in offener Kommunikation mit den unteren Harnwegen stehen. Das klinische Bild zeichnet sich also dadurch aus, daß bei hochgradigen Harnveränderungen: Pyurie und Hämaturie, die anatomischen Veränderungen an den Papillenspitzen so geringfügig und vereinzelt sind, daß sie oft nur durch die subtilste Untersuchung gefunden werden. Sehr bald greift die Entzündung von den Papillen nach der Mark- und Rindensubstanz hin um sich, und geht andererseits auf die Schleimhaut der Kelche und des Beckens über, das Nierenbecken nimmt, auch ohne hydronephrotische Veränderungen zu zeigen, größere Dimensionen an, seine Wandungen verdicken und werden starr infolge der sich hier abspielenden infiltrativen Prozesse und es entsteht anatomisch das gleiche Bild wie dasjenige der durch Fortleitung von der Blase her entstehenden Nephrophthise, d. h. der ascendierend sekundär erkrankten zweiten Niere eines Infektionsmodus, dessen oben ausführlich gedacht wurde. Nach GARRÈ ist dieses Ascendieren des Prozesses überall da anzunehmen, wo neben alten Blasenveränderungen junge Entzündungserscheinungen an den Papillenspitzen zu erkennen sind.

Erfährt nun der tuberkulöse Prozeß in den Nieren keine Unterbrechung durch operatives Vorgehen — eine Ausheilung von selbst, die theoretisch angenommen werden könnte, kommt praktisch kaum vor — so treten jene Folgezustände ein, für welche von vereinzelten Autoren überflüssigerweise besondere Krankheitsbilder konstruiert worden sind. Die Ursache jener Folgezustände liegt meist in dem zunehmenden und endlich vollständig werdenden ulcerativen bzw. narbigen Verschluß des Ureters, entweder an seiner Blasenmündung oder in seinem Verlauf. Das infizierte Organ wird, wenn dieser Abschluß ein vollständiger geworden ist, gänzlich ausgeschaltet; ein Nachschub infektiösen Materials in das tiefere Stromgebiet findet dann nicht weiter statt und die Blasenveränderungen nehmen an Intensität nicht zu; ja es kann sogar ein Zurückgehen dieser Blasenerscheinungen, selbst ein vollkommenes Verheilen derselben eintreten.

Hat die Tuberkuloseinfektion in Form des Befallenseins der Drüsensubstanz stattgefunden, so ist der endliche Folgezustand — Verschluß des Ureters vorausgesetzt — die „*dégénerescence en masse*" TUFFIERs. Die Nierensubstanz geht allmählich ganz zugrunde und wird ersetzt durch die Produkte der regressiven Metamorphose der Tuberkel, für welche der Abfluß durch die tieferen Harnwege verlegt ist. Die Nierenkapsel ist erfüllt von einer plastischen, „glaserkittartigen", dem Dermoidbrei ähnlichen, gelbbraunen Masse, die aus Cholestearin und Detritus besteht. Die Niere pflegt hierbei vergrößert zu sein, aber eine mäßige Ausdehnung nicht zu überschreiten.

Oder aber es hat die Papillentuberkulose bestanden und die Aussaat in das Nierenbecken, welcher der Verschluß des Ureters folgte; dann sieht man den Zustand der *tuberkulösen Hydronephrose* entstehen, der neben den tuberkulösen Prozessen zum Schwunde des Nierengewebes durch den Flüssigkeitsdruck führt. Das Organ ist in einen großen Wassersack umgewandelt und in der leicht getrübten Flüssigkeit sind noch Tuberkelbacillen nachweisbar.

Neben diesen Prozessen an der Niere selbst treten auch noch andere, sekundäre Vorgänge in die Erscheinung. Im Bereiche der Fettkapsel können sich perinephritische Veränderungen ausbilden. Es kann sich handeln um eine Dissemination der Tuberkulose auf dem Blutwege in die Fettkapsel hinein, die dort zur Bildung von Knoten führt, welche ihrerseits nun wieder eiteriger Einschmelzung und Verkäsung unterliegen. Das Volumen der Niere nebst Fettkapsel wird durch die mit dem Prozesse verknüpften entzündlichen Veränderungen, Verwachsungen usw. manchmal ein sehr großes. Häufiger als diese perinephritische Tuberkelaussaat ist der Durchbruch der Nierenherde durch die Capsula propria hindurch in die Fettkapsel hinein. Dieses Übergreifen kann bestehen in dem Hindurchwuchern fungöser Granulationen nach außen hin oder am häufigsten im Durchbruch eines tuberkulösen Abscesses in das perinephritische Gewebe. Diese Abscesse verhalten sich ganz ähnlich wie die von der Wirbelsäule ausgehenden tuberkulösen Abscesse, mit denen die häufig verwechselt werden. Sie teilen mit ihnen die Tendenz des Wanderns, können in die Bauchhöhle durchbrechen, folgen aber gern dem Musc. psoas, gelangen in die Fossa iliaca und treten am Oberschenkel wieder hervor.

2. Veränderungen an den Ureteren, der Blase und der Urethra.

Eine tuberkulöse Erkrankung des *Ureters* tritt im Anschluß an diejenige der zugehörigen Niere im Laufe der Zeit *stets* ein. Gewöhnlich ist der Ureter nicht an einer Stelle, sondern ganz multipel erkrankt. Man bemerkt Verdickungen in der Wandung, bestehend aus einzelnen oder konfluierenden Knoten, die von harter Konsistenz sind und bei größerer Ausdehnung den sonst elastischen Ureterschlauch in ein knorpelhartes, starres, durch periureterale Entzündung fingerdickes Rohr umwandeln können. Die Innenwand des Ureters zeigt dann größere oder kleinere, den Darmgeschwüren ähnlich gestellte, zirkuläre Ulcerationen, die auch nach außen hin durchbrechen können.

Gewöhnlich führt die tuberkulöse Infiltration zu einer Verengerung des Lumens, die den völligen Verschluß zur Folge haben kann.

Über die tuberkulösen Veränderungen der *Blase* besitzen wir eine genauere Kenntnis wie über diejenigen der oberen Harnwege, weil wir nicht auf den Operations- bzw. Sektionsbefund angewiesen sind, sondern mit Hilfe der Cystoskopie ein reichhaltiges Studienmaterial zu sammeln in der Lage sind. Das Mitbefallensein der Blase zahlenmäßig anzugeben, ist zwecklos; denn das Vorhandensein eines positiven Blasenbefundes ist durchaus abhängig von dem mehr oder weniger Fortgeschrittensein der Nierenerkrankung: die Erkrankung der Blase bleibt schließlich überhaupt nicht aus. Nur wenn der Krankheitsherd der Niere nicht in offener Kommunikation mit dem Nierenbecken steht, kann die Erkrankung der Blase eventuell längere Zeit hintangehalten werden, und ebenso wenn durch frühzeitige Stenose des Ureters die Passage des infektiösen Materials verhindert ist.

Die von der Niere zu Tal gehende tuberkulöse Infektion verbreitet sich in der Blase in einer ganz typischen Weise. Die *Cystitis tuberculosa* entsteht durch das dauernde Hinüberrieseln des infektiösen Urins von der erkrankten Niere her über die bisher gesunde Blasenmucosa. In der Umgebung des der erkrankten Niere entsprechenden Ureterorefiziums sieht man eine lebhaftere Injektion der Gefäße und in ihrer Umgebung bemerkt man die ersten kleinen, meist recht spärlichen grauweißen Knötchen. Diese Knötchen liegen, dem Wege der spezifisch schweren Tuberkelbacillen, welche mit dem Harn oder mit Eitermengen die Blase passieren, folgend, gewöhnlich an der dem Collum vesicae zugewandten Seite der Ureterpapille. Sie sind dann weiter zu verfolgen auf jenem Wege bis zum Blasenausgang hin. Die Knötchen der Mucosa zeigen bald die gewohnten regressiven Veränderungen nachdem sie größer geworden und mit benachbarten Eruptionen zusammengeflossen sind: ihr Zentrum verkäst und nun entstehen kleine, später sich vergrößernde Ulcera mit gelblich-weißem, speckigem, von Eiterflocken bedecktem Grunde, deren Umgebung zunächst nur lebhafte Injektion der Blutgefäße, später größere Zirkulationsstörungen aufweist, die wir als Ödem der Blasenschleimhaut kennen.

Diese Vorgänge spielen sich zunächst in der der erkrankten Nierenseite entsprechenden Blasenhälfte ab, sie greifen dann aber in vorgeschritteneren Zustande auch auf den übrigen Teil der Blase über, insbesondere auf ihre freier beweglichen Abschnitte, wie den Vertex, und lassen zunächst die Uretergegend der gesunden Gegend frei, weil hier durch den gesunden, normal fließenden Harn die Bakterien noch rein mechanisch abgespült werden. Später erst greift die tuberkulöse Infiltration auch auf die Ureteröffnung der gesunden Seite über und es können dann die geschilderten ascendierenden Prozesse entstehen.

Alle diese Erscheinungen können wir nach dem Vorgange ISRAELs noch bezeichnen als *Cystitis tuberculosa,* während für die weiteren Stadien der Entzündung die Bezeichnung *Blasentuberkulose* vorgeschlagen worden ist. Die tuberkulöse Infektion, welche bisher nur die Blasenschleimhaut ergriffen hatte, greift nämlich im Verlaufe der Erkrankung über auf die tieferen Schichten der Blasenwand, insbesondere auf die Muscularis. Diese wird durchsetzt von den Knötchen, sie schrumpft durch narbige Veränderungen derselben, und nun sieht man allmählich die Blase umgewandelt werden in ein stark verändertes, starrwandiges Hohlorgan, dessen Kapazität schnell herabgesetzt wird auf 50—30 ccm, ja auf noch geringere Masse. Die Ureteröffnungen zeigen nicht mehr die normale Form, sondern sie klaffen weit durch ulceröse Defekte ihres Randes und durch Narbenzug, so daß man im cystoskopischen Bilde nicht mehr den normalen Schlitz, sondern einen weiten und tiefen schwarzen Krater mit unregelmäßigen geschwürigen Rändern vor sich sieht. Die Starre der Blasenwandung kann eine so erhebliche werden, daß die letztere nach Entleerung des Inhaltes überhaupt nicht mehr nachgibt, so daß man nach Entfernung des Urins durch den Katheter die Luft mit lautem Geräusch eindringen hört.

Diese schweren Veränderungen der Blase greifen nun über auf die Urethra posterior, die mit der Blase gemeinsam ein physiologisches Ganzes bildet. Tuberkulöse Erkrankungen der vorderen Harnröhre allein sind überhaupt nicht bekannt — ein Beweis gegen die frühere Annahme des Eindringens der Tuberkelbacillen von außen her. Nur durch Fortleitung stromabwärts kann sie tuberkulös erkranken und zeigt dann die vom Ureter her bekannten quergestellten Ulcerationen, deren Bestehen dem Kranken bei der Miktion so furchtbare Beschwerden machen kann. Die hintere Harnröhre kann durch die entzündlichen Prozesse erheblich verändert und zu einer großen, starrwandigen, Eiter absondernden Höhle, einer Kaverne umgewandelt werden, die beim Passieren des Katheters den Eindruck einer „Vorblase“ macht und in der es nicht selten zur Entwicklung von Konkrementen kommt. Infolge des Zugrundegehens des Schließmuskels durch die Schrumpfungsprozesse tritt Inkontinenz ein.

Alle diese Vorgänge bedeuten naturgemäß außerordentliche Komplikationen des Grundleidens. Denn nun kommt es, allein schon durch die Veränderung der normalen Abschlüsse zwischen den einzelnen Teilen des Harnapparates, besonders aber auch durch die häufig notwendigen Sondierungen der schon entzündeten Hohlorgane zu diagnostischen und therapeutischen Zwecken, zu Mischinfektionen mit allen möglichen Eitererregern, von denen besonders Staphylokokken, Streptokokken und Bact. coli genannt werden sollen. Diese finden für ihr Wachstum einen wohlvorbereiteten Nährboden in den tuberkulösen Geschwüren vor und ihre Entwicklung wird gefördert durch die behinderten Abflußverhältnisse. So kommt es dann dazu, daß durch die Mischinfektion die Urosepsis entsteht, die so häufig das Finale der Urophthise darstellt. Die sekundären Eiterbakterien vermehren sich außerordentlich und überwuchern gewissermaßen die tuberkulöse Infektion, so daß die diagnostische Bewertung solcher mischinfizierter, fortgeschrittener Fälle oft erhebliche Schwierigkeiten bereitet.

3. Tuberkulöse Veränderungen der Genitalorgane.

Die Tuberkulose der männlichen Geschlechtsdrüsen ist eine sehr häufige Erkrankung, häufiger wohl als diejenige der harnbereitenden

Organe. Die Genese der Tuberkulose des Geschlechtsapparates ist stets die primäre hämatogene Infektion der Geschlechtsdrüse und die weitergehende Erkrankung der im Sekretstrom tiefer gelegenen Organe. Ein Ascendieren, d. h. eine Weiterentwicklung der tuberkulösen Entzündung entgegen dem Sekretstrome gibt es nicht — auch nicht etwa unter besonderen Bedingungen wie bei der Nierentuberkulose, wenn dies auch immer wieder einmal von einzelnen Autoren bestritten wird. Das doppelseitige Ergriffensein der Hoden, mögen dieselben nun, wie es manchmal vorkommt, gleichzeitig, oder — wie es häufiger sich ereignet — nacheinander erkranken, ist stets als eine hämatogene Infektion anzusehen, die entweder vom primären Herde des ersterkrankten Hodens oder von einem anderen Herde im übrigen Körper ausgeht.

Gleichzeitiges Erkranken von Hoden und Nieren ist ein häufiges Vorkommnis. Praktisch ist diese Tatsache von sehr großer Bedeutung deshalb, weil eine mit Hodentuberkulose gleichzeitig auftretende tuberkulöse Cystitis niemals ohne weiteres als mit jener in ursächlichem Zusammenhang stehend bezeichnet werden sollte. Stets muß das Augenmerk auf den Zustand der Nieren gerichtet werden, ob nicht eine gleichzeitige Erkrankung einer derselben als Ursache für die tuberkulöse Cystitis in Frage kommt.

Die Hodentuberkulose ist eine Erkrankung, welche in exquisiter Weise das jugendliche Alter, ja die ersten Lebensjahre zu befallen pflegt, aber auch bis ins späte Alter angetroffen wird. Sie wurde mehrfach bei Kindern im Alter von wenigen Tagen beobachtet. Giraldès fand sie sogar bei einem ausgetragenen Fetus vor. Man hat daher wohl das Recht, von der Möglichkeit einer intrauterinen Entwicklung des Leidens zu sprechen. Ja, das Auftreten von Nieren und Hodentuberkulose einer Seite bei ganz jugendlichen Individuen veranlaßte Krämer sogar, an eine tuberkulöse Erkrankung der Urniere zu denken.

An eine weitere Möglichkeit des Entstehens der Erkrankung muß noch gedacht werden auf dem Wege der fortgeleiteten Infektion von der Bauchhöhle her durch den offengebliebenen Processus vaginalis. Eine solche Tuberkulose wird aber nicht zu verkennen sein, denn sie zeigt das typische Bild der Tuberkulose der serösen Häute und diese Grundform wird auch dann nicht verloren gehen, wenn es einmal zu einem Durchbruch der tuberkulösen Infiltration oder fungöser Massen in den Testis hinein kommen sollte.

Wenn bisher verallgemeinernd von einer „Hodentuberkulose“ gesprochen wurde, so geschah das der Einfachheit halber. In der Tat findet man, wenigstens beim Erwachsenen, die primäre Tuberkulose des Hodenparenchyms sehr selten. Die hämatogene Invasion der Tuberkelbacillen setzt sich fest in der Wand der Drüsenkanälchen. Die Auskleidung dieser Kanäle ist aber nur beim Kinde dem Wechsel weniger unterworfen. In der Zeit der Geschlechtsreife und im Mannesalter geht in dem Epithel die Spermatogenese vor sich: die auskleidenden Zellen werden in Spermazellen umgewandelt, abgestoßen und weiterbefördert. Das Epithel ist also einem dauernden Wechsel unterworfen. Aus dem Grunde findet man fast nur beim Kinde die Lokalisation der beginnenden Tuberkulose in der Drüsensubstanz. Beim Manne findet sie sich in den abführenden Wegen des Organs. Nur ausnahmsweise ist auch der Hoden selbst primär erkrankt und es liegt nahe, dies für die Fälle anzunehmen, wo infolge stenosierender Vorgänge der Abführungswege der normale Abgang der Keimzellen behindert ist — vielleicht auch da, wo infolge von Inaktivität der Drüse, etwa bei Atrophie, ein nur träger Abfluß des Sekretes stattfindet. Gewöhnlich passieren also die Tuberkelbacillen ohne zu schädigen die Drüsensubstanz und wir haben — wie bei der Papillartuberkulose der Nieren — das typische Bild der Ausscheidungstuberkulose vor uns. So gelangen sie in den Nebenhoden, wo eine große Anzahl sich vereinigender Ausführungsgänge in vielgewundenen Krümmungen und winkeligen Verbindungen sich trifft und die Tuberkelbacillen reichlich Gelegenheit haben an den Wandungen haften zu bleiben und die reaktiven Veränderungen der Schleimhaut auszulösen. So findet man denn beim Erwachsenen den Beginn der Genitaltuberkulose fast ausnahmslos im Corpus Highmori und im Kopf und Schwanz des Nebenhodens lokalisiert und von hier aus greift sie per continuitatem auf den Hoden selbst über. Es erübrigt sich über die weiteren regressiven Veränderungen zu reden; in der gewohnten Weise kommt es zur Einschmelzung und Sequestrierung der Gewebe. Häufig entstehen Abscesse und ihr Durchbruch durch die Scrotalhaut ist für die vorgeschrittenen Fälle fast typisch zu bezeichnen. Von diesem Augenblick an wird der tuberkulöse Prozeß mit Sicherheit mischinfiziert.

Von jenem Entzündungsherde im Nebenhoden aus benutzen die Tuberkelbacillen das Hodensekret weiter als Vehikulum. Sie erzeugen an den Stellen, wo sie im Verlaufe des Vas deferens haften bleiben, die bekannten rosenkranzartigen Verdickungen. Und nun gelangt das Sekret hinab in den taschenreichen Hohlraum der Samenblase. Daß hier, wo das Sperma im Reservoir einen länger dauernden Aufenthalt nimmt, wie kaum an einer Stelle des Urogenitaltraktes Gelegenheit zu einer Wandtuberkulose gegeben ist, leuchtet ein und so sieht man in Spätformen stets die Samenblasen erheblich verändert und das operative Vorgehen ist dementsprechend kompliziert. Auch hier nimmt, gerade so wie bei der Blase, die Erkrankung ihren Ausgang von dem *Inhalt*, nicht von der Wand der Samenbläschen.

Man war früher der Meinung, das tuberkulöse Virus vermöge auf die dicht benachbarte Öffnung des Ausführungsganges der anderen Keimdrüse überzuspringen und nun, gegen die Stromrichtung des Sekretes aufsteigend, den andern Hoden zu infizieren, insbesondere sollte dies möglich sein bei peripher stenosierender Vorgängen entsprechend den bei der Urophthise gemachten Beobachtungen, dann soll auch durch antiperistaltische Bewegungen des Vas deferens, wie sie beim Coitus vorkommen, von erkranktem Colliculus seminalis her das tuberkulöse Virus hodenwärts angesaugt werden können. Wir halten diesen Infektionsmodus für unwahrscheinlich. Der Sekretstrom im Genitalsystem kann in dieser Beziehung nicht verglichen werden mit demjenigen im Harnsystem. Es kommt nicht vor, daß sich hinter der Striktur eine die Wandungen ausdehnende Flüssigkeitssäule entwickelt und wir wissen von den gonorrhoischen Strikturen des Vas deferens (mit dem Ansteigen der Gonokokken gegen den Strom darf jedoch die tuberkulöse Infektion wegen der ganz andern physikalischen und biologischen Verhältnisse der Bakterien nicht verglichen werden), daß die Keimdrüse wohl mit Inaktivität auf den vollkommenen Verschluß ihres Ausführungsganges reagiert, nicht aber mit zentralwärts gelegener Stauung des Inhaltes und entsprechender Veränderung des Lumens des Vas deferens. — Außerdem müßte man bei den so reichlich und so frei zu beobachtenden Genitaltuberkulosen doch hier und da Gelegenheit haben, einen solchen Infektionsmodus beim Aufsteigen gewissermaßen zu überraschen; man müßte die perlschnurartigen Veränderungen des Vas deferens beobachten können, wie sie aufwärts zum Hoden hin sich fortentwickeln. Diesen Vorgang zu sehen ist uns niemals gelungen.

Zusammenfassend ist also zu bemerken, daß das unter Umständen mögliche und wohl nicht allzu seltene Aufsteigen der Infektion, welches wir im uropoetischen System zustande kommen sehen, bezüglich der Infektion des Genitalsystems auszuschließen ist. Stets erfolgt die gleichzeitige oder zeitlich spätere Infektion des zweiten Hodens auf hämatogenem Wege, metastatisch entweder von jenem ersterkrankten Hoden oder von einem primären Herde im Körper ausgehend.

Eine örtliche Sonderstellung gewissermaßen zwischen dem Harn- und Genitalsystem nimmt die *Vorsteherdrüse* ein; sie tritt nur an der Mündung ihrer Ausführungsgänge mit diesen Systemen in direkte Verbindung und ist im übrigen trotz der nächsten Nachbarschaft zu Blase und Samenbläschen durch ihre überaus feste fibröse Kapsel gegen diese Organe isoliert. Die Tuberkulose der Prostata ist keine seltene Erkrankung. Man sieht sie auftreten neben der Erkrankung der Niere und Hoden, d. h. gleichzeitig mit ihnen oder in späteren Stadien der Urogenitalphthise. Aber man trifft die Prostatatuberkulose auch als *solitäre* Erkrankung an. Diese Tuberkulose der Prostata ist ebenso hämatogenen Ursprungs wie diejenige des Hodens und der Niere. Immerhin ist es nicht ausgeschlossen, daß bei der geringen Länge der Ausführungsgänge auch durch Apposition von Tuberkel an Tuberkel eine ansteigende Infektion zustande kommt, ebenso wie gelegentlich ulceröse Prozesse der Samenblasenwand in die Prostata hinein durchbrechen können.

Unter welchen Bedingungen kann nun die tuberkulöse Infektion vom primär erkrankten Genitalsystem zum bisher gesunden Harnsystem übergreifen und umgekehrt? Diese Frage liegt sehr nahe, da man so außerordentlich oft beide Organkomplexe gleichzeitig oder nacheinander erkrankt antrifft.

Wenn das aus den Ductus ejaculatorii entleerte Sperma die Wand der hinteren Urethra benetzt, so kann das infektiöse Virus sich hier festsetzen und die Entzündung erzeugen. In der Mehrzahl der Fälle wird dieses Ereignis nicht eintreten, denn der über die Urethraschleimhaut hinwegrieselnde Harn spült das Sekret mit hinweg, reinigt gewissermaßen mechanisch die Urethra. Es ist aber trotzdem sehr wohl möglich, daß auf kleinen, mechanisch oder durch Entzündung gesetzten Defekten, oder in einer Schleimhautfalte die Bacillen Gelegenheit zur Ansiedlung finden. Es entstehen dann Ulcera in der Urethra posterior, die sich nach Überschreiten des Sphincter externus auf die vordere Urethra fortsetzen können.

Von größerem Interesse ist das Verhalten der den Genitalorganen entstammenden Tuberkelbacillen zu den zentralen Harnwegen. Urethra posterior nnd Harnblase bilden ein Ganzes, wenn die hintere Harnröhre tuberkulös erkrankt ist, so kann in jenem gemeinsamen Hohlraume die Infektion sich in genau der gleichen Weise verbreiten wie sie dies in der Blase allein tat, und dies wird ganz besonders leicbt dann eintreten, wenn durch narbige, stenosierende Prozesse eine rückläufige Stauung des Inhaltes besteht. Von der auf diese Weise infizierten Blase aus vermag nun die Erkrankung sich ebenso zu verbreiten und aufwärts zu steigen wie bei der Infektion der zweiten Niere im Anschluß an eine descendierende tuberkulöse Cystitis. Daneben bestehende anatomische Veränderungen, Senkungen des Blasenfundus bei älteren Individuen, alte oder rezente gonorrhoische Veränderungen der Blase begünstigen eventuell das Fortschreiten der tuberkulösen Erscheinungen.

So häufig man aber auch die Veränderungen der Blase gleichzeitig mit denjenigen des Genitalapparates zusammentreffen sieht, so muß doch daran festgehalten werden, daß das Übergreifen auf die Harnorgane selten ist. Stets also soll das Ergriffensein der Blase bei Genitaltuberkulose das Augenmerk auf sorgfältigste Durchforschung der Nieren lenken. In den meisten Fällen besteht gleichzeitige Nierentuberkulose, wenn die Blase miterkrankt ist, und diese Nierentuberkulose ist *hämatogenen* Ursprungs und steht bestenfalls insofern mit der Tuberkulose der Geschlechtsdrüsen in Zusammenhang, als sie von diesen aus auf dem Blutwege metastasiert sein kann! ISRAEL beschreibt mehrere Fälle gleichzeitiger Hoden- und Nierentuberkulose ohne Befallensein der Blase. Auf eine von ROVSING zuerst angenommene Möglichkeit des Übergreifens der Genitaltuberkulose auf die Harnwege soll noch kurz hingewiesen werden, nämlich auf die metastatische Verbreitung auf den

Lymphbahnen des periureteralen Gewebes nach den Nieren hin, d. h. auf dem direkten Wege vom Vas deferens bzw. Vesicula seminalis auf die Ureterwand unter Umgehung der Urethra posterior und der Blase.

Aus alledem geht hervor, daß ein Übergreifen der Genitaltuberkulose auf den Harnapparat kein seltenes Ereignis darstellt; durchaus bestreiten müssen wir aber die Möglichkeit eines direkten Überspringens der Tuberkulose des Harnapparates auf die Geschlechtsorgane, für dessen Vorkommen jegliche Beweise fehlen und dessen Modus unter Berücksichtigung der Kenntnis von der Ausbreitung der Tuberkulose nicht einmal theoretisch konstruiert werden kann.

So einfach die Erkennung der Genitaltuberkulose des Mannes ist, da alle Organe in erreichbarer Nähe für die Untersuchung liegen, so schwierig ist oft die Deutung des Krankheitsbildes der *weiblichen* Genitaltuberkulose, da ihre Symptome — oberflächlich betrachtet — so wenig Charakteristisches für die *tuberkulöse* Infektion haben, die Organe ausnahmslos eine so versteckte Lage haben und endlich so oft die Krankheitserscheinungen in keinem Verhältnis zum fortgeschrittenen Stadium der Erkrankung stehen.

Der *Allgemeinzustand* des Kranken hat in den Anfangsstadien der Urophthise oft sehr wenig Charakteristisches; ja es ist uns eine große Anzahl von Fällen im Gedächtnis, wo selbst bei vorgeschrittener lokaler Erkrankung der Allgemeinzustand lange Zeit hindurch ein hervorragend guter blieb, wo das blühende Aussehen und das stets auf gleicher Höhe sich haltende Körpergewicht das Vorhandensein einer tuberkulösen Erkrankung gerade hätte ausschließen sollen! Im weiteren Verlaufe des fortschreitenden lokalen Prozesses können jedoch naturgemäß Störungen des Allgemeinbefindens nicht ausbleiben. Der Kranke klagt über Schmerz und Mattigkeit, die Gesichtsfarbe wird bleich, die sichtbaren Schleimhäute verlieren ihre frische, rote Färbung, der Hämoglobingehalt sinkt, es tritt ein kachektischer Habitus ein.

Diese Erscheinungen gehen dann vielfach Hand in Hand mit Störungen der Funktion des Darmtractus. Mit Appetitlosigkeit stellen sich Übelkeit und schwere Diarrhöen ein, die jedoch nicht etwa als Zeichen einer tuberkulösen Erkrankung aufzufassen sind — denn alle diese Intestinalerscheinungen pflegen zu verschwinden nach einer radikalen Beseitigung des Prozesses in den Harnorganen. Daß diese Nebenerscheinungen, die durch Toxinresorption aus den tuberkulösen Herden veranlaßt werden, leicht falsch gedeutet werden können, wenn die andern, lokalen Symptome noch im Hintergrunde stehen, ist erklärlich.

Auf dieser Toxinresorption beruht auch die bei der Urophthise zu beobachtende Erhöhung der Körpertemperatur, die sowohl dann auftritt, wenn die ulcerösen Blasenprozesse eine gewisse Ausdehnung haben, als auch ganz besonders, wenn bei Ureterverschluß die Abfuhr des infektiösen Materials dauernd oder vorübergehend gehemmt ist. So erhält man ganz unregelmäßige Temperaturkurven, deren Bedeutung jedoch erheblich größer wird dadurch, daß man den Zustand des Urins mit in Rechnung zieht. Tritt die Steigerung der Körpertemperatur gleichzeitig ein mit einer Aufklärung des bisher trüben Harns, so ist der diagnostische Schluß gerechtfertigt, daß eine Verlegung des Ureters eingetreten ist, daß die infektiösen Massen nicht mehr ausgeschieden werden, daß die in ihnen angehäuften Toxine in die Blutbahn überzutreten Gelegenheit hatten. ISRAEL sind besondere Angaben über das Wesen des Fiebers bei Urophthise zu verdanken. Er nennt neben jener irregulären Temperatursteigerung noch die regelmäßige, die subfebrile Abendtemperaturen aufweisen kann nach Art des bei Phthisis pulmonum eventuell vorhandenen Fiebers, oder die einen hektischen Charakter hat, mit tiefen Morgenremissionen — ebenfalls in der Art, wie man diese bei tuberkulösen Erkrankungen der Atmungsorgane anzutreffen pflegt.

Aber das Fieber kann lange Zeit, eventuell sogar dauernd fehlen, namentlich bei unkomplizierter Urophthise. Bei Komplikationen dagegen, z. B. Cystitis tuberculosa, fehlt die Temperaturerhöhung nicht. Dies beruht wohl einesteils darauf, daß die kranke Blasenwand ganz besonders dazu neigt, nicht nur chemische, sondern auch bakterielle Gifte, die in den cystitischen Geschwüren zur Entwicklung gelangen, aufzusaugen — während die intakte Blasenwand dieses Resorptionsvermögen durchaus nicht zeigt. Andernteils führen auch die auf dem Boden cystitischer Geschwüre entstehenden und durch endovesicale Manipulationen veranlaßten Mischinfektionen eventuell zu ganz exzessiven Temperatursteigerungen mit Schüttelfrösten und Darniederliegen des Allgemeinzustandes.

Wie das Allgemeinbefinden, so steht auch oft die lokale Schmerzempfindung in gar keinem Verhältnis zur Ausdehnung der Nierenläsion. Die Angaben über Schmerzgefühl bei Urophthise sind vielfach sehr ungenau. Nicht nur deshalb, weil die Empfindlichkeit gegenüber leichtem Schmerz oder auch nur Druckgefühl individuell so verschieden ist, sondern ganz besonders, weil die Lokalisation des Schmerzes so schwierig ist. Es würde unrichtig sein, wenn über Schmerz in der Blasengegend geklagt wird, eine Beteiligung der Blase ohne weiteres anzunehmen, oder bei Schmerz in der rechten Nierengegend in jedem Falle eine Erkrankung dieses Organes und nicht etwa des andersseitigen! Es kommen im Harnsystem so unberechenbare nervöse Übertragungen vor (renorenaler, reno-vesicaler Reflex), daß das Symptom Schmerz nie als ausschlaggebendes diagnostisches Moment für die Lokalisation der Erkrankung verwertet werden darf; ja es ist wohl das unsicherste Krankheitszeichen und gewinnt erst an Wert durch die Zusammenstellung mit anderen Symptomen. Immerhin gibt das Ausstrahlen eines Schmerzes in die Gegend einer Niere einen Fingerzeig dafür ab, daß vermutlich in dieser Niere etwas nicht in Ordnung ist. Das Schmerzgefühl bei Nierentuberkulose hat nichts Eigenartiges, es ist dasselbe wie bei Neubildung, bei Steinniere, und eventuell bei Nephritis. Der Nierenschmerz ist besser als ein dumpfes, unangenehmes Gefühl in der Lumbalgegend zu bezeichnen, das gewöhnlich nicht zu Anfang, sondern in späteren Stadien auftritt und eventuell mit neuralgischen Beschwerden in jener Gegend verknüpft ist. Etwas für die Nephrophthise Typisches haben weder die Nephralgien noch auch etwa Kolikanfälle.

Das Schmerzgefühl bei Blasentuberkulose zeichnet sich dadurch aus, daß es dauernd vorhanden ist und sich in heftiger Weise steigern kann bei Lagewechsel in die Vertikale, sowie während und besonders bei Beendigung der Miktion. So entsteht bei Kontraktion des Blasenhalses gegen Ende der Miktion ein mechanischer Insult der hier befindlichen Ulcera, weil die veränderte Mucosa der sich zusammenziehenden Muscularis nicht folgen kann, es entstehen enorme Schmerzen, die nur noch eine Steigerung dadurch erfahren können, daß auch bei Ergriffensein der tieferen Wandschichten des übrigen Organs die ganze Blasenwand bei ihrer Kontraktion diesem mechanischen Insulte unterliegt. Durch die Wandschrumpfung und die Herabsetzung der Kapazität auf ein Minimum wird die Entleerung eine immer häufigere, bis zu 160 Miktionen in 24 Stunden sind beobachtet worden, die Tenesmen werden unerträglich und sind mit dem Gefühl des ,,besoin impérieux" vergesellschaftet: die wenigen Kubikzentimeter Flüssigkeit werden gleich nach dem Auftreten des Dranges entleert, ohne daß der Patient sie zurückzuhalten vermöchte. Die höchst bedauernswerten Kranken befinden sich in einem Schmerzzustande, der wohl kaum in dieser Weise durch ein anderes Leiden hervorgerufen werden kann und für dessen Linderung uns leider so wenig Mittel zur Verfügung stehen. Denn während die gesunde Blasenwand eine taktile Empfindung kaum besitzt, löst die Berührung der Blasenwand mit Instrumenten in den Zuständen vorgeschrittener tuberkulöser Entzündung lebhaften Schmerz aus und ebenso der Versuch, durch Sonden auch nur geringe Flüssigkeitsmengen zu therapeutischen Zwecken einzuführen.

Auch der erkrankte *Ureter* ist, sobald die Entzündung auf das periureterale Gewebe übergegriffen hat, als verdickter Strang eventuell palpabel, die Betastung ruft Schmerzempfindung hervor.

Alle die bisher erwähnten Symptome sind zum Teil, wie die Anschwellung der Nierengegend, nur für den vorsichtig Untersuchenden wahrnehmbar, zum Teil vermögen sie, wie leichtes Fieber und der im Anfang vorhandene dumpfe Nierenschmerz, den Kranken nicht in erheblicher Weise zu irritieren. Anders wird dies in dem Augenblick, wo er Veränderungen der Beschaffenheit seines Harns selbst wahrnimmt, wo er demselben Blut und Eiter beigemischt sieht. Erst jetzt pflegt der Kranke den Arzt zu Rate zu ziehen und es ist nicht ausgeschlossen, daß das

Leiden bis dahin schon lange bestanden hat, ohne daß irgendwelche Anzeigen subjektiv oder objektiv wahrnehmbarer Art vorgelegen hätten.

Wie die tuberkulöse Infektion der Niere mit derjenigen der Atmungsorgane anatomisch in eine gewisse Parallele gebracht werden konnte, so auch die Art der Blutung aus dem erkrankten Organe. Man sieht, entsprechend den geringfügigen Hämoptysen bei Phthisis pulmonum, auch im Beginne der Nephrophthise prämonitorisch ganz geringe Blutbeimengungen im Harn auftreten, die sich in der Anwesenheit kleiner, roter Fädchen oder geringer Färbung des Harns äußern, während dieser letztere im übrigen gar keine Veränderungen zeigt, klar und eiterfrei ist. Diese Hämaturien können vereinzelt bleiben oder sich wiederholen nach wochen- und monatelangen Pausen, während der Prozeß weiter fortschreitet. Die Hämaturien können aber auch ganz fehlen. Um sich hiervon ein Bild zu machen, rufe man sich die pathologisch-anatomischen Vorgänge in die Erinnerung zurück. Eine Papillartuberkulose, die auf die Drüsensubstanz noch gar nicht übergegriffen hat, ruft die Blutung schon im frühesten Stadium hervor, sobald ein Gefäß an der Papillenspitze durch ulcerative Vorgänge arrodiert ist. Die Tuberkulose der Rinde und Marksubstanz kann dagegen weit fortgeschritten sein, ohne daß eine Kommunikation mit dem Nierenbecken eintritt und damit eine Blutung äußerlich zur Erscheinung kommt. Die Hämaturien können mit der Zeit abundanter werden, ohne jedoch gewöhnlich die Intensität und die Dauer der Tumorblutung zu erreichen. Von Bewegungen des Körpers, wie die Blutungen beim Steinleiden, sind sie gänzlich unabhängig, sistieren auch nicht bei Ruhelage. Nichts charakterisiert sie besser als das Epitheton „*launisch*", mit dem sie belegt worden sind. Einen Rückschluß auf den Zustand der Niere, auf das Stadium der tuberkulösen Entzündung lassen Intensität und Frequenz der Blutung also niemals zu. In ganz ähnlicher Weise unterscheiden sich auch die der tuberkulösen Blase entstammenden Blutungen von den Hämorrhagien bei Steinleiden und Tumorbildung.

Ein weiteres objektives Symptom, welches die Urophthise zu begleiten pflegt, ist die Eiterung; auch sie erregt nicht selten als erstes Krankheitszeichen die Aufmerksamkeit.

Die Pyurie ist eine regelmäßigere Begleiterscheinung der Nephrophthise wie die Blutung. Sie fehlt nur in den Anfangsstadien des Leidens und dann, wenn schwere Ureterveränderungen zu einer Verlegung des Abflusses aus der erkrankten Niere geführt haben und geschwürige Prozesse der Blasenwand noch nicht vorhanden sind, welche die Eiterung zu unterhalten vermöchten. Solche Okklusionen des erkrankten Ureters brauchen nicht dauernd zu sein, sie können durch weiteren Zerfall der infiltrativen Prozesse wieder aufgehoben werden. Man hat Gelegenheit, den bisher mit Eiter vermengten Harn plötzlich klar werden zu sehen — eventuell unter der oben geschilderten Temperaturerhöhung —

bis ein neuer Eiternachschub die Aufhebung des Passagehindernisses anzeigt.

Abgesehen davon, daß dem Eiter tuberkulöser Provenienz eventuell käsige Krümel oder Gewebsfragmente — die meist ausgelaugt sind und denen man Besonderheiten nicht mehr ansieht — enthält, kann die makroskopische Untersuchung keinen Aufschluß geben über den tuberkulösen Charakter der Eiterung. Ausschlaggebend ist nur der *bakteriologische Befund* des aseptisch entnommenen Harnes. Die Tuberkelbacillen finden sich auch in einem klaren Harn und eine systematische Prüfung bei sonst dunklen Harnbeschwerden wird in vielen Fällen schon frühzeitig die „latente" Anwesenheit einer Tuberkulose feststellen. Es ist naturgemäß schwierig, im klaren oder nur leicht getrübten Harn den Tuberkelbacillus festzustellen. Aber die bakteriologische Untersuchung fahndet ja auch nicht nach ihm allein, sondern auch nach andern Mikroorganismen, und da hat nun die Erfahrung gelehrt, daß auch bei den leichtesten Cystitiden durch das kulturelle Verfahren die Erreger nachzuweisen sind, wenn diese Blasenkatarrhe durch die gewöhnlichen Eitererreger hervorgerufen sind. Findet man bei einer Cystitis einen Erreger nicht, auch nicht im Kulturverfahren, dann darf man fast mit Sicherheit den Tuberkelbacillus als den Krankheitserreger ansehen und muß nun diesen nachzuweisen suchen. Sieht man andererseits eine schwere Cystitis, bei welcher bakteriologisch Coli, Gonokokken oder ein anderer Erreger angetroffen wurde, bei der aber der Tuberkelbacillus nicht auffindbar war, nicht zurückgehen auf die bekannte lokale Therapie, so ist auch ein solcher Fall — trotz des anscheinend abweichenden Befundes — in hohem Grade suspekt auf Tuberkulose. Es wurde oben gezeigt, wie gerade auf dem Boden einer tuberkulösen Infektion so leicht eine Mischinfektion mit anderen Bakterien eintreten kann. Diese Superinfektion kann die primäre Infektion in einer Weise überwuchern, daß der Tuberkelbacillus als solcher gar nicht mehr in die Erscheinung tritt, während die tuberkulösen Gewebsveränderungen unbeeinflußt bleiben.

Der Nachweis der Tuberkelbacillen im Harn ist durchaus nicht so schwierig, wie man dies früher allgemein hinstellte. Man muß allerdings eine große Zahl von Präparaten durchsuchen und darf sich nicht auf eine minimale Probemenge beschränken. Meist findet man, wenn auch oft spärlich, die Bacillen im Ausstrich des Zentrifugates aus dem Bodensatz einer 24-Sunden-Menge. Oft sieht man nur ganz vereinzelte Bacillen, oft unendliche Mengen in einem Gesichtsfelde, und dann bemerkt man auch wohl gelegentlich die Anordnung in Nestern und „Zöpfen", die früher von pathognomonischem Interesse war, in der Tat aber keinen Typus darstellt. Gelingt es nicht, die Tuberkelbacillen, deren Anwesenheit zu erwarten man Veranlassung hat, einfach tinktoriell aus dem Zentrifugat nachzuweisen, so bleiben die verschiedenen Anreicherungsverfahren nach JOCHMANN, mit Alkohol, Kalilauge usw. übrig.

Während wir früher dem Tierversuch größte Bedeutung zum Nachweis des Bacillus im Harn beimaßen, sind wir jetzt davon abgekommen; der Versuch dauert zu lange und wird manchmal schließlich doch noch gegenstandslos, weil die Tiere etwa durch Stallinfektion usw. eingehen. Wir bedienen uns heute des Kulturverfahrens nach HOHNE, welches uns frühestens nach 16 Tagen, manchmal allerdings auch erst nach 4 Wochen einen einwandfreien Bacillennachweis gestattet.

Hämaturie und Pyurie sind nicht die einzigen Veränderungen, durch welche der tuberkulöse Harn sich auszuzeichnen pflegt. Es besteht eine Vermehrung der 24stündigen Urinmenge oder besser gesagt, sie kann bestehen. Wir haben das Symptom recht oft angetroffen, wenn auch nicht so ausgeprägt wie GARRÈ, der Harnmengen von 3—4000 ccm zu beobachten Gelegenheit hatte. Diese Polyurie ist meist nicht dauernd vorhanden, sie pflegt nach ein- oder mehrtägiger Dauer wieder zur Norm abzufallen, um nach kleineren oder größeren Intervallen wieder anzusteigen. Die Polyurie bei beginnender Nephrophthise ist *klar*; sie kann eintreten, wenn nur unwesentliche Veränderungen der Blase vorliegen, ja sie leitet nicht selten den Symptomenkomplex der Urophthise ein und lenkt durch ihr Vorhandensein erst die Aufmerksamkeit auf das Harnsystem. Sie kann aber auch auftreten bei schon bestehender eitriger Veränderung des Harns und dann sieht man diesen klarer werden infolge der intensiveren Durchwaschung der Harnwege mit Flüssigkeit. Das Zustandekommen dieser Polyurie ist noch in keiner Weise erklärt; denn in dem entleerten Urin sind nicht etwa die Anzeichen einer Nierenreizung entzündlicher Art: Albumenausscheidung und Anwesenheit von Ausgüssen der Harnkanälchen nachzuweisen. Man ist vorläufig geneigt, die Polyurie rein nervösen Einflüssen zuzuschreiben, die ausgelöst werden sollen durch eine gesteigerte Sensibilität der leicht gereizten Blasenschleimhaut oder die durch reflektorische Vorgänge im Sympathicussystem entstehen sollen.

Es wurde oben erwähnt, daß der Harn bei dieser Polyurie gewöhnlich frei von Eiweiß sei. Das ist er auch ohne die vermehrte Ausscheidung lange Zeit hindurch bei der Nephrophthise. Und man sieht auch bei eiterigem Harn meist die Eiweißmenge nicht höhere Ziffern annehmen, als seinem Gehalt an Leukocyten entspricht. Die Erfahrung hat jedoch gelehrt, daß nur ein Eiweißgehalt bis zu $^1/_2{}^0/_{00}$ auf Kosten der Anwesenheit von Leukocyten gesetzt werden darf. Man sieht nämlich nicht selten im Verlaufe der Nierentuberkulose eine Albuminurie der nicht tuberkulös erkrankten Niere auftreten. Ist sie veranlaßt durch Amyloiderkrankung, dann werden die spezifischen corpusculären Elemente nicht vermißt werden. Sie kann auch der Ausdruck einer interstitiellen Nephritis sein. Es kommen aber auch Eiweißausscheidungen aus der vollkommen gesunden zweiten Niere vor, die jedoch $^1/_4$—$^1/_2{}^0/_{00}$ nicht überschreiten und die nach Entfernung der erkrankten Niere verschwinden.

Sie stellen, wenn keine andern Symptome vorliegen, welche für eine Erkrankung der betreffenden Niere sprechen, nicht etwa eine Gegenindikation für Entfernung der andern, sicher erkrankten Niere dar. Auch hierfür hat man reflektorische Vorgänge im Sympathicusgebiete als Ursache angenommen, aber es liegt näher, den Vorgang als leichte toxische Nierenreizung aufzufassen, erzeugt durch den Übertritt von Toxinen aus den Entzündungsherden der andern, erkrankten Niere in den Kreislauf. Einer andern interessanten Eigenschaft des klar oder getrübt bei der Urophthise entleerten Harns sei noch gedacht. Während der Harn nicht an tuberkulöser Veränderung der Harnwege leidender Individuen, wenn man ihn unter Luftzutritt stehen läßt, schnell, d. h. gewöhnlich schon nach wenigen Stunden alkalische Reaktion zeigt, tut dies der Urin bei Urophthise nicht. Er behält vielmehr seine saure Reaktion bei. Versuche, die wir hierüber anstellten, ergaben, daß der Harn diese saure Reaktion lange Zeit, d. h. bis zu 8 und 14 Tagen beibehielt! Bei gewöhnlichen Cystitiden trifft man diese Erscheinung nicht an und wenn man ihr auch keinen entscheidenden diagnostischen Wert einräumen darf, so vermag sie doch in gegebenen Fällen das Symptomenbild zu vervollständigen.

Es liegt nahe, den Symptomenkomplex der Urophthise, deren Entwicklungsgang ein ziemlich typischer ist, mit gewissen *Stadien* des fortschreitenden Leidens in Einklang zu bringen unter Rücksicht darauf, daß die einzelnen Stadien der Erkrankung einer ganz verschiedenen Beeinflussung bedürfen. Unter Zugrundelegung des häufigsten Infektionsmodus, der primären hämatogenen Drüseninfektion und ihres Herabsteigens im Stromgebiete würde man bezeichnen als:

I. Stadium: *die Beschränkung der tuberkulösen Infektion auf die Nierensubstanz und das Nierenbecken* (eine Differenzierung ante operationem wird oft nur vermutungsweise vorgenommen werden können). Hierunter würden fallen die „latente" Nierentuberkulose, die sich nur durch leichtes Druckgefühl in der Lumbalgegend usw. dokumentiert und diejenigen Fälle, in denen leichte Hämorrhagien, Dysurien (Polyurie) und Pyurie bereits in die Erscheinung traten, ohne daß jedoch ein Descensus des Processus eingetreten wäre; als

II. Stadium: *das Herabsteigen der Infektion* auf den Ureter und die Dissemination der Tuberkel um das entsprechende Ureterostium und in dem direkt berieselten Teil der Blasenwand der kranken Seite; und als

III. Stadium: *die Erscheinung sekundärer Prozesse.* Das Ergriffenwerden der gesamten Blase, die Veränderungen des zweiten Ureterostiums, das Ansteigen der Infektion zur zweiten Niere. Kurzum alle diejenigen Prozesse, deren Vorhandensein eine Komplikation gegenüber radikaler Entfernung des Krankheitsherdes auf operativem Wege bedeutet, weil andere, zum Teil lebenswichtige Organe erheblich in Mitleidenschaft gezogen sind. Es würde hierunter also auch zu zählen sein die metastatische hämatogene Tuberkulose der zweiten Niere, die amyloide Degeneration der letzteren oder ihre entzündliche Veränderung (interstitielle Nephritis), endlich auch die gleichzeitig bestehende Tuberkulose des Genitalapparates.

In welcher Weise beim Bestehen dieser einzelnen Stadien das therapeutische Handeln beeinflußt wird, davon wird später die Rede sein.

Die Symptomatologie der *Genitaltuberkulose des Mannes* stellt weniger große Anforderungen an die Untersuchung. Die Organe liegen ausnahmslos so frei zutage, daß ihre manuelle Untersuchung — bei der Prostata und den Samenbläschen vom Rectum her — keinen Schwierigkeiten begegnet.

Bei der Erkrankung der Geschlechtsdrüsen wird die Diagnose der Tuberkulose allein durch den geschilderten anatomischen Befund des Nebenhodens mit den Verdickungen am Vas deferens sichergestellt. Differentiell kommen in Frage eigentlich nur die von einer Urethritis fortgeleiteten akuten Infektionen. Es ist bekannt, daß auch diese sich mit Vorliebe im Nebenhoden etablieren. Der Schmerz fehlt bei der tuberkulösen Infektion der Epididymis zunächst fast völlig oder er ist sehr gering im Gegensatz zu den akuten Infektionen, z. B. der gonorrhoischen. Noch ein anderes differentiell-diagnostisches Moment: bei Epididymitis gonorrhoica ist die Umschlagstelle der Vas deferens am Nebenhoden gut durchzufühlen, während dies bei bestehenden tuberkulösen Veränderungen gewöhnlich nicht der Fall ist. — Eine Verwechslung kann eintreten, wenn alte, narbige Residuen der gonorrhoischen Entzündung vorliegen. Ausschlaggebend wird in solchen Zweifelfällen die beginnende nachweisbare Aussaat im Stromgebiete sein, die Verdickungen des Vas deferens, die nicht lange ausbleiben. Stehen die regressiven Veränderungen mehr im Vordergrunde, ist es zu einer Abscedierung gekommen oder gar zu einem Durchbruch des Abscesses, den die Kranken sehr oft abwarten, bevor sie ärztliche Hilfe in Anspruch nehmen, dann wird die Diagnose erleichtert durch das Aussehen des Eiters, der serös dünnflüssig sein kann oder eine rahmige Beschaffenheit zeigt mit Beimengung krümeliger käsiger Massen.

Leider wird die beginnende tuberkulöse Epididymitis so häufig verdeckt durch einen gleichzeitig auftretenden Erguß in die Tunica vaginalis. Dieser „symptomatischen" Hydrocele sollte man stets besondere Beachtung schenken, wenn sie ohne Grund entstand und nach der Entleerung sich schnell wieder bildet. Man kann nach der Punktion das Organ meist gut abtasten und Verdickungen im Caput epididymis palpieren; ein positiver Befund rechtfertigt durchaus die operative Freilegung, wenn es auch nur deshalb wäre, damit eine eventuell vorhandene Tuberkulose nicht übersehen würde.

Durch die infiltrierenden Verdickungen der Wandung des Vas deferens werden Störungen der Funktion zunächst nicht hervorgerufen. Ebensowenig wie durch die Erkrankung der *Samenblasen*, die bezüglich des operativen Vorgehens prognostisch von so großer Bedeutung ist. Neben den lokalen Veränderungen der Vesiculae, welche durch die rectale Untersuchung sich feststellen lassen: der Anwesenheit von Verhärtungen, welche der Prostata rechts und links radiär von ihren Ausführungsgängen aufliegen, dokumentiert sich die Erkrankung der Samenbläschen im vorgeschritteneren Stadium, d. h. wenn schon Wandveränderungen bestehen, dadurch, daß dem ejaculierten Sperma kleine Blutfäserchen beigemengt sein können. Aber aus erklärlichen Gründen entzieht sich dieses Symptom meist der Beobachtung.

Die Erkrankung der Prostata, die gelegentlich isoliert auftritt, löst einen Symptomenkomplex aus, der sich nicht wesentlich unterscheidet von denjenigen Beschwerden, die durch Geschwulstbildung oder durch entzündliche Prozesse aus anderer Ursache veranlaßt werden. Es besteht ein Druckgefühl in der Dammgegend und in den unteren Teilen des Rectum, das sich besonders bei der Defäkation steigert — ganz in der Weise, wie man es bei Hypertrophie der Prostata anzutreffen pflegt. Die bekannten Beschwerden bei der Harnentleerung können hinzutreten. Die Diagnose der Erkrankung der Vorsteherdrüse läßt sich durch die Rectaluntersuchung unschwer feststellen; aber sie zu differenzieren und das Leiden als tuberkulöses zu erkennen, ist doch außerordentlich schwer, weil man, namentlich im Beginn der Erkrankung, die kleineren tuberkulösen Infiltrate der Drüse schlecht durch die straffe Kapsel hindurchfühlen kann. Anders verhält es sich bei größeren Abscedierungen, wo man durch Berücksichtigung der Begleiterscheinungen der Diagnose näherkommt. Eventuell vermag die Untersuchung des manuell exprimierten Prostatasekretes auf Bacillen die Diagnose sicherzustellen.

Die geschilderten Symptome der Urogenitaltuberkulose vermögen in Gemeinschaft mit einer verständig erhobenen Anamnese und unter Berücksichtigung des Allgemeinzustandes die Diagnose recht weit zu fördern. Aber es gibt doch immer noch Zustände, in denen eine differentielle Diagnose trotzdem nicht sicher gewährleistet ist. Man hat in diesen Fällen dann auch noch die allgemeinen Hilfsmittel zur Erkennung der Tuberkulose mit herangezogen. Diejenigen Mittel, welche an der Applikationsstelle spezifische Veränderungen hervorzurufen pflegen (PIRQUET, CALMETTE, MORRO usw.) sind dabei von geringem Wert, dagegen veranlaßt die Injektion von *Alt*-Tuberkulin in Mengen, wie sie zu diagnostischen Zwecken benutzt werden, *lokale Veränderungen* in unmittelbarer Nachbarschaft der tuberkulösen Herde, die ein vermehrtes Auftreten von Tuberkelbacillen im Harn und das Eintreten von Hämaturien erkennen lassen.

Die Feststellung der Nephrophthise allein genügt aber ebensowenig wie das gesicherte Erkennen der Lokalisation nur in den oberen Harnwegen oder im gesamten Harnsystem. Für das therapeutische Handeln kommt vielmehr am meisten in Betracht die Ergründung, *welche von beiden Nieren* erkrankt ist oder ob beide Nieren von dem Prozesse befallen sind und ob endlich die als gesund supponierte Niere tatsächlich in der Lage ist, die für den Körper notwendige Gesamtarbeit zu leisten. Kurzum, die Prüfung der Nierenarbeit, die funktionelle Diagnostik der Einzelnieren, ist der ausschlaggebende Faktor bei der Bestimmung des therapeutischen Vorgehens.

Die Vornahme der Harnleiterkatheterung, die Untersuchung des isoliert aufgefangenen Urins beider Nieren nach chemischen, physikalischen, mikroanatomischen und bakteriologischen Gesichtspunkten wird die volle Antwort auf diese Fragen bringen. Aber es gibt Fälle, in denen sich wegen der Veränderungen in den abführenden Harnwegen das Untersuchungsverfahren technisch nicht durchführen läßt; in einem besonderen Falle konnten wir es wegen doppelseitiger Ankylose der Hüftgelenke nicht ausführen! Ein ungünstiger Ausfall des Wertes für die Gefrierpunktserniedrigung des Blutes als Zeichen für ein Versagen der gesamten Nierentätigkeit bindet dann allerdings das beabsichtigte radikale therapeutische Vorgehen. Wo aber dieser Wert ein normaler ist, wo also der Körper sich noch im Stickstoffgleichgewicht befindet, da müssen zur Feststellung der eventuellen Erkrankung beider Nieren, bzw. der Gesundheit der einen oder der andern, beide Organe operativ freigelegt und besichtigt werden, ein Eingriff, dem man gegebenenfalls sogleich die radikale Operation anschließt. Das Ergebnis der Besichtigung der Nieren ist natürlich nie ein ganz einwandfreies, es können kleine Herde vorhanden sein, die makroskopisch nicht zu erkennen sind; aber der Geübte wird größere Veränderungen durch Besichtigung und Palpation feststellen. Entgehen ihm mikroskopisch kleine Veränderungen, so wird zwar die Entfernung der andern schwererkrankten Niere dem Kranken keinen dauernden Nutzen bringen können, aber sein Leben wird durch den Eingriff auch nicht verkürzt. Keinesfalls aber darf bei der Unmöglichkeit der gesonderten Harnuntersuchung und günstigem Ausfall des Wertes für δ die diagnostische Freilegung der als gesund supponierten Niere vor der Exstirpation der kranken versäumt werden.

Wie hat man sich nun die Wirkung therapeutischer Maßnahmen bei der Urogenitaltuberkulose vorzustellen? Wir sahen, daß durchweg von einem zentral, gewissermaßen an der Quelle des Sekretstromes gelegenen Krankheitsherde sich die Infektion im Stromgebiete zu verbreiten pflegt, daß von diesem primären Herde aus immer von neuem, dem Strome des Sekretes folgend, das infektiöse Material zu Tal geht. Mit einer Behandlung tiefer gelegener Organe — etwa der Blase, der Samenbläschen — mag sie medikamentös oder operativ sein, kann da nichts erreicht werden. Gelänge auch die lokale Beeinflussung vorübergehend, so würde die nachrückende Infektion bald das Resultat zunichte machen. Das Übel muß an seiner Wurzel angegriffen werden. Die Sekretdrüsen, die Nieren, der Hoden, endlich die Prostata müssen therapeutisch beeinflußt werden, will man im ganzen Organsystem retten, was noch zu retten ist.

Ebenso wie das ganze diagnostische Können eingesetzt werden mußte, um die Lokalisation des Leidens und den Lokalbefund der Niere festzustellen, so bedarf es auch eingehender Erwägung bei der *Festsetzung des Heilplans*. Der Zustand der Blase fällt dabei zunächst wenig ins Gewicht oder höchstens insofern, als man versuchte, ihn soweit zu bessern, daß durch ihre Lichtung hindurch die Exploration der Nieren vorgenommen werden könnte.

Daß die Tuberkulose der Niere, ebenso wie die Tuberkulose jeden anderen Organes unter gegebenen Umständen einmal spontan ausheilen kann, liegt theoretisch auf der Hand. Aber die Endresultate werden leider gewöhnlich zu früh veröffentlicht und sorgfältig angestellte Erhebungen gerade aus der jüngsten Zeit zeigen, daß jenes Ereignis außerordentlich selten auftritt. Jedenfalls ist die spontane Ausheilung oder diejenige, die auf medikamentöse Therapie zurückgeführt werden darf, eine so seltene, daß man fast ohne Einschränkung den Satz aufstellen kann, daß die Urophthise, wenn eine Aussaat in die peripher gelegenen Organe des Strombereiches stattgefunden hat, im Verlaufe von 2 bis 3 Jahren zum tödlichen Ausgang führt, entweder durch Zugrundegehen der Nierensubstanz, Übergreifen auf die andere Niere, Amyloid usw., oder durch Entstehung von deletären tuberkulösen Prozessen in andern lebenswichtigen Organen (Miliartuberkulose, Meningitis, Peritonitis usw.) oder endlich durch Mischinfektion und Urosepsis. Ist dagegen die Lokalisation des primären Nierenherdes eine günstige, wird der Durchbruch in das Nierenbecken hintangehalten bei der infiltrativen Drüsenform der Tuberkulose, oder findet endlich bei schwerem Prozesse schon frühzeitig durch vollkommenen Abschluß des Ureters eine Ausschaltung der sekretorischen Tätigkeit des Organs statt, dann kann eventuell die Nephrophthise lange Jahre hindurch bestehen, ohne daß es zu einer allgemeinen Urophthise kommt oder zu den oben angedeuteten Erkrankungen, und auf diese Weise hat man eine Krankheitsdauer von 15 Jahren und darüber hinaus beobachten können, bzw. man hat von einer „Ausheilung" gesprochen.

Sehen wir von der Indikation zu chirurgischem Handeln, von dem, wie vorausgeschickt werden soll, einzig und allein Heilung mit einer gewissen Wahrscheinlichkeit zu erwarten ist, vorläufig ab, so gibt es zweifellos Fälle von Nephrophthise, in denen eine medikamentöse Behandlung in ihre Rechte tritt. Es sind dies diejenigen Fälle, die infolge weiteren Fortschreitens der doppelseitigen Urophthise oder infolge gleichzeitiger schwerer Erkrankung anderer Organe den operativen Eingriff unratsam erscheinen lassen und palliative Therapie notwendig machen. Und endlich wird, da die Initialsymptome der Nephrophthise meist so geringfügiger Natur sind und es eventuell lange Zeit hindurch bleiben, mancher Kranke dem Rate zu operativem, radikalem Vorgehen nicht nachkommen und man ist in die Lage versetzt, den Patienten nach Kräften solange mit internen Mitteln und diätetischen Vorschriften zu stützen, bis er sich von der Notwendigkeit chirurgischen Handelns selbst überzeugt hat.

Leider ist der, wenn auch nur vorübergehende Erfolg der inneren Behandlung zum großen Teile abhängig von der sozialen Stellung des Individuums. Der Kranke soll sich in trockenen, sonnigen Gegenden aufhalten, als welche ganz besonders Süditalien, Korsika und das warme Wüstenklima von Oberägypten, Heluan, Biskra empfohlen werden; auch langdauernde Seefahrten auf Segelschiffen in südlichen Breiten sind vorzuschlagen. Sehr große Hoffnungen hatte man auch bezüglich der Urogenitaltuberkulose der Einwirkung der Sonnenstrahlen in Höhenluft entgegengebracht. Die Erfolge sind aber leider, wie auch die Schweizer Ärzte zugeben, ausgeblieben; von der Heliotherapie hat man nur eine Besserung des Allgemeinzustandes zu erwarten, nicht aber eine Beeinflussung des lokalen Leidens, und dasselbe gilt auch für das Surrogat der Höhensonne, der Behandlung mit der Quarzlampe. Diese therapeutischen Maßnahmen sind für die *Nach*behandlung nach der Operation von Bedeutung; *vor* dieser aber stellt ihre Anwendung nur eine Zeitvergeudung dar. Auch von der Röntgentiefentherapie ist eine günstige Einwirkung auf die Urogenitaltuberkulose nicht zu erwarten.

Die diätetischen Maßnahmen sollen nicht so sehr darauf Rücksicht nehmen, daß gerade die Niere hauptsächlich erkrankt ist. Es ist also nicht eine Lebensführung vorzuschreiben, die den hergebrachten Vorschriften etwa bei Nephritis entspricht. Alles dies tritt vielmehr zurück gegenüber der Vorschrift einer möglichst kräftigen, auch eiweißreichen Ernährung. Dabei sind Reizmittel, wie Alkohol, Kaffee, Gewürze usw. zu vermeiden, sehr wünschenswert ist dagegen reichlicher Milchgenuß. Im übrigen ist von der Anwendung von Medikamenten bei der reinen Nierenform wenig zu erwarten; von ihrer symptomatischen Anwendung bei deszendierenden Prozessen, wie von der Allgemeinbehandlung mit Tuberkulin usw., wird später zu reden Gelegenheit sein.

Wenn man also bei beginnender Nephrophthise wenigstens vorübergehend sich auf eine interne Behandlung einlassen darf, so ist diese doch kontraindiziert, sobald Blutungen und Pyurie eingetreten sind und auf diese Weise der Durchbruch in das Nierenbecken manifest geworden ist. Es muß nunmehr entweder die schon eingetretene Infektion der tieferen Wege bekämpft oder ihre drohende Ausbreitung verhindert werden. Das gleiche ist der Fall, wenn Koliken oder Fieber die Verschlimmerung des Prozesses ankündigen oder wenn die Cystoskopie die Erkrankung der Ureterpapille oder gar weiter vorgeschrittene cystitische Vorgänge hat erkennen lassen.

Heute wissen wir, daß *nur ein radikales chirurgisches Vorgehen, die operative Entfernung des tuberkulösen Herdes*, Heilung bringen kann und vor allem hat die Erfahrung gelehrt, daß die Ausrottung dieses primären Herdes von großer Wirkung ist auf die tiefer im Stromgebiete sich vorfindenden Prozesse, welche nach Fortfallen des dauernden Reizes der darüber rieselnden infektiösen Flüssigkeit nicht nur sich zurückbilden, sondern in leichteren Fällen sogar ausheilen können.

Für die operative Behandlung der Nierentuberkulose kommen zwei Verfahren in Betracht, die *Resektion* des kranken Nierenteiles und die *Exstirpation* des Organs.

Es leuchtet ein, daß man in der Absicht, möglichst viel funktionierendes Nierengewebe zu erhalten, oft den Versuch gemacht hat, durch *Resektion* eines offenbar, d. h. makroskopisch tuberkulös erkrankten Nierenabschnittes, etwa des unteren oder des oberen Pols der Niere, den Krankheitsherd zu entfernen. Wer aber möchte bei diesem Vorgehen eine Sicherheit für den Gesundheitszustand des zurückbleibenden Nierenparenchyms übernehmen? Die Tuberkulose ist bei größeren polaren Herden oft schon in die Kelche vorgedrungen, hat vielleicht das Nierenbecken bereits infiziert. Finden sich multiple kleine Herde in dem einen Pole vor, so darf man mit Gewißheit annehmen, daß weitere kleine Herde oder eine mikroskopische Tuberkelaussaat sich auch im übrigen Teile der Niere vorfindet. Keinesfalls aber vermag man während des Eingriffes eine Abgrenzung des Kranken vom Gesunden vorzunehmen. Der Erfolg der Nierenresektion ist daher fast ausnahmslos ein ganz vorübergehender; die Kranken zeigen bestenfalls nach mehreren Monaten ihr Rezidiv im zurückgebliebenen Nierenrest. Man war von diesem Operationsmodus fast ganz abgekommen und es erscheint demjenigen Urologen, der sich mit der Pathogenese der Urophthise einigermaßen vertraut gemacht hat, ganz unfaßbar, daß in neuester Zeit von einigen Chirurgen der Resektion der tuberkulösen Niere wieder das Wort geredet wird.

Dasjenige Verfahren, welches allein Garantien für radikale Entfernung des Entzündungsherdes bietet, ist die *Nephrektomie*, die so früh wie nur eben möglich vorgenommen werden sollte, d. h. sobald die Diagnose gesichert ist.

Sie kann naturgemäß nur dann ausgeführt werden, wenn die Funktionsfähigkeit der anderen Niere sichergestellt ist und wenn nicht etwa der Allgemeinzustand oder gleichzeitig bestehende schwere Tuberkulose anderer Organe den Eingriff verbieten. Die Erkrankung der im Stromgebiete tiefer gelegenen Organe des Harnapparates bietet, auch wenn sie sich in einem vorgeschrittenen Stadium befindet, keine Kontraindikation gegen die Nephrektomie, und wenn oben gesagt wurde, daß nach Entfernung des primären Tuberkuloseherdes die Erkrankungen der tiefer gelegenen Harnorgane zurückzugehen pflegen, so gilt das natürlich in exquisiter Weise für den radikalen Eingriff: die Nephrektomie.

Bezüglich des Zustandes der zweiten Niere haben sich die Auffassungen etwas geändert. Es ist zweifellos widersinnig, die Ektomie der einen Niere vorzunehmen, wenn eine nachweisbare schwere Tuberkulose der anderen Niere vorliegt. Irgendeinen therapeutischen Nutzen darf man von diesem Vorgehen nicht erwarten, außer etwa, daß durch die Entfernung einer größeren Eiterung aus dem Körper vielleicht der Allgemeinzustand vorübergehend gehoben werde, das Fortschreiten der andersseitigen Nierentuberkulose wird dadurch nicht hintangehalten. Während man früher in solchen Fällen grundsätzlich die Nephrektomie ablehnte, hat man deren Indikation heute weiter gesteckt. Liegt eine einseitige *schwere* Infektion vor und läßt Pyelogramm, funktionelle Diagnostik sowie die anderen Untersuchungen der Einzelnieren erkennen, daß die zwar erkrankte andere Niere noch ordentlich funktioniert, so erscheint uns die Entfernung der schwer erkrankten Niere angezeigt: entweder um den Zustand der miterkrankten unteren Wege durch Wegfall weiteren infektiösen Materials zu bessern oder die Infektion jener hintan zu halten. Eine Wiederherstellung ist natürlich ausgeschlossen, aber der Zustand kann sich bessern und das nicht zu vermeidende Ende kann hinausgeschoben, vor allem auch erträglicher gestaltet werden. Besteht bei der zweiten Niere eine mit Hilfe des Ureterkatheterismus nachgewiesene Albuminurie geringen Grades, ohne daß gleichzeitig im Harn die Komponenten der tuberkulösen Erkrankung zu finden wären, wie Pyurie, Hämaturie oder gar die Anwesenheit von Tuberkelbacillen oder corpusculärer Elemente, welche auf eine Nephritis schließen lassen, so bietet dieser Zustand an sich keine Gegenindikation für die Entfernung der anderen Niere. Wir sahen oben, daß diese geringgradige Nierenreizung, die toxischen Ursprungs ist, sich zurückbildet. Die Nephrektomie bei Nephritis der anderen Seite würde wohl vom Patienten nur kurze Zeit überlebt werden. Auch jene toxisch geschädigte Niere erträgt die Entfernung des kranken Schwesterorgans gut, die Albuminurie pflegt fast augenblicklich zurückzugehen. Die operativen Erfolge der Nephrektomie bei Tuberkulose dürfen heute als durchaus gute bezeichnet werden, wenn sie unter den oben skizzierten Voraussetzungen ausgeführt wird.

Von besonderer Bedeutung sind die Beobachtungen die in bezug auf den Bacillengehalt des Urins der wegen Tuberkulose nephrektomierten Kranken gemacht werden. Zunächst gelang ISRAEL die bemerkenswerte Feststellung, daß kein Kranker, der vor dem Eingriff eine intakte Blase besaß, späterhin noch an Tuberkulose dieses Organs erkrankte! Bei den anderen Patienten, welche schon Infektionen der tieferen Harnwege hatten, ging der Bacillengehalt des Urins langsam aber stetig zurück, so daß endlich von 34 systematisch Nachuntersuchten nur noch 3 Bacillen im Harn aufwiesen. Dieses Resultat darf man wohl als einen ganz außerordentlichen Erfolg der Nephrektomie bei Tuberkulose bezeichnen und als Beweis dafür ansehen, daß man in der Entfernung des ganzen Organs den einzigen Heilfaktor zu suchen hat.

Daß diese Erfolge um so bessere sein werden, je frühzeitiger der Eingriff vorgenommen wird, d. h. je weniger ausgebreitet die Erkrankung im Stromgebiete ist, bedarf nicht der nochmaligen Betonung. Aber leider lehrt die Erfahrung, daß gerade bei Urophthise die Fälle oft so spät in der Hand des Chirurgen gelangen, daß dieses radikale, einzig dauernden Heilerfolg versprechenden Verfahren der Nierenentfernung nicht mehr angängig ist. Für diese Fälle, aber auch nur für diese, hat man in der Anlegung der Nierenfistel, der Nephrostomose, ein Mittel, durch welches eine Besserung der quälenden Blasensymptome erzielt werden kann, indem der infektiöse Urin vor Eintritt in die Blase nach außen entfernt wird. Endlich können aber auch erhebliche perinephritische Veränderungen, Verwachsungen, Übergreifen der Tuberkulose auf Nachbarorgane und ähnliches den Operateur veranlassen, an Stelle der beabsichtigten Nephrektomie sich auf eine Fistelbildung zu beschränken. Immer ist dieser Eingriff ein sehr trauriger Notbehelf und die Mortalitätsstatistik ist trotz des anscheinend einfacheren Eingriffes bei Nephrostomose eine erheblich höhere als bei Nephrektomie. Dies steht damit in Zusammenhang, daß es bei der Vornahme der ersteren sich meist um Individuen mit sehr herabgesetzter Vitalität handelt.

Wenden wir uns nun der Behandlung der *Blasentuberkulose* und der *Cystitis tuberculosa* zu, derentwegen die Mehrzahl der an Urophthise Leidenden den Arzt aufsucht, so sehen wir, daß von einer erfolgversprechenden Therapie also nur dann die Rede sein kann, wenn die Quelle der Aussaat der Tuberkelbacillen versiegt ist, wenn der Nachschub infektiösen Materials nach Exstirpation der erkrankten Niere aufgehört hat.

Die Cystitis tuberculosa kann nach Entfernung der Niere ganz ausheilen und zwar ohne medikamentöse Behandlung der Mucosa. Rovsing bezeichnet dies als „Spontanheilung". Es kommt zu einer Rückbildung und auch Ausheilung des als „Cystitis tuberculosa" (tuberkulöser Blasenkatarrh) bekannten Zustandes, die man von Woche zu Woche verfolgen kann und während deren die Tuberkelbacillen allmählich, wenn auch nach Wochen, ganz aus dem Urin verschwinden. Bei der eigentlichen „Blasentuberkulose", d. h. dem Vorhandensein tiefer, die Mucosa überschreitender tuberkulöser Veränderungen kann nur eine Rückbildung, nicht aber eine vollkommene Ausheilung des Prozesses stattfinden. — Der erste Beweis der beginnenden „Umstimmung" der Blasenwand ist das Aufhören der schmerzhaften Tenesmen und dann bemerkt man allmählich die Vergrößerung des Fassungsvermögens der Blase.

Man wartet nun nach der Nephrektomie am besten mehrere Wochen ab ohne die Blase lokal zu beeinflussen, ob das Organ Tendenz zu jener „Spontanheilung" zeigt und beginnt erst dann mit der lokalen Therapie, wenn jene ausbleibt oder verzögert wird.

Die Erfahrung hat nun gezeigt, daß bei der lokalen Behandlung der Blasentuberkulose einigen chemischen Substanzen eine ganz spezifische

Heilkraft zukommt, während andere — bei den übrigen Cystitiden indizierte Mittel — einen direkt schädigenden Einfluß ausüben. Leider sieht man heute noch so häufig, daß, sei es aus mangelnder Erfahrung, sei es infolge ungenauer Diagnosestellung, die tuberkulöse Blasenentzündung mit Argentum nitricum — Spülungen oder Instillationen — behandelt wird weil es eben eine „Cystitis“ ist! Unter dieser Behandlung pflegt die tuberkulöse Entzündung sehr schnell zu exacerbieren. Die Anwendung der Höllensteinlösungen bei Behandlung der tuberkulösen Cystitis ist durchaus kontraindiziert und man darf sogar annehmen, daß, wenn eine ihrer Genese nach noch zweifelhafte Cystitis auf die Behandlung mit Argentum nitricum mit Verschlimmerung reagiert, sie fast mit Sicherheit tuberkulösen Ursprungs ist. Recht gute Erfolge hat man, namentlich in vorgeschrittenen Fällen von 10%iger *Jodoformölemulsion* oder 10—20%iger *Guajakollösung* oder *Gommenol* nach vorheriger reinigender Auswaschung der Blase. Als spezifisches Mittel für die Behandlung der Blasentuberkulose ist ferner Hydrargyrum oxycyanatum zu bezeichnen. Die Kleinheit der tuberkulös veränderten Blase und ihre große Empfindlichkeit gegenüber dem Einbringen von Spülflüssigkeit und gegen die hierbei notwendige Ausdehnung und Zusammenziehung macht es oft unmöglich, Waschungen der Blase auszuführen, und man ist auf die Instillation der Flüssigkeit in die entleerte Blase angewiesen. Man muß darauf bedacht sein, das Medikament nach Möglichkeit auf der ganzen Blasenwand zu verteilen, was nach einiger Übung nicht schwer fällt. Bei vorgeschrittenen, die tieferen Blasenschichten ergreifenden Prozessen wird man sich darauf beschränken müssen, die Blase einfach zu entleeren, bevor man das Medikament einführt; später wird es möglich sein, sie durch vorsichtige, ohne Druck ausgeführte Spülungen mit einer indifferenten Flüssigkeit vorher zu reinigen, das Eiterdepot im Blasenfundus zu entleeren, ohne dem Kranken Schmerzen zu bereiten. Bezüglich der zu den Instillationen zu verwendenden Mengen folgen wir den von CASPER zusammengestellten Angaben. Er rät in die leere Blase zu instillieren: in der ersten Woche 10 ccm einer Hydrarg. oxycyanat.-Lösung von 1:20000, in der zweiten Woche 9 ccm der Lösung 1:15000, in der dritten 8 ccm der Lösung 1:12000 und so fort bis zu 5 ccm der Lösung 1:1000, die man dann noch geraume Zeit fortzusetzen hätte. Wir pflegen die Instillationen 2, auch 3mal wöchentlich vorzunehmen und steigern von Woche zu Woche die Konzentration der Lösung. Wenn auch angegeben wird, daß die Instillationen schon nach 3—4maliger Applikation eine erhebliche Veränderung des Zustandes erkennen lassen, so zieht sich die Behandlung doch über eine lange Zeit hin. Aber sie hat den Vorzug, daß sie ambulant ausgeführt werden kann, so daß der Kranke sich im Freien bewegen kann, und weiterhin, daß sie ein schmerzloses Verfahren darstellt.

Leider kann man das letztere nicht behaupten von einer Behandlungsmethode, die ROVSING angegeben hat und von der er ganz besonders gute Erfolge gesehen haben will. Er wendet eine warme, jedesmal frisch bereitete Carbolsäurelösung von 6% an und bringt von dieser in die vorher durch Waschungen gereinigte Blase 50 ccm ein, läßt die Flüssigkeit 2—3 Minuten lang auf die Blasenwand einwirken und entfernt sie dann wieder. Die ausfließende Flüssigkeit hat zunächst ein weißliches Aussehen und man wiederholt nun in derselben Sitzung die Spülung so lange, bis die Flüssigkeit klar erscheint. Man wendet dieses Verfahren jeden zweiten Tag an. Trotz der mitgeteilten guten Erfahrungen konnten wir uns zur Anwendung desselben nicht entschließen, weil die Schmerzhaftigkeit eine außergewöhnliche und lange andauernde ist.

In wirksamer Weise wird die Lokalbehandlung unterstützt durch eine *allgemeine Tuberkulosetherapie*, eventuell kommt die Behandlung mit Alttuberkulin-Injektionen in Frage. Wir beginnen mit der Injektion von etwa 25 dmg und steigen bei 1—2mal wöchentlicher Applikation allmählich an bis etwa 100 mg. Das wichtigste ist für die Allgemeinbehandlung frische, trockene Luft, Sonne, gute Ernährung.

Daß tuberkulöse Prozesse der hinteren Urethra bei der Instillationsbehandlung der Cystitis mit beeinflußt werden, geht aus der anatomischen Zusammengehörigkeit der beiden Organabschnitte hervor. Es empfiehlt sich aber in gleicher Weise, wie auf die Blasenwand das Medikament auch tropfenweise auf der Wandung der hinteren Urethra zu deponieren. Technisch ist das leicht, da man durch die Olive der Instillationssonde sehr wohl in der Lage ist, nach Überschreitung des Sphincter internus festzustellen, wann die Sondenöffnung sich in der hinteren Harnröhre befindet.

Es werden nun bei der Blasentuberkulose auch die ganz schweren Fälle beobachtet, in denen der dauernde Harnzwang und die schmerzhaften Kontraktionen der Blasenwand, die zu seiner Befriedigung notwendig sind, einen unerträglichen Schmerzzustand hervorrufen. Das nächstliegende wäre hier ja das Einlegen des Dauerkatheters, er wird aber, da er mit den äußerst empfindlichen Wandungen der verkleinerten Blase in Berührung kommt, meist schlecht vertragen. Alsdann ist man genötigt, die suprapubische Blasenfistel anzulegen und von ihr aus auf die Blasenwand einzuwirken. Welche Schwierigkeit dieser Eingriff bieten kann bei dem verkleinerten, ohne Gefahr nicht ausdehnbaren Organe weiß jeder, der die Fistel unter solchen Umständen anzulegen gezwungen war!

Der symptomatischen Behandlung jener schmerzhaften *Blasentenesmen* muß besondere Aufmerksamkeit gewidmet werden. Neben den für den Notfall bereitstehenden Narkoticis und neben lauwarmen Bädern bedient man sich mit bestem Erfolge der Belladonna usw. Suppositorien, denen ein fast spezifischer lindernder Einfluß auf diese Schmerzzustände zukommt.

An den *männlichen Zeugungsorganen* machen die freie Lage der primären Erkrankungsstelle und die relativ einfache Diagnosestellung es leichter möglich, den Kranken schon zu Beginn der operativen Behandlung seines Leidens zuzuführen. Unterbleibt diese Behandlung oder wird sie hinausgeschoben, so ist die Prognose eine üble und namentlich die Mitbeteiligung der hinteren Urethra, ausgedehnte, nach außen fistelnde Eitergänge der Dammgegend machen neben der oben geschilderten Ausbreitung der Tuberkulose im Harn- und Genitalsystem das Leiden sub finem ganz unerträglich. Aber wenn es auch dem Kranken meist bald einleuchtet, daß von den erkrankten Testikeln operativ gerettet werden muß, was noch zu retten ist, so tritt doch bei dieser Erkrankung das psychische Empfinden mit in den Vordergrund, welches der Entfernung gerade dieser Organe so lange als möglich widerstrebt. Und eben nur die Wegnahme des erkrankten Hodens *kann* wirkliche Heilung bringen. Leider folgt der Entfernung des einseitig erkrankten Hodens aber nicht selten doch noch die Erkrankung des anderen Hodens, die zahlenmäßigen Angaben darüber gehen auseinander. Dem aber steht gegenüber die Erfahrung, daß ohne den operativen Eingriff mit fast absoluter Sicherheit die tuberkulöse Infektion des anderen Organs nach mehr oder weniger langer Zeit zu erwarten ist.

Von der Entfernung *beider* Testikel muß der Kranke aber *unbedingt bewahrt* werden. Nicht nur ist der psychische Rückschlag ein sehr großer, selbst bei Kranken, die dem zeugungsfähigen Alter entwachsen sind, wenn beide Organe wegfallen; von größerer Bedeutung ist der Ausfall der inneren Sekretion bei jugendlichen und auch älteren Individuen und die Umstimmung nicht nur der sekundären Sexualerscheinungen sondern eventuell der ganzen Charaktereigenschaften. Mit Rücksicht auf diese beiden Punkte, das psychische Moment und die innere Sekretion, muß man für die Behandlung der Genitaltuberkulose *ganz bestimmte Leitsätze* aufstellen.

Betrifft die Erkrankung nur das *eine Organ* und sind an dem anderen entzündliche Veränderungen mit Gewißheit auszuschließen, so ist die Entfernung des ersteren, einschließlich des Samenstranges, soweit er chirurgisch erreichbar ist, der gegebene Eingriff, selbst wenn es sich nur um eine Erkrankung des Nebenhodens handelt und der Hoden offenbar frei ist. Anders verhält es sich mit der *doppelseitigen* Erkrankung. Bei Individuen jenseits des zeugungsfähigen Alters wird man in dieser Lage eventuell die doppelseitige Kastration vorschlagen und würde ihre Ausführung wohl kaum versagt bekommen. Bei Kindern und Erwachsenen dagegen kann man mit Rücksicht auf die beiden oben genannten Faktoren sich mit gutem Gewissen nicht dazu entschließen, eine Entfernung beider Hoden vorzunehmen. In diesen Fällen sollte unbedingt die chirurgische Therapie eine möglich konservative bleiben. *Muß* der vorgeschritten erkrankte Hoden entfernt werden, so ist der zurückbleibende wenigstens zum Teil zu erhalten, wenn man auch auf seine Funktion als Organ der Fortpflanzung zu verzichten gezwungen ist.

Um diesen Zweck zu erreichen reseziert man an diesem zweiten, weniger schwer erkrankten Organ den Nebenhoden und das Vas deferens in ausgedehnter Weise; eventuell entfernt man gleichfalls einen Teil des Hodens selbst wenn dieser miterkrankt ist, läßt aber unbedingt einen möglichst großen Teil des Hodens bestehen.

Nur auf die Erhaltung des Hodenparenchyms selbst, welches erfahrungsgemäß seltener der Sitz der tuberkulösen Entzündung ist, darf aus den oben geschilderten Gründen sich die konservierende Behandlung beschränken. Und diese letztere ist nun nach Fortnahme von Epididymis und Vas deferens nicht etwa gleichbedeutend mit einem untätigen Abwarten, ob ein Rezidiv im Hodenparenchym sich nicht doch noch einstellt, sondern man kann sie durch sachgemäße Anwendung der *Stauungshyperämie* und durch wiederholte Einspritzungen von *Jodoformglycerin* in verdächtig erscheinende Partien in wirksamster Weise unterstützen. Kurzum, die Kranken bedürfen lange Zeit hindurch sorgfältiger chirurgischer Beaufsichtigung, dann wird es aber auch in einer großen Zahl der Fälle gelingen, durch diese vorsichtige, erhaltende Chirurgie Gutes zu erreichen und die Kranken vor den äußerst unangenehmen Folgeerscheinungen der doppelseitigen Hodenentfernung zu bewahren. Wenn die Kranken auch natürlich die facultas generandi verloren haben, so verbleibt ihnen doch die facultas coeundi und eine vorsichtig abwägende konservierende Chirurgie kann auf diese Weise ausschlaggebend für das weitere Glück und die Zufriedenheit des Kranken und seiner Angehörigen sein. — Zeigt die Untersuchung eine weitere periphere Ausdehnung der Erkrankung oder eine Tuberkulose der Vesiculae seminales, so muß eben vom Damme her besonders auf diese eingegangen und zu ihrer Entfernung geschritten werden; aber auch hier soll man zunächst einige Wochen abwarten, ob nicht nach Fortfall des zentralen Herdes die Entzündung der Samenblase spontan sich zurückbildet, die Entfernung der tuberkulös erkrankten Samenblase hat keineswegs eine gute Prognose.

Das gleiche Vorgehen ergibt sich auch bei der isolierten oder sekundären Tuberkulose der Prostata. Die Entfernung des Organs auf dem bekannten Wege der perinealen Prostatektomie ist hier der gegebene Operationsmodus. Leider wird aber die Diagnose der tuberkulösen Prostatitis meist erst dann gestellt, wenn bereits eine Abscedierung im Organe eingetreten ist und dann ist die radikale Entfernung des Herdes sehr erschwert und die Hoffnung, mit seiner Entfernung den Krankheitsprozeß radikal auszurotten, eine geringe, da es oft zu einem Übergreifen auf das am meisten gefährdete Nachbarorgan, die Blase, bereits gekommen ist.

Hier wie bei der Tuberkulose aller Organe des Urogenitalsystems ist die Grundlage für alles chirurgische Handeln die möglichst frühzeitige Diagnosestellung, auf deren Vervollkommnung und Verfeinerung unser ganzes Streben gerichtet sein muß.

Sachverzeichnis.